Zus. 120,—

D1724514

Sobotta
Atlas der Anatomie des Menschen
2. Band

Sobotta

Atlas der Anatomie des Menschen

Herausgegeben von
J. STAUBESAND

2. Band:
Brust, Bauch, Becken, untere Extremität

19., neubearbeitete Auflage
604 größtenteils farbige Tafelbilder

Urban & Schwarzenberg · München–Wien–Baltimore

Anschrift des Herausgebers:

Professor Dr. med. Jochen STAUBESAND, Direktor des Anatomischen Instituts (Lehrstuhl I) der Albert-Ludwigs-Universität, Albertstraße 17, 7800 Freiburg i. Br.

Der Begründer dieses Atlaswerkes, Professor Dr. med. Johannes SOBOTTA †, war zuletzt o. ö. Professor der Anatomie und Direktor des Anatomischen Instituts der Universität Bonn.

Das Atlaswerk besteht aus 2 Bänden:

1. Band: Kopf, Hals, obere Extremität, Haut

2. Band: Brust, Bauch, Becken, untere Extremität

Deutsche Ausgaben mit Erscheinungsjahr:

1. Auflage: 1904–1907 J. F. Lehmanns Verlag, München

2.–11. Auflage: 1913–1944 J. F. Lehmanns Verlag, München

12. Auflage: 1948 und folgende Auflagen
              Urban & Schwarzenberg, München

13. Auflage: 1953

14. Auflage: 1956

15. Auflage: 1957

16. Auflage: 1967 (ISBN 3-541-02826-2)

17. Auflage: 1972 (ISBN 3-541-02827-0)

18. Auflage: 1982 (ISBN 3-541-02828-9)

19. Auflage: 1988 (ISBN 3-541-02829-7)

Lizenzausgaben:

Arabische Ausgabe
Al Ahram, Cairo/Ägypten

Englische Ausgabe (mit Nomenklatur in Englisch)
Atlas of Human Anatomy
Urban & Schwarzenberg

Englische Ausgabe (mit Nomenklatur in Latein)
Atlas of Human Anatomy
Urban & Schwarzenberg

Französische Ausgabe
Atlas d'Anatomie Humaine
Urban & Schwarzenberg

Italienische Ausgabe
Atlante di anatomia
USES, Firenze

Griechische Ausgabe
Gregory Parisianos, Athen

Indonesische Ausgabe
Atlas Anatomi Manusia
CV. EGC Medical Publisher, Jakarta

Japanische Ausgabe
Igaku-Shoin Ltd., Tokyo

Portugiesische Ausgabe
Atlas de Anatomia Humana
Editora Guanabara Koogan, Rio de Janeiro

Spanische Ausgabe
Atlas de Anatomia Humana
Editorial Medica
Panamericana, Buenos Aires

Türkische Ausgabe
Insan Anatomisi Atlasi
Urban & Schwarzenberg

CIP-Kurztitelaufnahme der Deutschen Bibliothek

Sobotta, Johannes:
Atlas der Anatomie des Menschen / Sobotta. Hrsg. von Jochen Staubesand. – München ; Wien ; Baltimore : Urban u. Schwarzenberg
   Arab. Ausg. u. d. T.: Sobotta, Johannes: Atlas tašrīḥ al-insān. – Engl. Ausg. u. d. T.: Sobotta Johannes: Atlas of human anatomy. – Franz. Ausg. u. d. T.: Sobotta, Johannes: Atlas d'anatomie humaine. – Türk. Ausg. u. d. T.: Sobotta, Johannes: Insan anatomisi atlasi
Bd. 2. Brust, Bauch, Becken, untere Extremität. –
19., neubearb. Aufl. – 1988.
   ISBN 3-541-02829-7

Satz/DV: Satzrechenzentrum, Berlin
          Kastner & Callwey, München
Druck und Bindung: R. Oldenbourg, München
© Urban & Schwarzenberg 1988

Vorwort

Das Hauptanliegen des Herausgebers bei der Bearbeitung der Neuauflage des 1903 von Johannes SOBOTTA begründeten Werkes war die Verwirklichung didaktischer und inhaltlicher Verbesserungen. Dabei standen die Erweiterung des Bildmaterials und seine Ergänzung durch moderne bildgebende Verfahren, wie Sonographie, Computertomographie (CT) und magnetische Resonanztomographie (MR) im Vordergrund. Der Atlas sollte nach dem Konzept SOBOTTAS „in erster Linie den praktischen Bedürfnissen des Medizinstudierenden und dessen, der Medizin studiert hat, also des Arztes" dienen. Daran ist festgehalten worden.

Aus mancherlei Gründen war die konsequente Umstellung der Terminologie auf die 1983 veröffentlichte 5. Auflage der offiziellen NOMINA ANATOMICA erforderlich. Dies brachte eine zuvor nicht übersehbare, immense zusätzliche Arbeit mit sich, die wegen der zahlreichen, oft als überflüssig oder sogar als unlogisch empfundenen Änderungen zu fortschreitend sich verstärkenden Vorbehalten des Herausgebers gegenüber unserer derzeit gültigen Fachsprache führten (vgl. hierzu die folgende „Anleitung zum Verständnis und zum Gebrauch der Terminologie").

Das nicht mehr zu leugnende Auseinanderdriften der NOMINA ANATOMICA und der im klinischen Sprachgebrauch nach wie vor üblichen anatomischen Bezeichnungen veranlaßt den Herausgeber, in zahlreichen Fußnoten und Anmerkungen eigens auf klinisch gängige Ausdrücke hinzuweisen.

Die inhaltliche und formale Überarbeitung des Bildmaterials in Verbindung mit der Umstellung auf die neue Terminologie hatten zur Konsequenz, daß praktisch kaum eine Abbildung unverändert in die vorliegende Auflage übernommen werden konnte. Die Eingliederung von 324 neuen anatomischen Bildern und zahlreichen exemplarischen Darstellungen moderner bildgebender Verfahren hätten zu einer nicht verantwortbaren Ausweitung und damit Verteuerung des Werkes geführt, wäre nicht durch bessere Ausnutzung des durch den Satzspiegel vorgegebenen Platzes und z. T. durch Verkleinerung alter Abbildungen zusätzlicher Raum geschaffen worden.

Die 19. Auflage hat dem sachkundigen Rat und der Überlassung von Abbildungen der nachfolgend genannten Kolleginnen und Kollegen sehr viel zu verdanken: Prof. Dr. W. S. ALTARAS (Gießen), Dr. L. BAUMEISTER (Freiburg/Br.), Prof. Dr. Ch. BECK (Freiburg/Br.), Dr. J. C. DEMBSKI (Koblenz), Prof. Dr. Dr. J. DÜKER (Freiburg/Br.), Dr. A. FRANKENSCHMIDT (Freiburg/Br.), Dr H. FRIEDBURG (Freiburg/Br.), Frau Dr. G. GREEVEN (Neuwied), Prof. Dr. T. GRIMM (Würzburg), Prof. Dr. H.-G. HILLEMANNS (Freiburg/Br.), PD Dr. B. HÖGE-MANN (Münster), Prof. Dr. Hj. JUST (Freiburg/Br.), Prof. Dr. G. W. KAUFMANN (Freiburg/Br.), Dr. E. KRUSE (Marburg), Frau Prof. Dr. D. KUHN (Marbach/Neckar), Dr. M. LUDWIG (Bonn), Prof. Dr. M. v. LÜDINGHAUSEN (Würzburg), Prof. Dr. Dr. h. c. G. MACKENSEN (Freiburg/Br.), Dr. M. T. McNAMARA (Monte Carlo, Monaco), Prof. Dr. E. E. PETERSEN (Freiburg/Br.), Prof. Dr. T. H. RAKOSI (Freiburg/Br.), PD Dr. W. S. RAU (Freiburg/Br.), Prof. Dr. G.-M. v. REUTERN (Freiburg/Br.), Frau Dr. G. RILLING (Fribourg/Schweiz), Dr. A. SCHEIBE (Breisach), Prof. Dr. Dr. W. SCHILLI (Freiburg/Br.), Prof. Dr. H. SCHILLINGER (Freiburg/Br.), Prof. Dr. H.-M. SCHMIDT (Bonn), Prof. Dr. W. SEEGER (Freiburg/Br.), Frau Prof. Dr. R. ÜNSÖLD (Düsseldorf), Prof. Dr. Chr. WALTHER (Ulm), Prof. Dr. W. WENZ (Freiburg/Br.), Frau Dr. S. ZULEGER (Freiburg/Br.).

Auch zahlreichen Studenten, die durch ihre Verbesserungs- und Korrekturvorschläge Anregungen geliefert haben, sei hier herzlich gedankt.

Meinen Mitarbeitern schulde ich Dank für Hinweise auf inhaltliche Verbesserungen, mannigfache Ratschläge, Unterstützung bei der Umstellung der Terminologie und bei den mühevollen Korrekturarbeiten. Ausdrücklich nenne ich hier den Akademischen Direktor, Herrn Dr. F. PLATZ (der auch die Neubearbeitung des Kapitels „Arterielle Versorgungsgebiete" übernommen hat), den Akademischen Oberrat, Herrn Dr. H. FLÖEL, die Akademische Rätin, Frau Dr. H. ARNOLD-SCHMIEBUSCH, Frau G. ADELMANN, Herrn Dr. F. STEEL, Herrn Dr. J. KERL, Herrn F. KULVELIS und Herrn R. HACKLÄNDER sowie Herrn Dr. P. POSEL, München.

Der Verlag Urban & Schwarzenberg hat alles darangesetzt, die Güte der Reproduktionen und die graphische Ausgestaltung der Neuauflage weiter zu verbessern. Dafür sei allen Beteiligten gedankt: Neben dem Verleger, Herrn Michael Urban, spreche ich vor allem dem Herstellungsleiter, Herrn Peter Mazzetti und seiner Mitarbeiterin, Frau Renate Hausdorf, meinen Dank für verständnisvolle und gute Zusammenarbeit aus.

Mein besonderer Dank gilt meiner langjährigen Mitarbeiterin, Frau M. ENGLER, die mir bereits bei drei Auflagen dieses Buches mit Umsicht, Sorgfalt und Ausdauer geholfen hat. Ihr bewährtes Engagement, ihre Kompetenz und ihre tatkräftige, unermüdliche Hilfe in allen Phasen der Entstehung und Reifung der Neubearbeitung möchte ich ausdrücklich hervorheben.

Allen, die zum Erscheinen dieses Buches beigetragen haben, auch wenn sie hier nicht namentlich genannt werden konnten, gilt mein aufrichtiger Dank.

Freiburg, im August 1988   J. STAUBESAND

Allgemeine Richtungs- und Lagebezeichnungen des Körpers

Die folgenden Termini bezeichnen die gegenseitige Lage von Organen und Teilen des Körpers zueinander, z.T. ohne Rücksicht auf die Stellung des Körpers im Raum, sowie Lage und Richtung an den Extremitäten. Diese Begriffe werden nicht nur der menschlichen Anatomie, sondern auch der praktischen Medizin und der vergleichenden Anatomie gerecht.

Allgemeine Bezeichnungen

anterior – posterior = vorne – hinten (z.B. Arteriae tibiales anterior et posterior)

ventralis – dorsalis = bauchwärts – rückenwärts gelegen

superior – inferior = oben – unten (z.B. Conchae nasales superior et inferior)

cranialis – caudalis = kopfwärts – schwanzwärts gelegen

dexter – sinister = rechts – links (z.B. Arteriae iliacae communes dextra et sinistra)

internus – externus = innenliegend – außenliegend

superficialis – profundus = oberflächlich gelegen – tief gelegen (z.B. Musculi flexores digitorum superficialis et profundus)

medius, intermedius = in der Mitte zwischen zwei anderen Gebilden liegend (z.B. die Concha nasalis media liegt in der Mitte zwischen Concha nasalis superior und inferior)

medianus = in der Mittellinie gelegen (z.B. Fissura mediana ventralis [anterior] des Rückenmarks) durch einen „medianen Sagittalschnitt" wird der Körper in zwei spiegelbildlich gleiche Teile zerlegt

medialis – lateralis = gegen die Mitte des Körpers gelegen, gegen die Seite zu gelegen (z.B. Fossae inguinales medialis et lateralis)

frontalis = in der Stirnebene (Frontalebene) liegend, auch zur Stirn ziehend (z.B. Processus frontalis der Maxilla)

longitudinalis = längsverlaufend (z.B. Musculus longitudinalis superior der Zunge)

sagittalis = in einer Sagittalebene liegend, die vertikal (senkrecht) auf der Frontalebene steht (z.B. Sutura sagittalis des Schädels)

transversalis = in einer Transversalebene liegend (aber auch z.B. in der Fascia transversalis)

transversus = querverlaufend (z.B. Processus transversus des Brustwirbels)

Richtungs- und Lagebezeichnungen für die Extremitäten

proximalis – distalis = gegen die Extremitätenwurzel zu gelegen – gegen das Extremitätenende zu gelegen (z.B. Articulationes radio-ulnares proximalis et distalis)

für die Brustgliedmaße:

radialis – ulnaris = auf der Radialseite – auf der Ulnarseite gelegen (z.B. Arteriae radialis et ulnaris)

für die Hand:

palmaris – dorsalis = hohlhandwärts – handrückenwärts gelegen (z.B. Aponeurosis palmaris, Musculus interosseus dorsalis)

für die Beckengliedmaße:

tibialis – fibularis = auf der Tibial-, auf der Fibularseite gelegen (z.B. Arteria tibialis anterior)

für den Fuß:

plantaris – dorsalis = fußsohlenwärts – fußrückenwärts gelegen (z.B. Arteriae plantares lateralis et medialis, Arteria dorsalis pedis)

Anleitung zum Verständnis und zum Gebrauch der Terminologie

Der Kieler Anatom und Medizinhistoriker Robert HERRLINGER (1914–1968) fand gewiß volle Zustimmung, als er 1965 feststellte, daß die „Anatomische Gesellschaft den Anatomen der ganzen Welt" mit der Schaffung der Baseler NOMINA ANATOMICA (= BNA) – verabschiedet 1895 anläßlich der 9. Versammlung der Anatomischen Gesellschaft – „einen unschätzbaren Dienst erwiesen" habe[1], da unter der herrschenden terminologischen Anarchie Lehrende und Lernende gleichermaßen zu leiden hatten. – Wesentliche Veränderungen erfuhren die neuen Namen erst 1936 durch die Jenaer NOMINA ANATOMICA (= INA) und nochmals knapp zwei Jahrzehnte später, 1955, durch die in Paris beschlossenen PNA, die für viele Bezeichnungen wieder auf Althergebrachtes der BNA zurückgriff.

Als besondere Belastung erwies sich jedoch in der Folgezeit, daß in relativ kurzen Abständen Neuauflagen der PNA mit Korrekturen erschienen, die schließlich zu einer zunehmend verwirrenden Sprachsituation führten (PNA, 2. Aufl.: 1961/63, 3. Aufl.: 1966/68, 4. Aufl.: 1977, 5. Aufl.: 1983), wodurch dem Studenten das Erlernen der Fachsprache noch zusätzlich erschwert wurde (vgl. hierzu auch FENEIS 1985[2]).

Der z. Z. gültigen 5. Auflage der NOMINA ANATOMICA ist eine „Gebrauchsanweisung" („Style usage") vorangestellt, der die folgenden Hinweise entnommen sind:

Durch **eckige** Klammern [] sind offizielle Alternativ-Bezeichnungen oder -Schreibweisen gekennzeichnet, z. B.:

> *Aponeurosis musculi bicipitis brachii*
> *[Apon. bicipitalis]*
> *Arteria dorsalis nasi [Arteria nasi externa]*
> *Connexus [Conexus] intertendineus*
> *Annulus [Anulus] inguinalis superficialis*

Durch **runde** Klammern () werden unterschiedliche Nomina gekennzeichnet:

1. inkonstante Gebilde, wie

> *(Bursa cubitalis interossea)*
> *(Ossa suturalia)*

2. bestimmte inoffizielle, aber doch wichtige („important") Alternativ-Bezeichnungen, wie

> *Tractus corticospinalis (T. pyramidalis)*
> *Nucleus nervi facialis (Nucleus facialis)*

3. klärende, aber ebenfalls inoffizielle Zusätze, wie

> *Ramus superficialis (nervi facialis)*
> *Splenium (corporis callosi)*

Darüber hinaus hat der Herausgeber dieses Atlasses Zusatzbezeichnungen für Zweifelsfälle in runde Klammern gesetzt. Als Beispiel dafür diene, daß Humerus, Radius, Ulna, Tibia und Fibula offiziell eine

> *Facies posterior*

besitzen. Wo eine genauere Kennzeichnung erforderlich wurde (z. B. im Register, aber auch in bestimmten Abbildungen), steht das jeweils gemeinte Gebilde in runden Klammern; zur Unterscheidung von der offiziellen Bezeichnung jedoch nicht im **Genitiv,** sondern im **Nominativ.**

So finden sich nebeneinander die folgenden Schreibweisen, die der Leser der offiziellen Terminologie bzw. der allein vom Herausgeber dieses Atlasses verantworteten Schreibweise zuordnen kann. Beispiele:

Pyramis *(medullae oblongatae)* *Portio vaginalis (cervicis)*	**offizielle** Bezeichnungen

Facies temporalis
  (Os sphenoidale)
Facies temporalis
  (Os temporale)
Facies temporalis
  (Os frontale)
Facies temporalis
  (Os zygomaticum)
	inoffizielle,
	aber vom
	Herausgeber für
	erforderlich
	gehaltene
	Ergänzungen

Der Herausgeber hat sich nicht entschließen können, den NOMINA ANATOMICA in bezug auf die Umwandlung der lateinischen Umlaute „ae" und „oe" zu „e" zu folgen. Es heißt also in diesem Atlas nach wie vor

> *Nervus praesacralis* (und nicht *Nervus*
> *presacralis)*
> *Oesophagus* (und nicht *Esophagus).*

Auch die Anglizierungsform

> *cutaneous* (statt *cutaneus)*

wurde nicht übernommen.

Zusätzlich wird der Benutzer der NOMINA ANATOMICA (5. Aufl.: 1983) stellenweise mit Verständnisschwierigkeiten zu kämpfen haben. Wer wird einsehen, warum die Begleitvene der

> *Arteria circumflexa iliaca superficialis*

nicht

> *Vena circumflexa iliaca superficialis,*

sondern

> *Vena circumflexa superficialis ilium*

heißt, oder warum für *Manubrium sterni* und *Corpus sterni* kein Alternativausdruck, für *Angulus sterni [sternalis]* jedoch ein solcher vorgesehen ist? Wird der Leser nicht eher an ein Versehen oder gar an Willkür des Herausgebers als an ein Dictum der NOMINA ANATOMICA denken, wenn er nebeneinander z. B. folgende Bezeichnungen – einmal mit, einmal ohne Klammern versehen – findet: *Splenium (corporis callosi), Cauda corporis callosi?*

Wie auch soll man es dem Studenten begreiflich machen, daß die Körperregionen in der adjektivierten Form – also als *Regiones faciales, cervicales, pectorales* usw. –, allein die Regionen des Kopfes jedoch in der Genitivform – also als *Regiones capitis* –, benannt werden?

Fällt es dem Studenten nicht schon schwer genug, mit seinen meist völlig unzureichenden Kenntnissen der alten Sprachen einen anatomischen Ausdruck formal zu analysieren? Hat er nicht einen Anspruch auf sprachliche Regelmäßigkeit und Konsequenz? Gewiß wird er wenig Verständnis für diese „zusätzliche sprachliche Verwirrung aufbringen können und ernüchtert sein Bemühen einstellen, die anatomischen Ausdrücke verstehen zu wollen"[3].

Man wird bis auf weiteres die derzeit beschlossenen NOMINA ANATOMICA akzeptieren müssen; der Herausgeber dieses Atlasses wird sich jedoch dafür einsetzen, unsere Fachsprache aus Zwängen zu lösen, die der interdisziplinären Verständigung nur hinderlich sind[4, 5].

Freiburg, im August 1988   J. STAUBESAND

Literatur

[1] HERRLINGER, R.: Kurze Geschichte der Anatomischen Gesellschaft. Anat. Anz. 117, 1–60 (1965)

[2] FENEIS, H.: Anatomisches Bildwörterbuch der internationalen Nomenklatur. 5°. Thieme, Stuttgart–New York 1985

[3] SEIDLER, E.: Persönliche Mitteilung vom 18. 1. 1988.

[4] STAUBESAND, J.: Stoppt die ständigen Änderungen der NOMINA ANATOMICA durch das International Nomenclature Committee. 82. Vers. Anat. Ges. Leipzig, 11.–16. 4. 1987

[5] STAUBESAND, J., and F. STEEL: A Note on Degenerative Changes in Anatomical Terminology. Acta Anat. (Basel) 133, 265–268, 1988

Hinweis zu den farbigen Tafelbildern und Zeichnern

Den mehrfarbigen Abbildungen dieses Buches liegen didaktische Überlegungen zugrunde: Kontraste sollen verstärkt, schwer Unterscheidbares leichter erkennbar gemacht werden. Die für verschiedene Gewebe (wie Sehnen, Knorpel, Knochen, Muskulatur) und Leitungsbahnen (Arterien, Venen, Lymphgefäße, Nerven) verwendeten Farben sind also andere als beim Lebenden und beim Toten oder bei der konservierten Leiche (z. B. Arterien: hier rot, Venen: blau, Nerven: gelb, Lymphgefäße und Lymphknoten: grünlich).

Neben den Zeichnern, die mit Prof. SOBOTTA und den späteren Herausgebern Prof. BECHER und Prof. FERNER die Grundlagen des gesamten Bilderbestands geschaffen haben (K. HAJEK, Prof. E. LEPIER, H. v. EICKSTEDT, J. KOSANKE) und den Zeichnern der folgenden Auflagen, zeichneten für die vorliegende Auflage: Frau Ulrike BRUGGER, München; Herr Jonathan DIMES, Baltimore (USA), z. Z. München; Herr Nikolaus LECHENBAUER, Reutte (Österreich), z. Z. München; Frau Katharina SCHUMACHER, München; Frau Kirsten SIEDEL, Bernried bei München.

Die folgenden Bildnummern bezeichnen neu entwickelte Abbildungen sowie Neuzeichnungen aufgrund wesentlicher Korrekturen:

U. BRUGGER: 103; 120; 123; 126; 127; 134; 183; 217; 247; 252; 259; 278; 294; 319; 346.

J. DIMES: 211; 214a; 216a; 262; 299a.

N. LECHENBAUER: 14; 15; 16; 17; 18; 20; 21; 22; 23; 24; 25; 26; 27; 28; 29; 31; 40; 41; 42; 43; 44; 45; 46; 47; 49; 50; 59; 60; 61; 62; 63; 68; 69; 70; 76; 82; 83; 84; 90; 101; 104; 107; 128; 129; 130; 131; 145; 146; 171a, b; 177; 178; 181; 182; 201; 202; 203; 204; 205; 206; 207; 208; 222a, b, c, d, e; 248; 249; 258a, b; 266; 268b, c; 269b, c; 275; 276; 277; 281a, b, c, d, e, f; 285; 289; 296; 300; 301; 302; 310; 314b, c; 317; 318; 338; 339; 340; 341; 342; 343; 348; 359; 365; 371; 372; 373; 374; 375; 376; 377; 378; 379; 380; 397; 398; 399; 400; 411; 412; 413; 414; 415; 416; 417; 418; 419a, b; 420; 421a, b; 424; 441; 442; 443; 444; 445; 446; 447; 449; 450; 493; 494; 505; 506; 507; 543; 544; 551; 553; 554.

L. SCHNELLBÄCHER: 71; 72; 106; 110; 114; 115; 179; 184; 221; 235; 236; 237; 238; 246; 257; 288; 290; 291; 292; 298; 321; 322; 343; 350.

K. SCHUMACHER: 358.

K. SIEDEL: 73; 143; 151; 154; 159b; 162; 163; 165; 231; 232; 295; 345.

Abkürzungsverzeichnis

A.	= Arteria	int.	= internus, -a, -um	post.	= posterior, -res, posterius	sin.	= sinister, -tra, -trum
Aa.	= Arteriae (Plural)	lat.	= lateralis, -le, -les				
ant.	= anterior, -res, anterius	Lig.	= Ligamentum	Proc.	= Processus (Singular und Plural)	sup.	= superior, -res, superius
		Ligg.	= Ligamenta (Plural)			superfic.	= superficialis, -le, -les
comm.	= communis, -ne, -nes	M.	= Musculus	prof.	= profundus, -a, -um		
dist.	= distalis, -le, -les	Mm.	= Musculi (Plural)			transv.	= transversus, -a, -um
dors.	= dorsalis, -le, -les	med.	= medialis, -le, -les	prox.	= proximalis, -le, -les		
ext.	= externus, -a, -um	N.	= Nervus			V.	= Vena
inf.	= inferior, -res, inferius	Nn.	= Nervi (Plural)	R.	= Ramus	Vv.	= Venae (Plural)
				Rr.	= Rami (Plural)		

BNA	= Baseler Nomina anatomica (1895)
INA	= Jenaer Nomina anatomica (1936)
PNA	= Pariser Nomina anatomica (1°: 1955, 2°: 1961/63, 3°: 1966/68, 4°: 1977, 5°: 1983)

In den Bildunterschriften sind die anatomischen Fachausdrücke grundsätzlich ohne Abkürzungen genannt.

Inhaltsverzeichnis

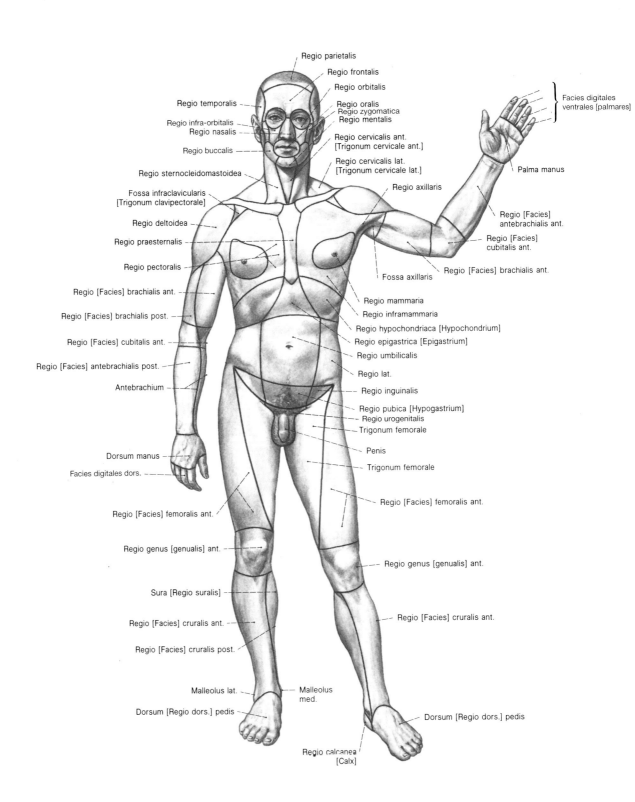

Regio parietalis
Regio frontalis
Regio orbitalis
Regio temporalis
Regio oralis
Regio zygomatica
Regio mentalis
Regio infra-orbitalis
Regio nasalis
Regio cervicalis ant.
[Trigonum cervicale ant.]
Regio buccalis
Regio cervicalis lat.
[Trigonum cervicale lat.]
Regio sternocleidomastoidea
Regio axillaris
Fossa infraclavicularis
[Trigonum clavipectorale]
Facies digitales
ventrales [palmares]
Palma manus
Regio deltoidea
Regio [Facies]
antebrachialis ant.
Regio praesternalis
Regio [Facies]
cubitalis ant.
Regio pectoralis
Regio [Facies] brachialis ant.
Fossa axillaris
Regio [Facies] brachialis ant.
Regio mammaria
Regio [Facies] brachialis post.
Regio inframammaria
Regio hypochondriaca [Hypochondrium]
Regio [Facies] cubitalis ant.
Regio epigastrica [Epigastrium]
Regio [Facies] antebrachialis post.
Regio umbilicalis
Antebrachium
Regio lat.
Regio inguinalis
Regio pubica [Hypogastrium]
Regio urogenitalis
Trigonum femorale
Dorsum manus
Penis
Facies digitales dors.
Trigonum femorale
Regio [Facies] femoralis ant.
Regio [Facies] femoralis ant.
Regio genus [genualis] ant.
Regio genus [genualis] ant.
Sura [Regio suralis]
Regio [Facies] cruralis ant.
Regio [Facies] cruralis ant.
Regio [Facies] cruralis post.
Malleolus lat.
Malleolus med.
Dorsum [Regio dors.] pedis
Dorsum [Regio dors.] pedis
Regio calcanea [Calx]

Abb. 1. Ventrale Körperregionen (vgl. Abb. 77).

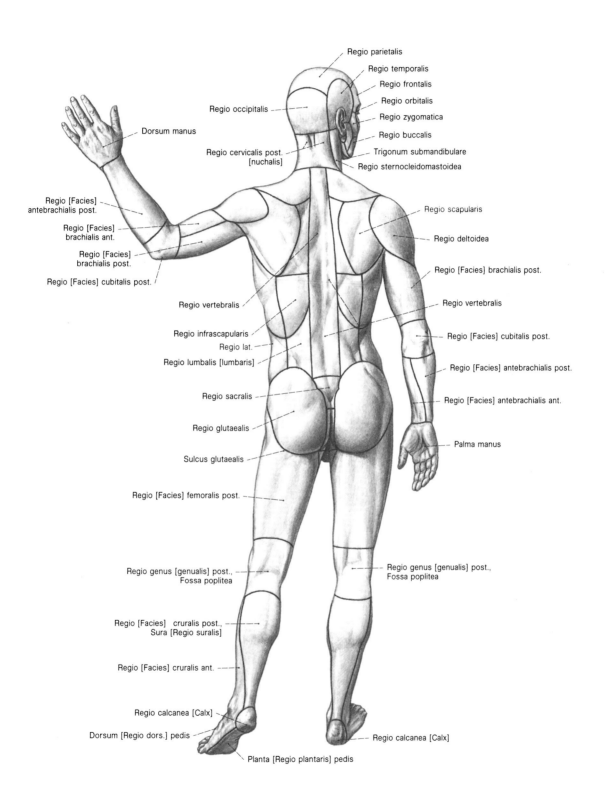

Regio parietalis

Regio temporalis

Regio frontalis

Regio orbitalis

Regio zygomatica

Regio occipitalis

Regio buccalis

Dorsum manus

Trigonum submandibulare

Regio cervicalis post. [nuchalis]

Regio sternocleidomastoidea

Regio [Facies] antebrachialis post.

Regio scapularis

Regio [Facies] brachialis ant.

Regio deltoidea

Regio [Facies] brachialis post.

Regio [Facies] brachialis post.

Regio [Facies] cubitalis post.

Regio vertebralis

Regio vertebralis

Regio infrascapularis

Regio [Facies] cubitalis post.

Regio lat.

Regio [Facies] antebrachialis post.

Regio lumbalis [lumbaris]

Regio [Facies] antebrachialis ant.

Regio sacralis

Regio glutaealis

Palma manus

Sulcus glutaealis

Regio [Facies] femoralis post.

Regio genus [genualis] post., Fossa poplitea

Regio genus [genualis] post., Fossa poplitea

Regio [Facies] cruralis post., Sura [Regio suralis]

Regio [Facies] cruralis ant.

Regio calcanea [Calx]

Dorsum [Regio dors.] pedis

Regio calcanea [Calx]

Planta [Regio plantaris] pedis

Abb. 2.   Dorsale Körperregionen.

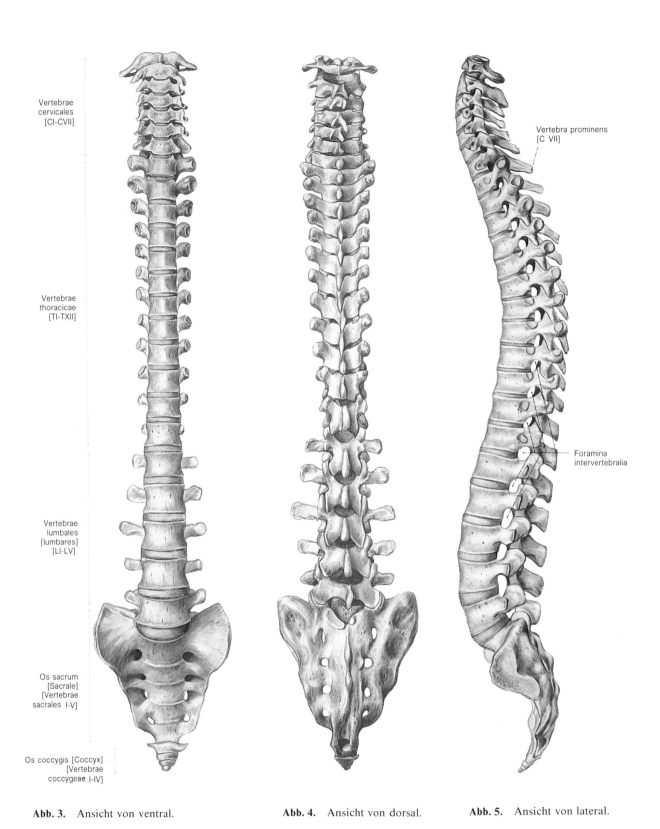

Vertebrae
cervicales
[CI-CVII]

Vertebrae
thoracicae
[TI-TXII]

Vertebrae
lumbales
[lumbares]
[LI-LV]

Os sacrum
[Sacrale]
[Vertebrae
sacrales I-V]

Os coccygis [Coccyx]
[Vertebrae
coccygeae I-IV]

Vertebra prominens
[C VII]

Foramina
intervertebralia

Abb. 3. Ansicht von ventral.   **Abb. 4.** Ansicht von dorsal.   **Abb. 5.** Ansicht von lateral.

Abb. 3—5. Wirbelsäule, Columna vertebralis.

Tabellarische Zusammenfassung der Baumerkmale der „typischen" Wirbel

	7 Halswirbel* Vertebrae cervicales [C I — C VII]	12 Brustwirbel Vertebrae thoracicae [T I — T XII]	5 Lendenwirbel Vertebrae lumbales [lumbares] [L I — L V]	Kreuzbein, Os sacrum [Sacrale] aus 5 Wirbeln [Vertebrae sacrales I—V]
Endflächen der Wirbelkörper	rechteckig, klein mit Uncus corporis an den oberen Endflächen	dreieckig	bohnenförmig, groß	verschmolzen
Wirbelloch, Foramen vertebrale	groß, dreieckig	rund	klein, dreieckig	Canalis sacralis
Gelenkflächen, Processus articulares [Zygapophyses]	schräg nach dorsal abdachend	frontal nach hinten abdachend	sagittal gestellt	Crista sacralis intermedia
Querfortsätze, Processus transversi	enthalten ein Loch, ein Tuberculum anterius, ein Tuberculum posterius und einen Sulcus nervi spinalis	keulenförmig mit Foveae costales, Processus articulares [Zygapophyses]	Processus mamillares et accessorii	Crista sacralis lateralis
Dornfortsätze, Processus spinosi	horizontal, kurz, zweigeteilt	steil kaudalwärts gerichtet	horizontal, seitlich abgeplattet, massiv	Crista sacralis mediana
Rippenrudimente	ventraler Teil des Processus transversus und Tuberculum dorsale	keine, da die Rippen ausgebildet sind	Processus costales	Partes laterales
kennzeichnendes Merkmal	Foramen processus transversi [F. vertebrarteriale]	Foveae costales superior et inferior	Processus mamillares et accessorii	Wirbel synostotisch verbunden

* die ersten beiden Halswirbel, Atlas [C I] und Axis [C II], sind keine „typischen" Halswirbel, sie weisen besondere Baumerkmale auf

---

> Os coccygis [Coccyx] [Vertebrae coccygeae I–IV] = das aus (meist) 4 verkümmerten Wirbeln verschmolzene Steißbein, das durch die Articulatio sacrococcygea mit dem Kreuzbein verbunden ist.

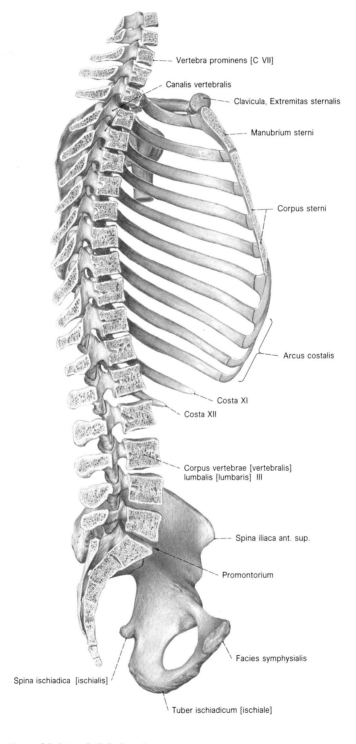

Vertebra prominens [C VII]

Canalis vertebralis

Clavicula, Extremitas sternalis

Manubrium sterni

Corpus sterni

Arcus costalis

Costa XI

Costa XII

Corpus vertebrae [vertebralis]
lumbalis [lumbaris] III

Spina iliaca ant. sup.

Promontorium

Facies symphysialis

Spina ischiadica [ischialis]

Tuber ischiadicum [ischiale]

Abb. 6. Median halbiertes Rumpfskelett mit Schultergürtel, Cingulum membri superioris [Cingulum pectorale], und
Beckengürtel, Cingulum membri inferioris [Cingulum
pelvicum], in der Ansicht von medial.
Schultergürtelknochen, Oberarmknochen und Hüftbein, Os
coxae [Pelvicum], hellgelb markiert, Rippenknorpel blau.

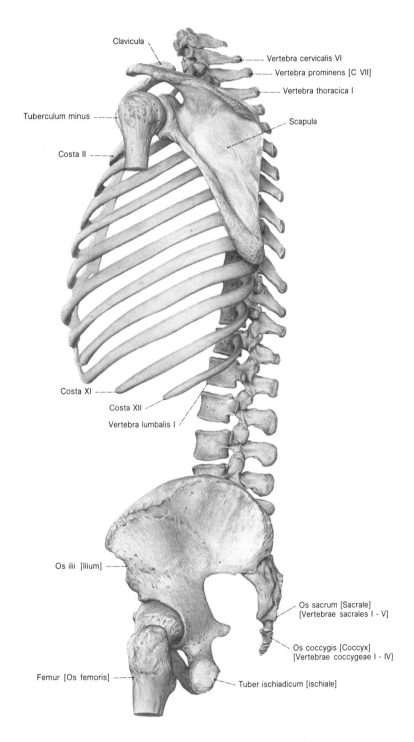

Clavicula

Vertebra cervicalis VI

Vertebra prominens [C VII]

Vertebra thoracica I

Tuberculum minus

Scapula

Costa II

Costa XI

Costa XII

Vertebra lumbalis I

Os ilii [Ilium]

Os sacrum [Sacrale]
[Vertebrae sacrales I - V]

Os coccygis [Coccyx]
[Vertebrae coccygeae I - IV]

Femur [Os femoris]

Tuber ischiadicum [ischiale]

Abb. 7. Median halbiertes Rumpfskelett mit Schultergürtel, Cingulum membri superioris [Cingulum pectorale], und
Beckengürtel, Cingulum membri inferioris [Cingulum
pelvicum], in der Ansicht von lateral.
Schultergürtelknochen, Oberarmknochen, Hüftbein, Os
coxae [Pelvicum] und proximales Femurstück hellgelb,
Rippenknorpel blau.

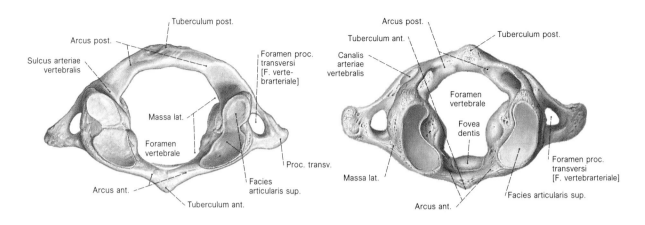

Abb. 8. 1. Halswirbel, Atlas [C I]. Ansicht von kranial.

Abb. 9. 1. Halswirbel, Atlas [C I]. Ansicht von kranial. Sulcus arteriae vertebralis hier als Varietät zum Canalis arteriae vertebralis geschlossen.

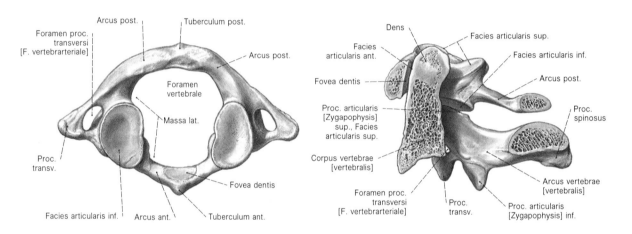

Abb. 10. 1. Halswirbel, Atlas [C I]. Ansicht von kaudal.

Abb. 11. Mediansagittalschnitt durch Atlas [C I] und Axis [C II]. Ansicht von medial.

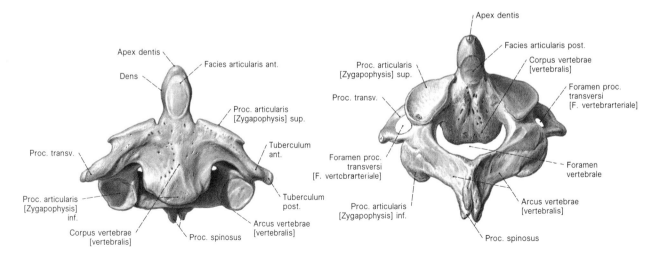

Abb. 12. 2. Halswirbel, Axis [C II]. Ansicht von ventral.

Abb. 13. 2. Halswirbel, Axis [C II]. Ansicht von dorsal und kranial.

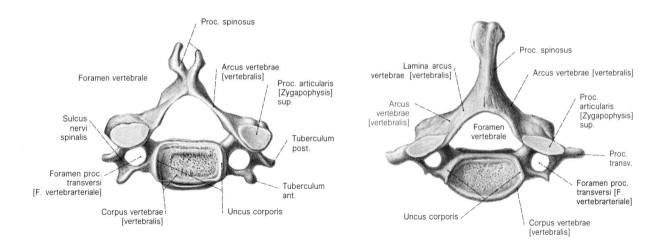

Abb. 14. 5. Halswirbel, Vertebra cervicalis [C V]. Ansicht von kranial.

Abb. 15. 7. Halswirbel, Vertebra prominens [C VII]. Ansicht von kranial.

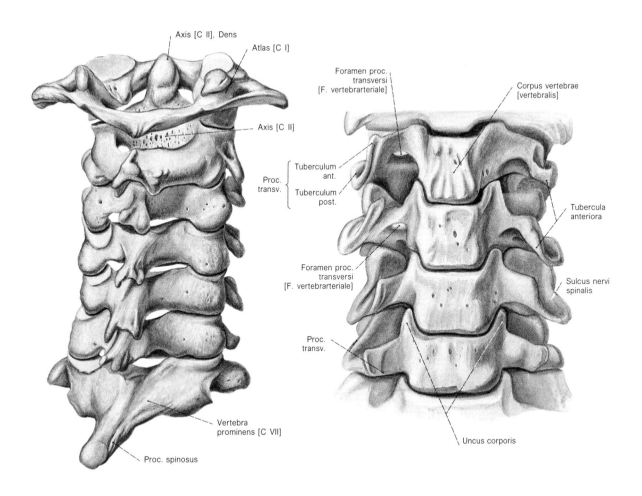

Abb. 16. 1.—7. Halswirbel, Vertebrae cervicales [C I – C VII]. Ansicht von dorsal und etwas von rechts.

Abb. 17. Halswirbel, Vertebrae cervicales. Ansicht von ventral.

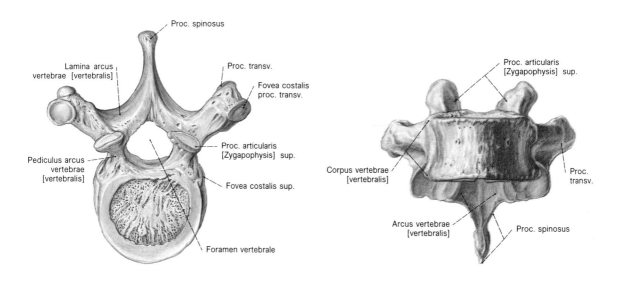

Abb. 18. 6. Brustwirbel, Vertebra thoracica VI. Ansicht von kranial.

Abb. 19. 10. Brustwirbel, Vertebra thoracica X. Ansicht von ventral.

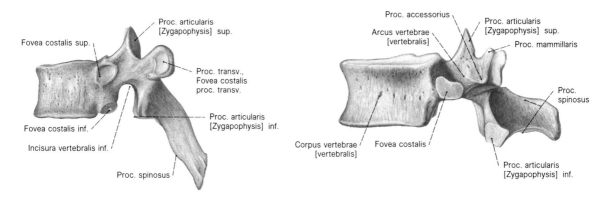

Abb. 20. 6. Brustwirbel, Vertebra thoracica VI. Ansicht von lateral.

Abb. 21. 12. Brustwirbel, Vertebra thoracica XII. Ansicht von lateral.

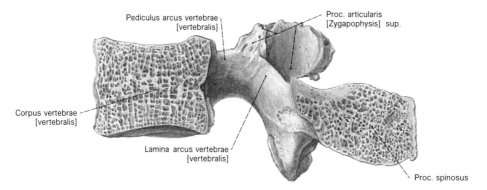

Abb. 22. Lendenwirbel, Vertebra lumbalis [lumbaris]. Mediansagittaler Sägeschnitt. Beachte die Spongiosastruktur in Wirbelkörper und Dornfortsatz.

Beachte: 2.–9. Brustwirbel, Vertebrae thoracicae II–IX, besitzen jederseits drei Gelenkflächen für Rippen, je eine obere (halbe), Fovea costalis superior, am Körper, Corpus vertebrae [vertebralis], für die zugehörige Rippe, je eine untere (halbe), Fovea costalis inferior, am Körper für die folgende Rippe und je einen am Querfortsatz, Processus transversus, für die zugehörige Rippe, Fovea costalis processus transversi.

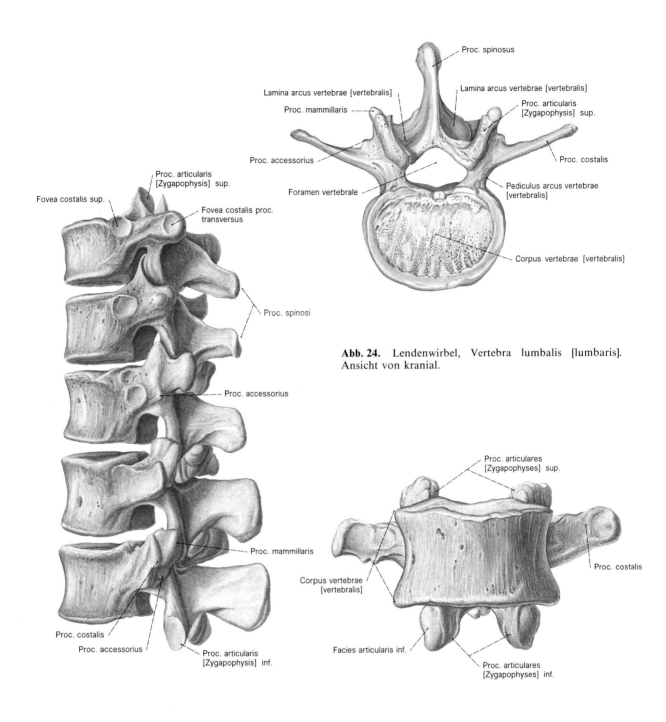

Proc. spinosus

Lamina arcus vertebrae [vertebralis]

Proc. mammillaris

Proc. articularis
[Zygapophysis] sup.

Proc. accessorius

Proc. costalis

Foramen vertebrale

Pediculus arcus vertebrae
[vertebralis]

Corpus vertebrae [vertebralis]

Proc. articularis
[Zygapophysis] sup.

Fovea costalis sup.

Fovea costalis proc.
transversus

Proc. spinosi

Proc. accessorius

Proc. mammillaris

Proc. costalis

Proc. accessorius

Proc. articularis
[Zygapophysis] inf.

Abb. 24. Lendenwirbel, Vertebra lumbalis [lumbaris].
Ansicht von kranial.

Proc. articulares
[Zygapophyses] sup.

Corpus vertebrae
[vertebralis]

Proc. costalis

Facies articularis inf.

Proc. articulares
[Zygapophyses] inf.

Abb. 23. Die drei unteren Brustwirbel, Vertebrae thoracicae X–XII, und die zwei oberen Lendenwirbel, Vertebrae lumbales [lumbares] I und II, im Zusammenhang.

Abb. 25. Lendenwirbel, Vertebra lumbalis [lumbaris].
Ansicht von ventral.

Beachte die Massenzunahme der Wirbelkörper kaudalwärts: Die beiden unteren Wirbel der Abb. 23 sind Lendenwirbel, Vertebrae lumbales [lumbares]. Sie haben keine gelenkig verbundenen Rippen mehr, sondern als Rippenrudiment einen Processus costalis. Die Gelenkflächen der Gelenkfortsätze, Processus articulares [Zygapophyses], sind bei den Brustwirbeln, Vertebrae thoracicae, frontal nach hinten abdachend, bei den Lendenwirbeln sagittal stehend (Ante- und Retroflexion möglich). Die Dornfortsätze, Processus spinosi, der Lendenwirbel sind massiv plattenförmig und verlaufen horizontal.

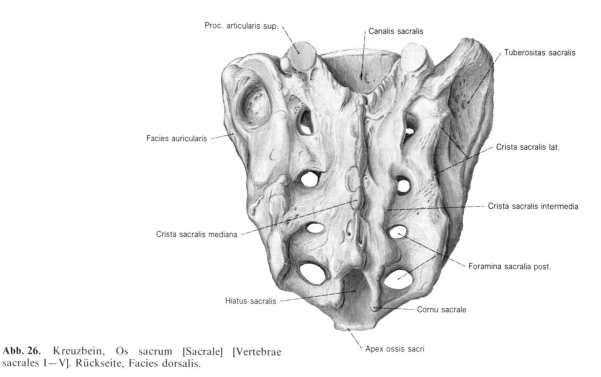

Abb. 26. Kreuzbein, Os sacrum [Sacrale] [Vertebrae sacrales I—V]. Rückseite, Facies dorsalis.

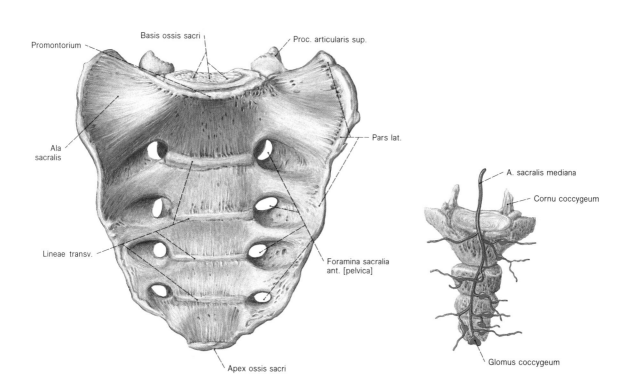

Abb. 27. Kreuzbein, Os sacrum [Sacrale] [Vertebrae sacrales I—V]. Beckenseite, Facies pelvica.

Abb. 28. Topographische Beziehungen des sog. Steißknötchens, Glomus coccygeum, und seiner Nebenknötchen zur Arteria sacralis mediana und ihren Ästen auf der Ventralseite des Steißbeins (Original: J. STAUBESAND, Acta Anat. 19, 1953), vgl. mit Abb. 320.

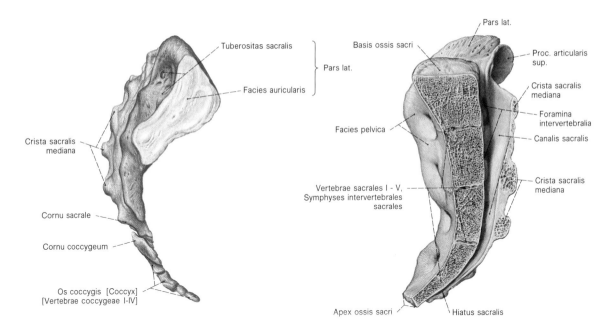

Abb. 29. Kreuzbein, Os sacrum [Sacrale] [Vertebrae sacrales I—V] und Steißbein, Os coccygis [Coccyx] [Vertebrae coccygeae I—IV]. Ansicht von lateral. Leicht verkleinerte Darstellung im Vergleich zu Abb. 27.

Abb. 30. Kreuzbein, Os sacrum [Sacrale] [Vertebrae sacrales I—V] und Steißbein, Os coccygis [Coccyx] [Vertebrae coccygeae I—IV]. Mediansagittalschnitt, Ansicht von medial. Leicht verkleinerte Darstellung im Vergleich zu Abb. 27.

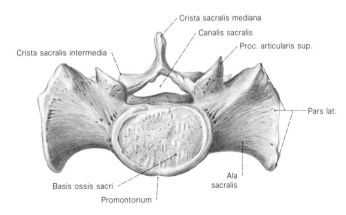

Abb. 31. Kreuzbein, Os sacrum [Sacrale] [Vertebrae sacrales I—V]. Ansicht von kranial. Leicht verkleinerte Darstellung im Vergleich zu Abb. 27.

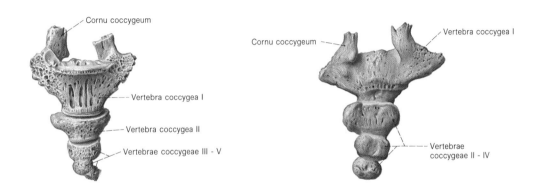

Abb. 32. Steißbein, Os coccygis [Coccyx] [Vertebrae coccygeae I—IV]. Ansicht von ventral.

Abb. 33. Steißbein, Os coccygis [Coccyx] [Vertebrae coccygeae I—IV]. Ansicht von dorsal.

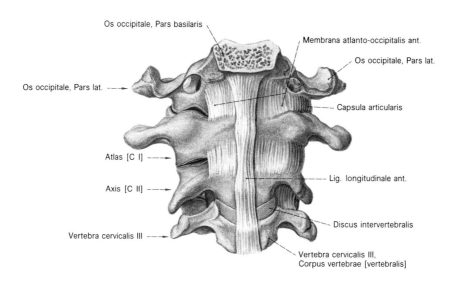

Abb. 34. Teil des Hinterhauptbeins, Os occipitale, und die drei ersten Halswirbel, Vertebrae cervicales [C I—C III], Ansicht von ventral. Membrana atlanto-occipitalis anterior und kraniales Ende des Ligamentum longitudinale anterius. Rechts Gelenkkapseln entfernt.

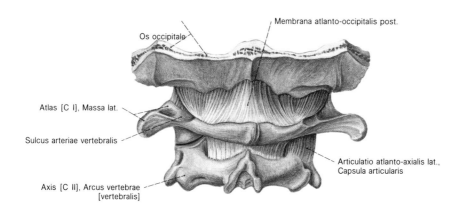

Abb. 35. Teil des Hinterhauptbeins, Os occipitale, Atlas [C I] und Axis [C II] mit ihren Bandverbindungen. Ansicht von dorsal. Membrana atlanto-occipitalis posterior. Links die Gelenkkapsel der Articulatio atlanto-axialis laterialis entfernt.

Beachte: Oberes und unteres Kopfgelenk, Articulatio atlanto-occipitalis, Articulatio atlanto-axialis lateralis und Articulatio atlanto-axialis mediana bilden eine funktionelle Einheit mit der Gesamtwirkung eines Kugelgelenks. Die Zerlegung in Teilgelenke bedeutet eine Sicherung gegen Luxation.

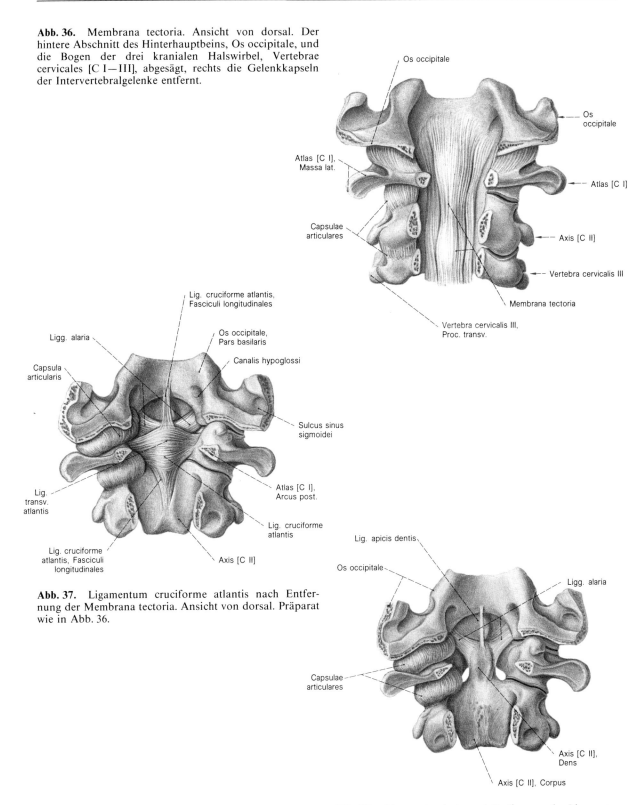

Abb. 36. Membrana tectoria. Ansicht von dorsal. Der hintere Abschnitt des Hinterhauptbeins, Os occipitale, und die Bogen der drei kranialen Halswirbel, Vertebrae cervicales [C I—III], abgesägt, rechts die Gelenkkapseln der Intervertebralgelenke entfernt.

Os occipitale

Os occipitale

Atlas [C I], Massa lat.

Atlas [C I]

Capsulae articulares

Axis [C II]

Vertebra cervicalis III

Membrana tectoria

Vertebra cervicalis III, Proc. transv.

Lig. cruciforme atlantis, Fasciculi longitudinales

Ligg. alaria

Os occipitale, Pars basilaris

Capsula articularis

Canalis hypoglossi

Sulcus sinus sigmoidei

Lig. transv. atlantis

Atlas [C I], Arcus post.

Lig. cruciforme atlantis

Lig. cruciforme atlantis, Fasciculi longitudinales

Axis [C II]

Abb. 37. Ligamentum cruciforme atlantis nach Entfernung der Membrana tectoria. Ansicht von dorsal. Präparat wie in Abb. 36.

Lig. apicis dentis

Os occipitale

Ligg. alaria

Capsulae articulares

Axis [C II], Dens

Axis [C II], Corpus

Abb. 38. Ligamenta alaria nach Entfernung des Ligamentum cruciforme atlantis. Ansicht von dorsal. Präparat wie in Abb. 37.

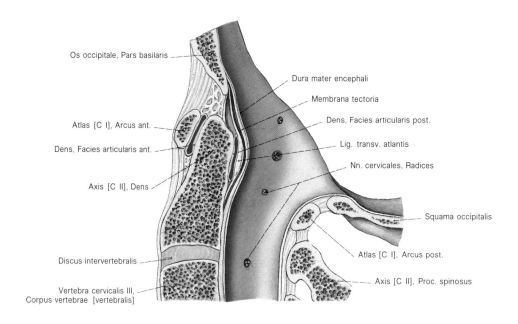

Os occipitale, Pars basilaris

Dura mater encephali

Membrana tectoria

Atlas [C I], Arcus ant.

Dens, Facies articularis post.

Dens, Facies articularis ant.

Lig. transv. atlantis

Axis [C II], Dens

Nn. cervicales, Radices

Squama occipitalis

Discus intervertebralis

Atlas [C I], Arcus post.

Axis [C II], Proc. spinosus

Vertebra cervicalis III,
Corpus vertebrae [vertebralis]

Abb. 39. Articulatio atlanto-axialis. Mediansagittaler Sägeschnitt.

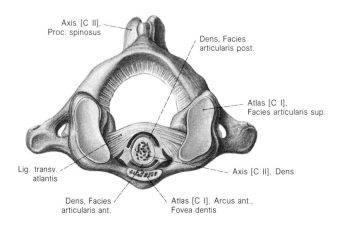

Axis [C II],
Proc. spinosus

Dens, Facies
articularis post.

Atlas [C I],
Facies articularis sup.

Lig. transv.
atlantis

Axis [C II], Dens

Dens, Facies
articularis ant.

Atlas [C I], Arcus ant.,
Fovea dentis

Abb. 40. Articulatio atlanto-axialis mediana. Atlas aus dem Atlantookzipitalgelenk gelöst, Dens axis und vorderer Atlasbogen horizontal durchgesägt. Ansicht von kranial.

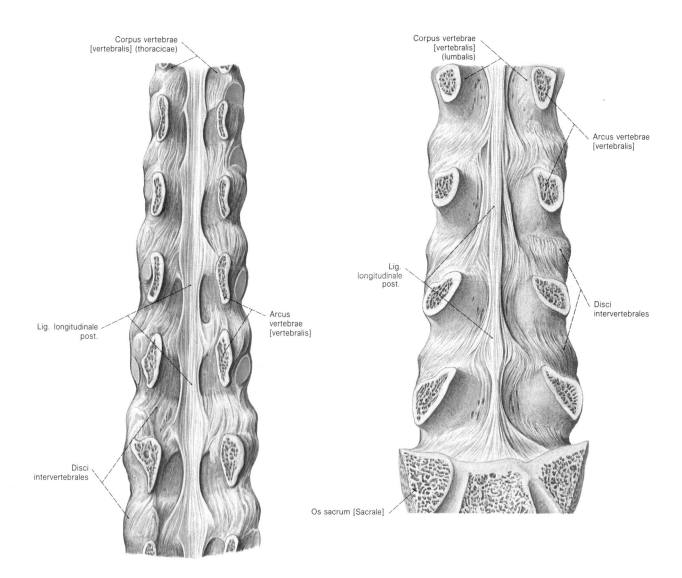

Abb. 41. Kaudaler Abschnitt der Brustwirbelsäule mit Ligamentum longitudinale posterius und oberer Teil der Lendenwirbelsäule. Wirbelkanal durch Abtragung der Wirbelbögen von dorsal eröffnet.

Abb. 42. Lendenwirbelsäule mit Ligamentum longitudinale posterius. Wirbelkanal durch Abtragung der Wirbelbögen von dorsal eröffnet.

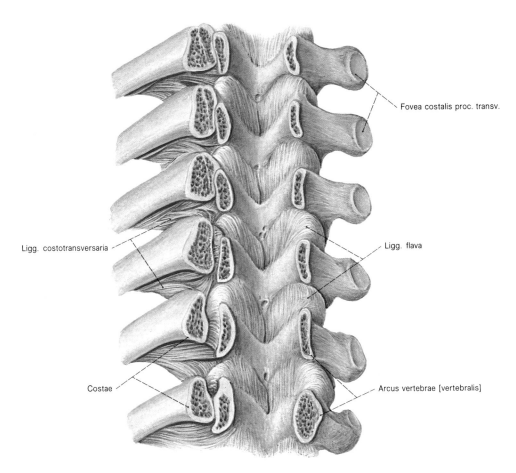

Fovea costalis proc. transv.

Ligg. costotransversaria

Ligg. flava

Costae

Arcus vertebrae [vertebralis]

Abb. 43. Ligamenta flava im Bereich der Brustwirbelsäule. Ansicht von ventral auf den Canalis vertebralis. Wirbelkörper durch Sägeschnitte entlang der Bogenwurzel, Pediculus arcus vertebrae [vertebralis], abgetrennt. Links Rippen aus den Gelenken entfernt.

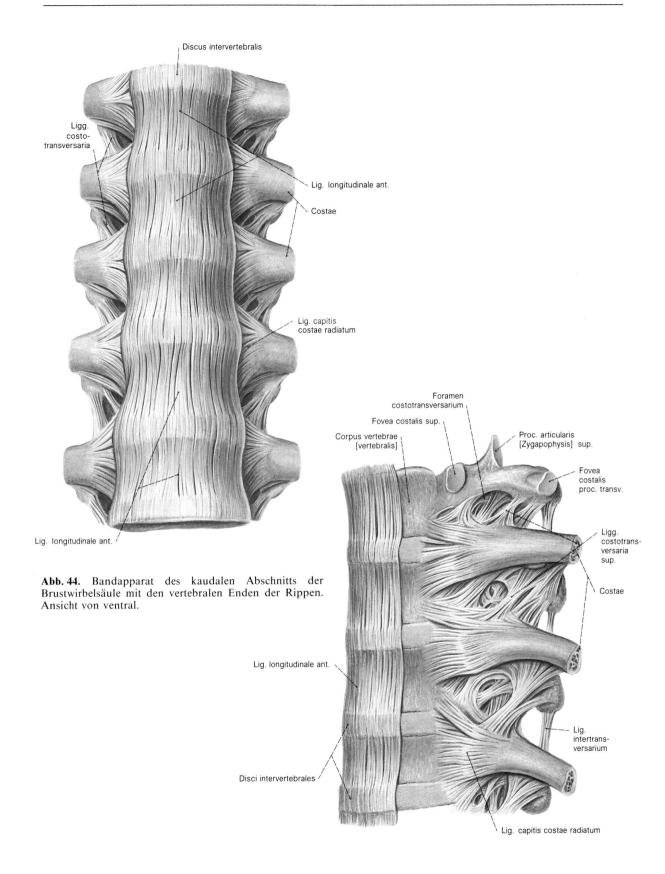

Discus intervertebralis

Ligg. costo-transversaria

Lig. longitudinale ant.

Costae

Lig. capitis costae radiatum

Lig. longitudinale ant.

Abb. 44. Bandapparat des kaudalen Abschnitts der Brustwirbelsäule mit den vertebralen Enden der Rippen. Ansicht von ventral.

Foramen costotransversarium

Fovea costalis sup.

Corpus vertebrae [vertebralis]

Proc. articularis [Zygapophysis] sup.

Fovea costalis proc. transv.

Ligg. costotrans-versaria sup.

Costae

Lig. longitudinale ant.

Lig. intertrans-versarium

Disci intervertebrales

Lig. capitis costae radiatum

Abb. 45. Bandapparat der mittleren und kaudalen Brustwirbelsäule mit Rippen. Die am weitesten kranial gelegene Rippe aus ihren Gelenken entfernt. Ansicht von lateral.

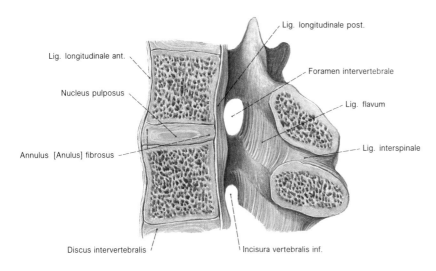

Abb. 46. Zwei in der Medianebene durchgesägte Brustwirbel mit ihrem Bandapparat.

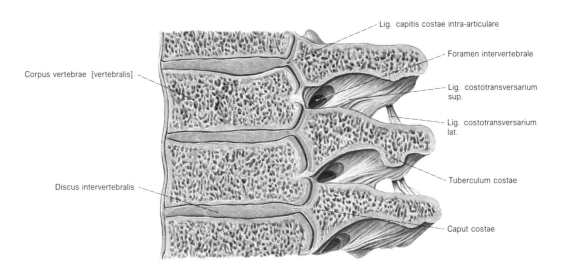

Abb. 47. Teil der Brustwirbelsäule. Sägeschnitt durch
Wirbelkörper, Articulationes costovertebrales und die
vertebralen Enden der Rippen. Der Schnitt ist im Winkel
von ca. 45° zur Medianebene geführt. Crista capitis costae
durch das Ligamentum capitis costae intra-articulare mit
dem Discus intervertebralis verbunden.

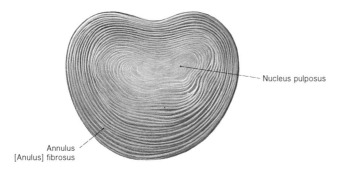

Abb. 48. Discus intervertebralis aus dem Bereich der
Lendenwirbelsäule. Ansicht von kranial.

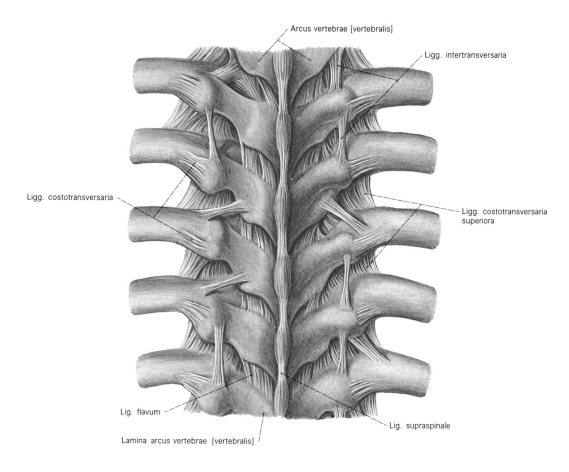

Arcus vertebrae [vertebralis]

Ligg. intertransversaria

Ligg. costotransversaria

Ligg. costotransversaria superiora

Lig. flavum

Lig. supraspinale

Lamina arcus vertebrae [vertebralis]

Abb. 49.   Bandapparat der mittleren und kaudalen Brustwirbel und Rippen. Ansicht von dorsal.

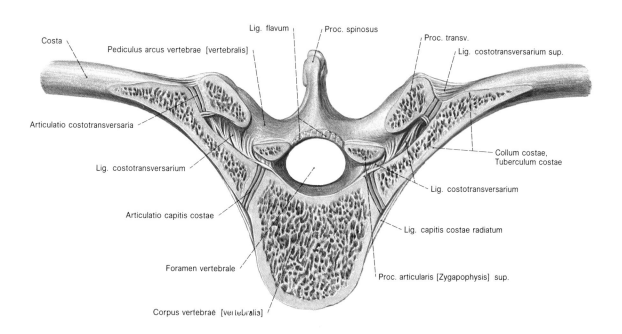

Costa

Pediculus arcus vertebrae [vertebralis]

Lig. flavum

Proc. spinosus

Proc. transv.

Lig. costotransversarium sup.

Articulatio costotransversaria

Lig. costotransversarium

Collum costae, Tuberculum costae

Lig. costotransversarium

Articulatio capitis costae

Lig. capitis costae radiatum

Foramen vertebrale

Proc. articularis [Zygapophysis] sup.

Corpus vertebrae [vertebralis]

Abb. 50.   Horizontaler Sägeschnitt durch einen Brustwirbel mit Rippengelenken. Ansicht von kranial.

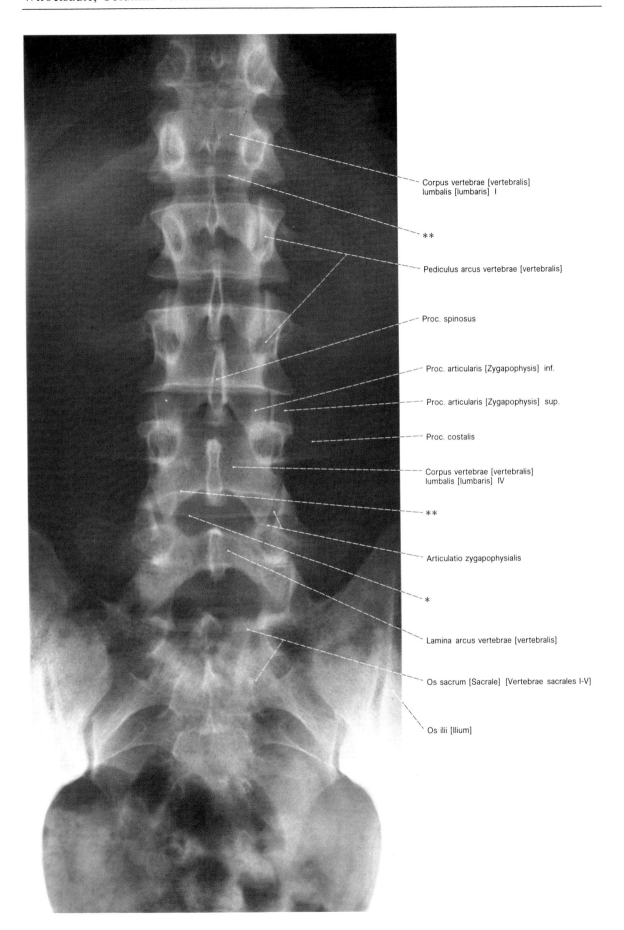

Corpus vertebrae [vertebralis]
lumbalis [lumbaris] I

**

Pediculus arcus vertebrae [vertebralis]

Proc. spinosus

Proc. articularis [Zygapophysis] inf.

Proc. articularis [Zygapophysis] sup.

Proc. costalis

Corpus vertebrae [vertebralis]
lumbalis [lumbaris] IV

**

Articulatio zygapophysialis

*

Lamina arcus vertebrae [vertebralis]

Os sacrum [Sacrale] [Vertebrae sacrales I-V]

Os ilii [Ilium]

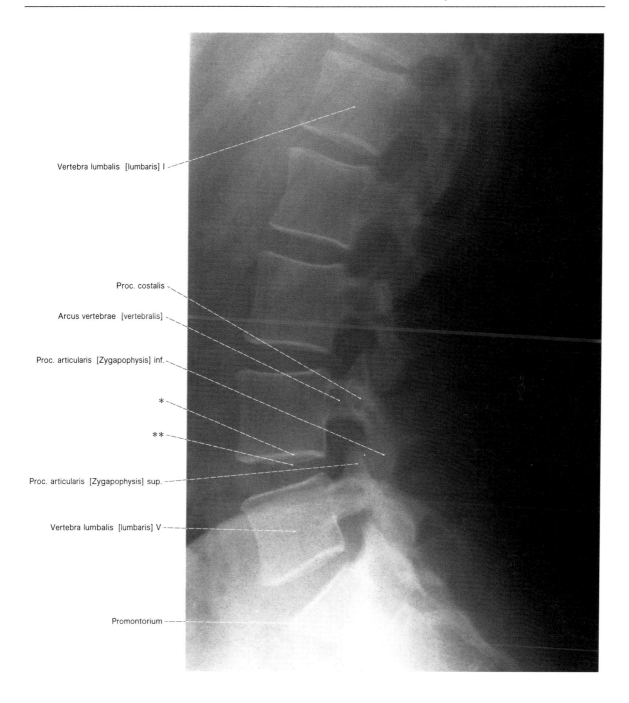

Vertebra lumbalis [lumbaris] I

Proc. costalis

Arcus vertebrae [vertebralis]

Proc. articularis [Zygapophysis] inf.

*

**

Proc. articularis [Zygapophysis] sup.

Vertebra lumbalis [lumbaris] V

Promontorium

◄ **Abb. 51** Untere Brustwirbelsäule und Lendenwirbelsäule (♂, 26 Jahre) im sagittalen Strahlengang (Original Frau Dr. G. GREEVEN, St.-Elisabeth-Krankenhaus Neuwied).

  * Vorderkante der Wirbelkörperbodenplatte
 ** Hinterkante der Wirbelkörperbodenplatte

Abb. 52. Untere Brustwirbelsäule, Lendenwirbelsäule, Kreuzbein und Steißbein (♀, 42 Jahre) im seitlichen Strahlengang (Original: Frau Dr. G. GREEVEN, St.-Elisabeth-Krankenhaus, Neuwied).

  * Filmnahe Randleiste der Bodenplatte (links)
 ** filmferne Randleiste der Bodenplatte (rechts)

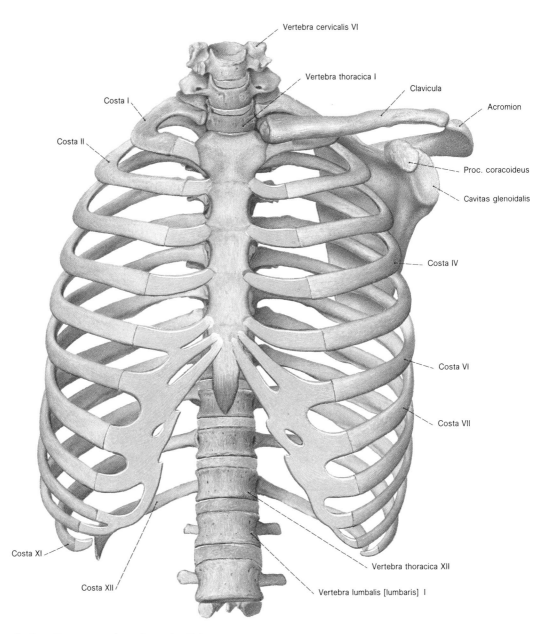

Vertebra cervicalis VI

Vertebra thoracica I

Clavicula

Acromion

Costa I

Costa II

Proc. coracoideus

Cavitas glenoidalis

Costa IV

Costa VI

Costa VII

Costa XI

Vertebra thoracica XII

Costa XII

Vertebra lumbalis [lumbaris] I

Abb. 53. Brustkorb, Compages thoracis, mit linkem Schultergürtel, Cingulum membri superioris [Cingulum pectorale]. Rippen, Costae, in leichter Inspirationsstellung. Schultergürtelknochen hellgelb, Rippenknorpel und Bandscheiben blau. Ansicht von ventral.

Beachte:
Der Ansatz der 2. Rippe entspricht dem Angulus sterni, d. h. der Verbindungsstelle (Synchondrosis) von Manubrium und Corpus sterni. Dieser Querwulst am Sternum ist meist unter der Haut tastbar und gestattet es, die seitlich davon gelegene 2. Rippe beim Lebenden zu bestimmen.

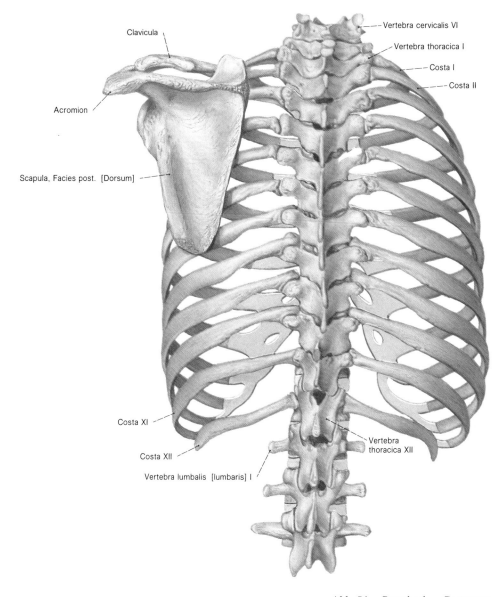

Clavicula

Acromion

Scapula, Facies post. [Dorsum]

Vertebra cervicalis VI

Vertebra thoracica I

Costa I

Costa II

Costa XI

Costa XII

Vertebra lumbalis [lumbaris] I

Vertebra thoracica XII

Abb. 54. Brustkorb, Compages thoracis, mit linkem Schultergürtel, Cingulum membri superioris [Cingulum pectorale]. Rippen, Costae, in leichter Inspirationsstellung. Schultergürtelknochen hellgelb, Rippenknorpel und Bandscheiben blau. Ansicht von dorsal.

Beachte: Die obere Thoraxapertur, Apertura thoracis superior, wird vom 1. Brustwirbel, der 1. Rippe und dem Manubrium sterni mit seiner Incisura jugularis begrenzt.

Die untere Thoraxapertur, Apertura thoracis inferior, ist vom 12. Brustwirbel, der 12. Rippe und dem knorpeligen Rippenbogen, Arcus costalis, umrandet.

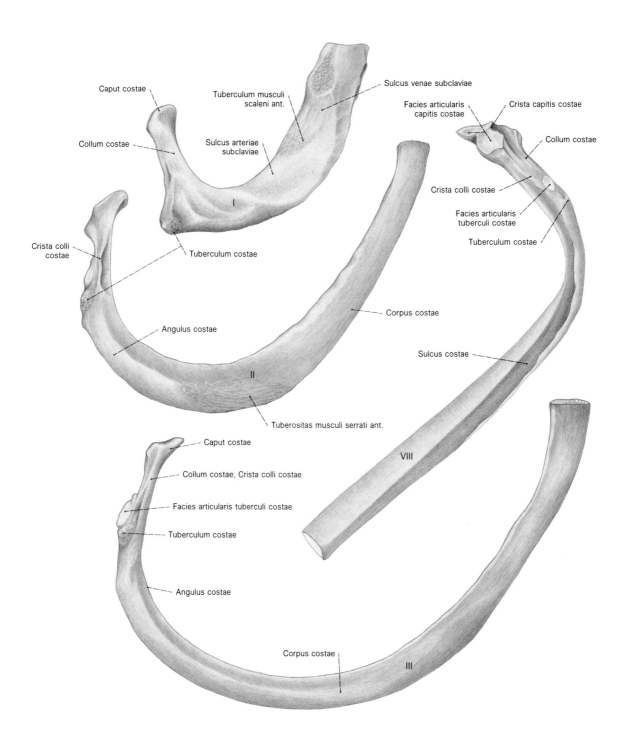

Caput costae

Tuberculum musculi
scaleni ant.

Sulcus venae subclaviae

Facies articularis
capitis costae

Crista capitis costae

Collum costae

Sulcus arteriae
subclaviae

Collum costae

Crista colli costae

Facies articularis
tuberculi costae

Tuberculum costae

I

Crista colli
costae

Tuberculum costae

Corpus costae

Angulus costae

Sulcus costae

II

Tuberositas musculi serrati ant.

VIII

Caput costae

Collum costae, Crista colli costae

Facies articularis tuberculi costae

Tuberculum costae

Angulus costae

Corpus costae

III

Abb. 55. Knochen der 1.—3. Rippe ohne Rippenknorpel
in der Ansicht von kranial. Die 8. Rippe ohne Rippenknorpel in der Ansicht von kaudal.

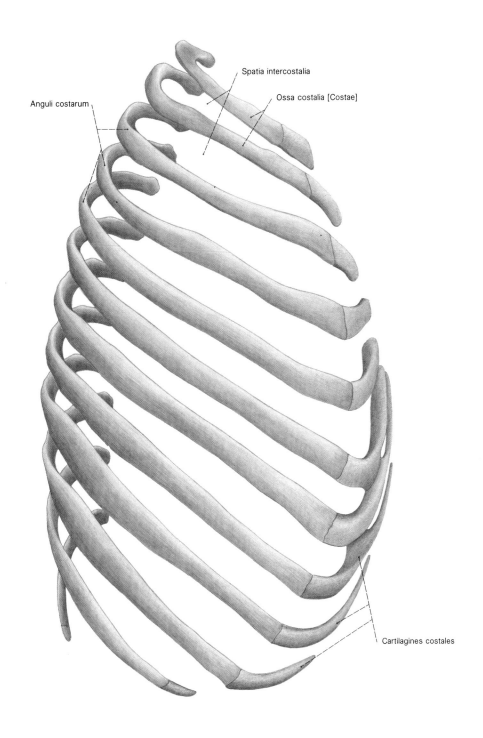

Anguli costarum

Spatia intercostalia

Ossa costalia [Costae]

Cartilagines costales

Abb. 56. Rippen der rechten Thoraxseite in ihren natürlichen Abständen. Ansicht von lateral.

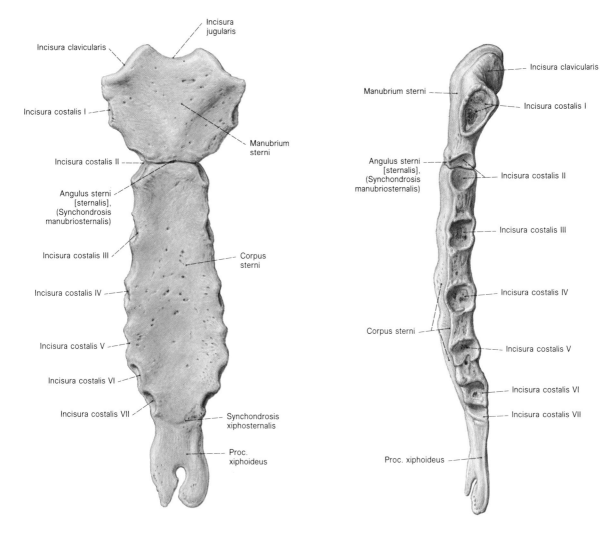

Abb. 57. Brustbein, Sternum. Ansicht von ventral.

Abb. 58. Brustbein, Sternum. Ansicht von lateral.

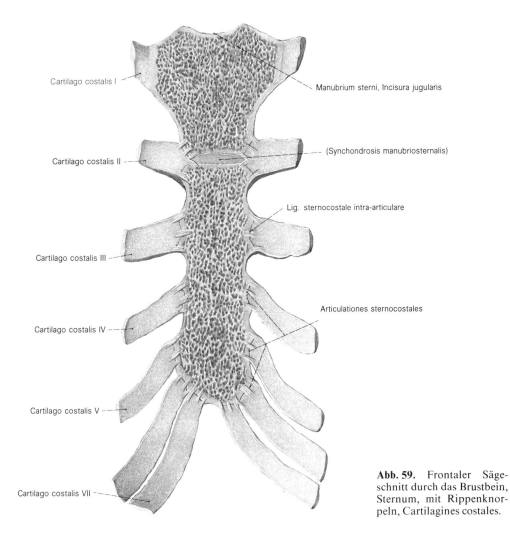

Cartilago costalis I

Manubrium sterni, Incisura jugularis

Cartilago costalis II

(Synchondrosis manubriosternalis)

Lig. sternocostale intra-articulare

Cartilago costalis III

Cartilago costalis IV

Articulationes sternocostales

Cartilago costalis V

Cartilago costalis VII

Abb. 59. Frontaler Säge-schnitt durch das Brustbein, Sternum, mit Rippenknor-peln, Cartilagines costales.

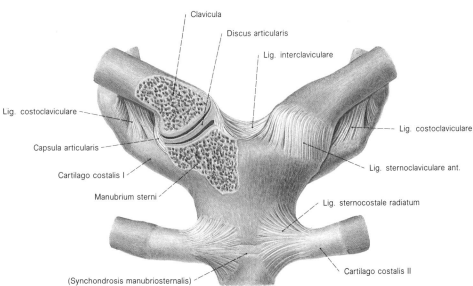

Clavicula

Discus articularis

Lig. interclaviculare

Lig. costoclaviculare

Capsula articularis

Lig. costoclaviculare

Cartilago costalis I

Lig. sternoclaviculare ant.

Manubrium sterni

Lig. sternocostale radiatum

(Synchondrosis manubriosternalis)

Cartilago costalis II

Abb. 60. Brustbein-Schlüsselbeingelenk, Articulatio ster-noclavicularis, und Verbindungen der oberen Rippen-knorpel mit dem Brustbein. Rechtes Sternoklavikulargelenk durch Sägeschnitt eröffnet zur Darstellung des Discus articularis. Ansicht von ventral.

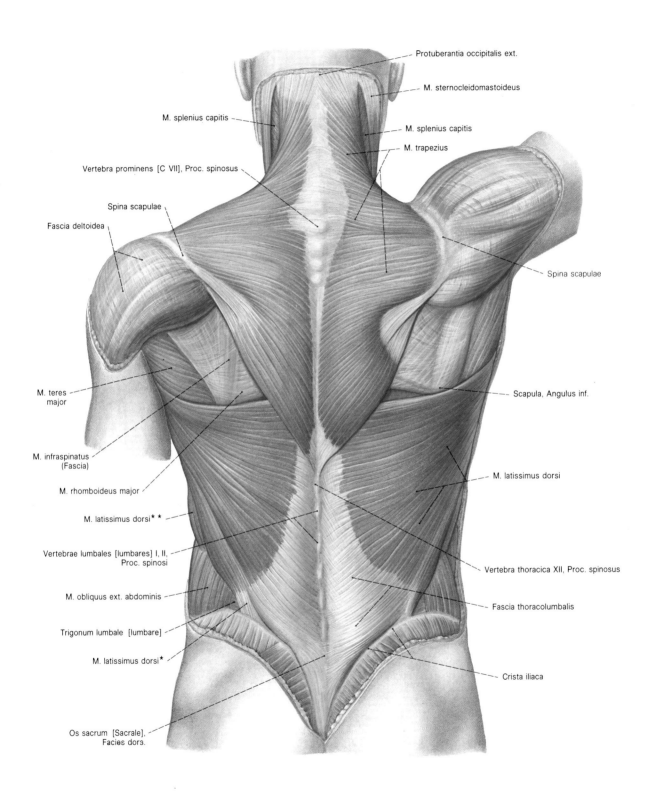

Protuberantia occipitalis ext.

M. sternocleidomastoideus

M. splenius capitis

M. splenius capitis

M. trapezius

Vertebra prominens [C VII], Proc. spinosus

Spina scapulae

Fascia deltoidea

Spina scapulae

M. teres major

Scapula, Angulus inf.

M. infraspinatus (Fascia)

M. rhomboideus major

M. latissimus dorsi

M. latissimus dorsi**

Vertebrae lumbales [lumbares] I, II, Proc. spinosi

Vertebra thoracica XII, Proc. spinosus

M. obliquus ext. abdominis

Fascia thoracolumbalis

Trigonum lumbale [lumbare]

M. latissimus dorsi*

Crista iliaca

Os sacrum [Sacrale], Facies dors.

Abb. 61.   Rückenmuskulatur, oberflächliche Schicht.

  * Ursprung des Muskels vom Darmbeinkamm
 ** Rippenzacke des Muskels

Rückenmuskeln, Musculi dorsi

1. Rumpf-Arm- und Rumpf-Gürtel-Muskeln (Abb. 61, 62)

Name	Ursprung	Ansatz	Innervation	Funktion
1. M. trapezius Sehnenspiegel in der Gegend der kaudalen Hals- und kranialen Brustwirbeldornen	Hinterhauptschuppe zwischen Linea nuchae superior und suprema, Dornfortsätze der Halswirbel (Lig. nuchae), Dornfortsätze aller Brustwirbel	akromiales Drittel der Clavicula, Acromion, Spina scapulae (deren kranialer und z. T. kaudaler Rand)	N. accessorius (XI) (daneben Äste des Plexus cervicalis)	die kranialen Fasern heben die Scapula, die kaudalen senken sie, die mittleren Fasern ziehen das Schulterblatt zur Wirbelsäule. Die kranialen Fasern unterstützen auch den M. serratus anterior bei der Drehung der Scapula (zum Erheben des Armes über die Horizontale), die zum Hinterhaupt laufenden Fasern drehen den Kopf nach der entgegengesetzten Seite; die kaudalen Fasern drehen den Angulus inferior scapulae medianwärts; die Klavikularportion hebt das Schlüsselbein (Inspiration). Der Muskel wirkt selten in seiner Gesamtheit, mit seinen Teilen fast stets mit anderen Muskeln zusammen
2. M. latissimus dorsi am Ursprung breitsehnig; der Innervation nach Extremitätenmuskel (wie die folgenden)	Dornfortsätze der sechs unteren Brustwirbel, der Lendenwirbel, Facies dorsalis des Kreuzbeins, Labium externum cristae iliacae, durch Vermittlung der Fascia thoracolumbalis akzessorische Zacken (fleischig) von den 3 bis 4 unteren Rippen (häufig: Skapularzacke vom Angulus inferior scapulae)	mit platter, den M. teres major spiralig umgreifender Sehne: Crista tuberculi minoris humeri (zusammen mit M. teres major); zwischen beiden: Bursa subtendinea musculi latissimi dorsi	N. thoracodorsalis (Plexus brachialis, Pars infraclavicularis)	adduziert den Arm im Schultergelenk, senkt den erhobenen Arm, zieht ihn dorsalwärts, rollt ihn nach innen; wirkt meist mit Schulter- und Brustmuskeln zusammen
3. M. rhomboideus major	Dornfortsätze der vier oberen Brustwirbel	Margo medialis scapulae kaudal der Spina scapulae	für beide N. dorsalis scapulae (Plexus brachialis, Pars supraclavicularis)	ziehen die Scapula zur Wirbelsäule und kranialwärts; fixieren die Scapula am Rumpf (zusammen mit M. serratus anterior)
4. M. rhomboideus minor	Dornfortsätze der beiden unteren Halswirbel (Lig. nuchae)	Margo medialis scapulae kranial der Spina scapulae		
5. M. levator scapulae grenzt ventralwärts an den M. scalenus posterior	mit vier kurzsehnigen Zacken von den Tubercula posteriora der vier oberen Halswirbelquerfortsätze	Angulus superior scapulae (und die unmittelbar angrenzenden Bereiche)	Plexus cervicalis und N. dorsalis scapulae (Plexus brachialis, Pars supraclavicularis)	zieht den oberen Winkel der Scapula kranial- und medianwärts (zusammen mit M. trapezius)

2. spinokostale Muskeln (Abb. 62)

Name	Ursprung	Ansatz	Innervation	Funktion
1. M. serratus posterior superior	breitsehnig von den Dornfortsätzen der beiden unteren Hals- und beiden oberen Brustwirbel	mit fleischigen Zacken an der 2. bis 5. Rippe, lateral der Anguli costarum	ventrale Äste aus C 6 — C 8, Äste aus dem 1. und 2. Interkostalnerv	M. serratus posterior superior hebt die 2.—5. Rippe, unterstützt die Inspiration, M. serratus inferior zieht die vier unteren Rippen kaudalwärts, hilft bei der Exspiration
2. M. serratus posterior inferior	durch Vermittlung der Fascia thoracolumbalis von den Dornfortsätzen der unteren Brust- und oberen Lendenwirbel	mit vier breiten, sehr variablen Zacken an den kaudalen Rändern der vier unteren Rippen	Äste aus dem 11. und 12. Interkostalnerv, ventrale Äste aus L 1 und L 2	

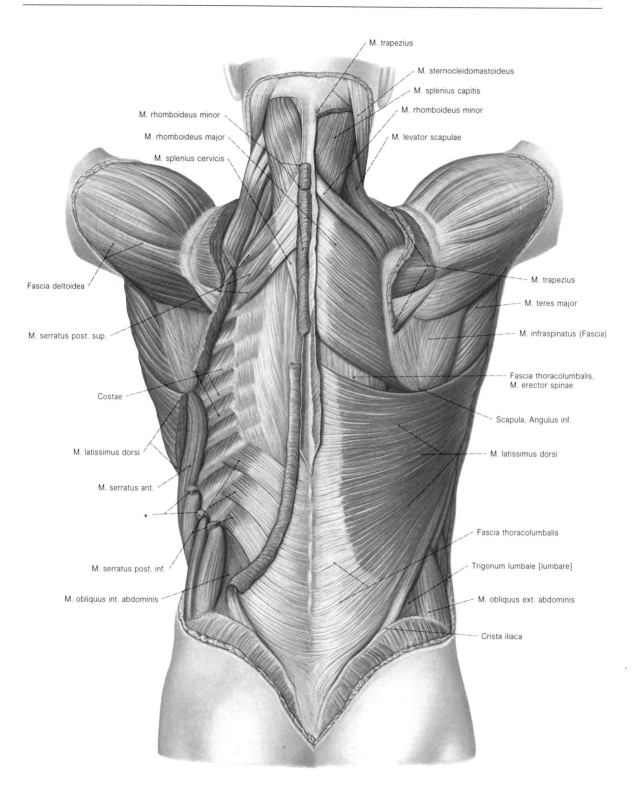

M. trapezius

M. sternocleidomastoideus

M. splenius capitis

M. rhomboideus minor

M. levator scapulae

M. rhomboideus minor

M. rhomboideus major

M. splenius cervicis

Fascia deltoidea

M. serratus post. sup.

Costae

M. latissimus dorsi

M. serratus ant.

*

M. serratus post. inf.

M. obliquus int. abdominis

M. trapezius

M. teres major

M. infraspinatus (Fascia)

Fascia thoracolumbalis, M. erector spinae

Scapula, Angulus inf.

M. latissimus dorsi

Fascia thoracolumbalis

Trigonum lumbale [lumbare]

M. obliquus ext. abdominis

Crista iliaca

Abb. 62. Rückenmuskulatur, tiefere Lage. **Rechts** Musculus trapezius großenteils abgetragen, um die zweite Schicht der platten Rückenmuskeln freizulegen. Musculus levator scapulae in seiner Lage belassen. **Links** Musculi rhomboidei und Musculus latissimus dorsi durchgetrennt, unter ihm die Musculi serrati posteriores. Die Ursprungszacken des Musculus levator scapulae auseinandergezogen. Der Musculus trapezius weitgehend entfernt.

* Rippenzacken des Musculus latissimus dorsi

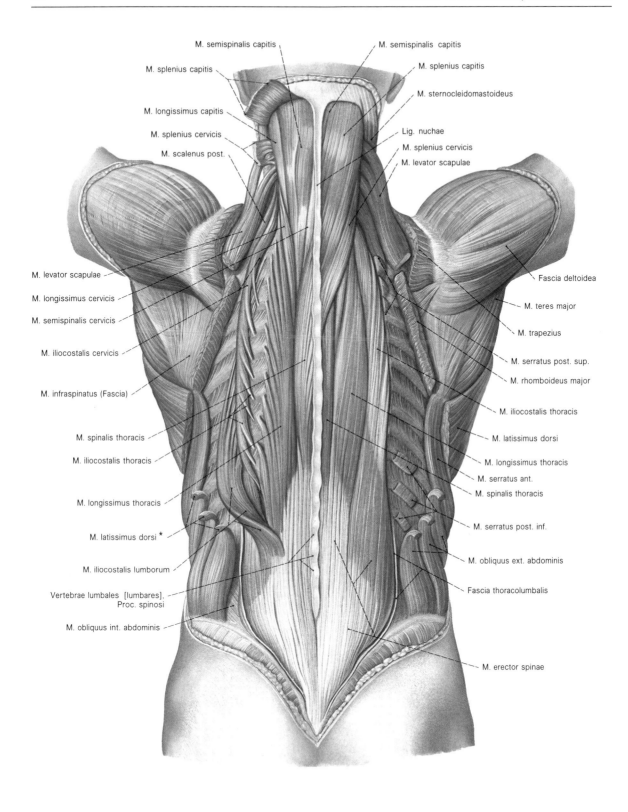

Abb. 63. Autochthone Rückenmuskulatur, oberflächliche Schicht. **Rechts:** Musculi splenii und oberflächliche Schicht der autochthonen Rückenmuskeln durch Abtragung der sie bedeckenden Rumpf-Arm- und Rumpf-Gürtel-Muskeln so- wie der Fascia thoracolumbalis freigelegt. **Links:** auch Musculi splenii durchgetrennt und die Zacken des Musculus iliocostalis dargestellt.

* Rippenzacken des Musculus latissimus dorsi

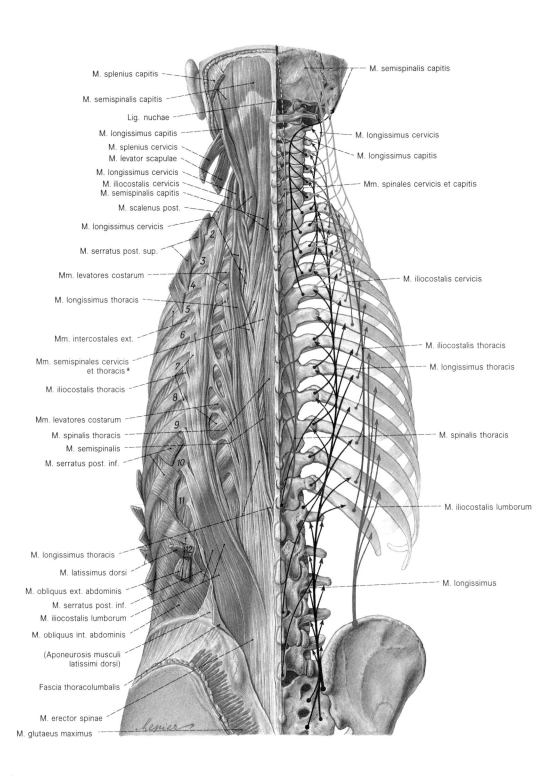

M. splenius capitis

M. semispinalis capitis

Lig. nuchae

M. longissimus capitis

M. splenius cervicis

M. levator scapulae

M. longissimus cervicis

M. iliocostalis cervicis

M. semispinalis capitis

M. scalenus post.

M. longissimus cervicis

M. serratus post. sup.

Mm. levatores costarum

M. longissimus thoracis

Mm. intercostales ext.

Mm. semispinales cervicis et thoracis *

M. iliocostalis thoracis

Mm. levatores costarum

M. spinalis thoracis

M. semispinalis

M. serratus post. inf.

M. longissimus thoracis

M. latissimus dorsi

M. obliquus ext. abdominis

M. serratus post. inf.

M. iliocostalis lumborum

M. obliquus int. abdominis

(Aponeurosis musculi latissimi dorsi)

Fascia thoracolumbalis

M. erector spinae

M. glutaeus maximus

M. semispinalis capitis

M. longissimus cervicis

M. longissimus capitis

Mm. spinales cervicis et capitis

M. iliocostalis cervicis

M. iliocostalis thoracis

M. longissimus thoracis

M. spinalis thoracis

M. iliocostalis lumborum

M. longissimus

Abb. 64. Nacken- und lange Rückenmuskulatur. **Links**: tiefere Schichten. **Rechts**: Schema der Ursprünge, Verlaufsrichtungen und Ansätze der Muskelsysteme. Dornfortsätze der Lendenwirbel hellblau, der Brustwirbel rot, der Halswirbel grün markiert.

2—12 = 2. bis 12. Rippe
* Verbindungen zum Musculus longissimus thoracis

Musculus erector spinae (Abb. 63–65)

Name	Ursprung	Ansatz	Innervation	Funktion
1. M. iliocostalis				
a) Lendenabschnitt: M. iliocostalis lumborum	als M. erector spinae gemeinsam mit dem M. longissimus vom Os sacrum [Sacrale], Facies dorsalis, und von der Crista iliaca, Labium externum	Anguli der 5. bis 12. Rippe, kranial sehnig, kaudal fleischig	Rr. dorsales der Zervikal-, Thorakal- und Lumbalnerven	seitliche Bewegungen der Wirbelsäule; beidseitig innerviert: Dorsalextension
b) Rückenabschnitt: M. iliocostalis thoracis	mit einzelnen Zacken von der 12. bis zur 7. Rippe	mit dünnen Sehnen an den Anguli der 6 kranialen Rippen und dem Querfortsatz des 7. Halswirbels		
c) Halsabschnitt: M. iliocostalis cervicis	kraniale und mittlere Rippen	Processus transversi der mittleren Halswirbel (sehnig)		
Lendenabschnitt, Rückenabschnitt und Halsabschnitt gehen ohne scharfe Grenze ineinander über				
2. M. longissimus				
a) M. longissimus thoracis (hängt mit b) innig zusammen, ferner mit dem M. spinalis)	gemeinsam mit M. iliocostalis von der Facies dorsalis des Os sacrum [Sacrale] und den Dornfortsätzen der Lendenwirbel (sehnig), mit akzessorischen Zacken von den Querfortsätzen der unteren Brustwirbel	kranial sehnig, kaudal fleischig mediale Reihe: Processus accessorii der oberen Lendenwirbel und Querfortsätze der Brustwirbel laterale Reihe: Spitzen der Processus costales der oberen Lendenwirbel und alle Rippen zwischen Anguli und Tubercula		
b) M. longissimus cervicis	Querfortsätze der kranialen Brustwirbel	Querfortsätze der oberen und mittleren Halswirbel (sehnig)		
c) M. longissimus capitis	sehnig an den Querfortsätzen der oberen Brustwirbel und Quer- und Gelenkfortsätze der mittleren und unteren Halswirbel	hinterer Rand des Processus mastoideus		
3. M. spinalis				
a) M. spinalis thoracis	von den beiden kaudalen Brustwirbeln (hängt mit dem M. longissimus zusammen)	3.—9. Brustwirbeldorn, verbunden mit Mm. multifidi		
b) M. spinalis cervicis	vom Dornfortsatz des 1. und 2. Brust- sowie 6. und 7. Halswirbels	am Dornfortsatz des 2.—4. Halswirbels		
c) M. spinalis capitis	Dornfortsätze der unteren Hals- und oberen Brustwirbel	zwischen Linae nuchae superior und inferior (zusammen mit M. semispinalis capitis)		

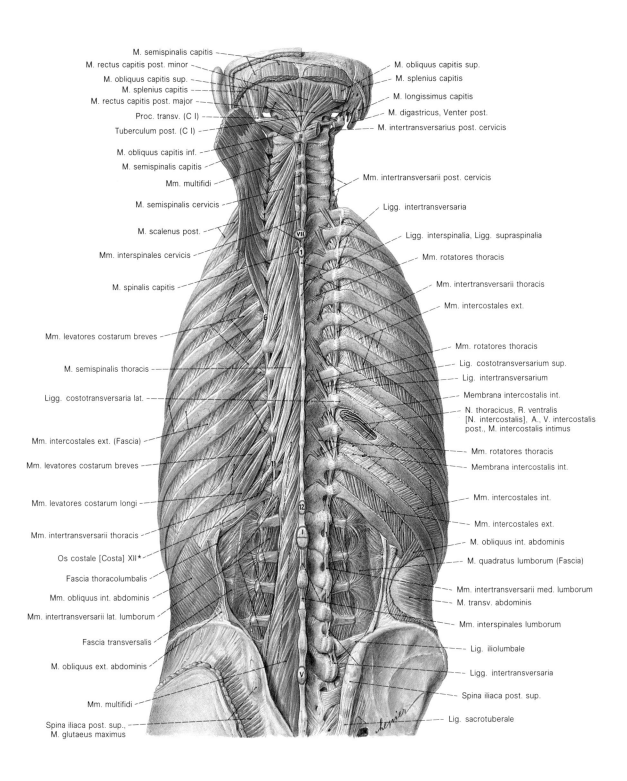

M. semispinalis capitis
M. rectus capitis post. minor
M. obliquus capitis sup.
M. splenius capitis
M. rectus capitis post. major
Proc. transv. (C I)
Tuberculum post. (C I)
M. obliquus capitis inf.
M. semispinalis capitis
Mm. multifidi
M. semispinalis cervicis
M. scalenus post.
Mm. interspinales cervicis
M. spinalis capitis
Mm. levatores costarum breves
M. semispinalis thoracis
Ligg. costotransversaria lat.
Mm. intercostales ext. (Fascia)
Mm. levatores costarum breves
Mm. levatores costarum longi
Mm. intertransversarii thoracis
Os costale [Costa] XII*
Fascia thoracolumbalis
Mm. obliquus int. abdominis
Mm. intertransversarii lat. lumborum
Fascia transversalis
M. obliquus ext. abdominis
Mm. multifidi
Spina iliaca post. sup.,
M. glutaeus maximus

M. obliquus capitis sup.
M. splenius capitis
M. longissimus capitis
M. digastricus, Venter post.
M. intertransversarius post. cervicis
Mm. intertransversarii post. cervicis
Ligg. intertransversaria
Ligg. interspinalia, Ligg. supraspinalia
Mm. rotatores thoracis
Mm. intertransversarii thoracis
Mm. intercostales ext.
Mm. rotatores thoracis
Lig. costotransversarium sup.
Lig. intertransversarium
Membrana intercostalis int.
N. thoracicus, R. ventralis
[N. intercostalis], A., V. intercostalis
post., M. intercostalis intimus
Mm. rotatores thoracis
Membrana intercostalis int.
Mm. intercostales int.
Mm. intercostales ext.
M. obliquus int. abdominis
M. quadratus lumborum (Fascia)
Mm. intertransversarii med. lumborum
M. transv. abdominis
Mm. interspinales lumborum
Lig. iliolumbale
Ligg. intertransversaria
Spina iliaca post. sup.
Lig. sacrotuberale

Abb. 65. Nacken- und Rückenmuskulatur, Musculi sub-
occipitales et Musculi dorsi, tiefe Schicht.

* Periost der 12. Rippe hier entfernt
II, III, VII = 2., 3. und 7. Halswirbel
1, 6, 11, 12 = 1., 6., 11. und 12. Brustwirbel
I, V = 1. und 5. Lendenwirbel

Tiefe Schicht der Rückenstreckmuskeln, Musculi transversospinales (Abb. 64, 65)

Name	Ursprung	Ansatz	Innervation	Funktion
1. M. semispinalis a) M. semispinalis thoracis	laufen 4—5 (6) Dornen überspringend, steil transversospinal, fehlen an den Lendenwirbeln		Rr. dorsales der Zervikal- und Thorakalnerven	strecken Wirbelsäule (besonders die Halswirbel) und Kopf. Einseitig innerviert, drehen die Muskeln den Kopf nach der entgegengesetzten Seite. Fixieren zusammen mit M. sternocleidomastoideus den Kopf auch der M. semispinalis capitis dient in erster Linie der Streckung (Dorsalextension) der Wirbelsäule
b) M. semispinalis cervicis M. semispinalis thoracis und M. semispinalis cervicis gehen ohne Grenze ineinander über	Querfortsätze der Brustwirbel (und des 7. Halswirbels)	Dornfortsätze der mittleren und kranialen Brustwirbel und der Halswirbel bis zum Axis [C II]		
c) M. semispinalis capitis auffällig sind 1 oder 2 Sehnenspiegel	Querfortsätze des 3. Hals- bis 5. oder 6. Brustwirbels (lateraler Abschnitt); Dornfortsätze der kranialen Brust- und kaudalen Halswirbel (medialer, schwächerer Abschnitt)	zwischen Linea superior und Linea nuchae inferior		
2. Mm. multifidi (überspringen 1—3 Wirbel)	Facies dorsalis des Os sacrum [Sacrale], Querfortsätze sämtlicher Lenden- und Brustwirbel und der kaudalen Halswirbel	Dornfortsätze der Lendenwirbel, Brustwirbel und Halswirbel bis zum Axis [C II]	Rr. dorsales der Zervikal-, Thorakal- (und Lumbal-)Nerven	bei einseitiger Innervation werden Seitenbeugungen (Nr. 1 u. 2) und Drehbewegungen (Nr. 2 u. 3) der Wirbelsäule unterstützt; festigt die Stellung der Wirbelsäule
3. Mm. rotatores a) M. rotatores cervicis (die Mm. rotatores breves verbinden benachbarte Wirbel, die Mm. rotatores longi überspringen einen Wirbel)	Querfortsätze der Halswirbel	Wurzeln der Dornfortsätze der nächsthöheren bzw. der übernächsten Wirbel		
b) Mm. rotatores thoracis	Querfortsätze der Brustwirbel			
c) Mm. rotatores lumborum	Querfortsätze der Lendenwirbel			

Musculi intertransversarii (Abb. 65)

Name	Ursprung	Ansatz	Innervation	Funktion
Mm. intertransversarii laterales lumborum (ventrale Herkunft)	Processus costales der Lendenwirbel	Processus costales der Lendenwirbel	Rr. dorsales et ventrales nervorum spinalium	bei einseitiger Kontraktion Seitneigung, bei beidseitiger Kontraktion Streckung der Wirbelsäule
Mm. intertransversarii mediales lumborum	Processus mamillares der Lendenwirbel	Processus mamillares et accessorii der Lendenwirbel		
Mm. intertransversarii thoracis	Processus transversi der Brustwirbel	Processus transversi der Brustwirbel		

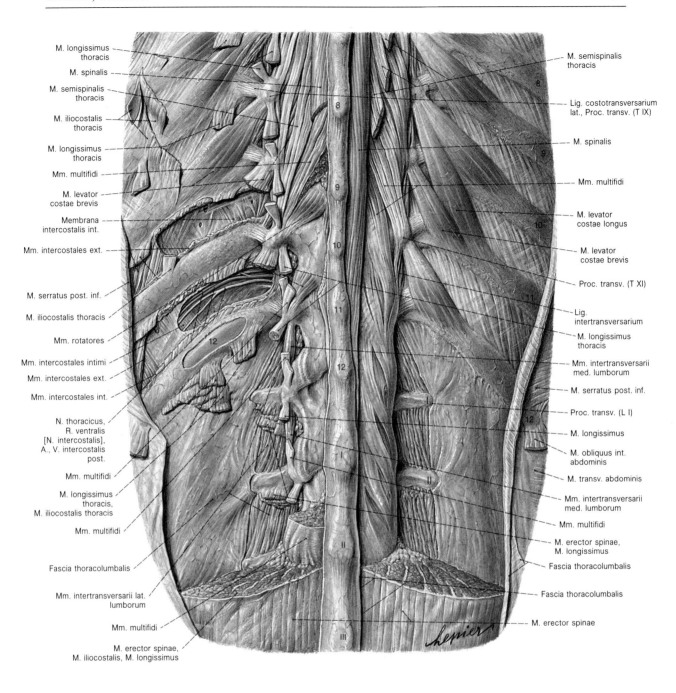

M. longissimus thoracis
M. spinalis
M. semispinalis thoracis
M. iliocostalis thoracis
M. longissimus thoracis
Mm. multifidi
M. levator costae brevis
Membrana intercostalis int.
Mm. intercostales ext.
M. serratus post. inf.
M. iliocostalis thoracis
Mm. rotatores
Mm. intercostales intimi
Mm. intercostales ext.
Mm. intercostales int.
N. thoracicus, R. ventralis [N. intercostalis], A., V. intercostalis post.
Mm. multifidi
M. longissimus thoracis, M. iliocostalis thoracis
Mm. multifidi
Fascia thoracolumbalis
Mm. intertransversarii lat. lumborum
Mm. multifidi
M. erector spinae, M. iliocostalis, M. longissimus

M. semispinalis thoracis
Lig. costotransversarium lat., Proc. transv. (T IX)
M. spinalis
Mm. multifidi
M. levator costae longus
M. levator costae brevis
Proc. transv. (T XI)
Lig. intertransversarium
M. longissimus thoracis
Mm. intertransversarii med. lumborum
M. serratus post. inf.
Proc. transv. (L I)
M. longissimus
M. obliquus int. abdominis
M. transv. abdominis
Mm. intertransversarii med. lumborum
Mm. multifidi
M. erector spinae, M. longissimus
Fascia thoracolumbalis
Fascia thoracolumbalis
M. erector spinae

Musculi intertransversarii (Abb. 65)

Name	Ursprung	Ansatz	Innervation	Funktion
Mm. intertransversarii posteriores cercivis, Pars medialis (dorsale Herkunft)	Tubercula posteriora der Halswirbel	Tubercula posteriora der Halswirbel	Rr. dorsales et ventrales nervorum spinalium	bei einseitiger Kontraktion Seitneigung, bei beidseitiger Kontraktion Streckung der Wirbelsäule
Mm. intertransversarii anteriores cervicis, Pars lateralis (ventrale Herkunft)	Tubercula anteriora der Halswirbel	Tubercula anteriora der Halswirbel		

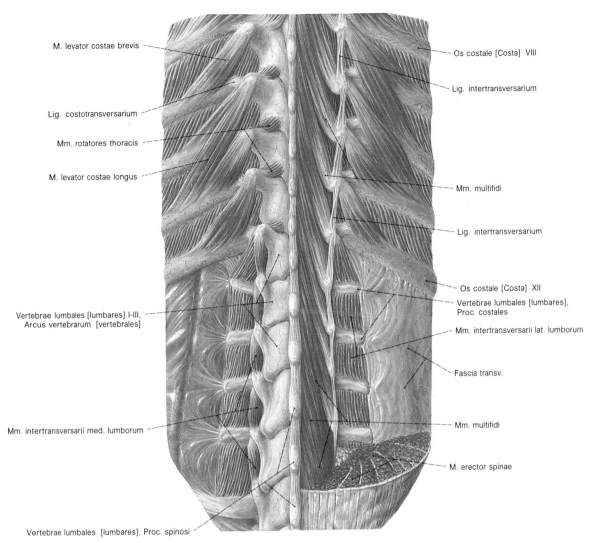

M. levator costae brevis

Lig. costotransversarium

Mm. rotatores thoracis

M. levator costae longus

Vertebrae lumbales [lumbares] I-III,
Arcus vertebrarum [vertebrales]

Mm. intertransversarii med. lumborum

Vertebrae lumbales [lumbares], Proc. spinosi

Os costale [Costa] VIII

Lig. intertransversarium

Mm. multifidi

Lig. intertransversarium

Os costale [Costa] XII
Vertebrae lumbales [lumbares],
Proc. costales

Mm. intertransversarii lat. lumborum

Fascia transv.

Mm. multifidi

M. erector spinae

◄ **Abb. 66.** Tiefe Rückenmuskulatur im Bereich der 8–12. Brustwirbel und der 1.–3. Lendenwirbel. Dornfortsätze der Wirbelsäule im Brustwirbelbereich mit den arabischen Zahlen 8–12, im Lendenbereich mit den römischen Ziffern I–III, Rippen 8–12 mit arabischen Zahlen, Querfortsätze (= Rippenrudimente) der 1. und 2. Lendenwirbel mit I und II bezeichnet.

Abb. 67. Tiefe Lage der autochthonen Rückenmuskulatur des unteren Brust- und Lendenbereiches.

Musculi levatores costarum (Abb. 67)

Name	Ursprung	Ansatz	Innervation	Funktion
Mm. levatores costarum breves	Processus transversi des 7. Hals- bis 11. Brustwirbels	nächsttiefere Rippe	R. dorsalis des N. cervicalis VIII und Rr. dorsales der Nn. thoracici	im Gegensatz zu ihrem Namen wirken sie kaum auf die Rippen, sondern helfen bei Streckung, Seitwärts-
Mm. levatores costarum longi (fehlen im mittleren Thorakalbereich)	Processus transversi der oberen und unteren Brustwirbel	übernächste kaudale Rippe		neigung und Rotation der Wirbelsäule mit

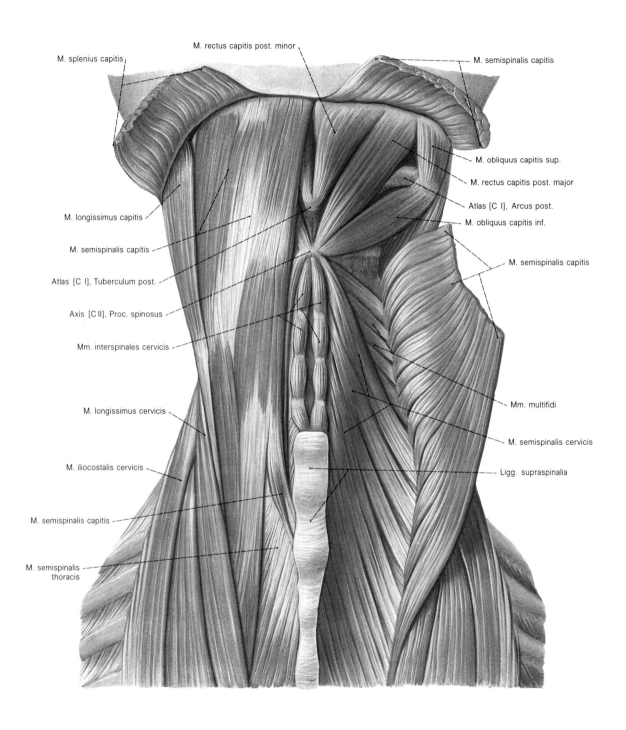

M. splenius capitis

M. rectus capitis post. minor

M. semispinalis capitis

M. obliquus capitis sup.

M. rectus capitis post. major

Atlas [C I], Arcus post.

M. obliquus capitis inf.

M. longissimus capitis

M. semispinalis capitis

Atlas [C I], Tuberculum post.

Axis [C II], Proc. spinosus

Mm. interspinales cervicis

M. semispinalis capitis

M. longissimus cervicis

Mm. multifidi

M. semispinalis cervicis

M. iliocostalis cervicis

Ligg. supraspinalia

M. semispinalis capitis

M. semispinalis thoracis

Abb. 68. Mittlere und tiefe Schicht der Nackenmuskulatur
in der Ansicht von dorsal.

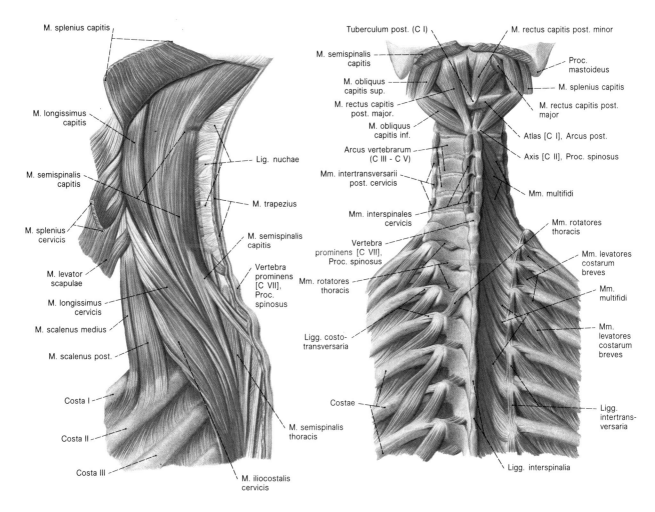

Abb. 69. Mittlere Schicht der Nackenmuskulatur und Nackenband, Ligamentum nuchae, in der Ansicht von lateral (links).

Abb. 70. Tiefe Lage der autochthonen Rückenmuskulatur des Nacken-, hinteren Hals- und oberen Brustbereiches. Ansicht von dorsal.

Kurze Nackenmuskeln, Musculi suboccipitales

Name	Ursprung	Ansatz	Innervation	Funktion
1. M. rectus capitis posterior major	Dornfortsatz der Axis [C II], kurzsehnig	Linea nuchae inferior	N. suboccipitalis (dorsaler Ast des ersten Zervikalnerven); nur der M. rectus capitis lateralis wird durch ventrale Äste aus dem N. cervicalis I versorgt	Streckung und Drehung des Kopfes; M. obliquus capitis inferior und M. rectus capitis posterior major nach der gleichen Seite; M. rectus lateralis beugt den Kopf nach vorn oder zur Seite (einseitig innerviert)
2. M. rectus capitis posterior minor	Atlas [C I], Tuberculum posterius, kurzsehnig	unterhalb der Linea nuchae inferior		
3. M. rectus capitis lateralis	Atlas [C I], Massa lateralis	Processus jugularis, Os occipitale		
4. M. obliquus capitis superior	Atlas [C I], Massa lateralis	Linea nuchae inferior, kurzsehnig		
5. M. obliquus capitis inferior	Dornfortsatz der Axis [C II]	als kräftiger Muskel zur Massa lateralis des Atlas [C I]		

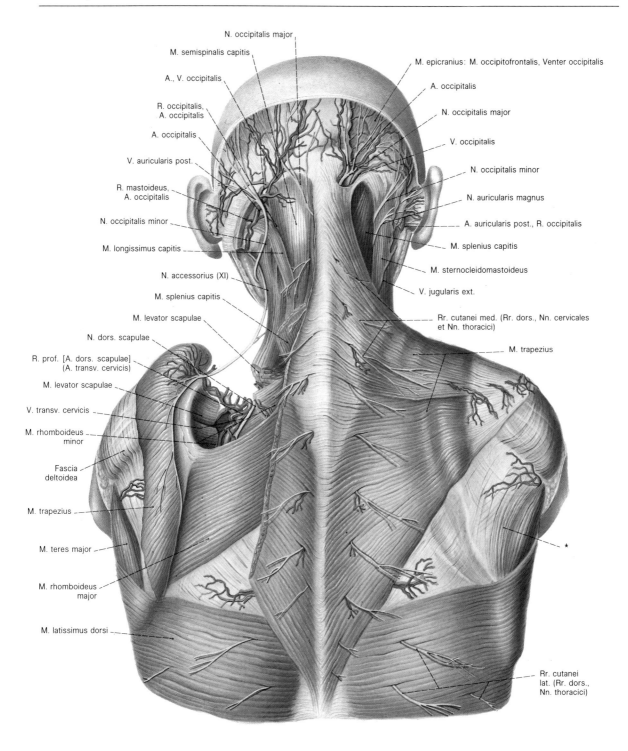

N. occipitalis major
M. semispinalis capitis
A., V. occipitalis
R. occipitalis, A. occipitalis
A. occipitalis
V. auricularis post.
R. mastoideus, A. occipitalis
N. occipitalis minor
M. longissimus capitis
N. accessorius (XI)
M. splenius capitis
M. levator scapulae
N. dors. scapulae
R. prof. [A. dors. scapulae] (A. transv. cervicis)
M. levator scapulae
V. transv. cervicis
M. rhomboideus minor
Fascia deltoidea
M. trapezius
M. teres major
M. rhomboideus major
M. latissimus dorsi

M. epicranius: M. occipitofrontalis, Venter occipitalis
A. occipitalis
N. occipitalis major
V. occipitalis
N. occipitalis minor
N. auricularis magnus
A. auricularis post., R. occipitalis
M. splenius capitis
M. sternocleidomastoideus
V. jugularis ext.
Rr. cutanei med. (Rr. dors., Nn. cervicales et Nn. thoracici)
M. trapezius
*
Rr. cutanei lat. (Rr. dors., Nn. thoracici)

Abb. 71. Nerven und Gefäße an Hinterhaupt, Nacken und Rücken. Oberflächliche und mittlere Schicht. Auf der linken Seite Musculus trapezius, Musculus sternocleidomastoideus, Musculi splenii und Musculus levator scapulae teilweise entfernt.

* Traditionell: Fascia infraspinata (BNA), Fascia infraspinam (INA)

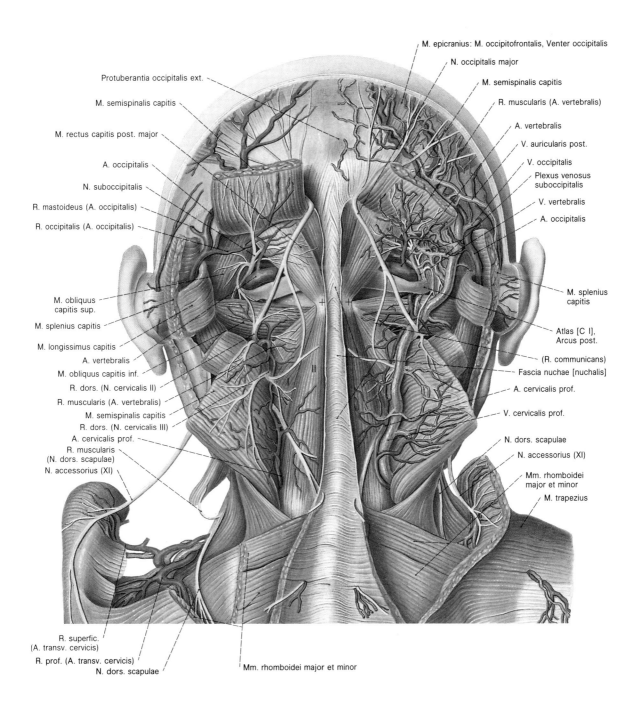

M. epicranius: M. occipitofrontalis, Venter occipitalis

N. occipitalis major

M. semispinalis capitis

R. muscularis (A. vertebralis)

A. vertebralis

V. auricularis post.

V. occipitalis

Plexus venosus suboccipitalis

V. vertebralis

A. occipitalis

M. splenius capitis

Atlas [C I], Arcus post.

(R. communicans)

Fascia nuchae [nuchalis]

A. cervicalis prof.

V. cervicalis prof.

N. dors. scapulae

N. accessorius (XI)

Mm. rhomboidei major et minor

M. trapezius

Protuberantia occipitalis ext.

M. semispinalis capitis

M. rectus capitis post. major

A. occipitalis

N. suboccipitalis

R. mastoideus (A. occipitalis)

R. occipitalis (A. occipitalis)

M. obliquus capitis sup.

M. splenius capitis

M. longissimus capitis

A. vertebralis

M. obliquus capitis inf.

R. dors. (N. cervicalis II)

R. muscularis (A. vertebralis)

M. semispinalis capitis

R. dors. (N. cervicalis III)

A. cervicalis prof.

R. muscularis (N. dors. scapulae)

N. accessorius (XI)

R. superfic. (A. transv. cervicis)

R. prof. (A. transv. cervicis)

N. dors. scapulae

Mm. rhomboidei major et minor

Abb. 72. Nerven und Gefäße an Rücken, Nacken und Hinterhaupt. Tiefe Schicht.
In den Abb. 71 und 72 liegt die Arteria occipitalis zwischen dem Musculus splenius capitis und dem Musculus longissimus capitis, in vielen Fällen verläuft sie jedoch **unter** dem Musculus longissimus capitis.

+ + = Processus spinosus (Axis [C II])
I   = Musculus multifidus
II   = Musculus semispinalis cervicis

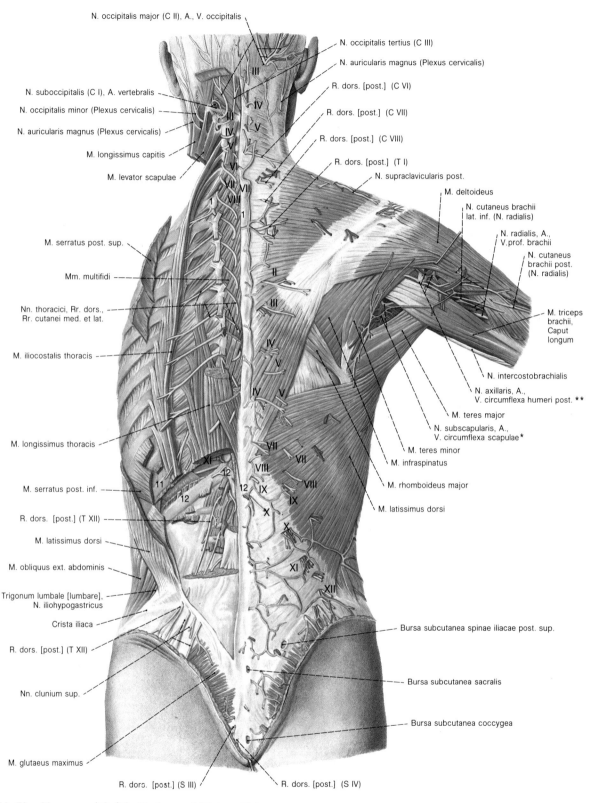

N. occipitalis major (C II), A., V. occipitalis

N. occipitalis tertius (C III)

N. auricularis magnus (Plexus cervicalis)

R. dors. [post.] (C VI)

R. dors. [post.] (C VII)

R. dors. [post.] (C VIII)

R. dors. [post.] (T I)

N. supraclavicularis post.

M. deltoideus

N. cutaneus brachii lat. inf. (N. radialis)

N. radialis, A., V.prof. brachii

N. cutaneus brachii post. (N. radialis)

M. triceps brachii, Caput longum

N. intercostobrachialis

N. axillaris, A., V. circumflexa humeri post. ★★

M. teres major

N. subscapularis, A., V. circumflexa scapulae ★

M. teres minor

M. infraspinatus

M. rhomboideus major

M. latissimus dorsi

N. suboccipitalis (C I), A. vertebralis

N. occipitalis minor (Plexus cervicalis)

N. auricularis magnus (Plexus cervicalis)

M. longissimus capitis

M. levator scapulae

M. serratus post. sup.

Mm. multifidi

Nn. thoracici, Rr. dors., Rr. cutanei med. et lat.

M. iliocostalis thoracis

M. longissimus thoracis

M. serratus post. inf.

R. dors. [post.] (T XII)

M. latissimus dorsi

M. obliquus ext. abdominis

Trigonum lumbale [lumbare], N. iliohypogastricus

Crista iliaca

R. dors. [post.] (T XII)

Nn. clunium sup.

M. glutaeus maximus

R. dors. [post.] (S III)

R. dors. [post.] (S IV)

Bursa subcutanea spinae iliacae post. sup.

Bursa subcutanea sacralis

Bursa subcutanea coccygea

Abb. 73. Nerven und Gefäße Nacken und Rücken. Links: tiefe Schicht; rechts: oberflächliche Schicht. Hier auch Darstellung der Leitungsbahnen in der medialen (*) und lateralen (**) Achsellücke.

1 = 1. Halswirbel
12 = 12. Brustwirbel und 12. Rippe
Römische Zahlen markieren Rami dorsales der entsprechenden Spinalnerven der Hals- und Brustsegmente

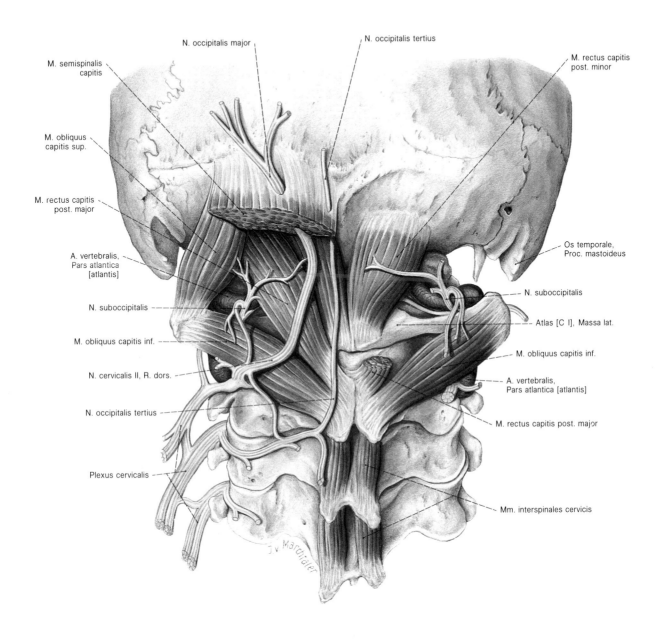

M. semispinalis capitis

M. obliquus capitis sup.

M. rectus capitis post. major

A. vertebralis, Pars atlantica [atlantis]

N. suboccipitalis

M. obliquus capitis inf.

N. cervicalis II, R. dors.

N. occipitalis tertius

Plexus cervicalis

N. occipitalis major

N. occipitalis tertius

M. rectus capitis post. minor

Os temporale, Proc. mastoideus

N. suboccipitalis

Atlas [C I], Massa lat.

M. obliquus capitis inf.

A. vertebralis, Pars atlantica [atlantis]

M. rectus capitis post. major

Mm. interspinales cervicis

Abb. 74.   Nerven und Muskulatur der tiefen Nackenregion und Arteria vertebralis, Pars atlantica [atlantis]. Ansicht von dorsal.

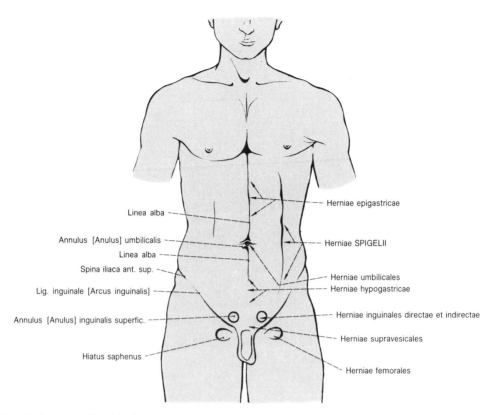

Herniae epigastricae

Linea alba

Annulus [Anulus] umbilicalis

Herniae SPIGELII

Linea alba

Spina iliaca ant. sup.

Lig. inguinale [Arcus inguinalis]

Herniae umbilicales

Herniae hypogastricae

Annulus [Anulus] inguinalis superfic.

Herniae inguinales directae et indirectae

Herniae supravesicales

Hiatus saphenus

Herniae femorales

Abb. 75. Bruchpforten im Bereich der vorderen Bauch-
wand und am Oberschenkel (Hiatus saphenus) (aus
BENNINGHOFF: Lehrbuch der Anatomie des Menschen,
Bd. 1, 14° [Hg. J. STAUBESAND], Urban & Schwarzenberg,
München–Wien–Baltimore 1985).

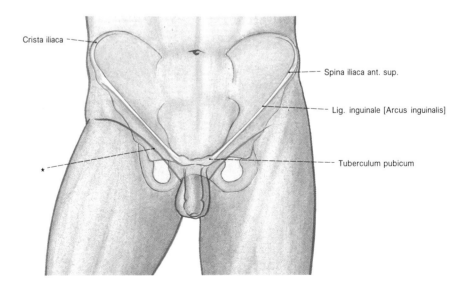

Crista iliaca

Spina iliaca ant. sup.

Lig. inguinale [Arcus inguinalis]

Tuberculum pubicum

*

Abb. 76.   Unterschiedliche Lage von Ligamentum inguinale [Arcus inguinalis] und Leistenbeuge.

* Leistenbeuge (= „Sulcus inguinalis")

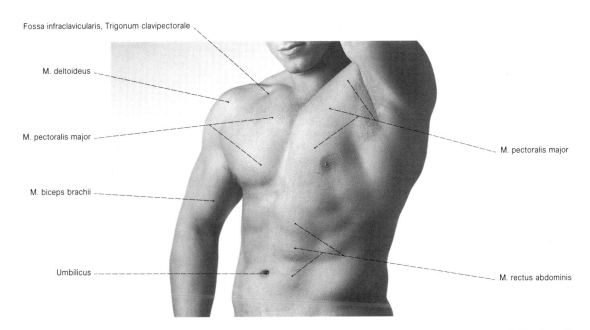

Fossa infraclavicularis, Trigonum clavipectorale

M. deltoideus

M. pectoralis major

M. biceps brachii

Umbilicus

M. pectoralis major

M. rectus abdominis

Abb. 77. Oberflächenrelief des Brust- und Oberbauchbereichs eines jungen Mannes.

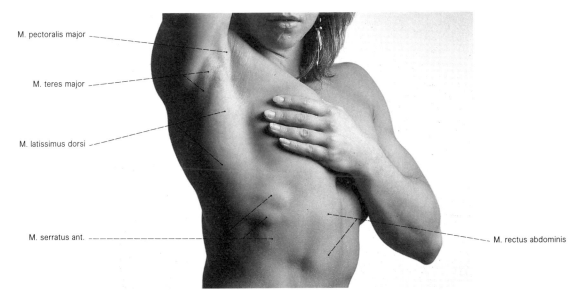

M. pectoralis major

M. teres major

M. latissimus dorsi

M. serratus ant.

M. rectus abdominis

Abb. 78. Oberflächenrelief des seitlichen Brust- und Oberbauchbereichs einer jungen Frau.

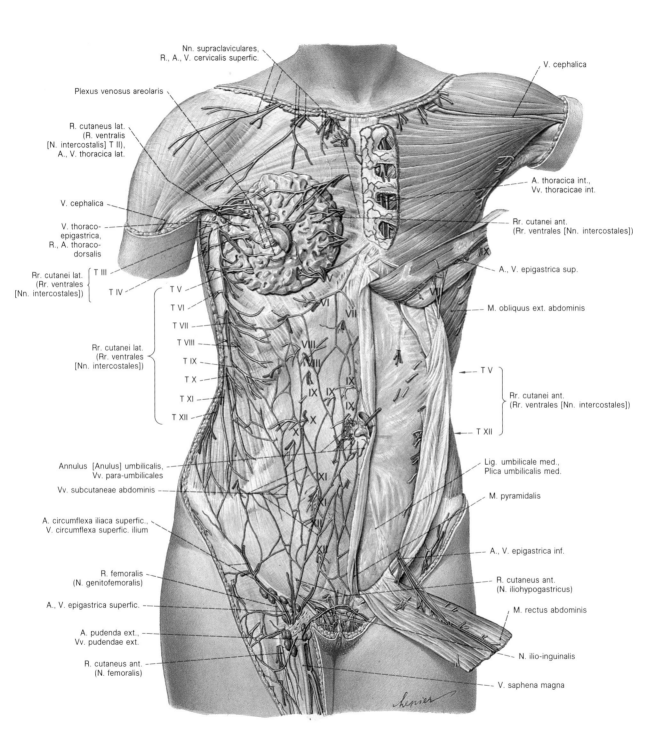

Nn. supraclaviculares,
R., A., V. cervicalis superfic.

V. cephalica

Plexus venosus areolaris

R. cutaneus lat.
(R. ventralis
[N. intercostalis] T II),
A., V. thoracica lat.

A. thoracica int.,
Vv. thoracicae int.

V. cephalica

Rr. cutanei ant.
(Rr. ventrales [Nn. intercostales])

V. thoraco-
epigastrica,
R., A. thoraco-
dorsalis

A., V. epigastrica sup.

Rr. cutanei lat.   T III
(Rr. ventrales
[Nn. intercostales])   T IV

T V
T VI
T VII
T VIII
T IX
T X
T XI
T XII

M. obliquus ext. abdominis

Rr. cutanei lat.
(Rr. ventrales
[Nn. intercostales])

T V
Rr. cutanei ant.
(Rr. ventrales [Nn. intercostales])

T XII

Annulus [Anulus] umbilicalis,
Vv. para-umbilicales

Lig. umbilicale med.,
Plica umbilicalis med.

Vv. subcutaneae abdominis

M. pyramidalis

A. circumflexa iliaca superfic.,
V. circumflexa superfic. ilium

A., V. epigastrica inf.

R. femoralis
(N. genitofemoralis)

R. cutaneus ant.
(N. iliohypogastricus)

A., V. epigastrica superfic.

M. rectus abdominis

A. pudenda ext.,
Vv. pudendae ext.

N. ilio-inguinalis

R. cutaneus ant.
(N. femoralis)

V. saphena magna

Abb. 79.   Nerven und Gefäße der Brust- und Bauchwand.
Linke Bildseite: oberflächliche Schicht.

VI—XII (im Bild) = Rami cutanei anteriores [pectorales/abdomi-
nales] (Rami ventrales [Nervi intercostales])

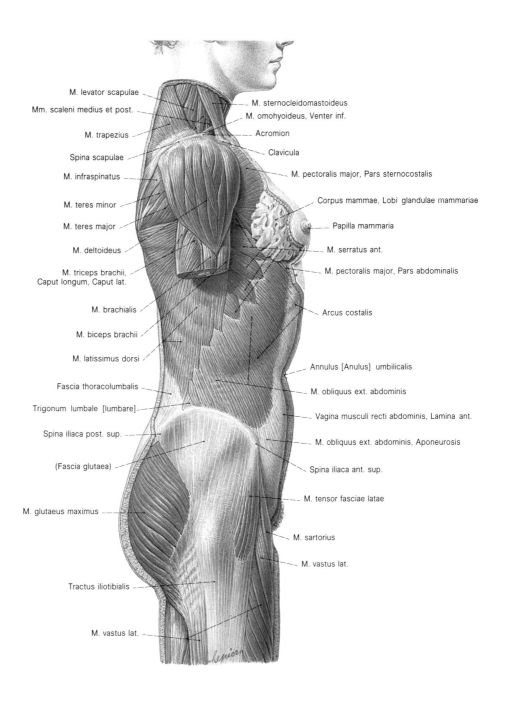

M. levator scapulae

Mm. scaleni medius et post.

M. trapezius

Spina scapulae

M. infraspinatus

M. teres minor

M. teres major

M. deltoideus

M. triceps brachii, Caput longum, Caput lat.

M. brachialis

M. biceps brachii

M. latissimus dorsi

Fascia thoracolumbalis

Trigonum lumbale [lumbare]

Spina iliaca post. sup.

(Fascia glutaea)

M. glutaeus maximus

Tractus iliotibialis

M. vastus lat.

M. sternocleidomastoideus

M. omohyoideus, Venter inf.

Acromion

Clavicula

M. pectoralis major, Pars sternocostalis

Corpus mammae, Lobi glandulae mammariae

Papilla mammaria

M. serratus ant.

M. pectoralis major, Pars abdominalis

Arcus costalis

Annulus [Anulus] umbilicalis

M. obliquus ext. abdominis

Vagina musculi recti abdominis, Lamina ant.

M. obliquus ext. abdominis, Aponeurosis

Spina iliaca ant. sup.

M. tensor fasciae latae

M. sartorius

M. vastus lat.

Abb. 80. Hals, seitliche Brustwand und Oberschenkel einer erwachsenen Frau. Brustdrüse, Glandula mammaria, und Muskulatur präpariert. Ansicht von lateral.

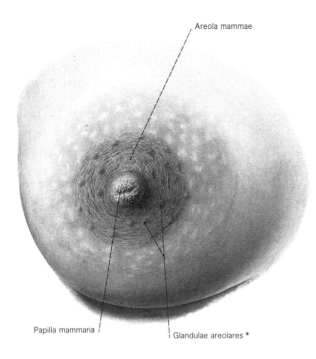

Areola mammae

Papilla mammaria

Glandulae areolares *

Abb. 81. Rechte Brustdrüse, Glandula mammaria, einer Schwangeren.

* Klinisch: Montgomerysche Drüsen

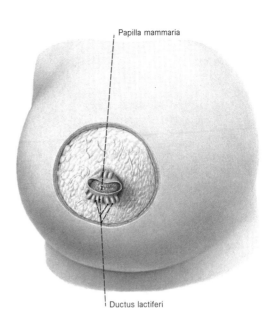

Papilla mammaria

Ductus lactiferi

Abb. 82. Rechte Brustdrüse, Glandula mammaria, einer Schwangeren. Ein ringförmiges Hautstück um die Brustwarze, Papilla mammaria, herausgeschnitten. Die der Papilla benachbarte Haut gegen die Brustwarze zur Darstellung der Milchgänge, Ductus lactiferi, umgeschlagen.

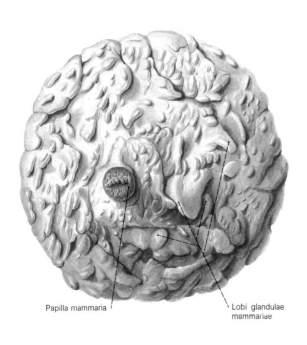

Papilla mammaria

Lobi glandulae mammariae

Abb. 83. Freipräparierter Brustdrüsenkörper, Corpus mammae, einer Schwangeren.

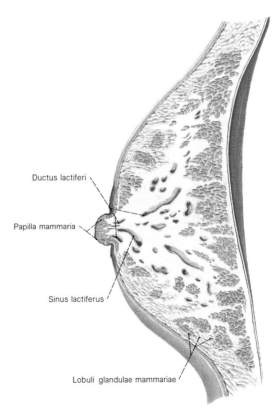

Ductus lactiferi

Papilla mammaria

Sinus lactiferus

Lobuli glandulae mammariae

Abb. 84. Durch Sagittalschnitt halbierte Brustdrüse einer Schwangeren.

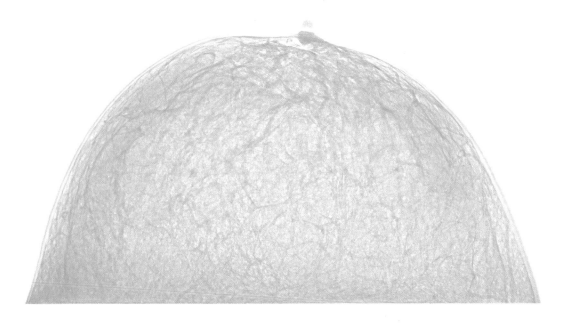

Abb. 85. Xeroradiographie der weiblichen Brustdrüse, Glandula mammaria, im kranio-kaudalen Strahlengang: Dichteunterschiede zwischen Fett- (hell) sowie Stützgewebe und Blutgefäßen (dunkel) sind als Strukturzeichnung erkennbar (Original: Prof. Dr. G. KAUFFMANN, Zentrum für Radiologie des Klinikums der Universität Freiburg i. Br.).

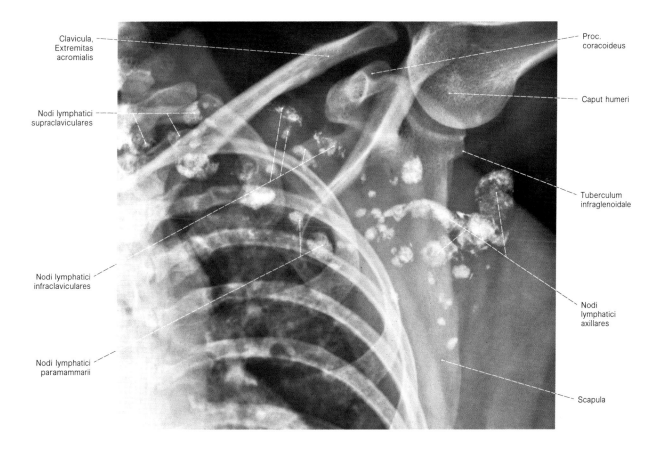

Abb. 86. Lymphadenogramm pektoraler und axillärer Lymphknoten (Speicherphase) (aus L. WICKE, Atlas der Röntgenanatomie. 3°, Urban & Schwarzenberg, München – Wien – Baltimore 1985).

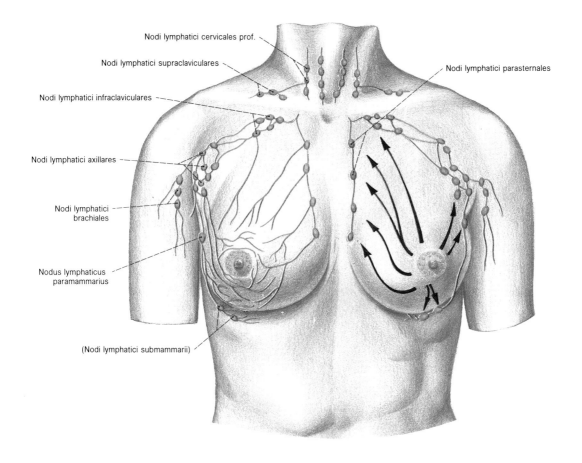

Nodi lymphatici cervicales prof.

Nodi lymphatici supraclaviculares

Nodi lymphatici parasternales

Nodi lymphatici infraclaviculares

Nodi lymphatici axillares

Nodi lymphatici brachiales

Nodus lymphaticus paramammarius

(Nodi lymphatici submammarii)

Abb. 87. Abflußwege der Lymphe der weiblichen Brust; Lage der regionalen Lymphknoten und deren Verbindungen (nach BÄSLER, 1978) (aus BENNINGHOFF/GOERTTLER: Lehrbuch der Anatomie des Menschen. Bd. 2. 12° [Hg. H. FERNER], Urban & Schwarzenberg, München – Wien – Baltimore 1979).

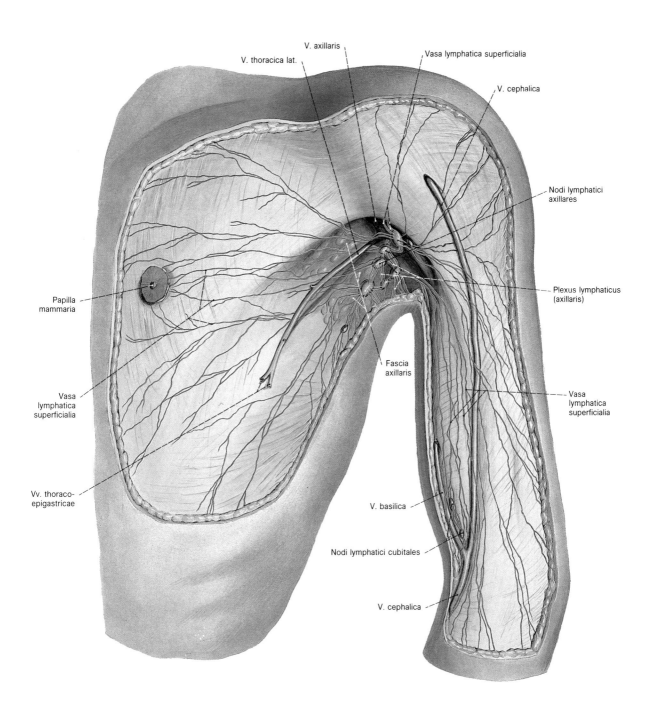

Abb. 88. Oberflächliche Lymphgefäße und Lymphknoten im Arm-, Brustwand- und Achselhöhlenbereich.

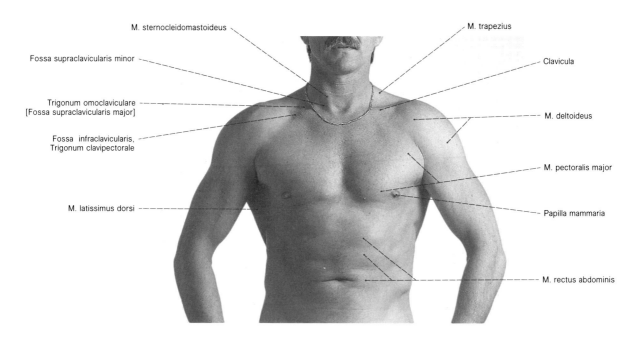

Abb. 89. Oberflächenrelief des Halses, der Brust und des Oberbauchs eines jungen Mannes.

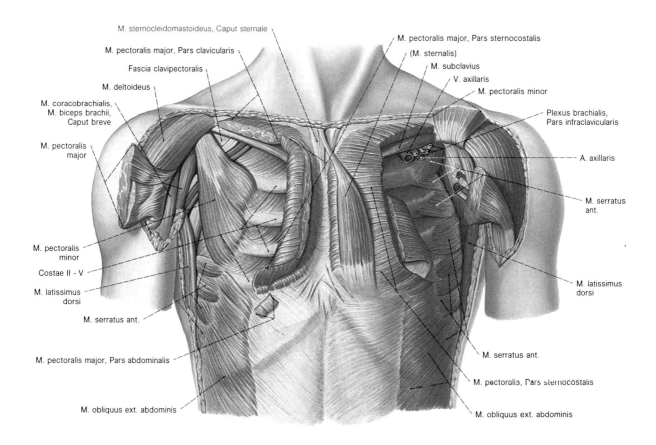

Abb. 90. Brustmuskulatur nach teilweiser Entfernung des Musculus pectoralis major und Durchtrennung des Musculus pectoralis minor auf der linken Körperseite. Als (relativ seltene) Varietät ein Musculus sternalis.

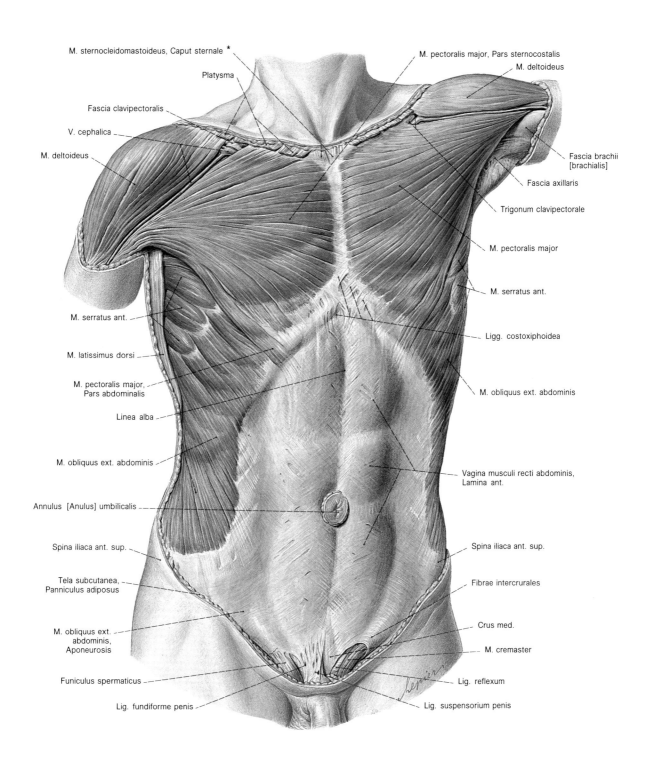

M. sternocleidomastoideus, Caput sternale *

Platysma

Fascia clavipectoralis

V. cephalica

M. deltoideus

M. serratus ant.

M. latissimus dorsi

M. pectoralis major,
Pars abdominalis

Linea alba

M. obliquus ext. abdominis

Annulus [Anulus] umbilicalis

Spina iliaca ant. sup.

Tela subcutanea,
Panniculus adiposus

M. obliquus ext.
abdominis,
Aponeurosis

Funiculus spermaticus

Lig. fundiforme penis

M. pectoralis major, Pars sternocostalis

M. deltoideus

Fascia brachii
[brachialis]

Fascia axillaris

Trigonum clavipectorale

M. pectoralis major

M. serratus ant.

Ligg. costoxiphoidea

M. obliquus ext. abdominis

Vagina musculi recti abdominis,
Lamina ant.

Spina iliaca ant. sup.

Fibrae intercrurales

Crus med.

M. cremaster

Lig. reflexum

Lig. suspensorium penis

Abb 91. Brust- und Bauchmuskulatur. Oberflächliche
Schicht.

* Inoffizielle, aber übliche Bezeichnung

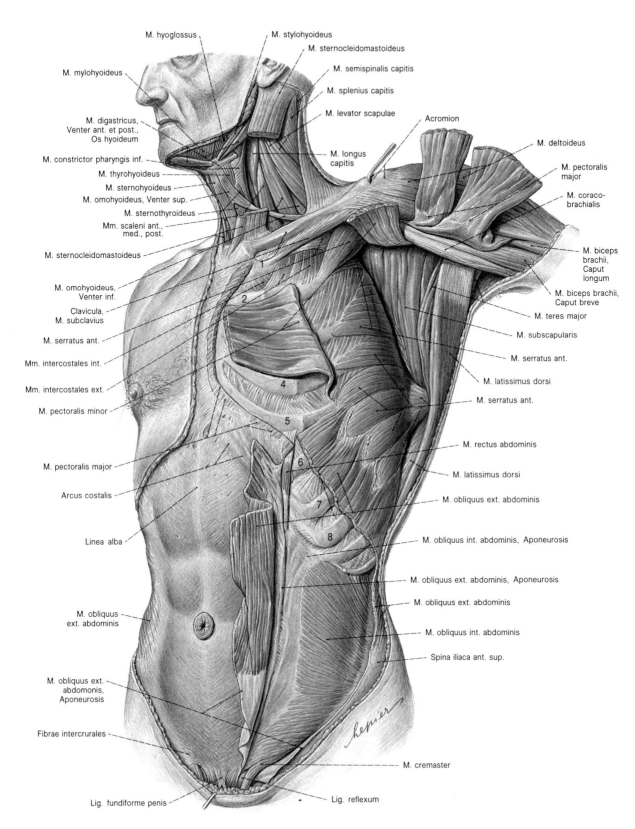

Abb. 92. Hals-, Brust- und Bauchmuskulatur. Ansicht von
ventral und lateral; linke Schulter durch Haken angehoben.
Durchgetrennt und teilweise zurückgeschlagen: Musculus
pectoralis major, Musculus pectoralis minor und Musculus
obliquus externus abdominis der linken Seite.
1, 2, 4–8 bezeichnen die entsprechenden Rippen.

Brustmuskulatur (Abb. 90, 91, 94, 95), Musculi thoracis

Name	Ursprung	Ansatz	Innervation	Funktion
M. pectoralis major kräftig, überwiegend fleischig; sehnig nur an der Insertion	Pars clavicularis: sternale Hälfte der Clavicula; Pars sternocostalis: Ventralfläche des Manubrium sterni und Corpus sterni sowie Knorpel der 2. bis 6. Rippe; Pars abdominalis: sehnig von der Bauchmuskelapneurose (Rektusscheide; Vagina musculi recti abdominis)	Crista tuberculi majoris (humeri). Fasern konvergieren zu einer breiten Sehne in Form einer kranialwärts offenen, platten Tasche	Nn. pectorales medialis et lateralis (Plexus brachialis, Pars infraclavicularis)	kräftige Adduktion, z. B. bei der Senkung des erhobenen Armes. Bewegung des Armes unter Innenrotation zur Ventralfläche des Körpers; wirkt als Antagonist des M. latissimus dorsi, kann aber auch mit ihm zusammenarbeiten. Die Klavikularportion bewirkt Pendeln im Schultergelenk ventralwärts. In vielen Fällen (z. B. Klimmzug) wirkt er mit anderen Muskeln (M. latissimus dorsi, M. trapezius) zusammen
M. pectoralis minor schwach und ziemlich platt	sehnig vom Knochen der 2. bis 5. Rippe nahe der Knorpel-Knochen-Grenze	Spitze des Processus coracoideus (scapulae)	Nn. pectorales medialis et lateralis (Plexus brachialis, Pars infraclavicularis)	Senkung des Schultergürtels; kann durch Rippenhebung inspiratorisch wirken; wirkt nur selten allein (meist zusammen mit M. serratus anterior, M. trapezius u. a.)
M. subclavius	kurzsehnig an der Knorpel-Knochen-Grenze der 1. Rippe	akromiales Ende der Clavicula	N. subclavius (Plexus brachialis, Pars supraclavicularis)	entsprechend der kleinen Masse der Muskulatur gering: sichert Clavicula im Klavikulargelenk
M. serratus anterior	mit fleischigen Zacken von der 1. bis 9. Rippe, besteht aus drei Teilen, deren mittlerer der schwächste, deren kaudaler der stärkste ist		N. thoracicus longus (Plexus brachialis, Pars supraclavicularis)	fixiert Scapula am Rumpf; zieht sie (besonders ihren kranialen Teil) nach lateral und ventral; kaudale Portion verschiebt kaudalen Skapularwinkel so, daß Angulus lateralis kranialwärts bewegt wird (beim Heben des Armes über die Horizontale hinaus — s. M. trapezius); wirkt auch inspiratorisch (bei fixierter Scapula — s. M. rhomboideus)
(Pars superior)	1. und 2. Rippe, mäßig konvergierend	Angulus superior (scapulae)		
(Pars media)	2. bis 4. Rippe, divergierend	Margo medialis (scapulae)		
(Pars inferior)	5. bis 9. Rippe, stark konvergierend	Angulus inferior (scapulae)		

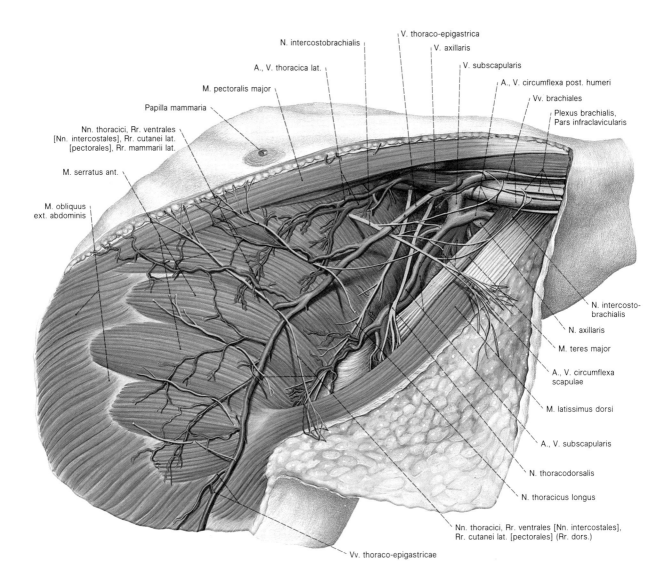

Abb. 93. Oberflächliche Schicht der Nerven und Gefäße der linken Achselhöhle, Fossa axillaris, und der linken seitlichen Brustwand. Haut, Cutis, und subkutanes Fettgewebe, Panniculus adiposus, vom lateralen Rand des Musculus pectoralis major an zurückgelegt; oberflächliche Faszie entfernt.

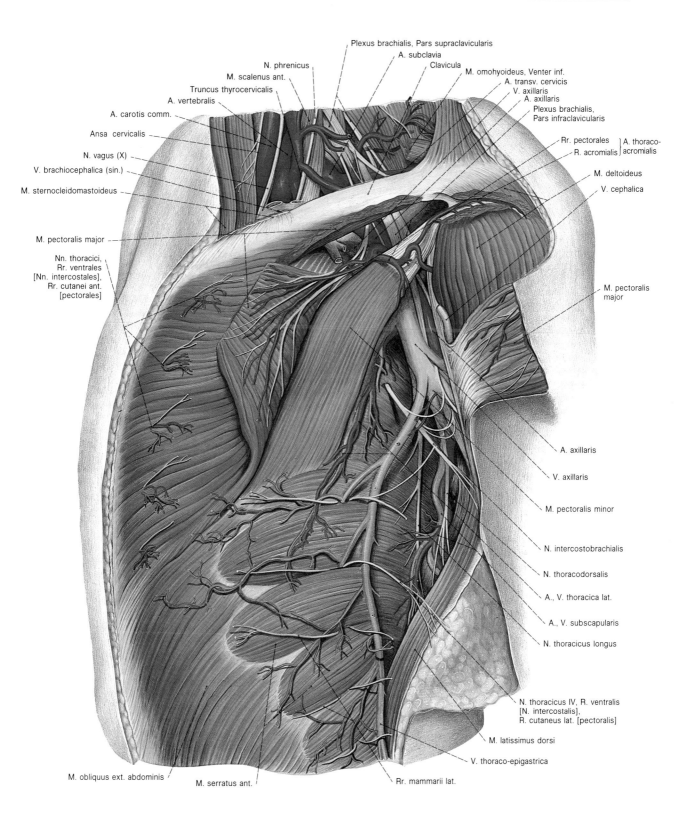

Plexus brachialis, Pars supraclavicularis
A. subclavia
Clavicula
M. omohyoideus, Venter inf.
A. transv. cervicis
V. axillaris
A. axillaris
Plexus brachialis,
Pars infraclavicularis

N. phrenicus
M. scalenus ant.
Truncus thyrocervicalis
A. vertebralis
A. carotis comm.
Ansa cervicalis
N. vagus (X)
V. brachiocephalica (sin.)
M. sternocleidomastoideus
M. pectoralis major
Nn. thoracici,
Rr. ventrales
[Nn. intercostales],
Rr. cutanei ant.
[pectorales]

Rr. pectorales ⎤ A. thoraco-
R. acromialis ⎦ acromialis
M. deltoideus
V. cephalica
M. pectoralis major

A. axillaris
V. axillaris
M. pectoralis minor
N. intercostobrachialis
N. thoracodorsalis
A., V. thoracica lat.
A., V. subscapularis
N. thoracicus longus
N. thoracicus IV, R. ventralis
[N. intercostalis],
R. cutaneus lat. [pectoralis]
M. latissimus dorsi
V. thoraco-epigastrica
Rr. mammarii lat.

M. obliquus ext. abdominis
M. serratus ant.

Abb. 94. Nerven und Gefäße der linken Achselhöhle, Fossa axillaris, und der linken seitlichen Brustwand. Musculus pectoralis major durchgeschnitten. Ansicht von lateral.

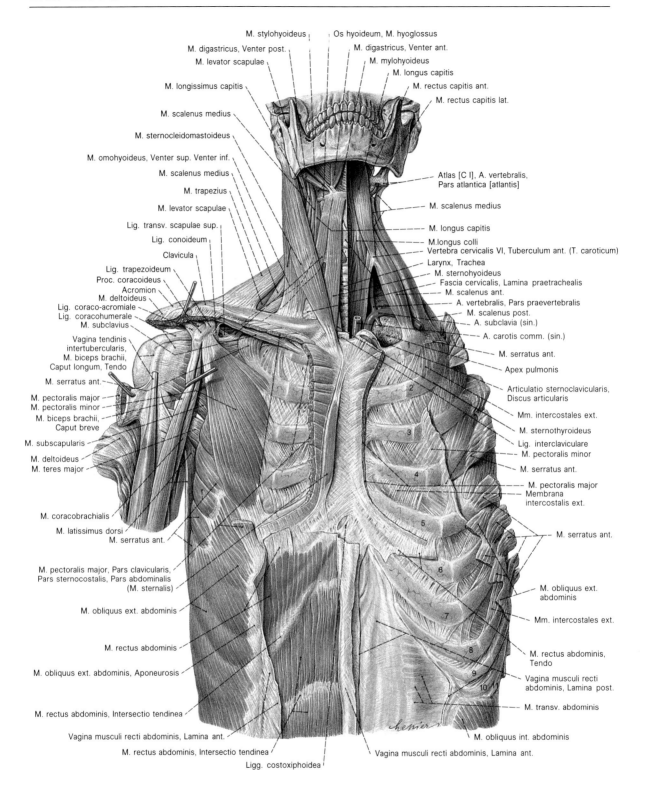

M. stylohyoideus | Os hyoideum, M. hyoglossus

M. digastricus, Venter post. | M. digastricus, Venter ant.

M. levator scapulae | M. mylohyoideus

M. longissimus capitis | M. longus capitis

M. scalenus medius | M. rectus capitis ant.

M. sternocleidomastoideus | M. rectus capitis lat.

M. omohyoideus, Venter sup. Venter inf. | Atlas [C I], A. vertebralis, Pars atlantica [atlantis]

M. scalenus medius | M. scalenus medius

M. trapezius | M. longus capitis

M. levator scapulae | M.longus colli

Lig. transv. scapulae sup. | Vertebra cervicalis VI, Tuberculum ant. (T. caroticum)

Lig. conoideum | Larynx, Trachea

Clavicula | M. sternohyoideus

Lig. trapezoideum | Fascia cervicalis, Lamina praetrachealis

Proc. coracoideus | M. scalenus ant.

Acromion | A. vertebralis, Pars praevertebralis

M. deltoideus | M. scalenus post.

Lig. coraco-acromiale | A. subclavia (sin.)

Lig. coracohumerale | A. carotis comm. (sin.)

M. subclavius | M. serratus ant.

Vagina tendinis intertubercularis, M. biceps brachii, Caput longum, Tendo | Apex pulmonis

M. serratus ant. | Articulatio sternoclavicularis, Discus articularis

M. pectoralis major | Mm. intercostales ext.

M. pectoralis minor | M. sternothyroideus

M. biceps brachii, Caput breve | Lig. interclaviculare

M. subscapularis | M. pectoralis minor

M. deltoideus | M. serratus ant.

M. teres major | M. pectoralis major

M. coracobrachialis | Membrana intercostalis ext.

M. latissimus dorsi | M. serratus ant.

M. serratus ant.

M. pectoralis major, Pars clavicularis, Pars sternocostalis, Pars abdominalis (M. sternalis) | M. obliquus ext. abdominis

M. obliquus ext. abdominis | Mm. intercostales ext.

M. rectus abdominis | M. rectus abdominis, Tendo

M. obliquus ext. abdominis, Aponeurosis | Vagina musculi recti abdominis, Lamina post.

M. transv. abdominis

M. rectus abdominis, Intersectio tendinea | M. obliquus int. abdominis

Vagina musculi recti abdominis, Lamina ant. | Vagina musculi recti abdominis, Lamina ant.

M. rectus abdominis, Intersectio tendinea

Ligg. costoxiphoidea

Abb. 95. Knöcherne Anteile der unteren Schädelpartie, obere und untere Zungenbeinmuskeln und Halsmuskulatur in der Ansicht von ventral. Links im Bild oberflächliche und mittlere Schicht, rechts tiefere Halsmuskulatur mit Lungenspitze, Arteria carotis communis und Arteria subclavia. Auf der linken Bildseite Schulter-, Brust-, Oberarm- und oberer Teil der Bauchmuskulatur dargestellt, vorderes Blatt der Rektusscheide eröffnet; ein schmaler Musculus sternalis (Varietät) vorhanden. Im Brustbereich rechts im Bild Musculus pectoralis minor und Ursprungszacken des Musculus serratus anterior erhalten; Blick auf das hintere Blatt der Rektusscheide mit durchscheinendem Musculus transversus abdominis. Die Zahlen 1—11 bezeichnen die entsprechenden Rippen (die kurze 12. Rippe ist in der Ansicht von vorn nicht sichtbar). Verlauf des Musculus omohyoideus unter dem Musculus sternocleidomastoideus durch gestrichelte Linien gekennzeichnet.

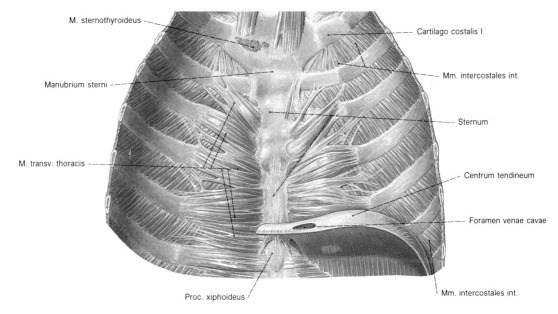

M. sternothyroideus

Cartilago costalis I

Mm. intercostales int.

Manubrium sterni

Sternum

M. transv. thoracis

Centrum tendineum

Foramen venae cavae

Mm. intercostales int.

Proc. xiphoideus

Abb. 96. Vorderer Teil des Brustkorbs, Compages thoracis, in der Ansicht von dorsal.

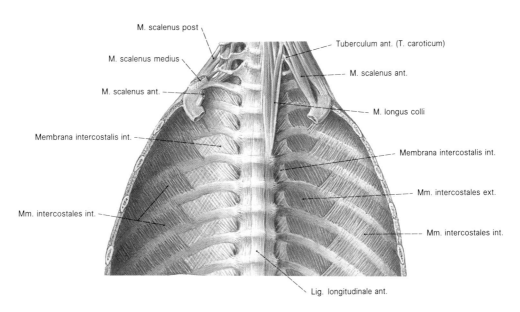

M. scalenus post

Tuberculum ant. (T. caroticum)

M. scalenus medius

M. scalenus ant.

M. scalenus ant.

M. longus colli

Membrana intercostalis int.

Membrana intercostalis int.

Mm. intercostales ext.

Mm. intercostales int.

Mm. intercostales int.

Lig. longitudinale ant.

Abb. 97. Hinterer Teil des Brustkorbs, Compages thoracis, mit Interkostalmuskulatur in der Ansicht von ventral.

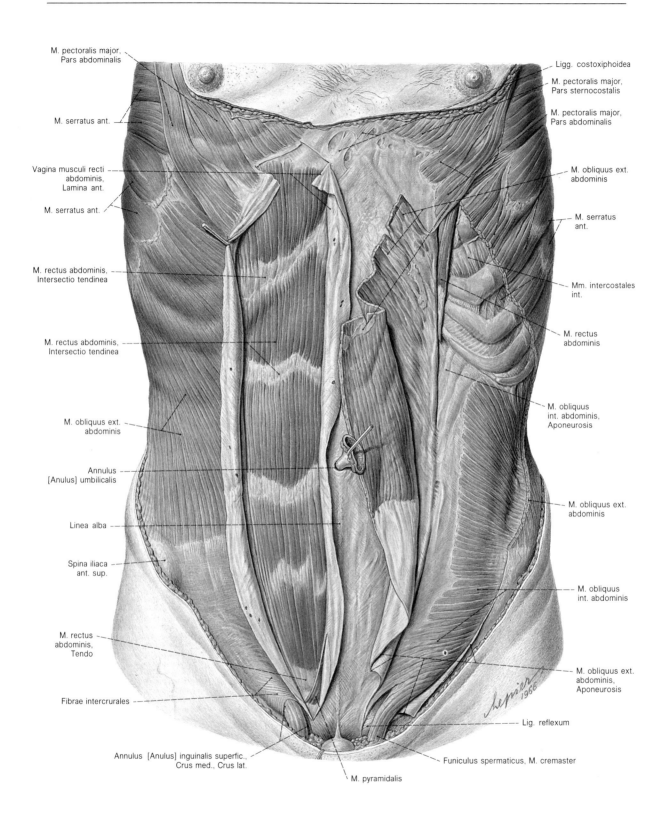

M. pectoralis major, Pars abdominalis

M. serratus ant.

Vagina musculi recti abdominis, Lamina ant.

M. serratus ant.

M. rectus abdominis, Intersectio tendinea

M. rectus abdominis, Intersectio tendinea

M. obliquus ext. abdominis

Annulus [Anulus] umbilicalis

Linea alba

Spina iliaca ant. sup.

M. rectus abdominis, Tendo

Fibrae intercrurales

Annulus [Anulus] inguinalis superfic., Crus med., Crus lat.

M. pyramidalis

Ligg. costoxiphoidea

M. pectoralis major, Pars sternocostalis

M. pectoralis major, Pars abdominalis

M. obliquus ext. abdominis

M. serratus ant.

Mm. intercostales int.

M. rectus abdominis

M. obliquus int. abdominis, Aponeurosis

M. obliquus ext. abdominis

M. obliquus int. abdominis

M. obliquus ext. abdominis, Aponeurosis

Lig. reflexum

Funiculus spermaticus, M. cremaster

Abb. 98. Bauchmuskultur in der Ansicht von ventral. **Links** im Bild das äußere Blatt der Rektusscheide parallel zur Mittellinie gespalten, Musculus rectus abdominis und Musculus pyramidalis freigelegt. **Rechts** im Bild der Musculus obliquus externus abdominis durchgeschnitten und Musculus obliquus internus abdominis dargestellt.

Bauchmuskeln Musculi abdominis (Abb. 91, 98–102)

Name	Ursprung	Ansatz	Innervation	Funktion
1. M. rectus abdominis (besitzt 3—4 Intersectiones tendineae)	Außenfläche der Knorpel der 5. bis 7. Rippe und des Processus xiphoideus, Ligg. costoxiphoidea	kranialer Rand des Schambeins zwischen Tuberculum pubicum und Symphysis pubica	mittlere und kaudale Interkostalnerven (seltener ventrale Äste kranialer Lumbalnerven)	zieht Thorax gegen Becken, beugt also den Rumpf oder hebt Bekken (Antagonist der langen Rückenmuskeln); Bauchpresse
2. M. pyramidalis	ventral vom Ansatz des M. rectus abdominis	Linea alba, kranial der Symphysis pubica	kaudale Interkostalnerven	Spannmuskel der Linea alba; Größe des dreieckigen Muskels sehr variabel
3. M. obliquus externus abdominis (Faserverlauf von lateral-kranial nach medial-kaudal)	mit 7 bis 8 fleischigen Zacken von der Außenfläche der 5. oder 6. bis 12. Rippe	am Labium externum (cristae iliacae) fleischig, breitsehnig am Lig. inguinale [Arcus inguinale] und am äußeren Blatt der Rektusscheide	kaudale Interkostalnerven, N. iliohypogastricus, N. ilio-inguinalis (Plexus lumbalis [lumbaris])	Bauchpresse, Neigung des Rumpfes nach vorn; Hebung des Beckens; bei einseitiger Innervation Drehung des Thorax nach der entgegengesetzten Seite (zusammen mit Rückenmuskeln)
4. M. obliquus internus abdominis (Faserverlauf umgekehrt wie 3.)	Linea intermedia (cristae iliacae), Fascia thoracolumbalis, laterale zwei Drittel des Lig. inguinale [Arcus inguinalis]	kaudale Ränder der 3 kaudalen Rippen (fleischig), Linea alba sehnig (Sehne beteiligt sich an der Bildung der Rektusscheide, s. Abb. 101)	kaudale Interkostalnerven, N. iliohypogastricus, N. ilio-inguinalis (Plexus lumbalis [lumbaris])	wie M. obliquus externus abdominis; aber Drehung nach der gleichen Seite, unterstützt den M. obliquus externus abdominis der entgegengesetzten Seite, beugt Rumpf seitlich
5. M. cremaster	geht aus kaudalen Fasern von 4. hervor	zieht mit dem Samenstrang zum Hoden	N. genitofemoralis, R. genitalis	zieht den Hoden mit seinen Hüllen aufwärts
6. M. transversus abdominis	a. Innenfläche der 6 kaudalen Rippen (-knorpel) (fleischig); b. mittels der Fascia thoracolumbalis von den Querfortsätzen der Lendenwirbel; c. Labium internum (cristae iliacae) und laterales Drittel des Lig. inguinale [Arcus inguinalis] (fleischig)	geht kranial der Linea arcuata in das innere (hintere), kaudalwärts in das äußere Blatt der Vagina musculi recti abdominis über	kaudale Interkostalnerven und Äste aus dem Plexus lumbalis: N. iliohypogastricus, N. ilio-inguinalis, N. genitofemoralis	Einziehung und Spannung der Bauchwand; Bauchpresse

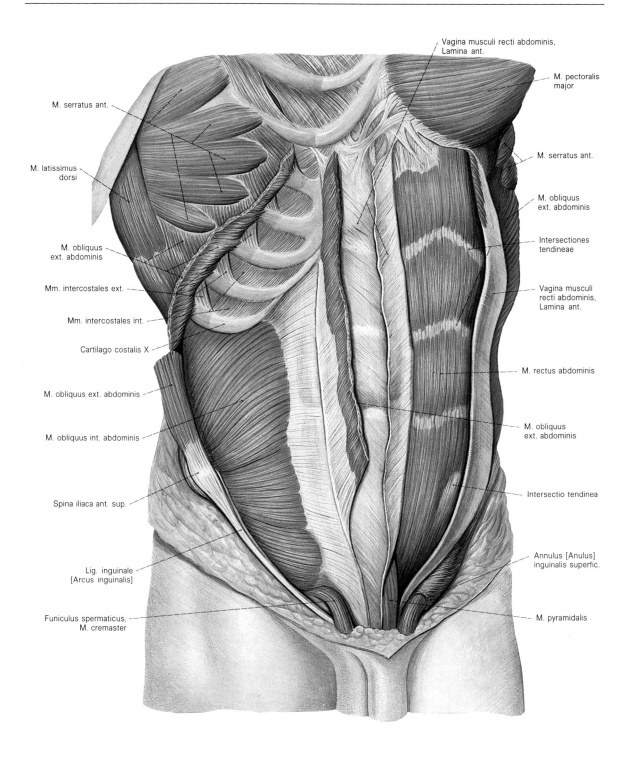

Vagina musculi recti abdominis, Lamina ant.

M. pectoralis major

M. serratus ant.

M. serratus ant.

M. latissimus dorsi

M. obliquus ext. abdominis

M. obliquus ext. abdominis

Intersectiones tendineae

Mm. intercostales ext.

Vagina musculi recti abdominis, Lamina ant.

Mm. intercostales int.

Cartilago costalis X

M. rectus abdominis

M. obliquus ext. abdominis

M. obliquus ext. abdominis

M. obliquus int. abdominis

Intersectio tendinea

Spina iliaca ant. sup.

Annulus [Anulus] inguinalis superfic.

Lig. inguinale [Arcus inguinalis]

Funiculus spermaticus, M. cremaster

M. pyramidalis

Abb. 99. Bauchmuskulatur in der Ansicht von ventral. **Rechts** im Bild äußeres Blatt der Rektusscheide, Vagina musculi recti abdominis, Lamina anterior, parallel der Mittellinie gespalten sowie Musculus rectus abdominis und Musculus pyramidalis freigelegt. **Links** im Bild: Musculus obliquus externus abdominis durchgeschnitten und Musculus obliquus internus abdominis freigelegt.

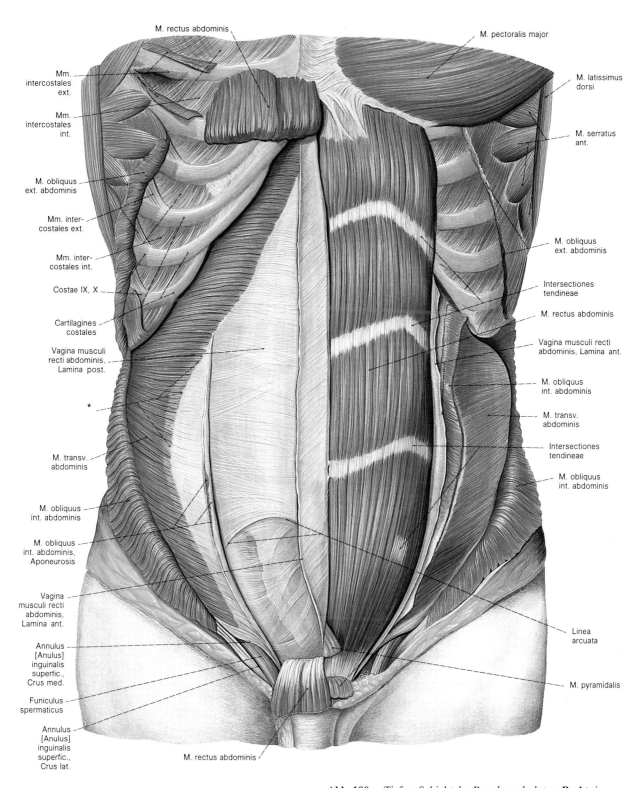

M. rectus abdominis

M. pectoralis major

Mm. intercostales ext.

M. latissimus dorsi

Mm. intercostales int.

M. serratus ant.

M. obliquus ext. abdominis

Mm. intercostales ext.

M. obliquus ext. abdominis

Mm. intercostales int.

Intersectiones tendineae

Costae IX, X

M. rectus abdominis

Cartilagines costales

Vagina musculi recti abdominis, Lamina ant.

Vagina musculi recti abdominis, Lamina post.

M. obliquus int. abdominis

*

M. transv. abdominis

M. transv. abdominis

Intersectiones tendineae

M. obliquus int. abdominis

M. obliquus int. abdominis

M. obliquus int. abdominis, Aponeurosis

Vagina musculi recti abdominis, Lamina ant.

Linea arcuata

Annulus [Anulus] inguinalis superfic., Crus med.

M. pyramidalis

Funiculus spermaticus

Annulus [Anulus] inguinalis superfic., Crus lat.

M. rectus abdominis

Abb. 100.   Tiefere Schicht der Bauchmuskulatur. **Rechts** im Bild: Musculus pyramidalis durchgeschnitten, um die Sehne des Musculus rectus abdominis freizulegen; Musculus obliquus internus abdominis durchgetrennt. **Links** im Bild: Musculus rectus abdominis und Musculus obliquus internus durchgeschnitten, um den Musculus transversus abdominis und das hintere Blatt der Rektusscheide, Vagina musculi recti abdominis, Lamina posterior, mit der Linea arcuata darzustellen.

* Linea semilunaris (= SPIGELsche Linie nach Adriaan Spigelius, flämisch van den Spieghel), üblicher, jedoch inoffizieller Ausdruck

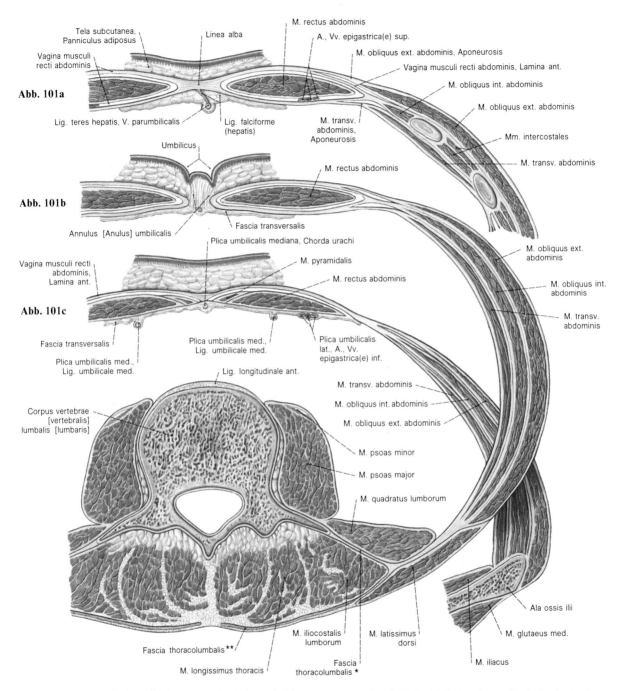

Tela subcutanea, Panniculus adiposus

Linea alba

M. rectus abdominis

A., Vv. epigastrica(e) sup.

M. obliquus ext. abdominis, Aponeurosis

Vagina musculi recti abdominis

Vagina musculi recti abdominis, Lamina ant.

Abb. 101a

M. obliquus int. abdominis

M. obliquus ext. abdominis

Mm. intercostales

M. transv. abdominis

Lig. teres hepatis, V. parumbilicalis

Lig. falciforme (hepatis)

M. transv. abdominis, Aponeurosis

Umbilicus

M. rectus abdominis

Abb. 101b

Annulus [Anulus] umbilicalis

Fascia transversalis

M. obliquus ext. abdominis

Plica umbilicalis mediana, Chorda urachi

Vagina musculi recti abdominis, Lamina ant.

M. pyramidalis

M. obliquus int. abdominis

Abb. 101c

M. rectus abdominis

M. transv. abdominis

Fascia transversalis

Plica umbilicalis med., Lig. umbilicale med.

Plica umbilicalis lat., A., Vv. epigastrica(e) inf.

Plica umbilicalis med., Lig. umbilicale med.

Lig. longitudinale ant.

M. transv. abdominis

M. obliquus int. abdominis

M. obliquus ext. abdominis

Corpus vertebrae [vertebralis] lumbalis [lumbaris]

M. psoas minor

M. psoas major

M. quadratus lumborum

Ala ossis ilii

M. glutaeus med.

M. iliocostalis lumborum

M. latissimus dorsi

Fascia thoracolumbalis **

M. longissimus thoracis

Fascia thoracolumbalis *

M. iliacus

Abb. 101. Bauchdeckenschichtung und Rektusscheide, Vagina musculi recti abdominis. Schnitte a) durch die vordere Bauchwand oberhalb des Nabels, b) durch die gesamte Bauchwand in Nabelhöhe, c) unterhalb des Nabels und unterhalb der Linea arcuata bis zum oberen äußeren Anteil der rechten Beckenschaufel.

* Konventionell (BNA, INA): Lamina profunda fasciae lumbodorsalis

** konventionell (BNA, INA): Lamina superficialis fasciae lumbodorsalis

Beachte: Die **Rektusscheide,** Vagina musculi recti abdominis, wird oberhalb der Linea arcuata von den Aponeurosen der drei platten Bauchmuskeln gebildet, dergestalt, daß die Aponeurose des Musculus obliquus externus abdominis und die Hälfte der Aponeurose des Musculus obliquus internus abdominis das vordere Blatt, Lamina anterior, die andere Hälfte der Aponeurose des Musculus obliquus internus abdominis und die des Musculus transversus abdominis das hintere Blatt, Lamina posterior, bilden. Kaudal der Linea arcuata verlaufen alle drei Aponeurosen vorn, dorsal begrenzen hier nur die Fascia transversalis und das Peritoneum parietale die Muskeln der vorderen Bauchwand.

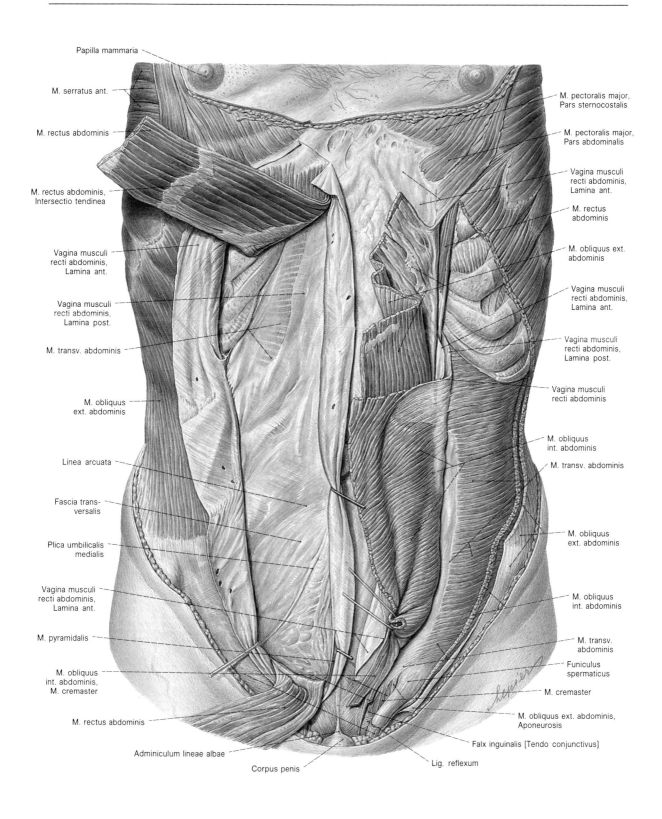

Papilla mammaria

M. serratus ant.

M. rectus abdominis

M. rectus abdominis, Intersectio tendinea

Vagina musculi recti abdominis, Lamina ant.

Vagina musculi recti abdominis, Lamina post.

M. transv. abdominis

M. obliquus ext. abdominis

Linea arcuata

Fascia transversalis

Plica umbilicalis medialis

Vagina musculi recti abdominis, Lamina ant.

M. pyramidalis

M. obliquus int. abdominis, M. cremaster

M. rectus abdominis

Adminiculum lineae albae

Corpus penis

M. pectoralis major, Pars sternocostalis

M. pectoralis major, Pars abdominalis

Vagina musculi recti abdominis, Lamina ant.

M. rectus abdominis

M. obliquus ext. abdominis

Vagina musculi recti abdominis, Lamina ant.

Vagina musculi recti abdominis, Lamina post.

Vagina musculi recti abdominis

M. obliquus int. abdominis

M. transv. abdominis

M. obliquus ext. abdominis

M. obliquus int. abdominis

M. transv. abdominis

Funiculus spermaticus

M. cremaster

M. obliquus ext. abdominis, Aponeurosis

Falx inguinalis [Tendo conjunctivus]

Lig. reflexum

Abb. 102. Tiefere Lagen der Bauchmuskulatur und Rektusscheide, Vagina musculi recti abdominis. Auf der **linken** Bildseite vorderes Blatt der Rektusscheide eröffnet, Musculus rectus abdominis quer durchgetrennt und nach oben und unten geschlagen zur Darstellung des hinteren Blattes der Rektusscheide, der Linea arcuata und des Peritoneum parietale anterius mit Plica umbilicalis medialis. Auf der **rechten** Bildseite Musculus obliquus externus abdominis und Musculus obliquus internus abdominis zur Darstellung des Musculus transversus abdominis durchgetrennt und nach medial geschlagen.

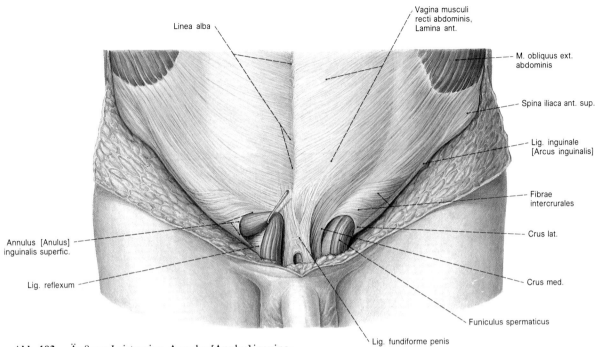

Linea alba

Vagina musculi recti abdominis, Lamina ant.

M. obliquus ext. abdominis

Spina iliaca ant. sup.

Lig. inguinale [Arcus inguinalis]

Fibrae intercrurales

Crus lat.

Crus med.

Funiculus spermaticus

Annulus [Anulus] inguinalis superfic.

Lig. reflexum

Lig. fundiforme penis

Abb. 103. Äußerer Leistenring, Annulus [Anulus] inguinalis superficialis, Samenstrang, Funiculus spermaticus, Leistenband, Ligamentum inguinale [Arcus inguinalis], und vorderes Blatt der Rektusscheide, Lamina anterior der Vagina musculi recti abdominis. Ansicht von ventral.

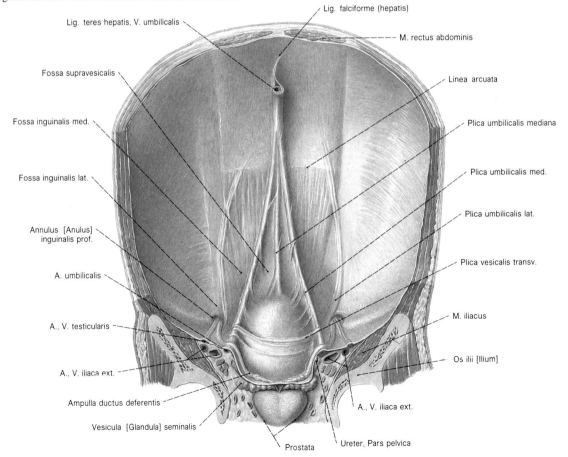

Lig. teres hepatis, V. umbilicalis

Lig. falciforme (hepatis)

M. rectus abdominis

Fossa supravesicalis

Linea arcuata

Fossa inguinalis med.

Plica umbilicalis mediana

Plica umbilicalis med.

Fossa inguinalis lat.

Plica umbilicalis lat.

Annulus [Anulus] inguinalis prof.

Plica vesicalis transv.

A. umbilicalis

A., V. testicularis

M. iliacus

A., V. iliaca ext.

Os ilii [Ilium]

Ampulla ductus deferentis

A., V. iliaca ext.

Vesicula [Glandula] seminalis

Ureter, Pars pelvica

Prostata

Abb. 104. Peritoneum parietale anterius mit Falten und Gruben beim Neugeborenen in der Ansicht von dorsal.

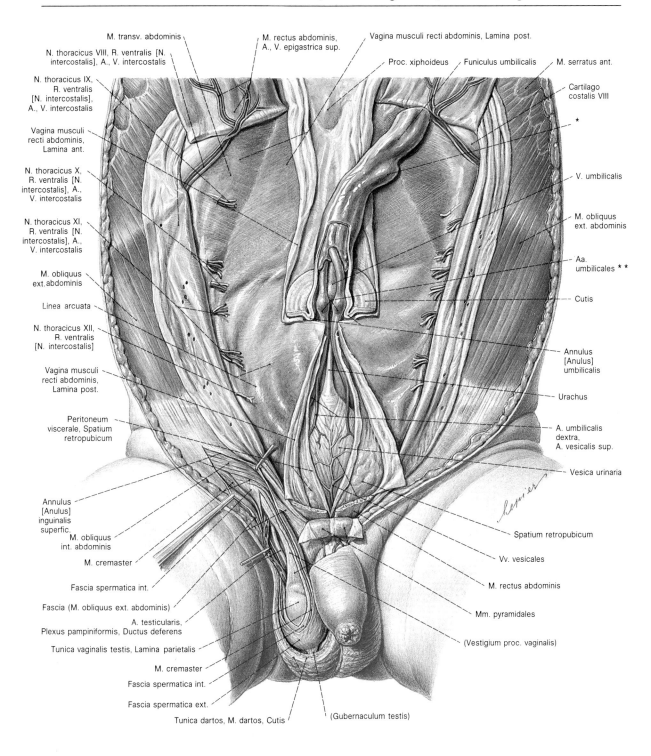

M. transv. abdominis

N. thoracicus VIII, R. ventralis [N. intercostalis], A., V. intercostalis

N. thoracicus IX, R. ventralis [N. intercostalis], A., V. intercostalis

Vagina musculi recti abdominis, Lamina ant.

N. thoracicus X, R. ventralis [N. intercostalis], A., V. intercostalis

N. thoracicus XI, R. ventralis [N. intercostalis], A., V. intercostalis

M. obliquus ext. abdominis

Linea arcuata

N. thoracicus XII, R. ventralis [N. intercostalis]

Vagina musculi recti abdominis, Lamina post.

Peritoneum viscerale, Spatium retropubicum

Annulus [Anulus] inguinalis superfic.

M. obliquus int. abdominis

M. cremaster

Fascia spermatica int.

Fascia (M. obliquus ext. abdominis)

A. testicularis, Plexus pampiniformis, Ductus deferens

Tunica vaginalis testis, Lamina parietalis

M. cremaster

Fascia spermatica int.

Fascia spermatica ext.

Tunica dartos, M. dartos, Cutis

(Gubernaculum testis)

M. rectus abdominis, A., V. epigastrica sup.

Vagina musculi recti abdominis, Lamina post.

Proc. xiphoideus

Funiculus umbilicalis

M. serratus ant.

Cartilago costalis VIII

*

V. umbilicalis

M. obliquus ext. abdominis

Aa. umbilicales **

Cutis

Annulus [Anulus] umbilicalis

Urachus

A. umbilicalis dextra, A. vesicalis sup.

Vesica urinaria

Spatium retropubicum

Vv. vesicales

M. rectus abdominis

Mm. pyramidales

(Vestigium proc. vaginalis)

* Sog. falscher Nabelschnurknoten, hervorgerufen durch knäuelförmige Schlingenbildung der Umbilikalgefäße oder durch umschriebene Verdickung der WHARTONschen Sulze
** mit Blutpfropf (Thrombus)

Abb. 105. Schichten der vorderen Bauchwand beim Neugeborenen. Ansatzstelle der Nabelschnur, Funiculus umbilicalis, und Durchtritt ihrer Gefäße am Nabelring, Annulus [Anulus] umbilicalis. Zwischen Nabel und Symphyse sind Harnblase, Vesica urinaria, und Urachus sichtbar. In der Regio inguinalis dextra sind der Inhalt des Leistenkanals, Canalis inguinalis, und die Hodenhüllen, Tunicae testis, freigelegt.

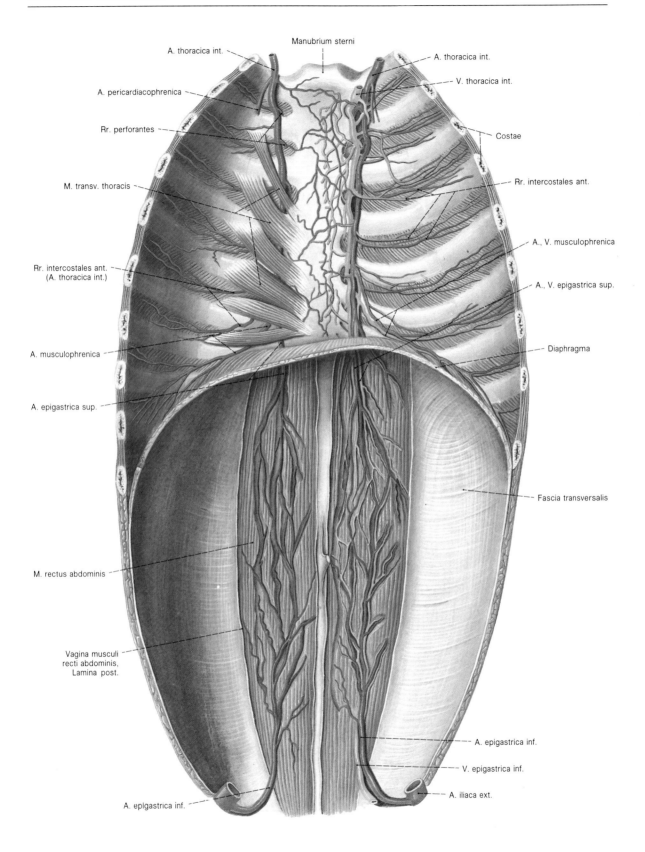

A. thoracica int.

Manubrium sterni

A. thoracica int.

A. pericardiacophrenica

V. thoracica int.

Rr. perforantes

Costae

M. transv. thoracis

Rr. intercostales ant.

Rr. intercostales ant.
(A. thoracica int.)

A., V. musculophrenica

A., V. epigastrica sup.

A. musculophrenica

Diaphragma

A. epigastrica sup.

M. rectus abdominis

Fascia transversalis

Vagina musculi
recti abdominis,
Lamina post.

A. epigastrica inf.

V. epigastrica inf.

A. epigastrica inf.

A. iliaca ext.

Abb. 106. Blutgefäße der vorderen Brust- und Bauchwand. Rechts im Bild der Musculus transversus thoracis zur
Darstellung der Vasa thoracica interna entfernt. Äste und
Anastomosen der Vasa epigastrica superiora und inferiora
innerhalb des Musculus rectus abdominis freigelegt.

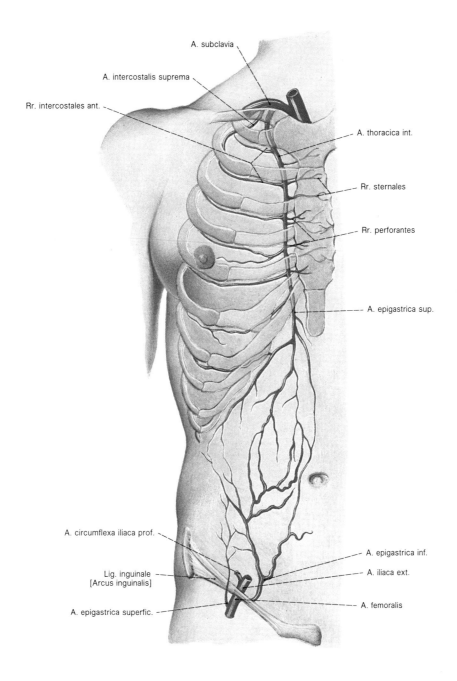

A. subclavia

A. intercostalis suprema

Rr. intercostales ant.

A. thoracica int.

Rr. sternales

Rr. perforantes

A. epigastrica sup.

A. circumflexa iliaca prof.

Lig. inguinale
[Arcus inguinalis]

A. epigastrica superfic.

A. epigastrica inf.

A. iliaca ext.

A. femoralis

Abb. 107. Schema der arteriellen Anastomosen zwischen Arteria subclavia → Arteria thoracica interna → Arteria epigastrica superior einerseits und Arteria iliaca externa → Arteria epigastrica inferior andererseits im Bereich der vorderen Bauchwand (nach F. R. MERKEL: Handbuch der topographischen Anatomie. Vieweg, Braunschweig 1899).

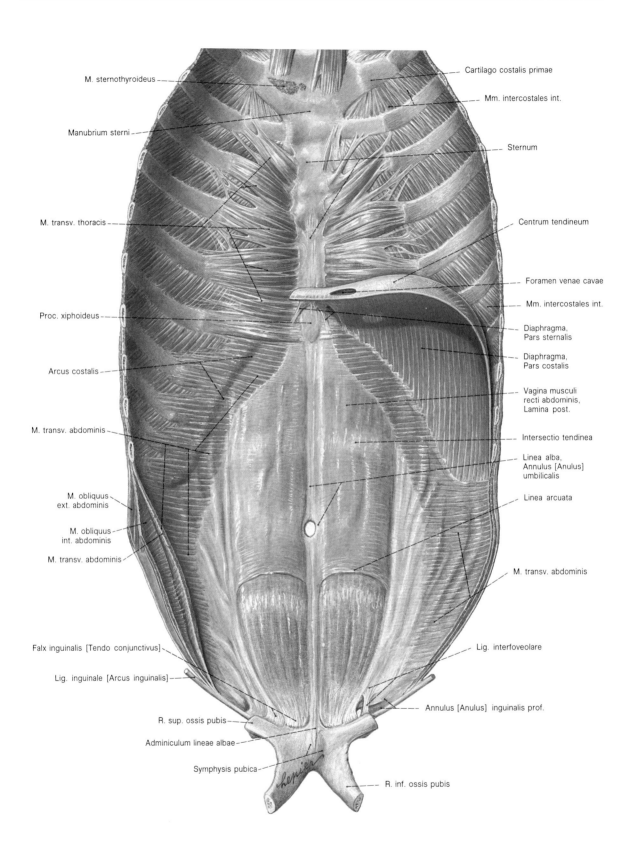

M. sternothyroideus

Manubrium sterni

M. transv. thoracis

Proc. xiphoideus

Arcus costalis

M. transv. abdominis

M. obliquus ext. abdominis

M. obliquus int. abdominis

M. transv. abdominis

Falx inguinalis [Tendo conjunctivus]

Lig. inguinale [Arcus inguinalis]

R. sup. ossis pubis

Adminiculum lineae albae

Symphysis pubica

Cartilago costalis primae

Mm. intercostales int.

Sternum

Centrum tendineum

Foramen venae cavae

Mm. intercostales int.

Diaphragma, Pars sternalis

Diaphragma, Pars costalis

Vagina musculi recti abdominis, Lamina post.

Intersectio tendinea

Linea alba, Annulus [Anulus] umbilicalis

Linea arcuata

M. transv. abdominis

Lig. interfoveolare

Annulus [Anulus] inguinalis prof.

R. inf. ossis pubis

Abb. 108. Innenansicht der vorderen Brust- und Bauchwand. Beachte die Ursprünge der Pars sternalis und der
Pars costalis des Zwerchfells.

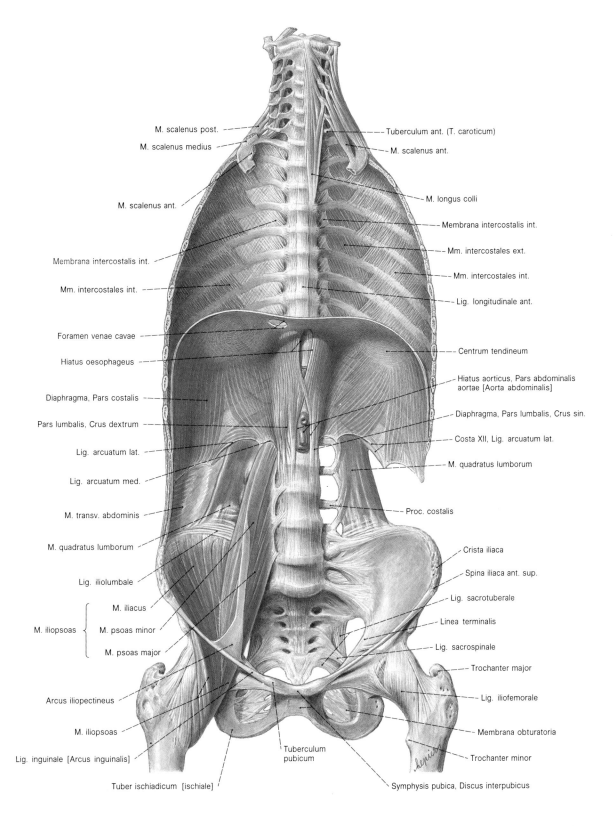

M. scalenus post.
M. scalenus medius
M. scalenus ant.
Membrana intercostalis int.
Mm. intercostales int.
Foramen venae cavae
Hiatus oesophageus
Diaphragma, Pars costalis
Pars lumbalis, Crus dextrum
Lig. arcuatum lat.
Lig. arcuatum med.
M. transv. abdominis
M. quadratus lumborum
Lig. iliolumbale
M. iliacus
M. psoas minor
M. psoas major
Arcus iliopectineus
M. iliopsoas
Lig. inguinale [Arcus inguinalis]
Tuber ischiadicum [ischiale]

M. iliopsoas

Tuberculum ant. (T. caroticum)
M. scalenus ant.
M. longus colli
Membrana intercostalis int.
Mm. intercostales ext.
Mm. intercostales int.
Lig. longitudinale ant.
Centrum tendineum
Hiatus aorticus, Pars abdominalis aortae [Aorta abdominalis]
Diaphragma, Pars lumbalis, Crus sin.
Costa XII, Lig. arcuatum lat.
M. quadratus lumborum
Proc. costalis
Crista iliaca
Spina iliaca ant. sup.
Lig. sacrotuberale
Linea terminalis
Lig. sacrospinale
Trochanter major
Lig. iliofemorale
Membrana obturatoria
Trochanter minor
Tuberculum pubicum
Symphysis pubica, Discus interpubicus

Abb. 109. Brustraum, Cavitas thoracis, Zwerchfell, Diaphragma, Lendenmuskulatur, Becken, Pelvis, und Hüftgelenke, Articulationes coxae. Ansicht von ventral.

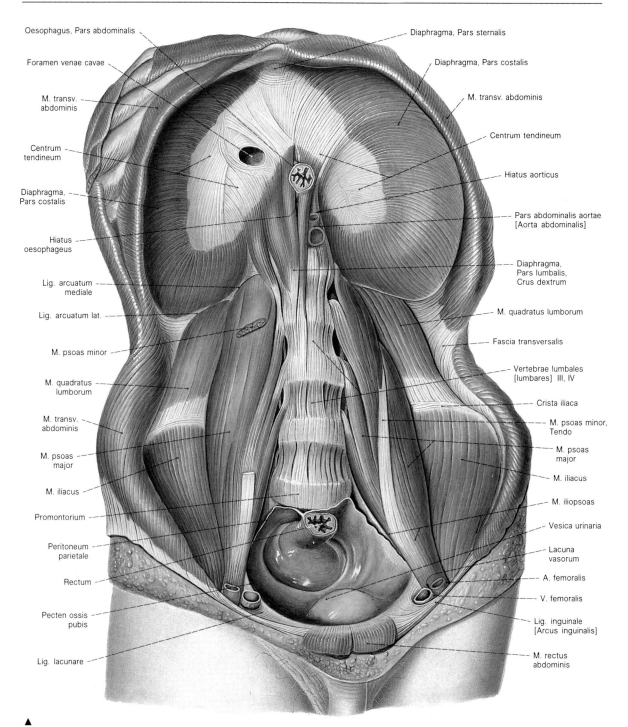

Oesophagus, Pars abdominalis
Foramen venae cavae
M. transv. abdominis
Centrum tendineum
Diaphragma, Pars costalis
Hiatus oesophageus
Lig. arcuatum mediale
Lig. arcuatum lat.
M. psoas minor
M. quadratus lumborum
M. transv. abdominis
M. psoas major
M. iliacus
Promontorium
Peritoneum parietale
Rectum
Pecten ossis pubis
Lig. lacunare

Diaphragma, Pars sternalis
Diaphragma, Pars costalis
M. transv. abdominis
Centrum tendineum
Hiatus aorticus
Pars abdominalis aortae [Aorta abdominalis]
Diaphragma, Pars lumbalis, Crus dextrum
M. quadratus lumborum
Fascia transversalis
Vertebrae lumbales [lumbares] III, IV
Crista iliaca
M. psoas minor, Tendo
M. psoas major
M. iliacus
M. iliopsoas
Vesica urinaria
Lacuna vasorum
A. femoralis
V. femoralis
Lig. inguinale [Arcus inguinalis]
M. rectus abdominis

▲
Abb. 110. Zwerchfell und Muskeln der hinteren Bauchwand. Bauchdecken eröffnet, platte Bauchmuskeln zurückgeschlagen. Inhalt der Bauchhöhle entfernt. Thorax stark
nach abwärts gelagert, so daß man voll in die Zwerchfellkuppel hineinsieht. Lendenwirbelsäule nach vorn ge-
krümmt. Auf der linken Bildseite aus dem Musculus psoas
minor ein Stück herausgeschnitten.

Abb. 111. Muskeln der dorsalen Bauchwand und Zwerchfell. Ansicht von ventral. Rumpf in Höhe des 10. Brustwirbels horizontal durchgeschnitten. Rechte Zwerchfellkuppel
mit Pleura diaphragmatica erhalten. Linke Zwerchfellkuppel von ventral eröffnet. Lendenwirbelsäule, Unterfläche

des Zwerchfells und innere Hüftmuskulatur. Unterhalb des ▶
Promontoriums Einblick in das kleine Becken (Beckenorgane entfernt). Linke vordere Bauchwand ein Stück oberhalb
des Ligamentum inguinale [Arcus inguinalis] erhalten,
Musculus rectus abdominis quer durchgeschnitten und zur
Seite geklappt. Rechte Bauchwand entlang des Rippenbo-
gens und oberhalb des Ligamentum inguinale [Arcus
inguinalis] durchgetrennt.

  * Klinisch: Trigonum lumbocostale diaphragmatis = BOCHDALEK-
    sches Dreieck = muskelfreier Bereich zwischen Pars lumbalis
    und Pars costalis des Zwerchfells (evtl. Bruchpforte)
 ** traditionell auch Arcus musculi psoatis = Psoasarkade und
    Arcus musculi quadrati = Quadratusarkade = HALLERSche
    Bögen
III–V = Vertebrae lumbales [lumbares] III–V
5–7 = Costae V–VII

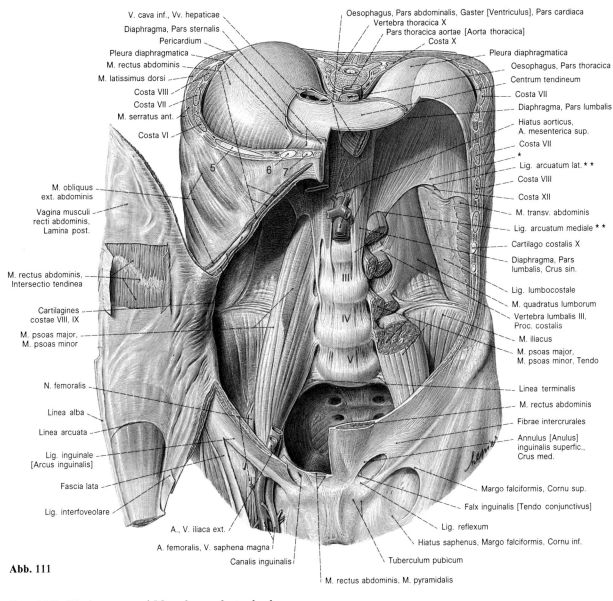

V. cava inf., Vv. hepaticae
Diaphragma, Pars sternalis
Pericardium
Pleura diaphragmatica
M. rectus abdominis
M. latissimus dorsi
Costa VIII
Costa VII
M. serratus ant.
Costa VI

Oesophagus, Pars abdominalis, Gaster [Ventriculus], Pars cardiaca
Vertebra thoracica X
Pars thoracica aortae [Aorta thoracica]
Costa X
Pleura diaphragmatica
Oesophagus, Pars thoracica
Centrum tendineum
Costa VII
Diaphragma, Pars lumbalis
Hiatus aorticus, A. mesenterica sup.
Costa VII
*
Lig. arcuatum lat. * *
Costa VIII
Costa XII
M. transv. abdominis
Lig. arcuatum mediale * *
Cartilago costalis X
Diaphragma, Pars lumbalis, Crus sin.
Lig. lumbocostale
M. quadratus lumborum
Vertebra lumbalis III, Proc. costalis
M. iliacus
M. psoas major, M. psoas minor, Tendo
Linea terminalis
M. rectus abdominis
Fibrae intercrurales
Annulus [Anulus] inguinalis superfic., Crus med.
Margo falciformis, Cornu sup.
Falx inguinalis [Tendo conjunctivus]
Hiatus saphenus, Margo falciformis, Cornu inf.
Lig. reflexum
Tuberculum pubicum

M. obliquus ext. abdominis
Vagina musculi recti abdominis, Lamina post.
M. rectus abdominis, Intersectio tendinea
Cartilagines costae VIII, IX
M. psoas major, M. psoas minor
N. femoralis
Linea alba
Linea arcuata
Lig. inguinale [Arcus inguinalis]
Fascia lata
Lig. interfoveolare
A., V. iliaca ext.
A. femoralis, V. saphena magna
Canalis inguinalis
M. rectus abdominis, M. pyramidalis

Abb. 111

Zwerchfell, Diaphragma, und Musculus quadratus lumborum

Name	Ursprung	Ansatz	Innervation	Funktion
Diaphragma **Pars sternalis**	Innenfläche des Processus xiphoideus	im Centrum tendineum das Foramen venae cavae; in der Pars lumbalis der Hiatus oesophagus, über dem Hiatus aorticus das Lig. arcuatum medianum	N. phrenicus aus dem Plexus cervicalis C 4 (C 3 — C 5)	Atemmuskel (Zwerchfellatmung), wirkt inspiratorisch, unterstützt Bauchpresse
Pars costalis	Innenfläche der 6 kaudalen Rippen (-knorpel)			
Pars lumbalis medialer Teil des Crus dextrum	sehnig von der Ventralfläche des IV. bis I. Lendenwirbelkörpers und von den Disci intervertebrales			
medialer Teil des Crus sinistrum	sehnig von der Ventralfläche des III. bis I. Lendenwirbelkörpers und von den Disci intervertebrales			
lateraler Teil von Crus dextrum und sinistrum	vom Lig. arcuatum mediale („Psoasarkade", Arcus musculi psoatis), d. h. von der Seitenfläche des 1. oder 2. Lendenwirbels bis zur Spitze des Processus costalis und vom Lig. arcuatum laterale („Quadratusarkade"), d. h. vom Processus costalis bis zur Spitze der 12. Rippe.			
M. quadratus lumborum	Crista iliaca, Labium internum, Lig. iliolumbale	12. Rippe (medialer Bereich), Processus costales der 4 kranialen Lendenwirbel	Plexus lumbalis [lumbaris], Rr. musculares; N. thoracicus XII, R. ventralis [N. intercostalis]	zieht letzte Rippe kaudalwärts (Exspiration); biegt Wirbelsäule und damit Brustkorb seitwärts

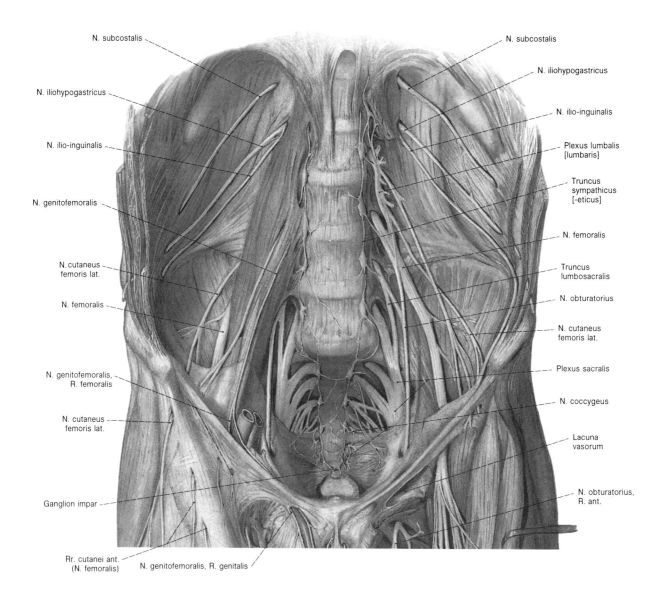

N. subcostalis

N. subcostalis

N. iliohypogastricus

N. iliohypogastricus

N. ilio-inguinalis

N. ilio-inguinalis

Plexus lumbalis
[lumbaris]

N. genitofemoralis

Truncus
sympathicus
[-eticus]

N. femoralis

N. cutaneus
femoris lat.

Truncus
lumbosacralis

N. femoralis

N. obturatorius

N. cutaneus
femoris lat.

N. genitofemoralis,
R. femoralis

Plexus sacralis

N. cutaneus
femoris lat.

N. coccygeus

Lacuna
vasorum

Ganglion impar

N. obturatorius,
R. ant.

Rr. cutanei ant.
(N. femoralis)

N. genitofemoralis, R. genitalis

Abb. 112. Plexus lumbosacralis und seine Äste. Auf der linken Körperseite Musculus psoas, Musculus pectineus und Musculus adductor longus entfernt (nach BENNING-HOFF, Anatomie des Menschen, Bd. 3, 13°/14°. [Hg. W. ZENKER], Urban & Schwarzenberg 1985).

Beachte: Vom aponeurotischen Teil der Fascia thoracolumbalis entspringen die Musculi transversus abdominis, latissimus dorsi und serratus posterior inferior. Dieser Teil ist mit einem oberflächlichen Blatt an den Dornfortsätzen und mit einem tiefen Blatt an den Processus costales der Lendenwirbel befestigt und spannt sich zwischen Lendenwirbelsäule, 12. Rippe und Darmbeinkamm aus (Abb. 62).

Trigonum lumbale [lumbare]: muskelfreie Stelle des Rückens oberhalb der Crista iliaca, vom Musculus latissimus dorsi und Musculus obliquus externus abdominis begrenzt (Abb. 113).

Fascia transversalis: die Innenfläche der Bauchmuskulatur ist durch die Fascia transversalis vom Peritoneum parietale getrennt. Unter anderem verstärkt sie die Hinterwand des Leistenkanals und setzt sich als Fascia spermatica interna durch den Canalis inguinalis beutelförmig auf Samenstrang und Hoden fort.

Vasa intercostalia, Nervus thoracicus, Ramus ventralis [Nervus intercostalis]: im mittleren Teil der Abb. 66 ist durch ein Fenster in den Interkostalmuskeln die Topographie der Interkostalgefäße und des Ramus ventralis [Nervus intercostalis] eines Nervus thoracicus dargestellt, die nach lateral dem Sulcus costae zustreben: oben die Vena intercostalis posterior, in der Mitte die Arteria intercostalis posterior und unten der Nerv.

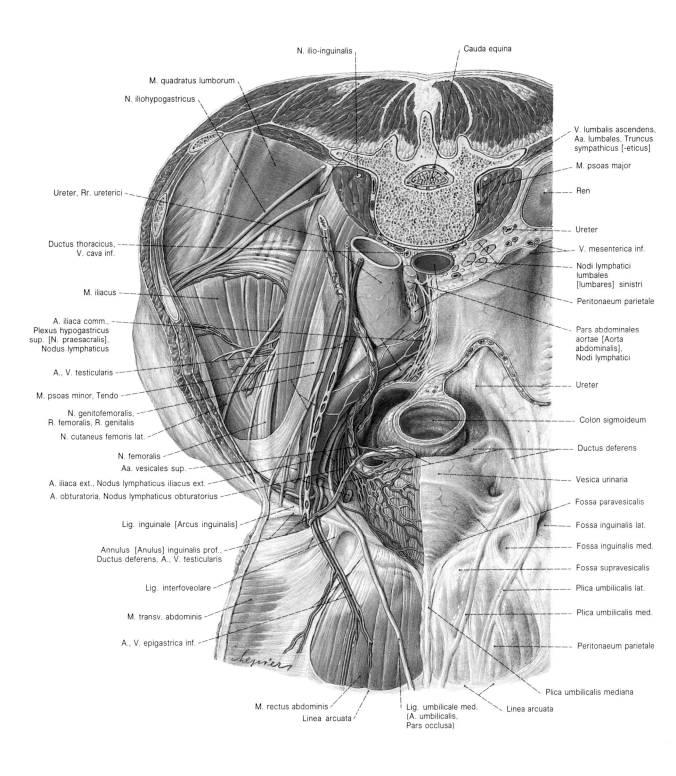

N. ilio-inguinalis

Cauda equina

M. quadratus lumborum

N. iliohypogastricus

V. lumbalis ascendens,
Aa. lumbales, Truncus
sympathicus [-eticus]

M. psoas major

Ureter, Rr. ureterici

Ren

Ureter

Ductus thoracicus,
V. cava inf.

V. mesenterica inf.

Nodi lymphatici
lumbales
[lumbares] sinistri

M. iliacus

Peritonaeum parietale

A. iliaca comm.,
Plexus hypogastricus
sup. [N. praesacralis],
Nodus lymphaticus

Pars abdominales
aortae [Aorta
abdominalis],
Nodi lymphatici

A., V. testicularis

Ureter

M. psoas minor, Tendo

N. genitofemoralis,
R. femoralis, R. genitalis

Colon sigmoideum

N. cutaneus femoris lat.

N. femoralis

Ductus deferens

Aa. vesicales sup.

A. iliaca ext., Nodus lymphaticus iliacus ext.

Vesica urinaria

A. obturatoria, Nodus lymphaticus obturatorius

Fossa paravesicalis

Lig. inguinale [Arcus inguinalis]

Fossa inguinalis lat.

Annulus [Anulus] inguinalis prof.,
Ductus deferens, A., V. testicularis

Fossa inguinalis med.

Fossa supravesicalis

Lig. interfoveolare

Plica umbilicalis lat.

M. transv. abdominis

Plica umbilicalis med.

A., V. epigastrica inf.

Peritonaeum parietale

Plica umbilicalis mediana

M. rectus abdominis
Linea arcuata

Lig. umbilicale med.
(A. umbilicalis,
Pars occlusa)

Linea arcuata

Abb. 113. Nerven und Gefäße der hinteren Bauchwand,
des Beckens und der vorderen Bauchdecken. Ventrale
Bauchwand nach unten gelegt. Links im Bild Bauchfell
entfernt. Ansicht von ventrokranial.

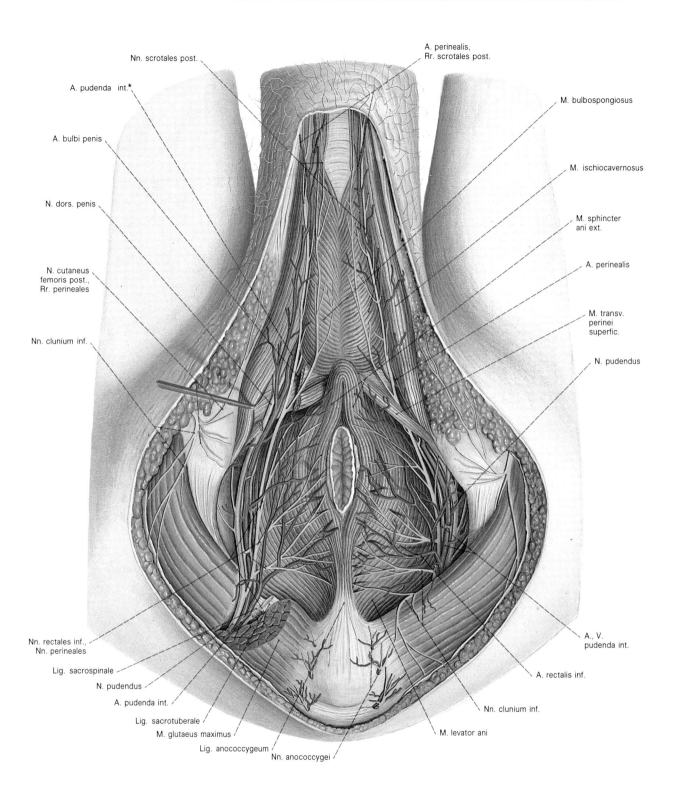

Nn. scrotales post.

A. perinealis,
Rr. scrotales post.

A. pudenda int.*

M. bulbospongiosus

A. bulbi penis

M. ischiocavernosus

N. dors. penis

M. sphincter
ani ext.

A. perinealis

N. cutaneus
femoris post.,
Rr. perineales

M. transv.
perinei
superfic.

Nn. clunium inf.

N. pudendus

Nn. rectales inf.,
Nn. perineales

A., V.
pudenda int.

Lig. sacrospinale

A. rectalis inf.

N. pudendus

A. pudenda int.

Nn. clunium inf.

Lig. sacrotuberale

M. levator ani

M. glutaeus maximus

Lig. anococcygeum

Nn. anococcygei

Abb. 114. Nerven und Gefäße des männlichen Dammes,
Regio perinealis. Links im Bild Nerven und Gefäße durch
Einschnitte in die Muskulatur freigelegt. Fossa ischio-analis
nach Entfernung des Fettkörpers, Corpus adiposum fossae
ischio-analis. Spatium perinei superficiale und Spatium
perinei profundum.

* Die Arteria pudenda interna wird klinisch distal des Abgangs der
Arteria perinealis als Arteria penis bezeichnet

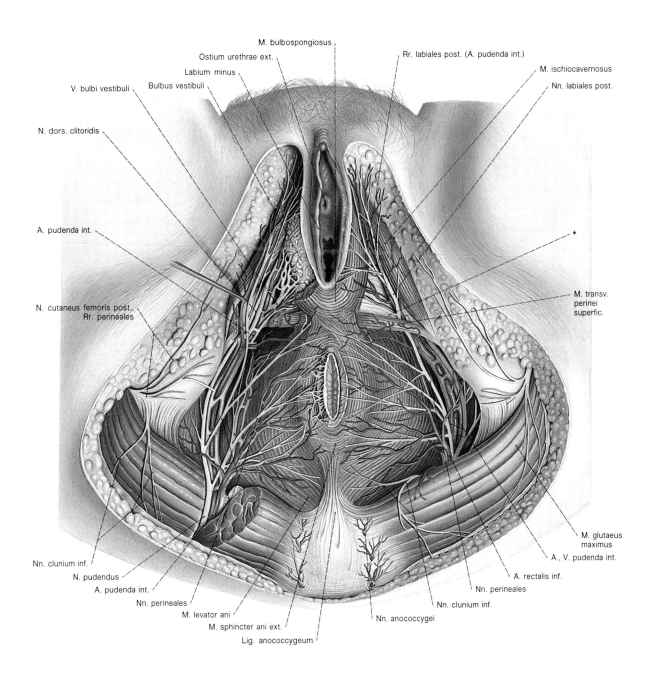

Abb. 115. Nerven und Gefäße des weiblichen Dammes, Regio perinealis. Links im Bild Musculus bulbocavernosus zur Darstellung des Bulbus vestibuli teilweise abgetragen, Nerven und Gefäße durch Einschnitte in die Muskulatur freigelegt. Fossa ischio-analis nach Entfernung des Corpus adiposum fossae ischio-analis. Spatium perinei superficiale und Spatium perinei profundum.

* Diaphragma urogenitale, bisher übliche, aber inoffiziell gewordene Bezeichnung

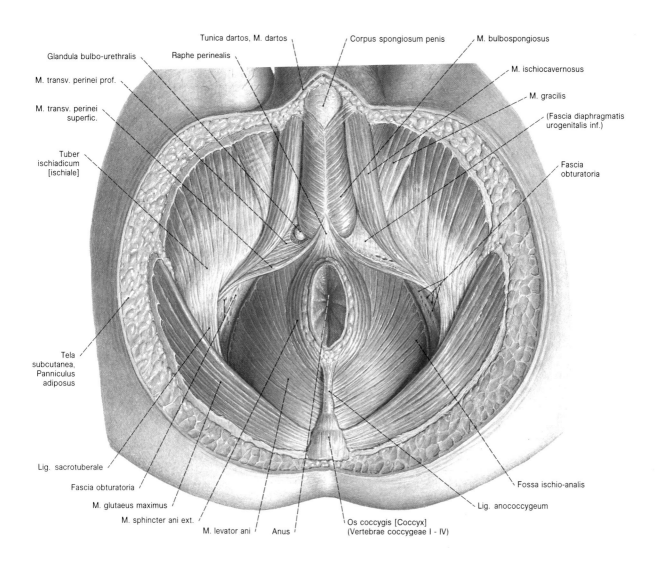

Tunica dartos, M. dartos
Corpus spongiosum penis
M. bulbospongiosus
Glandula bulbo-urethralis
Raphe perinealis
M. ischiocavernosus
M. transv. perinei prof.
M. gracilis
M. transv. perinei superfic.
(Fascia diaphragmatis urogenitalis inf.)
Tuber ischiadicum [ischiale]
Fascia obturatoria
Tela subcutanea, Panniculus adiposus
Lig. sacrotuberale
Fascia obturatoria
Fossa ischio-analis
M. glutaeus maximus
Lig. anococcygeum
M. sphincter ani ext.
M. levator ani
Anus
Os coccygis [Coccyx] (Vertebrae coccygeae I - IV)

Abb. 116. Damm, Perineum, und Muskeln des Beckenbodens, Musculi diaphragmatis pelvis, beim Mann (vgl. mit Abb. 117). Corpus adiposum fossae ischio-analis entfernt. Spatium perinei superficiale, Spatium perinei profundum.

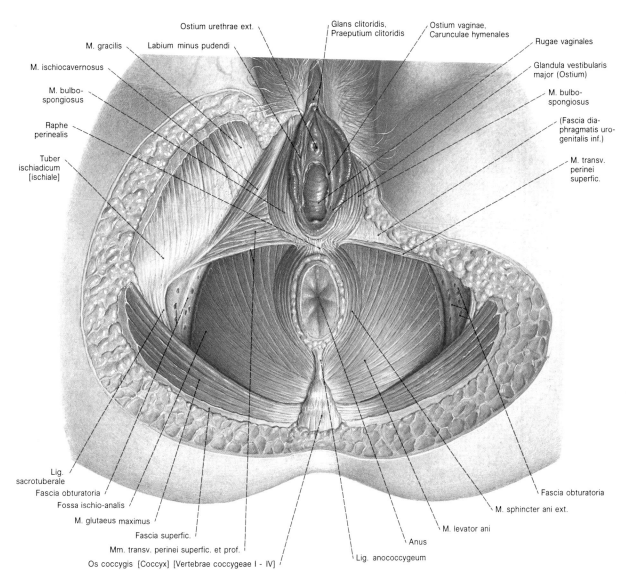

Ostium urethrae ext.

M. gracilis   Labium minus pudendi

M. ischiocavernosus

M. bulbo-
spongiosus

Raphe
perinealis

Tuber
ischiadicum
[ischiale]

Glans clitoridis,
Praeputium clitoridis

Ostium vaginae,
Carunculae hymenales

Rugae vaginales

Glandula vestibularis
major (Ostium)

M. bulbo-
spongiosus

(Fascia dia-
phragmatis uro-
genitalis inf.)

M. transv.
perinei
superfic.

Lig.
sacrotuberale
Fascia obturatoria
Fossa ischio-analis
M. glutaeus maximus
Fascia superfic.
Mm. transv. perinei superfic. et prof.
Os coccygis [Coccyx] [Vertebrae coccygeae I - IV]

Fascia obturatoria
M. sphincter ani ext.
M. levator ani
Anus
Lig. anococcygeum

Abb. 117. Damm, Perineum, und Muskeln des Beckenbodens, Musculi diaphragmatis pelvis, bei der Frau (vgl. mit
Abb. 116). Corpus adiposum fossae ischio-analis enfernt.
Äußere weibliche Geschlechtsorgane, Organa genitalia
feminina externa, Pudendum femininum.

Dammrisse
Unter der Geburt kann es zu einer Verletzung der
Weichteilbrücke zwischen Scheide und Mastdarm (= Damm,
Perineum) kommen, wenn diese über ihre Dehnungsfähigkeit
hinaus beansprucht wird. Dammrisse können aus unter-
schiedlichen Gründen entstehen: z. B. bei unzureichendem
Dammschutz, wegen konstitutioneller Gegebenheiten (Infan-
tilismus, Asthenie) oder bei zu starker Belastung der weichen
Geburtswege. Es werden drei Grade unterschieden: Beim

Dammriß ersten Grades reißen Scheidenwand und Damm-
haut bis zu einer Ausdehnung von höchstens 2 cm; beim
Dammriß zweiten Grades ist auch die Muskulatur des
Dammes betroffen, doch bleibt der Musculus sphincter ani
externus voll intakt; der **Dammriß dritten Grades** (= totaler
Dammriß) schließt den Musculus sphincter ani externus ein
und kann sich bis in die vordere Wand des Canalis analis
fortsetzen.

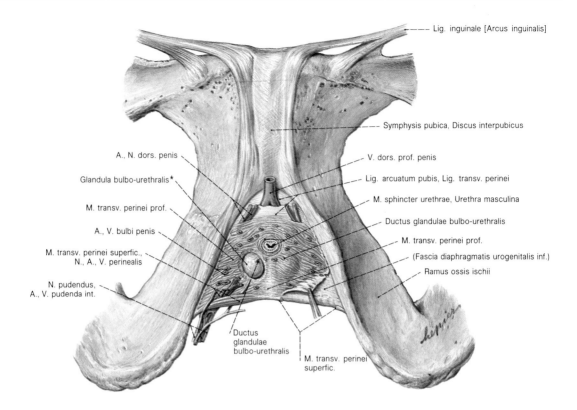

Lig. inguinale [Arcus inguinalis]

Symphysis pubica, Discus interpubicus

A., N. dors. penis

V. dors. prof. penis

Glandula bulbo-urethralis*

Lig. arcuatum pubis, Lig. transv. perinei

M. sphincter urethrae, Urethra masculina

M. transv. perinei prof.

Ductus glandulae bulbo-urethralis

A., V. bulbi penis

M. transv. perinei prof.

M. transv. perinei superfic.,
N., A., V. perinealis

(Fascia diaphragmatis urogenitalis inf.)

Ramus ossis ischii

N. pudendus,
A., V. pudenda int.

Ductus
glandulae
bulbo-urethralis

M. transv. perinei
superfic.

Abb. 118. Musculi diaphragmatis urogenitalis des Mannes und Glandula bulbo-urethralis in der Ansicht von vorn und unten. Fascia diaphragmatis urogenitalis inferior zum größten Teil entfernt (vgl. mit Abb. 119).

* Cowpersche Drüse

Abb. 120. Beckenbodenmuskulatur, Musculi diaphragmatis pelvis (♀). Oberer Teil des Beckenrings abgesägt. Ansicht von kranial.

* Sog. Levator-Tor („Hiatus urogenitalis et ani")

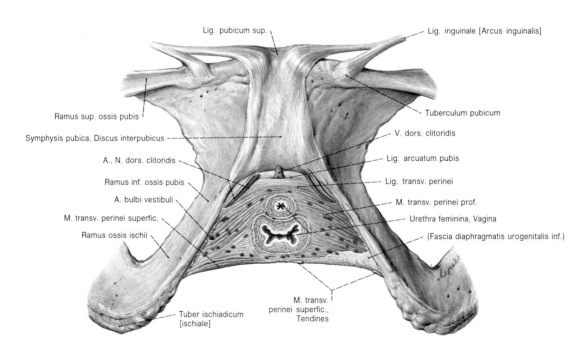

Lig. pubicum sup.

Lig. inguinale [Arcus inguinalis]

Ramus sup. ossis pubis

Tuberculum pubicum

Symphysis pubica, Discus interpubicus

V. dors. clitoridis

A., N. dors. clitoridis

Lig. arcuatum pubis

Ramus inf. ossis pubis

Lig. transv. perinei

A. bulbi vestibuli

M. transv. perinei prof.

M. transv. perinei superfic.

Urethra feminina, Vagina

Ramus ossis ischii

(Fascia diaphragmatis urogenitalis inf.)

Tuber ischiadicum
[ischiale]

M. transv.
perinei superfic.,
Tendines

Abb. 119. Musculi diaphragmatis urogenitalis der Frau in der Ansicht von vorn und unten. Fascia diaphragmatis urogenitalis inferior zum größten Teil entfernt (vgl. mit Abb. 118).

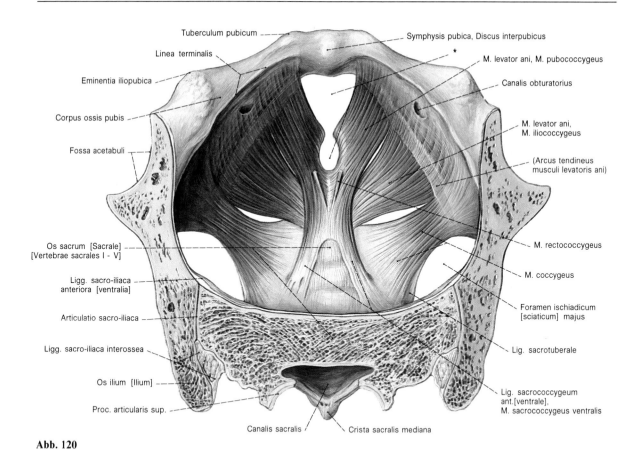

Tuberculum pubicum

Linea terminalis

Eminentia iliopubica

Corpus ossis pubis

Fossa acetabuli

Os sacrum [Sacrale]
[Vertebrae sacrales I - V]

Ligg. sacro-iliaca
anteriora [ventralia]

Articulatio sacro-iliaca

Ligg. sacro-iliaca interossea

Os ilium [Ilium]

Proc. articularis sup.

Canalis sacralis

Crista sacralis mediana

Symphysis pubica, Discus interpubicus

M. levator ani, M. pubococcygeus

Canalis obturatorius

M. levator ani,
M. iliococcygeus

(Arcus tendineus
musculi levatoris ani)

M. rectococcygeus

M. coccygeus

Foramen ischiadicum
[sciaticum] majus

Lig. sacrotuberale

Lig. sacrococcygeum
ant.[ventrale],
M. sacrococcygeus ventralis

Abb. 120

Muskeln des Beckenbodens, Musculi diaphragmatis pelvis

Name	Ursprung	Ansatz	Innervation	Funktion
1. M. levator ani trichterförmig und aus folgenden Teilmuskeln bestehend: **M. pubococcygeus, M. levator prostatae, M. pubovaginalis, M. puborectalis, M. iliococcygeus**	Arcus tendineus musculi levatoris ani (= bogenförmige Verstärkung der Fascia obturatoria von der Symphysis pubica bis zur Spina ischiadica [ischialis]) den M. obturatorius internus überbrückend	strahlt in den M. sphincter ani externus ein, zieht zum Os sacrum [Sacrale] und zum Os coccygis [Coccyx]	N. pudendus, Äste aus S III/IV	die Muskelschlinge umfaßt von hinten das Rektum; ihr medialer freier Rand bildet das Levator-Tor für den Durchtritt der Urogenitalorgane; der Muskel wirkt als Traggurtung für den Beckenboden
2. M. coccygeus Fasern überwiegend mit dem Lig. sacrospinale verwachsen	Spina ischiadica [ischialis]	Seitenfläche des unteren Kreuzbeins und des Steißbeins	Äste aus S IV/V	verstärkt Beckenboden durch Zusammenwirken mit dem Lig. sacrospinale
3. M. sphincter ani externus mit Pars subcutanea,	Fasern vor und hinter dem Anus zum Corium		N. pudendus	äußerer, quergestreifter Schließmuskel des Anus
Pars superficialis,	Fasern zwischen dem Centrum tendineum perinei und dem Lig. anococcygeum			
Pars profunda	Fasern, die bis zu einigen Zentimetern oberhalb der vorigen den Canalis analis ringförmig umgreifen			

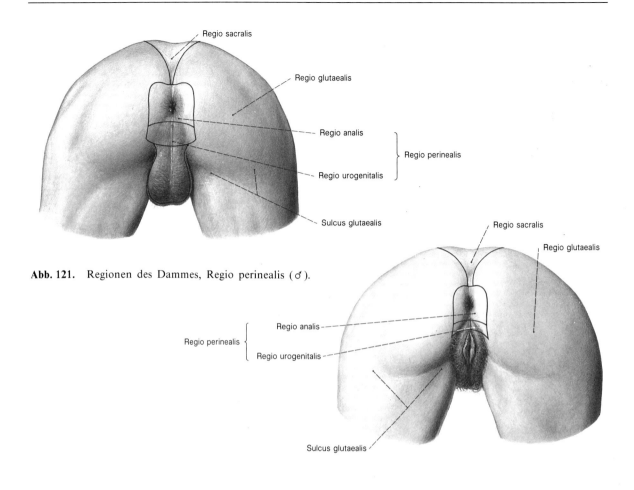

Abb. 121. Regionen des Dammes, Regio perinealis (♂).

Abb. 122. Regionen des Dammes, Regio perinealis (♀).

Muskeln des Spatium perinei profundum

Name	Ursprung und Ansatz	Innervation	Funktion
1. M. transversus perinei profundus	am Arcus pubis [pubicus] bzw. Angulus subpubicus quer ausgespannt, ergänzt durch Lig. transversum perinei und Lig. arcuatum pubis	N. pudendus	tragende, trapezförmige Muskelplatte mit Durchtrittsöffnungen für Urethra (♂) bzw. Urethra und Vagina (♀), Mitwirkung bei der Ejakulation (?)
2. M. sphincter urethrae	die Pars membranacea urethrae mit ringförmigen Fasern umfassender Muskelzug	N. pudendus	Bestandteil des Kontinenzorgans Vesica urinaria/Urethra, Mitwirkung bei der Ejakulation durch Verschluß der Harnblase
3. M. compressor urethrae		N. pudendus	wie bei 2.
M. sphincter urethrovaginalis	Muskelfasern, die zusammen mit Bindegewebszügen (= Septum urethrovaginale) sich zwischen Harnblasenhals und Vaginalwand ausspannen		

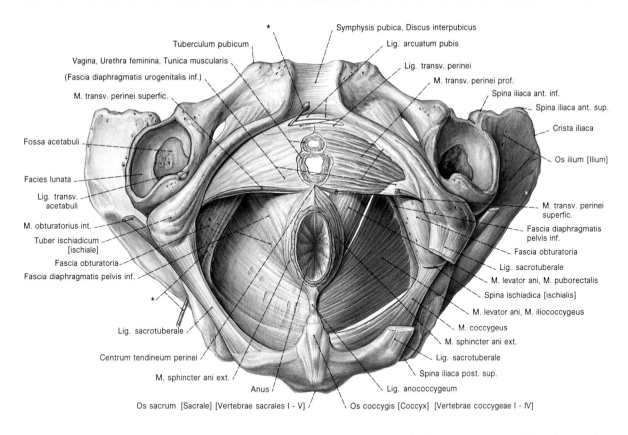

Symphysis pubica, Discus interpubicus
*
Tuberculum pubicum
Lig. arcuatum pubis
Vagina, Urethra feminina, Tunica muscularis
Lig. transv. perinei
(Fascia diaphragmatis urogenitalis inf.)
M. transv. perinei prof.
M. transv. perinei superfic.
Spina iliaca ant. inf.
Spina iliaca ant. sup.
Crista iliaca
Fossa acetabuli
Os ilium [Ilium]
Facies lunata
M. transv. perinei superfic.
Lig. transv. acetabuli
Fascia diaphragmatis pelvis inf.
M. obturatorius int.
Fascia obturatoria
Tuber ischiadicum [ischiale]
Lig. sacrotuberale
Fascia obturatoria
M. levator ani, M. puborectalis
Fascia diaphragmatis pelvis inf.
Spina ischiadica [ischialis]
*
M. levator ani, M. iliococcygeus
M. coccygeus
Lig. sacrotuberale
M. sphincter ani ext.
Centrum tendineum perinei
Lig. sacrotuberale
M. sphincter ani ext.
Spina iliaca post. sup.
Anus
Lig. anococcygeum
Os sacrum [Sacrale] [Vertebrae sacrales I - V]
Os coccygis [Coccyx] [Vertebrae coccygeae I - IV]

Abb. 123. Muskeln des Dammes, Musculi perinei [peri-neales], Muskeln des Beckenbodens, Musculi diaphragma-tis pelvis, Musculi diaphragmatis urogenitalis, Spatium perinei superficiale, Spatium perinei profundum (♀).

* Sonde im Canalis pudendalis (= ALCOCKscher Kanal)

Muskeln des Spatium perinei superficiale (Abb. 116, 117, 123, 366)

Name	Ursprung	Ansatz	Innervation	Funktion
M. transversus perinei superficialis	oberflächliche (inkonstante) Abspaltung des M. transversus perinei profundus, die in das Centrum tendineum perinei einstrahlt		N. pudendus	unterstützt die Wir-kung des M. transver-sus perinei profundus, Mitwirkung bei der Ejakulation (?)
M. ischiocavernosus	Ramus ossis ischii	Tunica albuginea cor-porum cavernosorum	N. pudendus	befestigt beim Mann die Crura penis und bei der Frau die Crura clitoridis am Becken und am Diaphragma urogenitale; Mitwir-kung bei der Ejakula-tion (?)
M. bulbospongiosus	♂ : am Centrum tendi-neum perinei und der Raphe penis auf den Corpus spongiosum penis; zieht seitlich des Corpus an die Fas-cia diaphragmatis pel-vis inferior und den Penisrücken. ♀ : umgreift den Bul-bus vestibuli		N. pudendus	befestigt beim Mann den Bulbus penis und bei der Frau den Bul-bus vestibuli am Dia-phragma urogenitale; Mitwirkung bei der Ejakulation

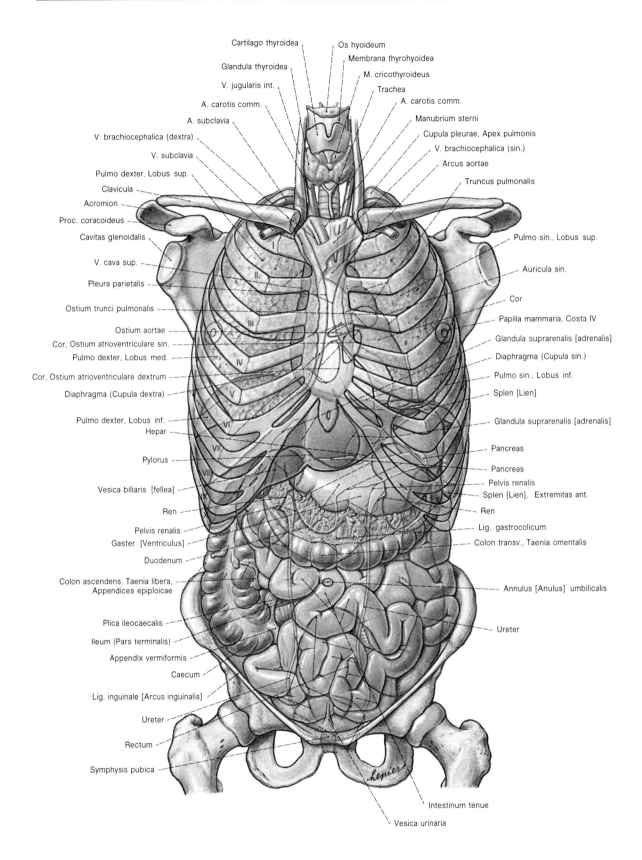

Cartilago thyroidea
Glandula thyroidea
V. jugularis int.
A. carotis comm.
A. subclavia
V. brachiocephalica (dextra)
V. subclavia
Pulmo dexter, Lobus sup.
Clavicula
Acromion
Proc. coracoideus
Cavitas glenoidalis
V. cava sup.
Pleura parietalis
Ostium trunci pulmonalis
Ostium aortae
Cor, Ostium atrioventriculare sin.
Pulmo dexter, Lobus med.
Cor, Ostium atrioventriculare dextrum
Diaphragma (Cupula dextra)
Pulmo dexter, Lobus inf.
Hepar
Pylorus
Vesica biliaris [fellea]
Ren
Pelvis renalis
Gaster [Ventriculus]
Duodenum
Colon ascendens, Taenia libera, Appendices epiploicae
Plica ileocaecalis
Ileum (Pars terminalis)
Appendix vermiformis
Caecum
Lig. inguinale [Arcus inguinalis]
Ureter
Rectum
Symphysis pubica

Os hyoideum
Membrana thyrohyoidea
M. cricothyroideus
Trachea
A. carotis comm.
Manubrium sterni
Cupula pleurae, Apex pulmonis
V. brachiocephalica (sin.)
Arcus aortae
Truncus pulmonalis
Pulmo sin., Lobus sup.
Auricula sin.
Cor
Papilla mammaria, Costa IV
Glandula suprarenalis [adrenalis]
Diaphragma (Cupula sin.)
Pulmo sin., Lobus inf.
Splen [Lien]
Glandula suprarenalis [adrenalis]
Pancreas
Pancreas
Pelvis renalis
Splen [Lien], Extremitas ant.
Ren
Lig. gastrocolicum
Colon transv., Taenia omentalis
Annulus [Anulus] umbilicalis
Ureter
Intestinum tenue
Vesica urinaria

Abb. 124. Projektionsfelder und Kontaktflächen der Hals-, Brust- und Baucheingeweide. Ansicht von vorn. Großes Netz, Omentum majus, am Querkolon, Colon transversum, entfernt. I—X = 1. bis 10. Rippe.

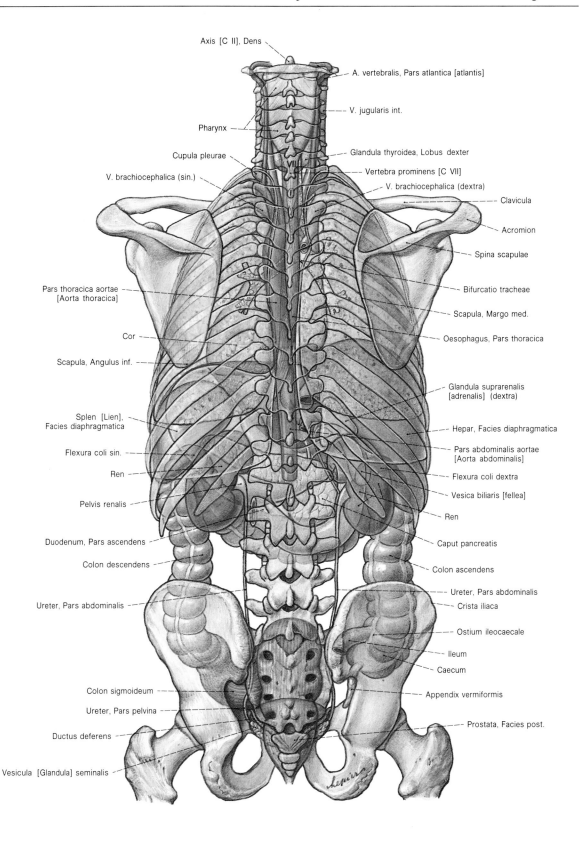

Axis [C II], Dens

A. vertebralis, Pars atlantica [atlantis]

V. jugularis int.

Pharynx

Cupula pleurae

Glandula thyroidea, Lobus dexter

V. brachiocephalica (sin.)

Vertebra prominens [C VII]

V. brachiocephalica (dextra)

Clavicula

Acromion

Spina scapulae

Pars thoracica aortae
[Aorta thoracica]

Bifurcatio tracheae

Scapula, Margo med.

Cor

Oesophagus, Pars thoracica

Scapula, Angulus inf.

Glandula suprarenalis
[adrenalis] (dextra)

Splen [Lien],
Facies diaphragmatica

Hepar, Facies diaphragmatica

Flexura coli sin.

Pars abdominalis aortae
[Aorta abdominalis]

Ren

Flexura coli dextra

Pelvis renalis

Vesica biliaris [fellea]

Ren

Duodenum, Pars ascendens

Caput pancreatis

Colon descendens

Colon ascendens

Ureter, Pars abdominalis

Ureter, Pars abdominalis

Crista iliaca

Ostium ileocaecale

Ileum

Caecum

Colon sigmoideum

Appendix vermiformis

Ureter, Pars pelvina

Ductus deferens

Prostata, Facies post.

Vesicula [Glandula] seminalis

Abb. 125. Projektionsfelder und Kontaktflächen der Hals-, Brust- und Baucheingeweide (♂). Ansicht von dorsal.

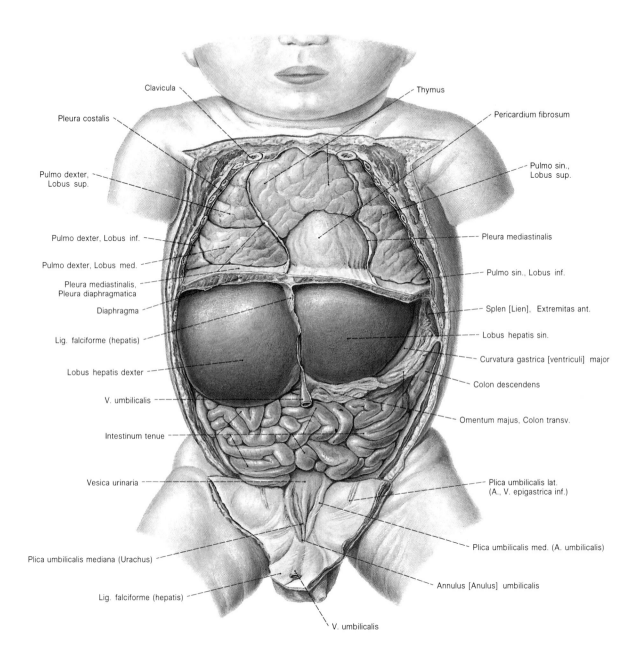

Clavicula

Pleura costalis

Pulmo dexter, Lobus sup.

Pulmo dexter, Lobus inf.

Pulmo dexter, Lobus med.

Pleura mediastinalis, Pleura diaphragmatica

Diaphragma

Lig. falciforme (hepatis)

Lobus hepatis dexter

V. umbilicalis

Intestinum tenue

Vesica urinaria

Plica umbilicalis mediana (Urachus)

Lig. falciforme (hepatis)

Thymus

Pericardium fibrosum

Pulmo sin., Lobus sup.

Pleura mediastinalis

Pulmo sin., Lobus inf.

Splen [Lien], Extremitas ant.

Lobus hepatis sin.

Curvatura gastrica [ventriculi] major

Colon descendens

Omentum majus, Colon transv.

Plica umbilicalis lat. (A., V. epigastrica inf.)

Plica umbilicalis med. (A. umbilicalis)

Annulus [Anulus] umbilicalis

V. umbilicalis

Abb. 126. Situs eines Neugeborenen. Vordere Rumpf-
wand breit eröffnet und zum größten Teil entfernt. Unterer
Teil der Bauchwand zur Sichtbarmachung des Nabelrings
und der zum Nabel ziehenden Falten nach unten
geschlagen. Beachte die Größe der Leber (ihr Gewicht ist im
Verhältnis zum Gesamtgewicht des Körpers beim Neugeborenen etwa doppelt so groß wie beim Erwachsenen).

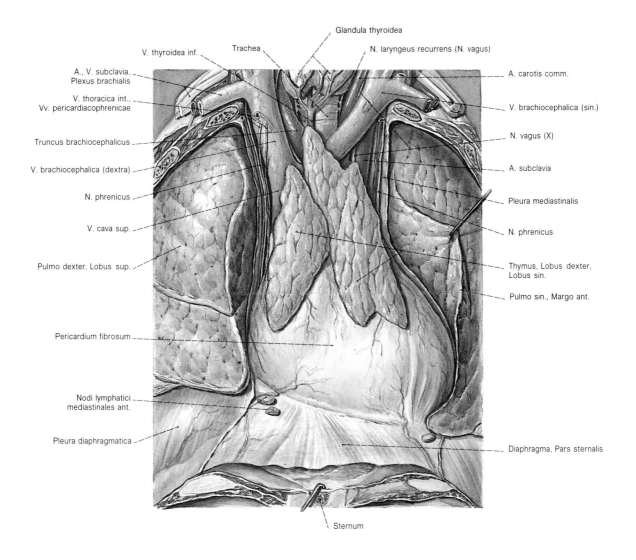

Glandula thyroidea

V. thyroidea inf.

Trachea

N. laryngeus recurrens (N. vagus)

A., V. subclavia,
Plexus brachialis

A. carotis comm.

V. thoracica int.,
Vv. pericardiacophrenicae

V. brachiocephalica (sin.)

Truncus brachiocephalicus

N. vagus (X)

V. brachiocephalica (dextra)

A. subclavia

N. phrenicus

Pleura mediastinalis

V. cava sup.

N. phrenicus

Pulmo dexter, Lobus sup.

Thymus, Lobus dexter,
Lobus sin.

Pulmo sin., Margo ant.

Pericardium fibrosum

Nodi lymphatici
mediastinales ant.

Pleura diaphragmatica

Diaphragma, Pars sternalis

Sternum

Abb. 127.   Thymus eines Jugendlichen in situ. Ansicht von ventral. Vordere Brustwand nach Durchschneidung von Rippen und Interkostalmuskulatur nach unten umgelegt. Pleura costalis und Pleura mediastinalis eröffnet und im präparierten Bezirk abgetragen. Herzbeutel geschlossen.

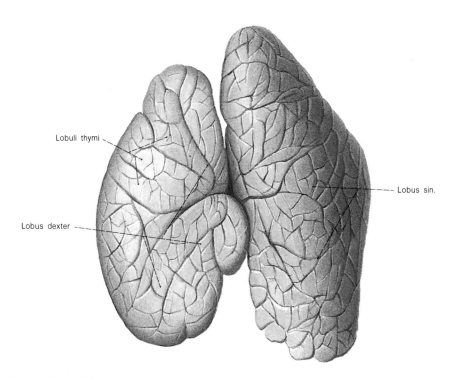

Lobuli thymi

Lobus dexter

Lobus sin.

Abb. 128. Thymus eines zweijährigen Kindes. Ansicht von ventral.

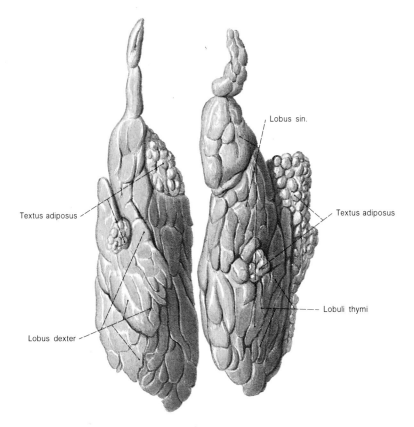

Lobus sin.

Textus adiposus

Textus adiposus

Lobus dexter

Lobuli thymi

Abb. 129. Der Form nach für dieses Alter gut erhaltener Thymus eines 24jährigen nach weitgehender Entfernung des umgebenden Fettgewebes.

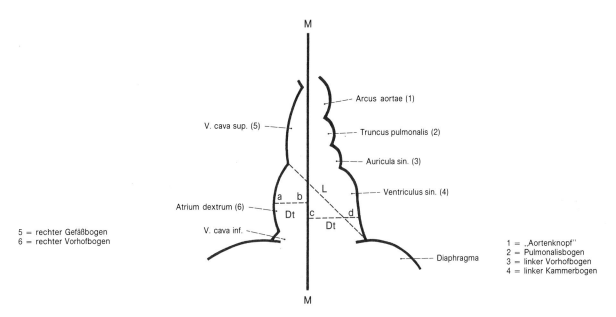

5 = rechter Gefäßbogen
6 = rechter Vorhofbogen

1 = „Aortenknopf"
2 = Pulmonalisbogen
3 = linker Vorhofbogen
4 = linker Kammerbogen

Abb. 130. Der „Schatten" des Herzens und der großen Gefäße im Röntgenbild des Thorax wird als Herzfigur bezeichnet.

Dt = Transversaldurchmesser, Diameter transversa: ab + cd = ca. 13 bis 14 cm
L = Längsachse des Herzens, gemessen vom oberen Ende des rechten Vorhofbogens bis zur Herzspitze = ca. 15 bis 16 cm
M = Medianlinie des Körpers

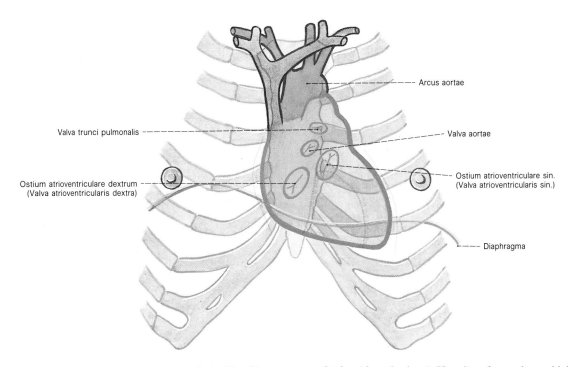

Abb. 131. Projektion des Herzens und der Herzklappen auf die vordere Brustwand. Feine Linie (blau) = seitliche Begrenzung der relativen Herzdämpfung. Punktierte Linie (blau) = Begrenzung der absoluten Herzdämpfung. Die Bestimmung der relativen und absoluten Herzdämpfung wird als Zone eines gedämpften Klopfschalls durch Perkussion an der vorderen Brustwand über dem Herzen ermittelt: Als „absolute" Herzdämpfung, deren kleiner Bereich über den direkt anliegenden Herzabschnitten auch bei leiser Perkussion nachweisbar ist, als „relative" Herzdämpfung die angrenzenden, von Lungengewebe überlagerten Bereiche, die der wirklichen Herzfigur entsprechen. Herz bei Inspirationsstellung.

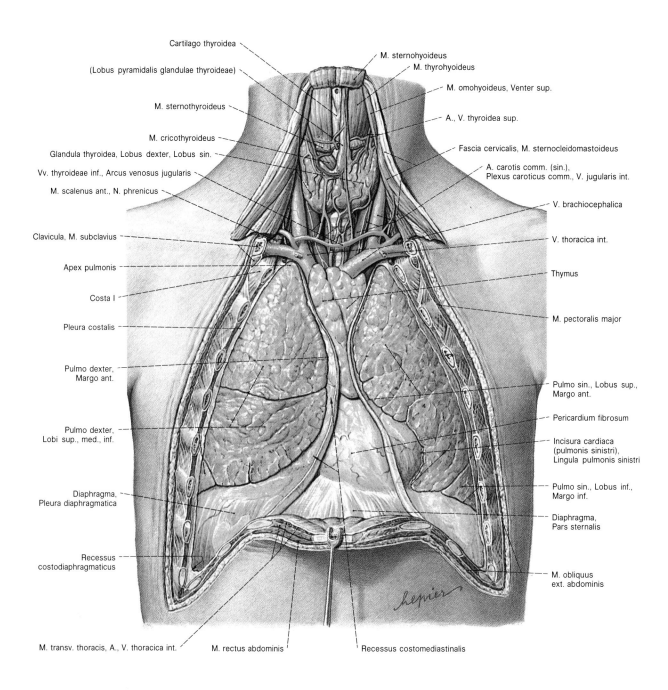

Cartilago thyroidea

(Lobus pyramidalis glandulae thyroideae)

M. sternothyroideus

M. cricothyroideus

Glandula thyroidea, Lobus dexter, Lobus sin.

Vv. thyroideae inf., Arcus venosus jugularis

M. scalenus ant., N. phrenicus

Clavicula, M. subclavius

Apex pulmonis

Costa I

Pleura costalis

Pulmo dexter, Margo ant.

Pulmo dexter, Lobi sup., med., inf.

Diaphragma, Pleura diaphragmatica

Recessus costodiaphragmaticus

M. transv. thoracis, A., V. thoracica int.

M. rectus abdominis

M. sternohyoideus
M. thyrohyoideus

M. omohyoideus, Venter sup.

A., V. thyroidea sup.

Fascia cervicalis, M. sternocleidomastoideus

A. carotis comm. (sin.), Plexus caroticus comm., V. jugularis int.

V. brachiocephalica

V. thoracica int.

Thymus

M. pectoralis major

Pulmo sin., Lobus sup., Margo ant.

Pericardium fibrosum

Incisura cardiaca (pulmonis sinistri), Lingula pulmonis sinistri

Pulmo sin., Lobus inf., Margo inf.

Diaphragma, Pars sternalis

M. obliquus ext. abdominis

Recessus costomediastinalis

Abb. 132. Bries, Thymus, Herzbeutel, Pericardium, und Lungen, Pulmones, nach Abtragung der vorderen Brustwand. Ansicht von ventral.

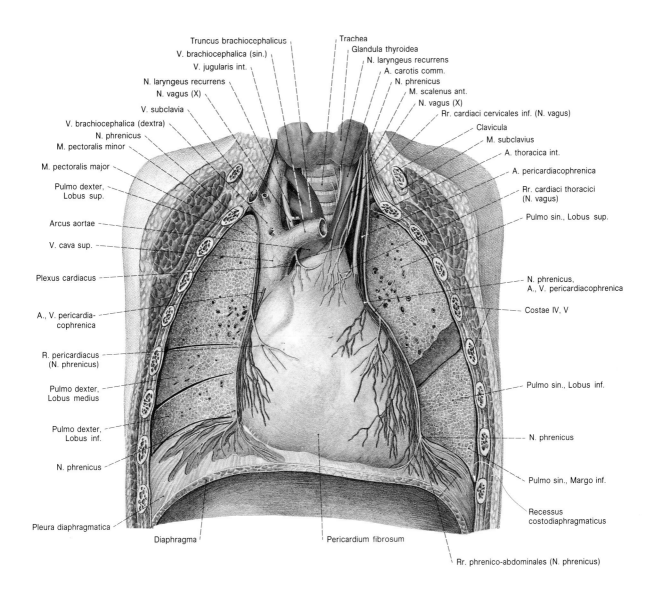

Truncus brachiocephalicus
V. brachiocephalica (sin.)
V. jugularis int.
N. laryngeus recurrens
N. vagus (X)
V. subclavia
V. brachiocephalica (dextra)
N. phrenicus
M. pectoralis minor
M. pectoralis major
Pulmo dexter, Lobus sup.
Arcus aortae
V. cava sup.
Plexus cardiacus
A., V. pericardiacophrenica
R. pericardiacus (N. phrenicus)
Pulmo dexter, Lobus medius
Pulmo dexter, Lobus inf.
N. phrenicus
Pleura diaphragmatica

Trachea
Glandula thyroidea
N. laryngeus recurrens
A. carotis comm.
N. phrenicus
M. scalenus ant.
N. vagus (X)
Rr. cardiaci cervicales inf. (N. vagus)
Clavicula
M. subclavius
A. thoracica int.
A. pericardiacophrenica
Rr. cardiaci thoracici (N. vagus)
Pulmo sin., Lobus sup.
N. phrenicus, A., V. pericardiacophrenica
Costae IV, V
Pulmo sin., Lobus inf.
N. phrenicus
Pulmo sin., Margo inf.
Recessus costodiaphragmaticus

Diaphragma
Pericardium fibrosum
Rr. phrenico-abdominales (N. phrenicus)

Abb. 133. Brusteingeweide eines Erwachsenen in der Ansicht von ventral nach Abtragung der vorderen Brustwand. Rechte Lunge bis zur Schnittebene, linke Lunge unten teilweise weiter abgetragen. Pleura mediastinalis vom Herzbeutel zur Darstellung der Nervi phrenici und der Arteria et Vena pericardiacophrenica abgelöst. Thymus entfernt.

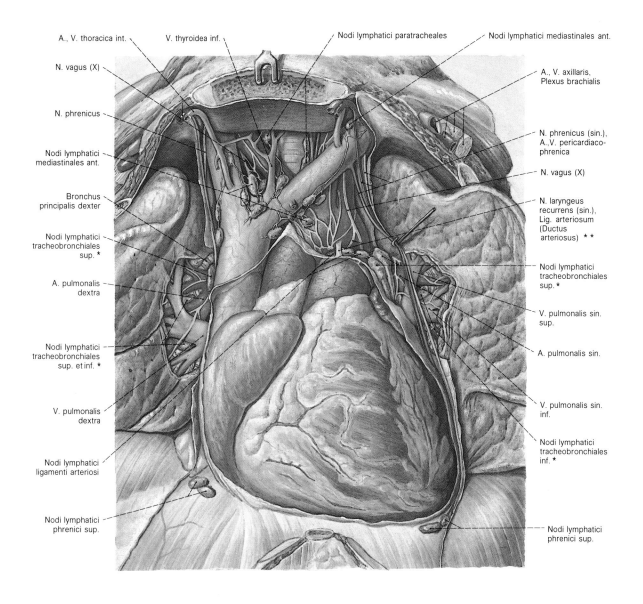

A., V. thoracica int.
V. thyroidea inf.
Nodi lymphatici paratracheales
Nodi lymphatici mediastinales ant.

N. vagus (X)

N. phrenicus

Nodi lymphatici
mediastinales ant.

Bronchus
principalis dexter

Nodi lymphatici
tracheobronchiales
sup. *

A. pulmonalis
dextra

Nodi lymphatici
tracheobronchiales
sup. et inf. *

V. pulmonalis
dextra

Nodi lymphatici
ligamenti arteriosi

Nodi lymphatici
phrenici sup.

A., V. axillaris,
Plexus brachialis

N. phrenicus (sin.),
A.,V. pericardiaco-
phrenica

N. vagus (X)

N. laryngeus
recurrens (sin.),
Lig. arteriosum
(Ductus
arteriosus) **

Nodi lymphatici
tracheobronchiales
sup. *

V. pulmonalis sin.
sup.

A. pulmonalis sin.

V. pulmonalis sin.
inf.

Nodi lymphatici
tracheobronchiales
inf. *

Nodi lymphatici
phrenici sup.

Abb. 134. Lymphknoten der Brustorgane. Ansicht von ventral. Brustkorb von vorn eröffnet, Manubrium sterni durchgesägt und nach oben gewinkelt, Thymus entfernt, Herzbeutel abgetragen und Vorderfläche der Lungenwurzel präpariert.

  * Klinisch: Hilusdrüsen
** Ligamentum BOTAL(L)I

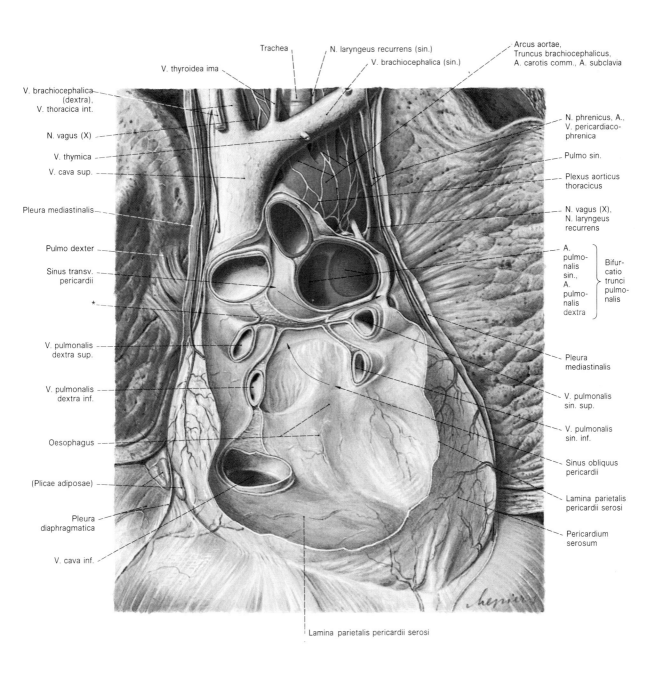

Trachea

N. laryngeus recurrens (sin.)

V. brachiocephalica (sin.)

V. thyroidea ima

Arcus aortae,
Truncus brachiocephalicus,
A. carotis comm., A. subclavia

V. brachiocephalica
(dextra),
V. thoracica int.

N. phrenicus, A.,
V. pericardiaco-
phrenica

N. vagus (X)

Pulmo sin.

V. thymica

V. cava sup.

Plexus aorticus
thoracicus

Pleura mediastinalis

N. vagus (X),
N. laryngeus
recurrens

Pulmo dexter

A.
pulmo-
nalis
sin.,
A.
pulmo-
nalis
dextra

Bifur-
catio
trunci
pulmo-
nalis

Sinus transv.
pericardii

*

Pleura
mediastinalis

V. pulmonalis
dextra sup.

V. pulmonalis
sin. sup.

V. pulmonalis
dextra inf.

V. pulmonalis
sin. inf.

Oesophagus

Sinus obliquus
pericardii

(Plicae adiposae)

Lamina parietalis
pericardii serosi

Pleura
diaphragmatica

Pericardium
serosum

V. cava inf.

Lamina parietalis pericardii serosi

Abb. 135. Herzbeutel, Pericardium, von ventral eröffnet.
Durchtrennung der großen Gefäßstämme und Herausnah-
me des Herzens. Ansicht der Rückseite des Perikards.

* Umschlagstelle der Lamina parietalis in die Lamina visceralis
  (Epicardium) des Herzbeutels, Pericardium serosum

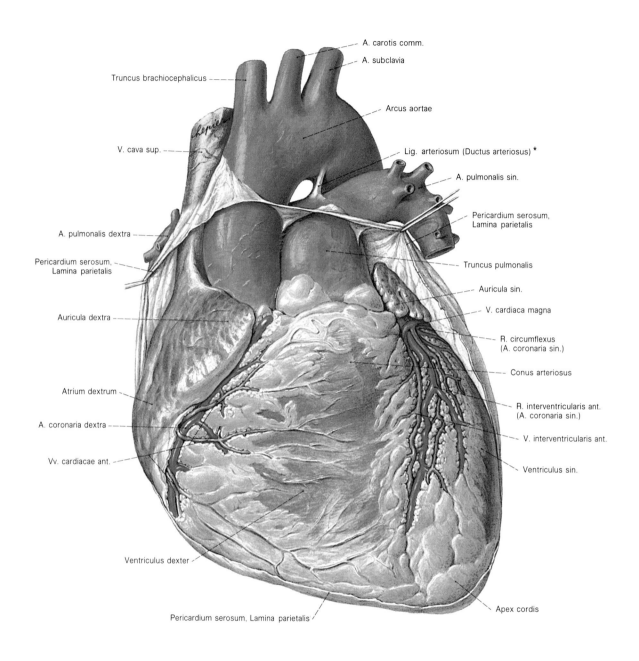

A. carotis comm.

A. subclavia

Truncus brachiocephalicus

Arcus aortae

V. cava sup.

Lig. arteriosum (Ductus arteriosus) *

A. pulmonalis sin.

Pericardium serosum,
Lamina parietalis

A. pulmonalis dextra

Pericardium serosum,
Lamina parietalis

Truncus pulmonalis

Auricula sin.

V. cardiaca magna

Auricula dextra

R. circumflexus
(A. coronaria sin.)

Conus arteriosus

Atrium dextrum

R. interventricularis ant.
(A. coronaria sin.)

A. coronaria dextra

V. interventricularis ant.

Vv. cardiacae ant.

Ventriculus sin.

Ventriculus dexter

Apex cordis

Pericardium serosum, Lamina parietalis

Abb. 136. Ansicht des Herzens und der großen Gefäßstämme von ventral. Herzbeutel eröffnet und parietales
Blatt, Lamina parietalis pericardii serosi, weitgehend
entfernt. Die größeren Äste der Kranzgefäße freigelegt.
Umschlagstellen des Perikards am Truncus pulmonalis und
an der Aorta.

* Ligamentum BOTAL(L)I

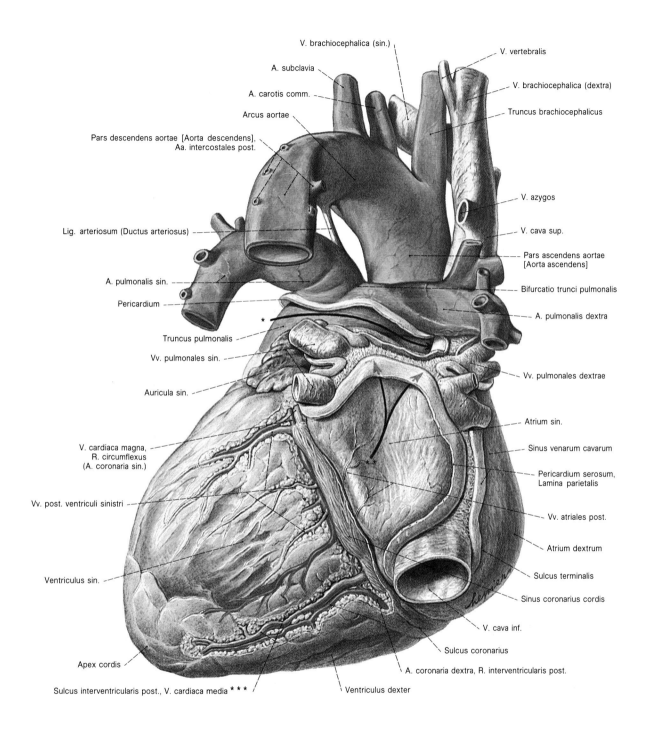

V. brachiocephalica (sin.)

V. vertebralis

A. subclavia

V. brachiocephalica (dextra)

A. carotis comm.

Truncus brachiocephalicus

Arcus aortae

Pars descendens aortae [Aorta descendens],
Aa. intercostales post.

V. azygos

Lig. arteriosum (Ductus arteriosus)

V. cava sup.

Pars ascendens aortae
[Aorta ascendens]

A. pulmonalis sin.

Bifurcatio trunci pulmonalis

Pericardium

A. pulmonalis dextra

*

Truncus pulmonalis

Vv. pulmonales sin.

Vv. pulmonales dextrae

Auricula sin.

Atrium sin.

V. cardiaca magna,
R. circumflexus
(A. coronaria sin.)

Sinus venarum cavarum

Pericardium serosum,
Lamina parietalis

Vv. post. ventriculi sinistri

Vv. atriales post.

Atrium dextrum

Ventriculus sin.

Sulcus terminalis

Sinus coronarius cordis

V. cava inf.

Apex cordis

Sulcus coronarius

A. coronaria dextra, R. interventricularis post.

Sulcus interventricularis post., V. cardiaca media ∗ ∗ ∗

Ventriculus dexter

Abb. 137. Ansicht des Herzens und der großen Gefäßstämme von dorsal. Die Hauptäste der Kranzgefäße
freigelegt.

  ∗ Pfeil im Sinus transversus pericardii
 ∗∗ Doppelpfeil im Sinus obliquus pericardii
∗∗∗ klinisch auch: Vena interventricularis posterior

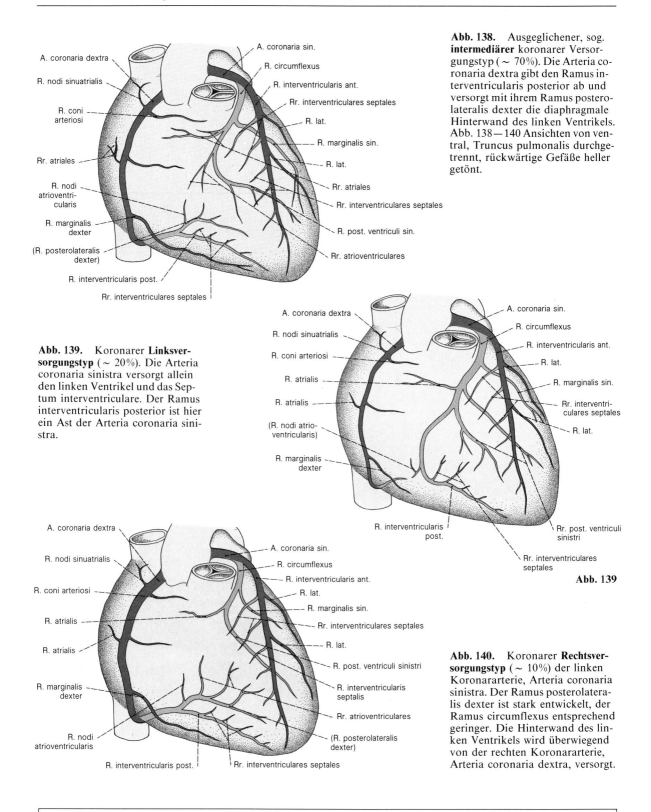

A. coronaria dextra
R. nodi sinuatrialis
R. coni arteriosi
Rr. atriales
R. nodi atrioventricularis
R. marginalis dexter
(R. posterolateralis dexter)
R. interventricularis post.
Rr. interventriculares septales

A. coronaria sin.
R. circumflexus
R. interventricularis ant.
Rr. interventriculares septales
R. lat.
R. marginalis sin.
R. lat.
Rr. atriales
Rr. interventriculares septales
R. post. ventriculi sin.
Rr. atrioventriculares

Abb. 138. Ausgeglichener, sog. **intermediärer** koronarer Versorgungstyp (∼ 70%). Die Arteria coronaria dextra gibt den Ramus interventricularis posterior ab und versorgt mit ihrem Ramus posterolateralis dexter die diaphragmale Hinterwand des linken Ventrikels. Abb. 138—140 Ansichten von ventral, Truncus pulmonalis durchgetrennt, rückwärtige Gefäße heller getönt.

Abb. 139. Koronarer **Linksversorgungstyp** (∼ 20%). Die Arteria coronaria sinistra versorgt allein den linken Ventrikel und das Septum interventriculare. Der Ramus interventricularis posterior ist hier ein Ast der Arteria coronaria sinistra.

A. coronaria dextra
R. nodi sinuatrialis
R. coni arteriosi
R. atrialis
R. atrialis
(R. nodi atrioventricularis)
R. marginalis dexter
R. interventricularis post.

A. coronaria sin.
R. circumflexus
R. interventricularis ant.
R. lat.
R. marginalis sin.
Rr. interventriculares septales
R. lat.
Rr. post. ventriculi sinistri
Rr. interventriculares septales

Abb. 139

A. coronaria dextra
R. nodi sinuatrialis
R. coni arteriosi
R. atrialis
R. atrialis
R. marginalis dexter
R. nodi atrioventricularis
R. interventricularis post.

A. coronaria sin.
R. circumflexus
R. interventricularis ant.
R. lat.
R. marginalis sin.
Rr. interventriculares septales
R. lat.
R. post. ventriculi sinistri
R. interventricularis septalis
Rr. atrioventriculares
(R. posterolateralis dexter)
Rr. interventriculares septales

Abb. 140. Koronarer **Rechtsversorgungstyp** (∼ 10%) der linken Koronararterie, Arteria coronaria sinistra. Der Ramus posterolateralis dexter ist stark entwickelt, der Ramus circumflexus entsprechend geringer. Die Hinterwand des linken Ventrikels wird überwiegend von der rechten Koronararterie, Arteria coronaria dextra, versorgt.

Für Diagnose und Therapie der Koronargefäßerkrankungen hat die Koronarangiographie fortschreitend größere Bedeutung gewonnen. Mit ihrer Hilfe werden der individuelle Versorgungstyp (»ausgeglichener koronarer Versorgungstyp«: Abb. 138, »koronarer Linksversorgungstyp«: Abb. 139 und »koronarer Rechtsversorgungstyp«: Abb. 140) ebenso erkannt wie Gefäßengstellen und -verschlüsse, deren genaue Kenntnis für einen evtl. erforderlichen koronarchirurgischen Eingriff von entscheidender Bedeutung ist. Aus den von M. KALTENBACH und F. SPAHN (1975) übernommenen Schemata gehen die koronaren Hauptversorgungstypen hervor (aus M. KALTENBACH und F. SPAHN: Koronarographische Nomenklatur und Typologie der Koronararterien des Menschen. Z. Kardiol. 64, 1975).

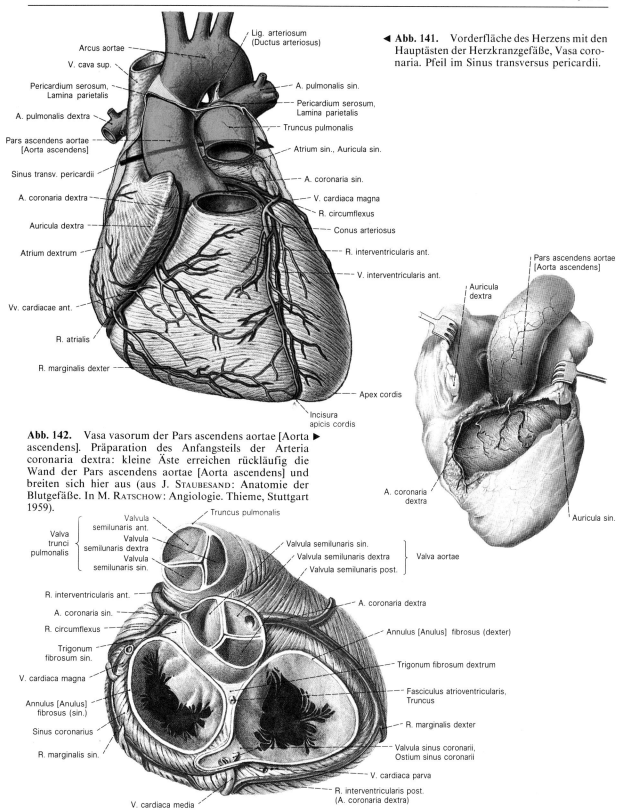

Lig. arteriosum
(Ductus arteriosus)

Arcus aortae

V. cava sup.

Pericardium serosum,
Lamina parietalis

A. pulmonalis dextra

Pars ascendens aortae
[Aorta ascendens]

Sinus transv. pericardii

A. coronaria dextra

Auricula dextra

Atrium dextrum

Vv. cardiacae ant.

R. atrialis

R. marginalis dexter

A. pulmonalis sin.

Pericardium serosum,
Lamina parietalis

Truncus pulmonalis

Atrium sin., Auricula sin.

A. coronaria sin.

V. cardiaca magna

R. circumflexus

Conus arteriosus

R. interventricularis ant.

V. interventricularis ant.

Apex cordis

Incisura
apicis cordis

◄ Abb. 141. Vorderfläche des Herzens mit den Hauptästen der Herzkranzgefäße, Vasa coronaria. Pfeil im Sinus transversus pericardii.

Pars ascendens aortae
[Aorta ascendens]

Auricula
dextra

A. coronaria
dextra

Auricula sin.

Abb. 142. Vasa vasorum der Pars ascendens aortae [Aorta ► ascendens]. Präparation des Anfangsteils der Arteria coronaria dextra: kleine Äste erreichen rückläufig die Wand der Pars ascendens aortae [Aorta ascendens] und breiten sich hier aus (aus J. STAUBESAND: Anatomie der Blutgefäße. In M. RATSCHOW: Angiologie. Thieme, Stuttgart 1959).

Valva
trunci
pulmonalis

Valvula
semilunaris ant.

Valvula
semilunaris dextra

Valvula
semilunaris sin.

Truncus pulmonalis

R. interventricularis ant.

A. coronaria sin.

R. circumflexus

Trigonum
fibrosum sin.

V. cardiaca magna

Annulus [Anulus]
fibrosus (sin.)

Sinus coronarius

R. marginalis sin.

V. cardiaca media

Valvula semilunaris sin.

Valvula semilunaris dextra

Valvula semilunaris post.

Valva aortae

A. coronaria dextra

Annulus [Anulus] fibrosus (dexter)

Trigonum fibrosum dextrum

Fasciculus atrioventricularis,
Truncus

R. marginalis dexter

Valvula sinus coronarii,
Ostium sinus coronarii

V. cardiaca parva

R. interventricularis post.
(A. coronaria dextra)

Abb. 143. Klappenapparat des Herzens in der Ansicht von oben nach Entfernung der Vorhöfe, Atria cordis, sowie Durchtrennung des Truncus pulmonalis und der Pars ascendens aortae [Aorta ascendens]. Hauptäste der Kranzgefäße, Mündung des Sinus coronarius.

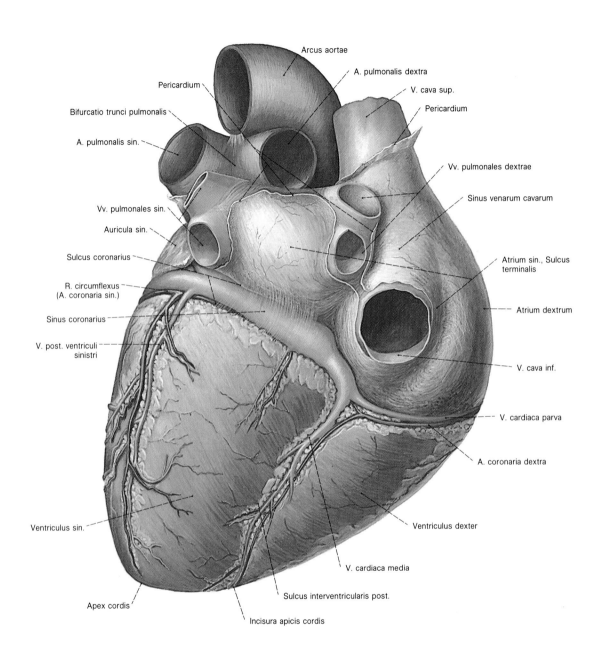

Arcus aortae

A. pulmonalis dextra

Pericardium

V. cava sup.

Bifurcatio trunci pulmonalis

Pericardium

A. pulmonalis sin.

Vv. pulmonales dextrae

Sinus venarum cavarum

Vv. pulmonales sin.

Auricula sin.

Atrium sin., Sulcus terminalis

Sulcus coronarius

R. circumflexus
(A. coronaria sin.)

Atrium dextrum

Sinus coronarius

V. cava inf.

V. post. ventriculi
sinistri

V. cardiaca parva

A. coronaria dextra

Ventriculus dexter

Ventriculus sin.

V. cardiaca media

Sulcus interventricularis post.

Apex cordis

Incisura apicis cordis

Abb. 144. Facies diaphragmatica (inferior) des Herzens. Herzbeutel, Pericardium, bis zur Ansatzstelle an den großen Gefäßen entfernt.

Beachte: Der Sulcus interventricularis posterior liegt nicht auf der Rückseite, sondern auf der unteren, dem Zwerchfell zugewandten Seite des Herzens.

Abb. 147. Sog. Venenkreuz der herznahen Venen. Den ▶ Längsbalken des Venenkreuzes bilden die Vena cava superior, der Sinusteil des rechten Vorhofs und die Vena cava inferior, den Querbalken die zwei rechten und die zwei linken Lungenvenen mit deren Mündungsgebiet im linken Vorhof.

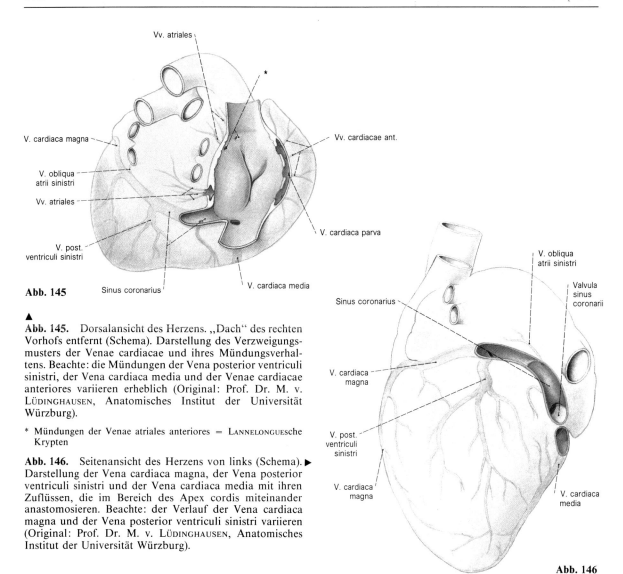

Abb. 145

Abb. 145. Dorsalansicht des Herzens. „Dach" des rechten Vorhofs entfernt (Schema). Darstellung des Verzweigungsmusters der Venae cardiacae und ihres Mündungsverhaltens. Beachte: die Mündungen der Vena posterior ventriculi sinistri, der Vena cardiaca media und der Venae cardiacae anteriores variieren erheblich (Original: Prof. Dr. M. v. LÜDINGHAUSEN, Anatomisches Institut der Universität Würzburg).

* Mündungen der Venae atriales anteriores = LANNELONGUESche Krypten

Abb. 146. Seitenansicht des Herzens von links (Schema). ▶ Darstellung der Vena cardiaca magna, der Vena posterior ventriculi sinistri und der Vena cardiaca media mit ihren Zuflüssen, die im Bereich des Apex cordis miteinander anastomosieren. Beachte: der Verlauf der Vena cardiaca magna und der Vena posterior ventriculi sinistri variieren (Original: Prof. Dr. M. v. LÜDINGHAUSEN, Anatomisches Institut der Universität Würzburg).

Abb. 146

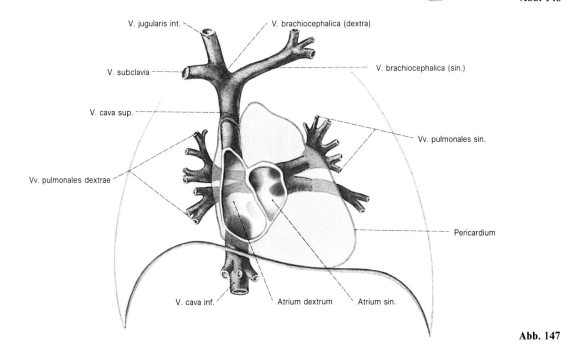

Abb. 147

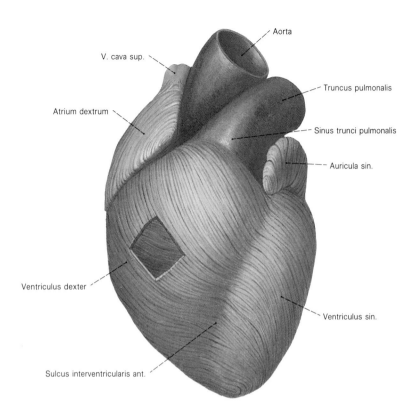

Abb. 148. Muskulatur des Herzens. Ansicht von ventral. In der Wand des rechten Ventrikels ein Teil der oberflächlichen Muskelschicht zur Darstellung der tieferen Lage entfernt.

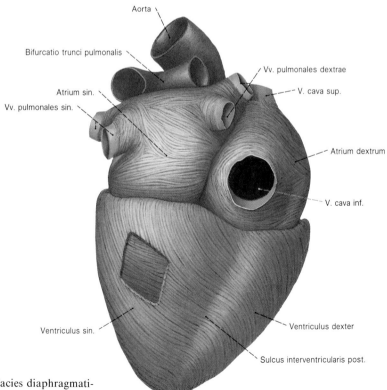

Abb. 149. Muskulatur des Herzens, Facies diaphragmatica (inferior). In der Wand des linken Ventrikels ein Teil der oberflächlichen Muskelschicht zur Darstellung der tieferen Lage entfernt.

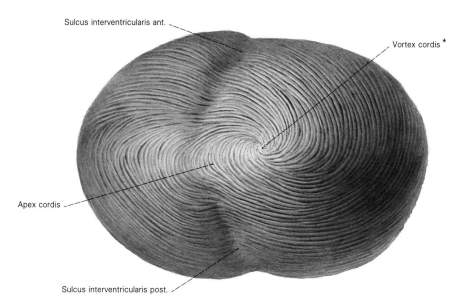

Abb. 150. Muskulatur des Herzens in der Ansicht auf die Herzspitze.

* entspricht dem röntgenologischen Begriff des „apical thin point"

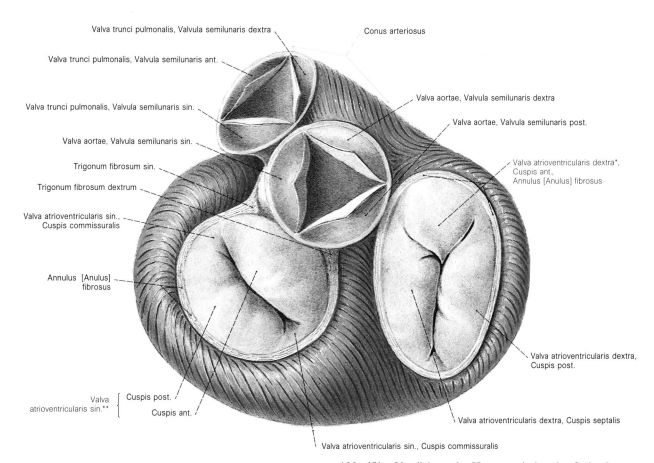

Abb. 151. Ventilebene des Herzens mit den vier Ostien im Zustand der Systole (arterielle Ostien geöffnet, atrioventrikuläre Ostien geschlossen) in der Ansicht von kranial (vgl. mit Abb. 143).

* Traditionell (BNA, INA): Valva tricuspidalis
** traditionell (BNA, INA): Valva bicuspidalis oder Valva mitralis

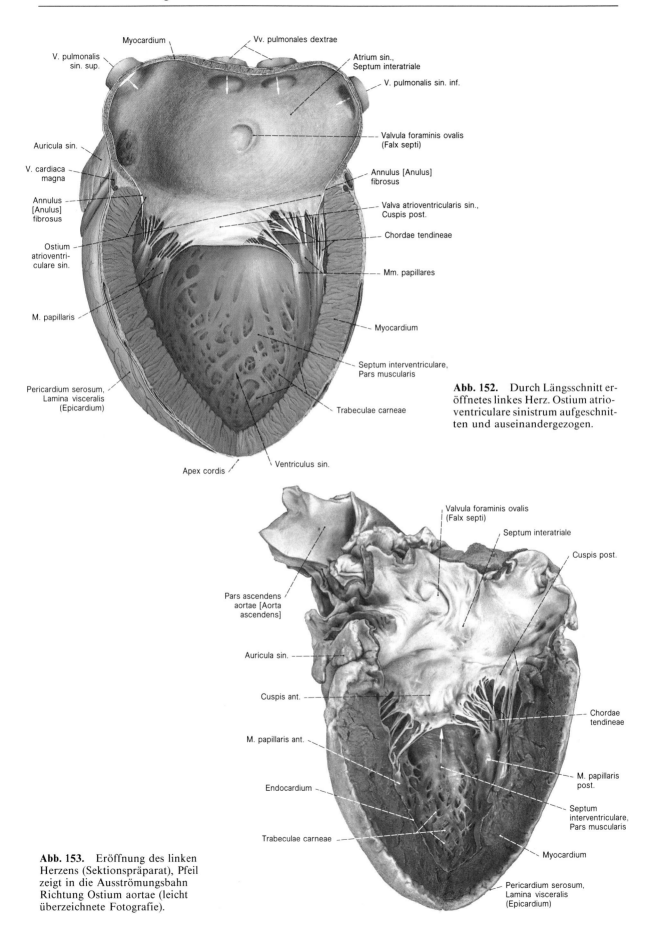

Myocardium

V. pulmonalis sin. sup.

Vv. pulmonales dextrae

Atrium sin., Septum interatriale

V. pulmonalis sin. inf.

Valvula foraminis ovalis (Falx septi)

Auricula sin.

V. cardiaca magna

Annulus [Anulus] fibrosus

Ostium atrioventriculare sin.

Annulus [Anulus] fibrosus

Valva atrioventricularis sin., Cuspis post.

Chordae tendineae

Mm. papillares

M. papillaris

Myocardium

Pericardium serosum, Lamina visceralis (Epicardium)

Septum interventriculare, Pars muscularis

Trabeculae carneae

Apex cordis

Ventriculus sin.

Abb. 152. Durch Längsschnitt eröffnetes linkes Herz. Ostium atrioventriculare sinistrum aufgeschnitten und auseinandergezogen.

Valvula foraminis ovalis (Falx septi)

Septum interatriale

Cuspis post.

Pars ascendens aortae [Aorta ascendens]

Auricula sin.

Cuspis ant.

M. papillaris ant.

Endocardium

Chordae tendineae

M. papillaris post.

Septum interventriculare, Pars muscularis

Trabeculae carneae

Myocardium

Pericardium serosum, Lamina visceralis (Epicardium)

Abb. 153. Eröffnung des linken Herzens (Sektionspräparat), Pfeil zeigt in die Ausströmungsbahn Richtung Ostium aortae (leicht überzeichnete Fotografie).

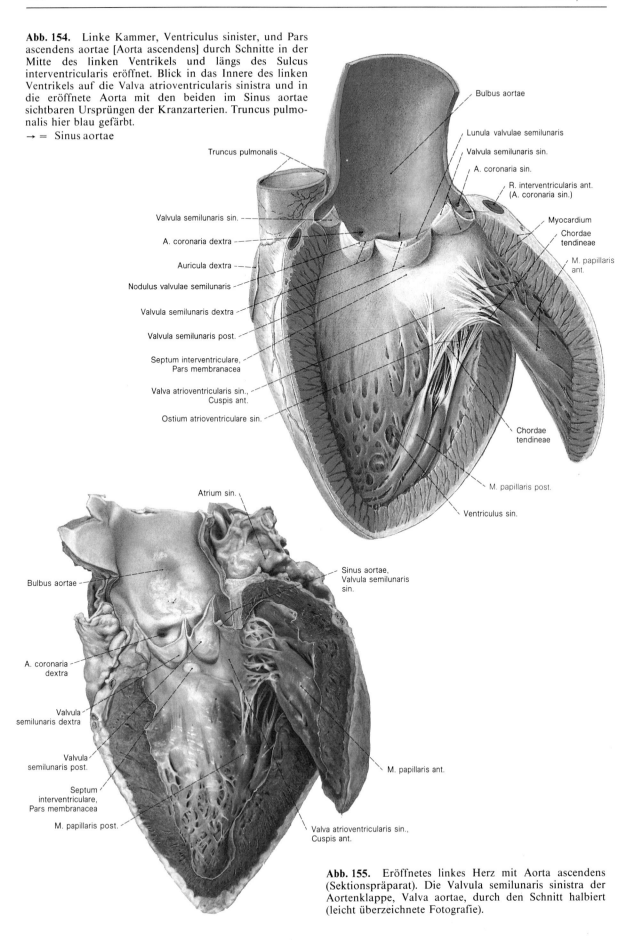

Abb. 154. Linke Kammer, Ventriculus sinister, und Pars ascendens aortae [Aorta ascendens] durch Schnitte in der Mitte des linken Ventrikels und längs des Sulcus interventricularis eröffnet. Blick in das Innere des linken Ventrikels auf die Valva atrioventricularis sinistra und in die eröffnete Aorta mit den beiden im Sinus aortae sichtbaren Ursprüngen der Kranzarterien. Truncus pulmonalis hier blau gefärbt.
→ = Sinus aortae

Truncus pulmonalis

Valvula semilunaris sin.

A. coronaria dextra

Auricula dextra

Nodulus valvulae semilunaris

Valvula semilunaris dextra

Valvula semilunaris post.

Septum interventriculare, Pars membranacea

Valva atrioventricularis sin., Cuspis ant.

Ostium atrioventriculare sin.

Bulbus aortae

Lunula valvulae semilunaris

Valvula semilunaris sin.

A. coronaria sin.

R. interventricularis ant. (A. coronaria sin.)

Myocardium

Chordae tendineae

M. papillaris ant.

Chordae tendineae

M. papillaris post.

Ventriculus sin.

Atrium sin.

Bulbus aortae

A. coronaria dextra

Valvula semilunaris dextra

Valvula semilunaris post.

Septum interventriculare, Pars membranacea

M. papillaris post.

Sinus aortae, Valvula semilunaris sin.

M. papillaris ant.

Valva atrioventricularis sin., Cuspis ant.

Abb. 155. Eröffnetes linkes Herz mit Aorta ascendens (Sektionspräparat). Die Valvula semilunaris sinistra der Aortenklappe, Valva aortae, durch den Schnitt halbiert (leicht überzeichnete Fotografie).

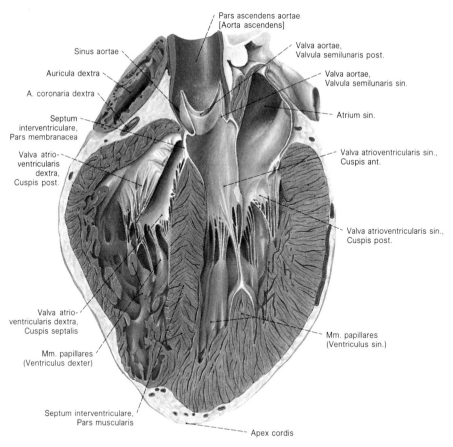

Pars ascendens aortae
[Aorta ascendens]

Sinus aortae

Auricula dextra

A. coronaria dextra

Septum
interventriculare,
Pars membranacea

Valva atrio-
ventricularis
dextra,
Cuspis post.

Valve aortae,
Valvula semilunaris post.

Valva aortae,
Valvula semilunaris sin.

Atrium sin.

Valva atrioventricularis sin.,
Cuspis ant.

Valva atrioventricularis sin.,
Cuspis post.

Valva atrio-
ventricularis dextra,
Cuspis septalis

Mm. papillares
(Ventriculus dexter)

Mm. papillares
(Ventriculus sin.)

Septum interventriculare,
Pars muscularis

Apex cordis

Abb. 156. Längsschnitt durch beide Herzkammern. Beachte die unterschiedlichen Wandstärken der Ventrikel (Vgl. mit Abb. 157).

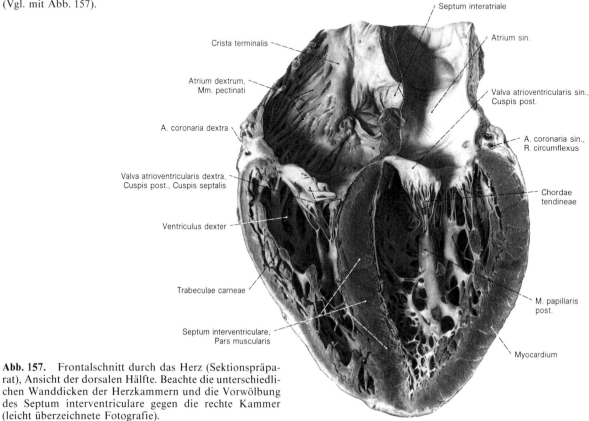

Septum interatriale

Crista terminalis

Atrium dextrum,
Mm. pectinati

A. coronaria dextra

Valva atrioventricularis dextra,
Cuspis post., Cuspis septalis

Ventriculus dexter

Trabeculae carneae

Septum interventriculare,
Pars muscularis

Atrium sin.

Valva atrioventricularis sin.,
Cuspis post.

A. coronaria sin.,
R. circumflexus

Chordae
tendineae

M. papillaris
post.

Myocardium

Abb. 157. Frontalschnitt durch das Herz (Sektionspräparat), Ansicht der dorsalen Hälfte. Beachte die unterschiedlichen Wanddicken der Herzkammern und die Vorwölbung des Septum interventriculare gegen die rechte Kammer (leicht überzeichnete Fotografie).

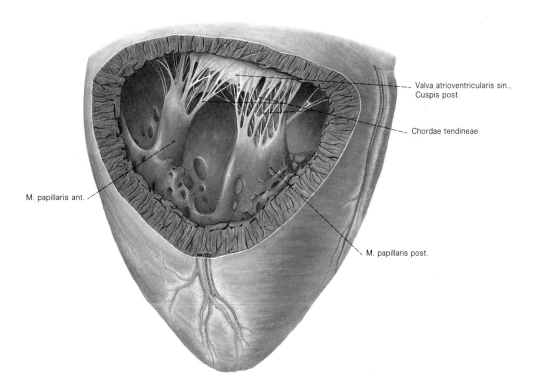

Valva atrioventricularis sin.,
Cuspis post.

Chordae tendineae

M. papillaris ant.

M. papillaris post.

Abb. 158. Fensterschnitt in der Wand des linken Ventrikels zur Darstellung von Papillarmuskeln und Chordae tendineae.

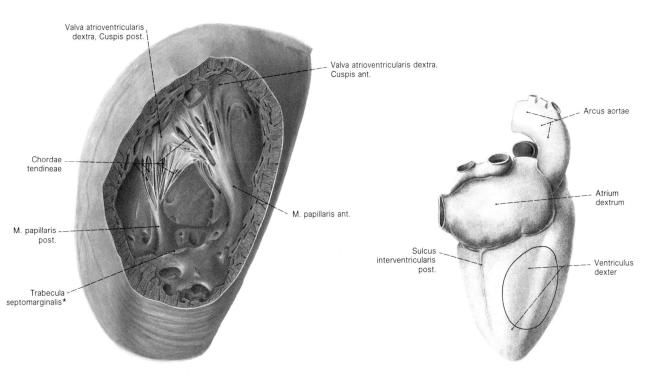

Valva atrioventricularis
dextra, Cuspis post.

Valva atrioventricularis dextra,
Cuspis ant.

Chordae
tendineae

M. papillaris ant.

M. papillaris
post.

Trabecula
septomarginalis*

Arcus aortae

Atrium
dextrum

Sulcus
interventricularis
post.

Ventriculus
dexter

Abb. 159a. Fensterschnitt in der Wand des rechten Ventrikels zur Darstellung von Papillarmuskeln und Chordae tendineae.

Abb. 159b. Angabe der Schnittlinie für Abb. 159a.

* Moderator-Band

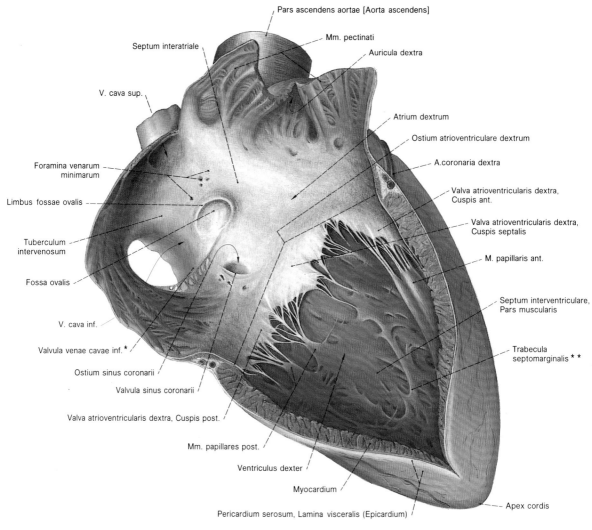

Pars ascendens aortae [Aorta ascendens]

Mm. pectinati

Septum interatriale

Auricula dextra

V. cava sup.

Atrium dextrum

Ostium atrioventriculare dextrum

A. coronaria dextra

Foramina venarum minimarum

Valva atrioventricularis dextra, Cuspis ant.

Limbus fossae ovalis

Valva atrioventricularis dextra, Cuspis septalis

Tuberculum intervenosum

M. papillaris ant.

Fossa ovalis

Septum interventriculare, Pars muscularis

V. cava inf.

Valvula venae cavae inf.*

Trabecula septomarginalis * *

Ostium sinus coronarii

Valvula sinus coronarii

Valva atrioventricularis dextra, Cuspis post.

Mm. papillares post.

Ventriculus dexter

Myocardium

Apex cordis

Pericardium serosum, Lamina visceralis (Epicardium)

Abb. 160. Einblick in das durch Längsschnitt eröffnete rechte Herz. Ostium atrioventriculare dextrum eröffnet und auseinandergezogen, Segel der Valva atrioventricularis dextra in der Ansicht von rechts oben.

* Valvula EUSTACHII
** Moderator-Band

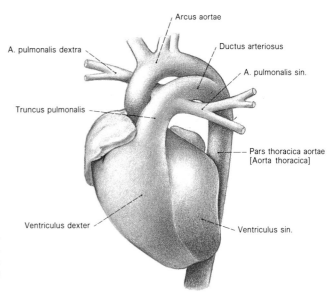

Arcus aortae

A. pulmonalis dextra

Ductus arteriosus

A. pulmonalis sin.

Truncus pulmonalis

Pars thoracica aortae [Aorta thoracica]

Ventriculus dexter

Ventriculus sin.

Abb. 161. Ausgußpräparat des Herzens eines Neugeborenen. Beachte die breite Kurzschlußverbindung der Teilungsstelle des Truncus pulmonalis über den Ductus arteriosus mit dem Aortenbogen zur Umgehung des Lungenkreislaufs (vgl. mit Abb. 164).

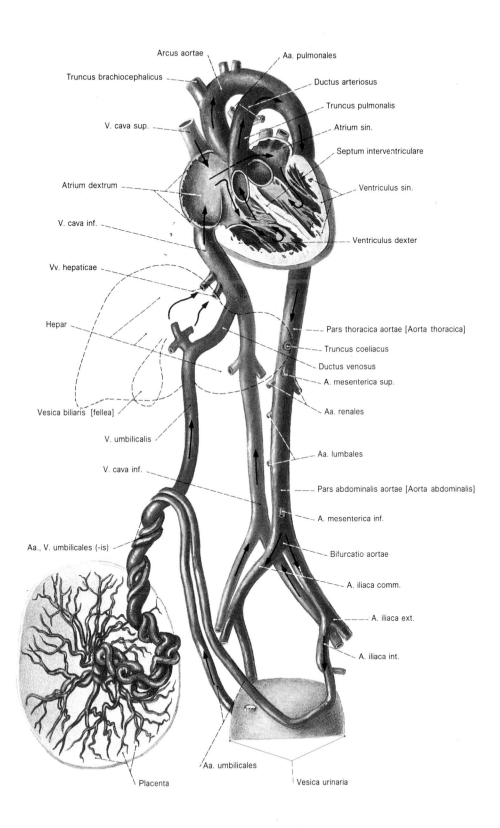

Arcus aortae

Aa. pulmonales

Truncus brachiocephalicus

Ductus arteriosus

Truncus pulmonalis

V. cava sup.

Atrium sin.

Septum interventriculare

Atrium dextrum

Ventriculus sin.

V. cava inf.

Ventriculus dexter

Vv. hepaticae

Hepar

Pars thoracica aortae [Aorta thoracica]

Truncus coeliacus

Ductus venosus

A. mesenterica sup.

Vesica biliaris [fellea]

Aa. renales

V. umbilicalis

Aa. lumbales

V. cava inf.

Pars abdominalis aortae [Aorta abdominalis]

A. mesenterica inf.

Aa., V. umbilicales (-is)

Bifurcatio aortae

A. iliaca comm.

A. iliaca ext.

A. iliaca int.

Aa. umbilicales

Placenta

Vesica urinaria

Abb. 162.   Schema des embryonalen Kreislaufs, Circulatio embryonica. Mischblut führende Gefäße violett markiert. Pfeile in Richtung des Blutstroms (vgl. mit Abb. 266).

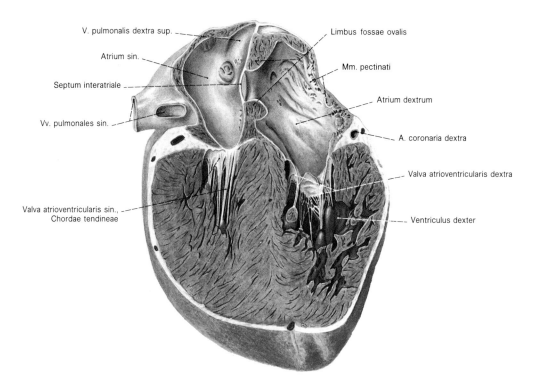

V. pulmonalis dextra sup.

Atrium sin.

Septum interatriale

Vv. pulmonales sin.

Limbus fossae ovalis

Mm. pectinati

Atrium dextrum

A. coronaria dextra

Valva atrioventricularis dextra

Valva atrioventricularis sin.,
Chordae tendineae

Ventriculus dexter

Abb. 163. Frontalschnitt durch das Herz, Blick auf die
ventrale Hälfte. Beachte die unterschiedlichen Wandstärken der linken und der rechten Herzkammer (vgl. mit Abb.
156, 157 u. 164).

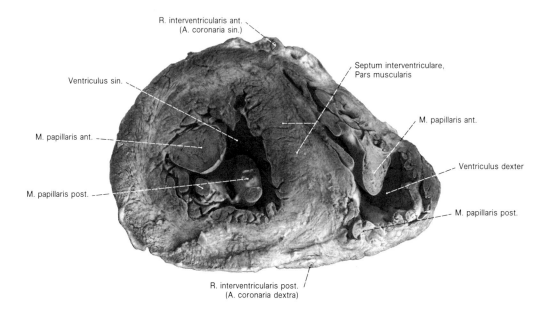

R. interventricularis ant.
(A. coronaria sin.)

Ventriculus sin.

M. papillaris ant.

M. papillaris post.

Septum interventriculare,
Pars muscularis

M. papillaris ant.

Ventriculus dexter

M. papillaris post.

R. interventricularis post.
(A. coronaria dextra)

Abb. 164. Querschnitt durch die Herzkammern (Sektions-
präparat). Oben: Facies sternocostalis (anterior), unten:
Facies diaphragmatica (inferior) (leicht überzeichnete
Fotografie).

Abb. 165. Linker Schenkel, Crus sinistrum, des Fasciculus atrioventricularis in der Wand des linken Ventrikels freipräpariert und durch gelbe Farbe markiert. Der Fasciculus atrioventricularis besteht aus einem Bündel von Fasern des Erregungsleitungssystems, Systema conducens cordis, zwischen Vorhofknoten, Nodus atrioventricularis, und Papillarmuskel.

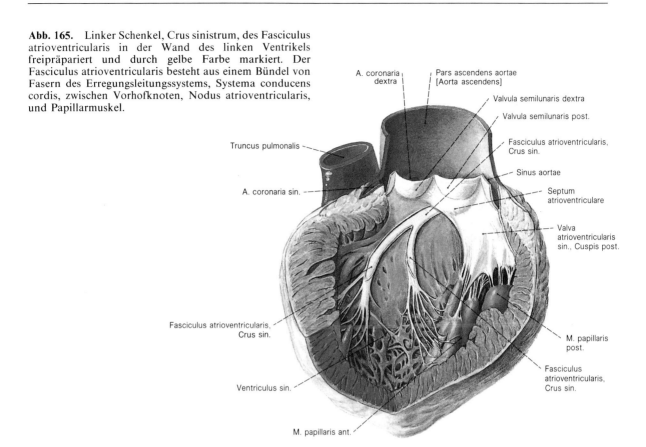

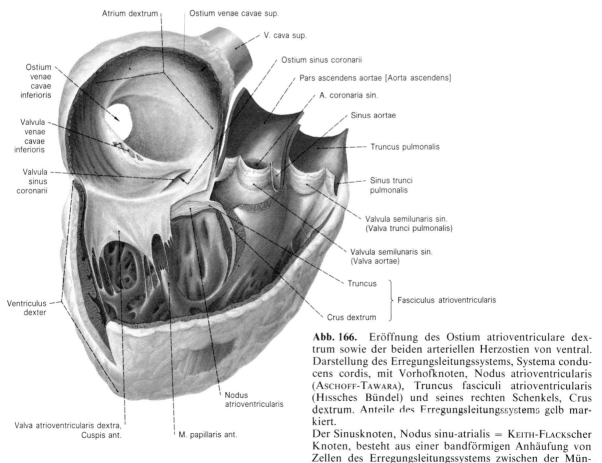

Abb. 166. Eröffnung des Ostium atrioventriculare dextrum sowie der beiden arteriellen Herzostien von ventral. Darstellung des Erregungsleitungssystems, Systema conducens cordis, mit Vorhofknoten, Nodus atrioventricularis (Aschoff-Tawara), Truncus fasciculi atrioventricularis (Hissches Bündel) und seines rechten Schenkels, Crus dextrum. Anteile des Erregungsleitungssystems gelb markiert.

Der Sinusknoten, Nodus sinu-atrialis = Keith-Flackscher Knoten, besteht aus einer bandförmigen Anhäufung von Zellen des Erregungsleitungssystems zwischen der Mündung der oberen Hohlvene und dem rechten Herzohr (vgl. Abb. 138—140).

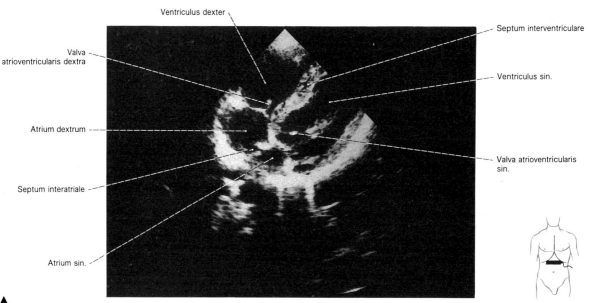

Ventriculus dexter

Valva atrioventricularis dextra

Atrium dextrum

Septum interatriale

Atrium sin.

Septum interventriculare

Ventriculus sin.

Valva atrioventricularis sin.

▲
Abb. 167. Subxiphoidale Ultraschalldarstellung des Herzens im Vierkammerblick.

Abb. 168. Ultraschalldarstellung des Herzens in der Longitudinalachse von links parasternal (Original der Abb. 167 und 168: Dr. M. Ludwig, Medizinische Univ.-Klinik, Bonn).▼

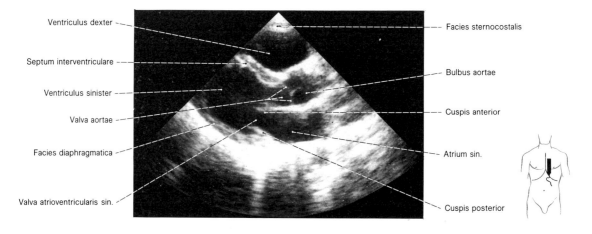

Ventriculus dexter

Septum interventriculare

Ventriculus sinister

Valva aortae

Facies diaphragmatica

Valva atrioventricularis sin.

Facies sternocostalis

Bulbus aortae

Cuspis anterior

Atrium sin.

Cuspis posterior

Prinzip des zweidimensionalen Ultraschalls

Bei der zweidimensionalen Ultraschalluntersuchung handelt es sich um eine nicht invasive, risikolose immer wiederholbare Untersuchungstechnik. Dabei werden von einem Ultraschallkopf ausgesendete Ultraschallwellen einer bestimmten Frequenz (z.B. 3,5–7 MHz) an Grenzflächen verschiedener Medien ganz oder teilweise reflektiert und wieder empfangen. Die betroffenen Strukturen reflektieren mit unterschiedlicher Intensität, die von deren Dichte und Elastizität bestimmt wird. Die dadurch resultierende Information wird in der medizinischen Ultraschalldiagnostik zur Bildgebung ausgenützt.

Das Auflösungsvermögen eines Ultraschallsystems ist definiert in seiner axialen und lateralen Richtung. Die axiale Auflösung — in Schallrichtung — ist deutlich besser als die laterale. Sie ist frequenzabhängig und kann mit weniger als 1 mm als sehr gut bezeichnet werden. Da der Ultraschallstrahl mit zunehmender Entfernung vom Schallkopf breiter wird, verschlechtert sich das laterale Auflösungsvermögen mit zunehmender Distanz der zu untersuchenden Struktur. Je schmäler der Ultraschallstrahl desto besser sein laterales Auflösungsvermögen.

Die Ausdehnung der „Schallkeule" läßt sich durch Form und Größe des Ultraschallwellensenders und durch elektronische Verfahren beeinflussen. Aufgrund schlechter Leiteigenschaften von Ulraschallwellen in Luft und ihrer erhöhten Reflexion durch Knochenstrukturen eignen sich weder Lunge noch Knochen zur Ultraschalluntersuchung.

Mit Hilfe des zweidimensionalen Ultraschalls können im Medium bewegte und unbewegte Organe gut dargestellt werden. Dabei ist jedoch eine fundierte anatomische Grundkenntnis des Untersuchers zwingend erforderlich. Die Differenzierung von Erkrankungen aufgrund ihrer verschiedenen Reflexionseigenschaften erfordert eine große Erfahrung. Die Untersuchungsschwerpunkte der Ultraschallbilddiagnostik sind inzwischen weit gestreut und betreffen diagnostische Fragen in der Augen- und Hals-Nasen-Ohrenheilkunde, in der Inneren Medizin, der Gynäkologie und Geburtshilfe, der Urologie, der Orthopädie, um nur einige Beispiele zu nennen. (Dr. M. Ludwig, Medizinische Univ.-Klinik, Bonn).
Siehe auch Textkasten auf S. 189.

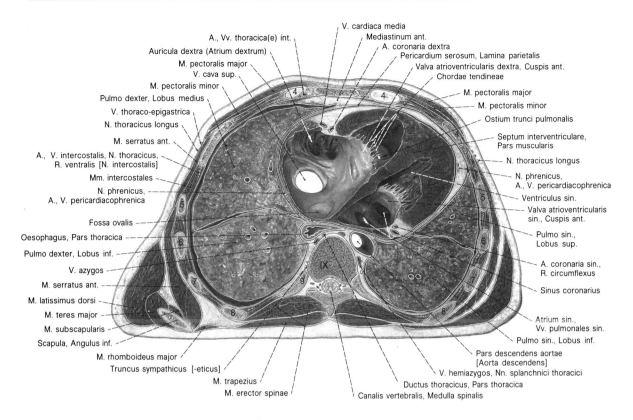

A., Vv. thoracica(e) int.
Auricula dextra (Atrium dextrum)
M. pectoralis major
V. cava sup.
Pulmo dexter, Lobus medius
V. thoraco-epigastrica
N. thoracicus longus
M. serratus ant.
A., V. intercostalis, N. thoracicus,
R. ventralis [N. intercostalis]
Mm. intercostales
N. phrenicus,
A., V. pericardiacophrenica
Fossa ovalis
Oesophagus, Pars thoracica
Pulmo dexter, Lobus inf.
V. azygos
M. serratus ant.
M. latissimus dorsi
M. teres major
M. subscapularis
Scapula, Angulus inf.
M. rhomboideus major
Truncus sympathicus [-eticus]
M. trapezius
M. erector spinae

V. cardiaca media
Mediastinum ant.
A. coronaria dextra
Pericardium serosum, Lamina parietalis
Valva atrioventricularis dextra, Cuspis ant.
Chordae tendineae
M. pectoralis major
M. pectoralis minor
Ostium trunci pulmonalis
Septum interventriculare,
Pars muscularis
N. thoracicus longus
N. phrenicus,
A., V. pericardiacophrenica
Ventriculus sin.
Valva atrioventricularis
sin., Cuspis ant.
Pulmo sin.,
Lobus sup.
A. coronaria sin.,
R. circumflexus
Sinus coronarius
Atrium sin.,
Vv. pulmonales sin.
Pulmo sin., Lobus inf.
Pars descendens aortae
[Aorta descendens]
V. hemiazygos, Nn. splanchnici thoracici
Ductus thoracicus, Pars thoracica
Canalis vertebralis, Medulla spinalis

Abb. 169a. Transversalschnitt durch den Thorax in Höhe des IX. Brustwirbelkörpers, Vertebra thoracica IX. Die arabische Zahlen 4—9 geben die im Schnitt getroffenen Rippen an (4 = Rippenknorpel, Cartilago costalis IV). Blick auf die Unterfläche.

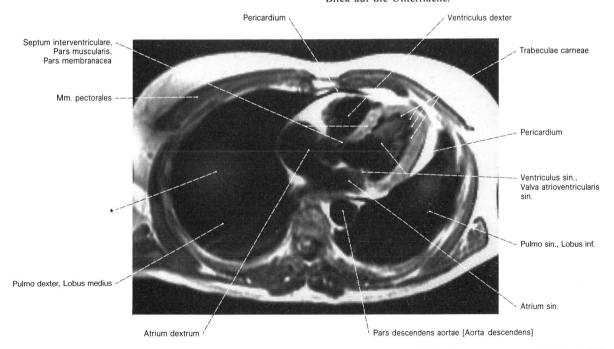

Septum interventriculare,
Pars muscularis,
Pars membranacea
Mm. pectorales
*
Pulmo dexter, Lobus medius
Atrium dextrum

Pericardium
Ventriculus dexter
Trabeculae carneae
Pericardium
Ventriculus sin.,
Valva atrioventricularis
sin.
Pulmo sin., Lobus inf.
Atrium sin.
Pars descendens aortae [Aorta descendens]

Abb. 169b. Magnetische Resonanztomographie (= MR) (♀, 27 Jahre) etwa entsprechend der in Abb. 169a wiedergegebenen Schnittebene (Original: Dr. M. T. McNamara, Princess Grace Hospital, Monte Carlo, Monaco).

* Durch die rechte Zwerchfellkuppel bedingte Aufhellung

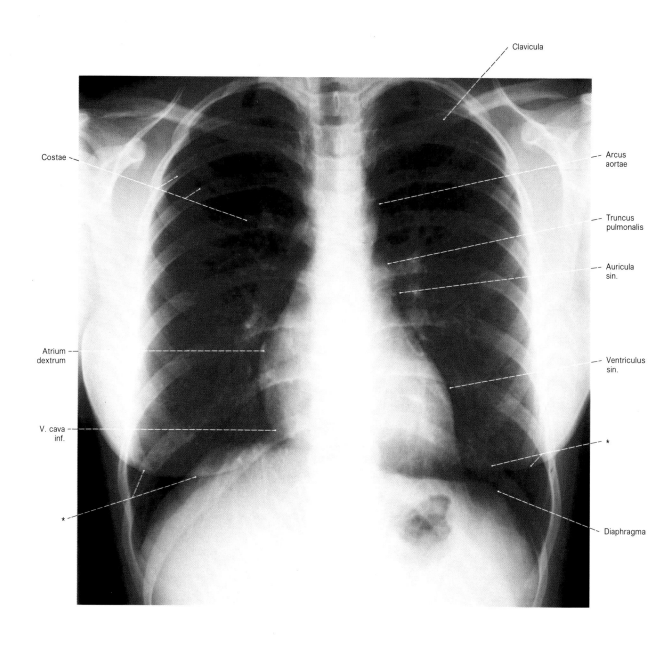

Clavicula

Costae

Arcus
aortae

Truncus
pulmonalis

Auricula
sin.

Atrium
dextrum

Ventriculus
sin.

V. cava
inf.

*

*

Diaphragma

Abb. 170. Röntgenbild des Brustkorbs, Compages thoracis, im sagittalen (posterior-anterioren) Strahlengang mit
Herzsilhouette (vgl. mit Abb. 130).

* Schatten der Mamma

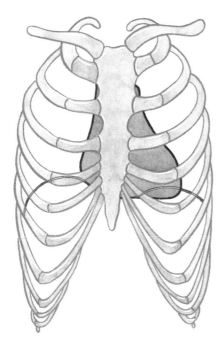

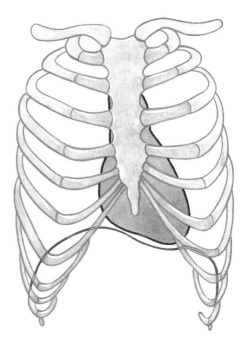

Abb. 171a. Herz in Exspirationsstellung des Brustkorbs, Compages thoracis.

Abb. 171b. Herz in Inspirationsstellung des Brustkorbs, Compages thoracis.

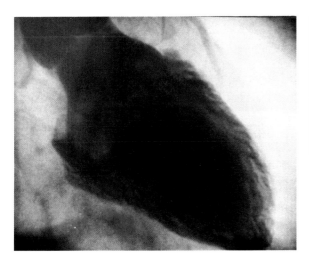

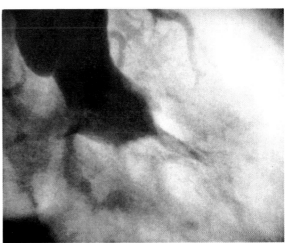

Abb. 172a. Kontrastmitteldarstellung des linken Ventrikels in der diastolischen Phase (Laevogramm) (Original: Prof. Dr. H. Roskamm, Reha-Zentrum, Bad Krozingen).

Abb. 172b. Kontrastmitteldarstellung des linken Ventrikels in der systolischen Phase (Laevogramm) (Original: Prof. Dr. H. Roskamm, Reha-Zentrum, Bad Krozingen).

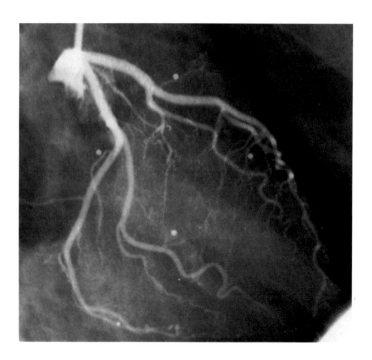

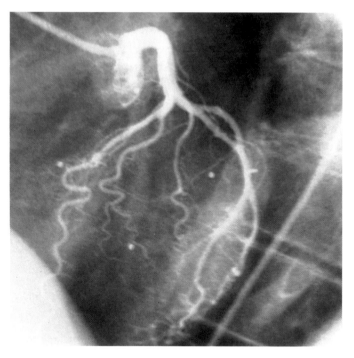

Abb. 173. Koronarangiographie der linken Koronararterie
(ausgeglichener Versorgungstyp, vgl. mit Abb. 138—140).
65jährige Frau, angiographisch kein Hinweis auf Vorliegen
einer koronaren Herzkrankheit. Helle Punkte auf beiden Bildern = Meßpunkte für die rechnergestützte Bildauswertung.
(Original: Prof. Dr. H. JUST, Medizinische Universitätsklinik
Freiburg i. Br.)
Oben: rechte Schrägprojektion
unten: linke Schrägprojektion

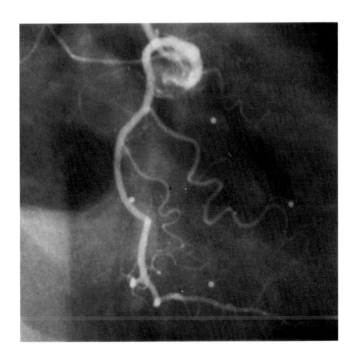

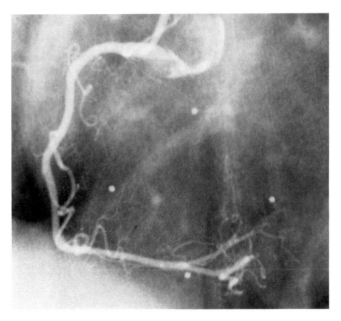

Abb. 174.   Koronarangiographie der rechten Koronararterie (ausgeglichener Versorgungstyp, vgl. mit Abb. 138–140). 65jährige Frau, angiographisch kein Hinweis auf Vorliegen einer koronaren Herzkrankheit. Helle Punkte = Meßpunkte für die rechnergestützte Bildauswertung. (Original: Prof. Dr. H. JUST, Medizinische Universitätsklinik Freiburg i. Br.).
Oben: rechte Schrägprojektion
unten: linke Schrägprojektion

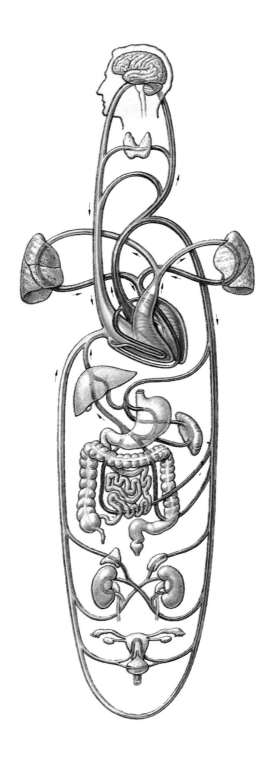

Abb. 175. Schematische Darstellung des Blutkreislaufs des Erwachsenen (♀). Gefäße mit arteriellem Blut rot, Gefäße mit venösem Blut blau, Pfortadergefäße violett.

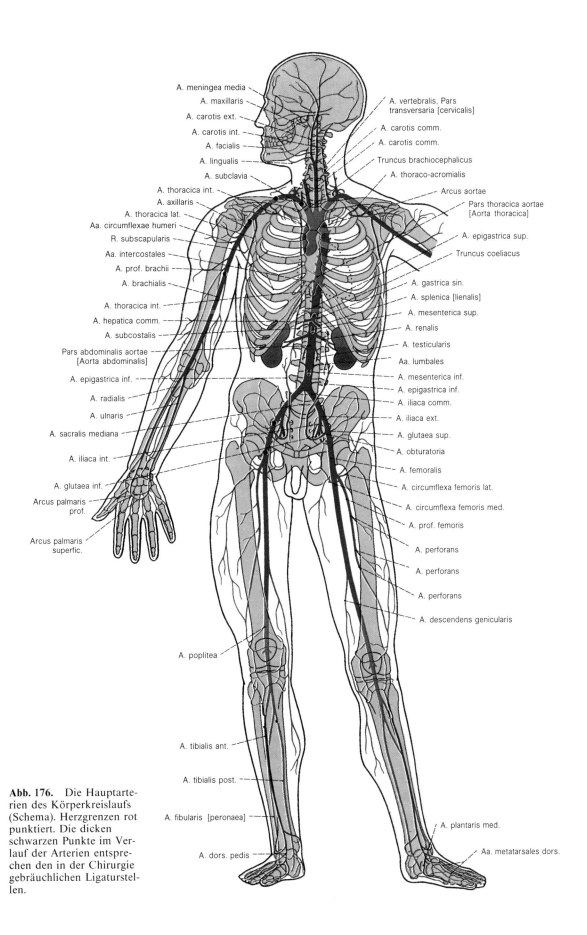

A. meningea media

A. maxillaris

A. carotis ext.

A. carotis int.

A. facialis

A. lingualis

A. subclavia

A. thoracica int.

A. axillaris

A. thoracica lat.

Aa. circumflexae humeri

R. subscapularis

Aa. intercostales

A. prof. brachii

A. brachialis

A. thoracica int.

A. hepatica comm.

A. subcostalis

Pars abdominalis aortae
[Aorta abdominalis]

A. epigastrica inf.

A. radialis

A. ulnaris

A. sacralis mediana

A. iliaca int.

A. glutaea inf.

Arcus palmaris
prof.

Arcus palmaris
superfic.

A. vertebralis, Pars
transversaria [cervicalis]

A. carotis comm.

A. carotis comm.

Truncus brachiocephalicus

A. thoraco-acromialis

Arcus aortae

Pars thoracica aortae
[Aorta thoracica]

A. epigastrica sup.

Truncus coeliacus

A. gastrica sin.

A. splenica [lienalis]

A. mesenterica sup.

A. renalis

A. testicularis

Aa. lumbales

A. mesenterica inf.

A. epigastrica inf.

A. iliaca comm.

A. iliaca ext.

A. glutaea sup.

A. obturatoria

A. femoralis

A. circumflexa femoris lat.

A. circumflexa femoris med.

A. prof. femoris

A. perforans

A. perforans

A. perforans

A. descendens genicularis

A. poplitea

A. tibialis ant.

A. tibialis post.

A. fibularis [peronaea]

A. dors. pedis

A. plantaris med.

Aa. metatarsales dors.

Abb. 176. Die Hauptarterien des Körperkreislaufs (Schema). Herzgrenzen rot punktiert. Die dicken schwarzen Punkte im Verlauf der Arterien entsprechen den in der Chirurgie gebräuchlichen Ligaturstellen.

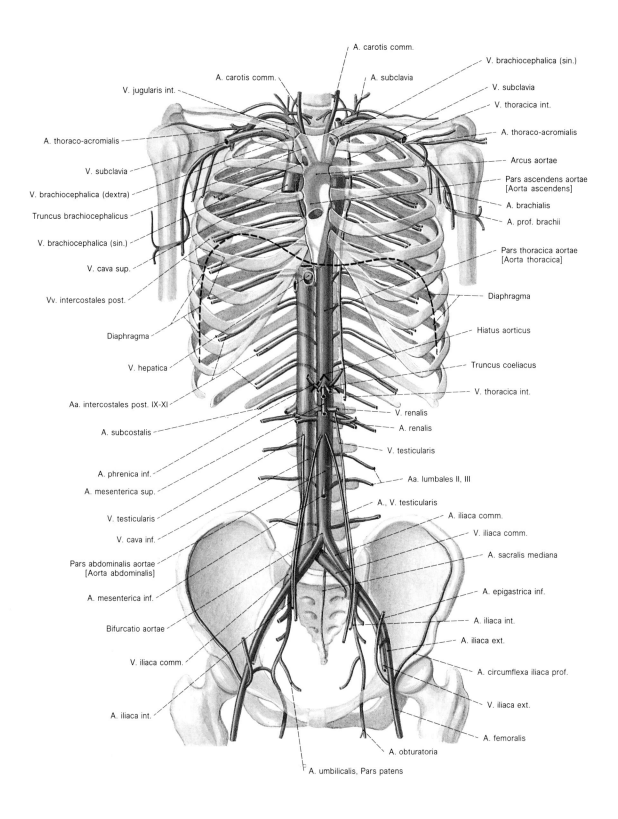

A. carotis comm.

A. carotis comm.

A. subclavia

V. brachiocephalica (sin.)

V. jugularis int.

V. subclavia

V. thoracica int.

A. thoraco-acromialis

A. thoraco-acromialis

V. subclavia

Arcus aortae

V. brachiocephalica (dextra)

Pars ascendens aortae
[Aorta ascendens]

Truncus brachiocephalicus

A. brachialis

V. brachiocephalica (sin.)

A. prof. brachii

V. cava sup.

Pars thoracica aortae
[Aorta thoracica]

Vv. intercostales post.

Diaphragma

Hiatus aorticus

Diaphragma

Truncus coeliacus

V. hepatica

V. thoracica int.

Aa. intercostales post. IX-XI

V. renalis

A. subcostalis

A. renalis

V. testicularis

A. phrenica inf.

Aa. lumbales II, III

A. mesenterica sup.

A., V. testicularis

V. testicularis

A. iliaca comm.

V. cava inf.

V. iliaca comm.

Pars abdominalis aortae
[Aorta abdominalis]

A. sacralis mediana

A. mesenterica inf.

A. epigastrica inf.

Bifurcatio aortae

A. iliaca int.

V. iliaca comm.

A. iliaca ext.

A. circumflexa iliaca prof.

A. iliaca int.

V. iliaca ext.

A. femoralis

A. obturatoria

A. umbilicalis, Pars patens

Abb. 177. Schematische Darstellung der großen Gefäßstämme des Körperkreislaufs (ohne Pfortadersystem).

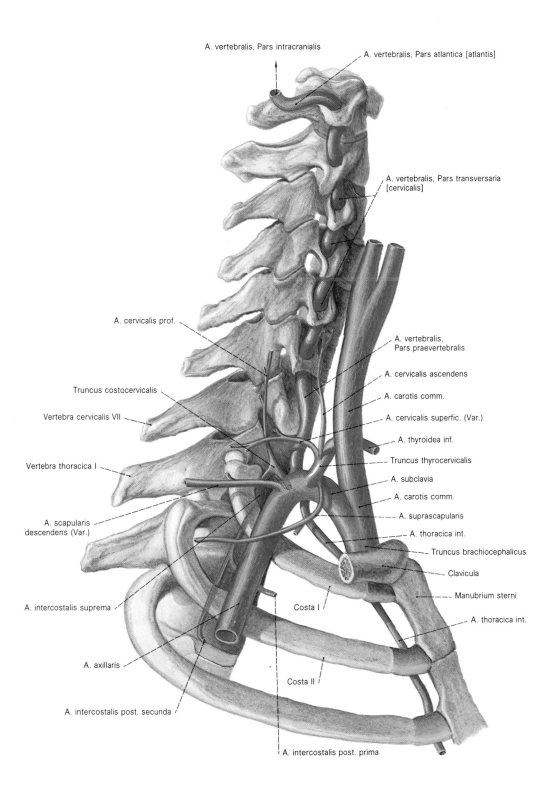

A. vertebralis, Pars intracranialis

A. vertebralis, Pars atlantica [atlantis]

A. vertebralis, Pars transversaria [cervicalis]

A. cervicalis prof.

A. vertebralis, Pars praevertebralis

Truncus costocervicalis

A. cervicalis ascendens

Vertebra cervicalis VII

A. carotis comm.

A. cervicalis superfic. (Var.)

A. thyroidea inf.

Vertebra thoracica I

Truncus thyrocervicalis

A. subclavia

A. carotis comm.

A. scapularis descendens (Var.)

A. suprascapularis

A. thoracica int.

Truncus brachiocephalicus

Clavicula

Manubrium sterni

A. intercostalis suprema

Costa I

A. thoracica int.

A. axillaris

Costa II

A. intercostalis post. secunda

A. intercostalis post. prima

Abb. 178. Äste der Arteria subclavia (dextra) und Verlauf der Arteria vertebralis dextra am Hals (schematisch).

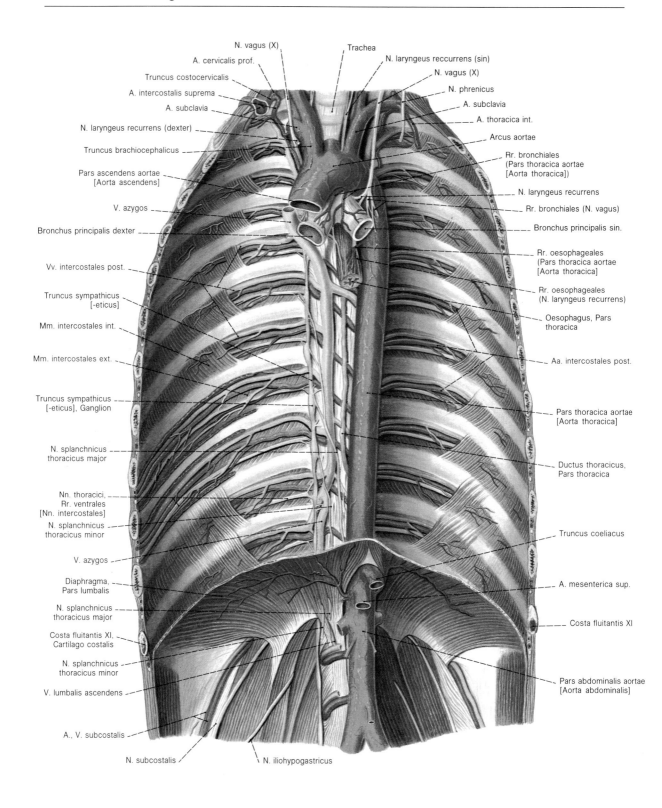

N. vagus (X)
A. cervicalis prof.
Truncus costocervicalis
A. intercostalis suprema
A. subclavia
N. laryngeus recurrens (dexter)
Truncus brachiocephalicus
Pars ascendens aortae [Aorta ascendens]
V. azygos
Bronchus principalis dexter
Vv. intercostales post.
Truncus sympathicus [-eticus]
Mm. intercostales int.
Mm. intercostales ext.
Truncus sympathicus [-eticus], Ganglion
N. splanchnicus thoracicus major
Nn. thoracici, Rr. ventrales [Nn. intercostales]
N. splanchnicus thoracicus minor
V. azygos
Diaphragma, Pars lumbalis
N. splanchnicus thoracicus major
Costa fluitantis XI, Cartilago costalis
N. splanchnicus thoracicus minor
V. lumbalis ascendens
A., V. subcostalis
N. subcostalis
N. iliohypogastricus

Trachea
N. laryngeus reccurrens (sin)
N. vagus (X)
N. phrenicus
A. subclavia
A. thoracica int.
Arcus aortae
Rr. bronchiales (Pars thoracica aortae [Aorta thoracica])
N. laryngeus recurrens
Rr. bronchiales (N. vagus)
Bronchus principalis sin.
Rr. oesophageales (Pars thoracica aortae [Aorta thoracica])
Rr. oesophageales (N. laryngeus recurrens)
Oesophagus, Pars thoracica
Aa. intercostales post.
Pars thoracica aortae [Aorta thoracica]
Ductus thoracicus, Pars thoracica
Truncus coeliacus
A. mesenterica sup.
Costa fluitantis XI
Pars abdominalis aortae [Aorta abdominalis]

Abb. 179. Brust- und Bauchaorta, Pars thoracica aortae [Aorta thoracica] und Pars abdominalis aortae [Aorta abdominalis] mit ihren Hauptästen; Leitungsbahnen der Interkostalräume und des hinteren Mediastinums, Mediastinum posterius, Grenzstrang des Sympathikus, Truncus sympathicus [-eticus]. Ansicht von ventral.

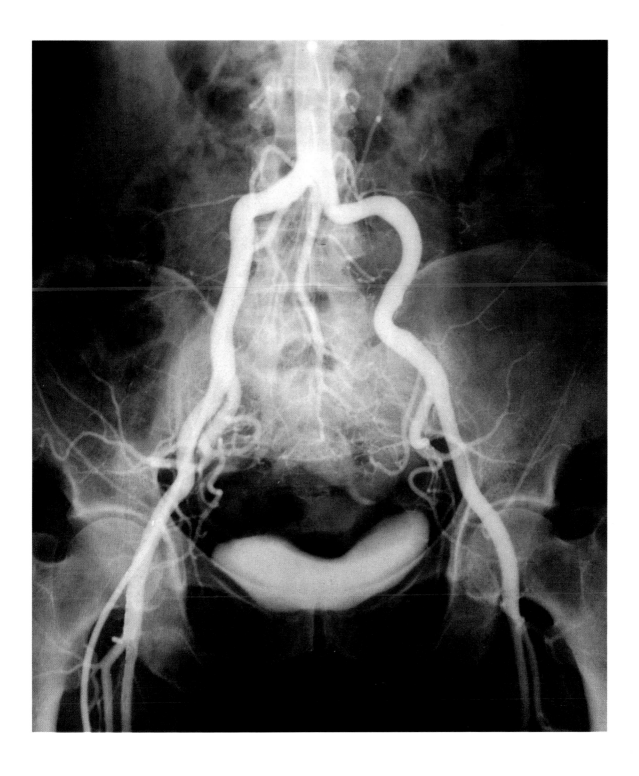

Abb. 180. Arteriogramm der unteren Pars abdominalis
aortae [Aorta abdominalis], der Arteriae iliacae communes
und ihrer Aufzweigungen. Beachte den Verlauf der Arteria
sacralis mediana. In der Harnblase bereits über die Nieren
ausgeschiedenes Kontrastmittel (Original: Prof. Dr. H.
SCHMIDT, Pforzheim).

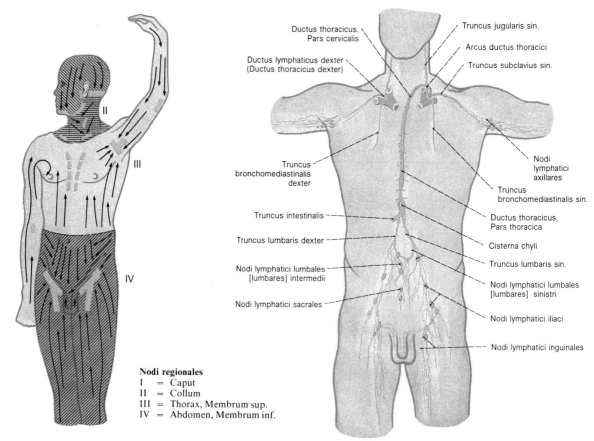

Nodi regionales
I = Caput
II = Collum
III = Thorax, Membrum sup.
IV = Abdomen, Membrum inf.

Abb. 181. Schematische Darstellung wichtiger regionärer Lymphknotengruppen (grün) und ihrer Zuflüsse (→) (aus B. Leiber: Der menschliche Lymphknoten. Urban & Schwarzenberg, München – Berlin 1961).

Abb. 182. Schema der Hauptlymphgefäßstämme. Truncus bronchomediastinalis dexter und thorakale Zuflüsse des Ductus thoracicus dargestellt (vgl. hierzu Abb. 185) (aus Benninghoff/Goerttler: Lehrbuch der Anatomie des Menschen. 2. Bd., 12° [Hgg. H. Ferner und J. Staubesand]. Urban & Schwarzenberg, München – Wien – Baltimore 1979).

Nodi regionales*

Caput et Collum
Nodi lymphatici
– occipitales
– mastoidei
– parotidei superficiales
– parotidei profundi
–– prae-auriculares
–– infra-auriculares
–– intraglandulares
– faciales
–– (Nodus buccinatorius
         nasolabialis
         malaris
         mandibularis)
– submentales
– submandibulares
– cervicales anteriores
–– superficiales
–– profundi
––– praelaryngeales
––– thyroidei
––– praetracheales
––– paratracheales
– cervicales laterales

–– superficiales
–– profundi
––– jugulares laterales
––– jugulares anteriores
––– Nodus jugulodigastricus
––– Nodus jugulo-omohyoideus
––– supraclaviculares
–– retropharyngeales

Thorax
Nodi lymphatici
– paramammarii
– parasternales
– intercostales
– praevertebrales
– phrenici superiores
– praepericardiales
– pericardiales laterales
– mediastinales anteriores
– (Nodus ligamentis arteriosi)
– mediastinales posteriores
–– juxta-oesophageales pulmonales
–– tracheobronchiales
––– superiores
––– inferiores

–– paratracheales
   (Nodus arcus venae azygus)

Membrum superius
Plexus lymphaticus axillaris
Nodi lymphatici axillares
– cubitales
– superficiales
– profundi
– brachiales
– interpectorales

Abdomen — Nodi parietales
Nodi lymphatici
– lumbales [lumbares] sinistri
–– aortici laterales
–– prae-aortici
–– postaortici
– lumbales [lumbares] intermedii
– lumbales [lumbares] dextri
–– cavales laterales
–– praecavales
–– postcavales
– phrenici inferiores
– epigastrici inferiores

Abdomen — Nodi viscerales
Nodi lymphatici
– coeliaci
– gastrici (dextri/sinistri)
– (Annulus [Anulus] lymphaticus cardiae)
– gastro-omentales (dextri/sinistri)
– pylorici
–– (Nodus suprapyloricus
   Nodi subpylorici
   Nodi retropylorici)
– pancreatici
–– superiores
–– inferiores
– splenici [lienales]
– pancreaticoduodenales
–– superiores
–– inferiores
– hepatici
–– Nodus cysticus
–– Nodus foraminalis
– mesenterici
–– juxta-intestinales

* Nach Nomina Anatomica 5° (1983) benannte regionäre Lymphknoten

(Fortsetzung siehe Seite 125)

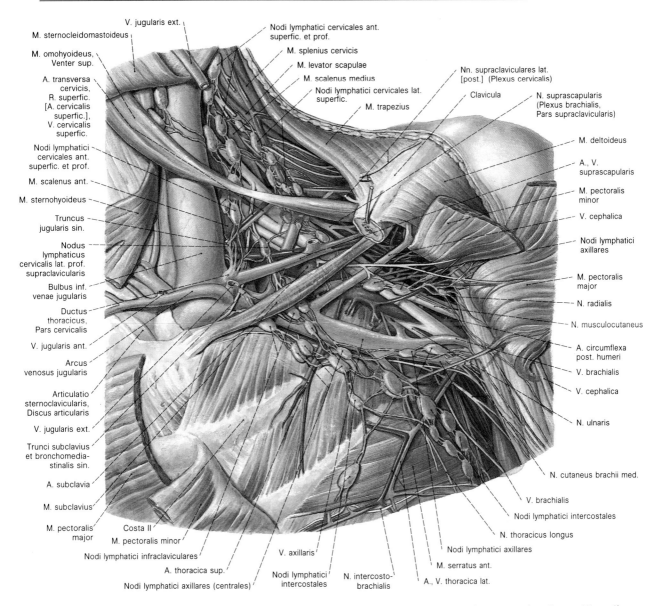

M. sternocleidomastoideus

M. omohyoideus, Venter sup.

A. transversa cervicis, R. superfic. [A. cervicalis superfic.], V. cervicalis superfic.

Nodi lymphatici cervicales ant. superfic. et prof.

M. scalenus ant.

M. sternohyoideus

Truncus jugularis sin.

Nodus lymphaticus cervicalis lat. prof. supraclavicularis

Bulbus inf. venae jugularis

Ductus thoracicus, Pars cervicalis

V. jugularis ant.

Arcus venosus jugularis

Articulatio sternoclavicularis, Discus articularis

V. jugularis ext.

Trunci subclavius et bronchomediastinalis sin.

A. subclavia

M. subclavius

M. pectoralis major

V. jugularis ext.

Nodi lymphatici cervicales ant. superfic. et prof.

M. splenius cervicis

M. levator scapulae

M. scalenus medius

Nodi lymphatici cervicales lat. superfic.

M. trapezius

Costa II

M. pectoralis minor

Nodi lymphatici infraclaviculares

A. thoracica sup.

Nodi lymphatici axillares (centrales)

V. axillaris

Nodi lymphatici intercostales

N. intercostobrachialis

Nn. supraclaviculares lat. [post.] (Plexus cervicalis)

Clavicula

N. suprascapularis (Plexus brachialis, Pars supraclavicularis)

M. deltoideus

A., V. suprascapularis

M. pectoralis minor

V. cephalica

Nodi lymphatici axillares

M. pectoralis major

N. radialis

N. musculocutaneus

A. circumflexa post. humeri

V. brachialis

V. cephalica

N. ulnaris

N. cutaneus brachii med.

V. brachialis

Nodi lymphatici intercostales

N. thoracicus longus

Nodi lymphatici axillares

M. serratus ant.

A., V. thoracica lat.

Abb. 183. Tiefe Lymphgefäße des unteren linken Halsabschnitts, der vorderen Brustwand und der linken Achselhöhle. Am Hals Musculus sternocleidomastoideus mit Clavicula größtenteils entfernt, an der Brust Musculi pectorales major et minor durchgeschnitten und zur Seite geschlagen.

Nodi regionales* (Fortsetzung von S. 124)

– – superiores (centrales)
– ileocolici
– praecaecales
– retrocaecales
– appendiculares
– mesocolici
– – paracolici
– – colici (dextri/medii/ sinistri)
– mesenterici inferiores
– – sigmoidei
– – rectales superiores

PELVIS — NODI PARIETALES
Nodi lymphatici
– iliaci communes
– – mediales

– – intermedii
– – laterales
– – subaortici
– – promontorii
– iliaci externi
– – mediales
– – intermedii
– – laterales
– – (Nodus lacunaris medialis
Nodus lacunaris intermedius
Nodus lacunaris lateralis)
– – interiliaci
– – obturatorii
– iliaci interni
– – gluteales

– – – superiores
– – – inferiores
– – sacrales

PELVIS — NODI VISCERALES
Nodi lymphatici
– paravesiculares
– – praevesiculares
– – postvesiculares
– – vesicales laterales
– para-uterini
– paravaginales
– pararectales [anorectales]

MEMBRUM INFERIUS
Nodi lymphatici
– inguinales
– – superficiales
– – – superomediales
– – – superolaterales
– – – inferiores
– – profundi
– popliteales
– – superficiales
– – profundi
– (Nodus tibialis anterior
– Nodus tibialis posterior
– Nodus fibularis)

* Nach Nomina Anatomica 5° (1983) benannte regionäre Lymphknoten

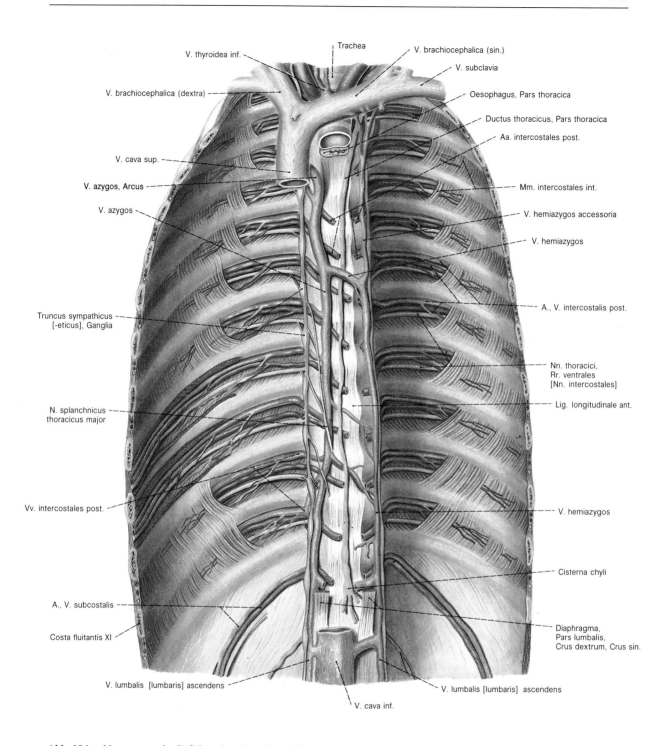

Trachea

V. thyroidea inf.

V. brachiocephalica (sin.)

V. subclavia

V. brachiocephalica (dextra)

Oesophagus, Pars thoracica

Ductus thoracicus, Pars thoracica

Aa. intercostales post.

V. cava sup.

Mm. intercostales int.

V. azygos, Arcus

V. hemiazygos accessoria

V. azygos

V. hemiazygos

A., V. intercostalis post.

Truncus sympathicus [-eticus], Ganglia

Nn. thoracici, Rr. ventrales [Nn. intercostales]

N. splanchnicus thoracicus major

Lig. longitudinale ant.

Vv. intercostales post.

V. hemiazygos

Cisterna chyli

A., V. subcostalis

Diaphragma, Pars lumbalis, Crus dextrum, Crus sin.

Costa fluitantis XI

V. lumbalis [lumbaris] ascendens

V. lumbalis [lumbaris] ascendens

V. cava inf.

Abb. 184. Nerven und Gefäße der Interkostalräume, Spatia intercostalia, und des hinteren Mediastinum, Mediastinum posterior, Milchbrustgang, Ductus thoracicus. Aorta entfernt, Vena cava superior vor Eintritt in den Herzbeutel, Vena cava inferior kaudal des Zwerchfells durchgetrennt.

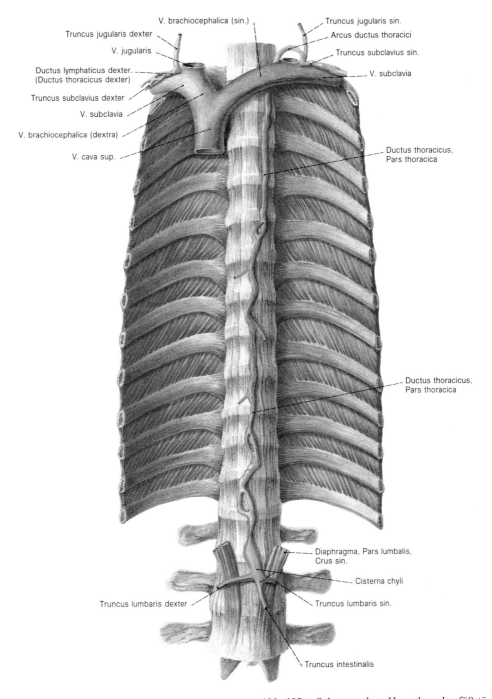

V. brachiocephalica (sin.)

Truncus jugularis dexter

V. jugularis

Ductus lymphaticus dexter.
(Ductus thoracicus dexter)

Truncus subclavius dexter

V. subclavia

V. brachiocephalica (dextra)

V. cava sup.

Truncus jugularis sin.

Arcus ductus thoracici

Truncus subclavius sin.

V. subclavia

Ductus thoracicus,
Pars thoracica

Ductus thoracicus,
Pars thoracica

Diaphragma, Pars lumbalis,
Crus sin.

Cisterna chyli

Truncus lumbaris dexter

Truncus lumbaris sin.

Truncus intestinalis

Abb. 185. Schema der Hauptlymphgefäßstämme. Der Truncus bronchomediastinalis dexter und die thorakalen Zuflüsse des Ductus thoracicus sind nicht dargestellt (vgl. hierzu Abb. 182 u. 184).

Der Hauptlymphstamm des Körpers, Ductus thoracicus („Milchbrustgang"), beginnt kurz unterhalb des Zwerchfells mit seiner Pars abdominalis in der Cisterna chyli auf der Vorderfläche des 1. oder 2. Lendenwirbelkörpers. Er zieht hinter der Aorta durch den Hiatus aorticus, verläuft in der Brusthöhle mit seiner Pars thoracica zunächst noch dorsal, dann rechts der Pars thoracica aortae [Aorta thoracica] zwischen ihr und der Vena azygos. Kranial der oberen Thoraxapertur mündet er mit seiner Pars cervicalis bogenförmig (= Arcus ductus thoracici) in den Bereich des Zusammenflusses des Bulbus inferior venae jugularis mit der Vena subclavia sinistra (= „linker Venenwinkel", „Angulus venosus sinister").

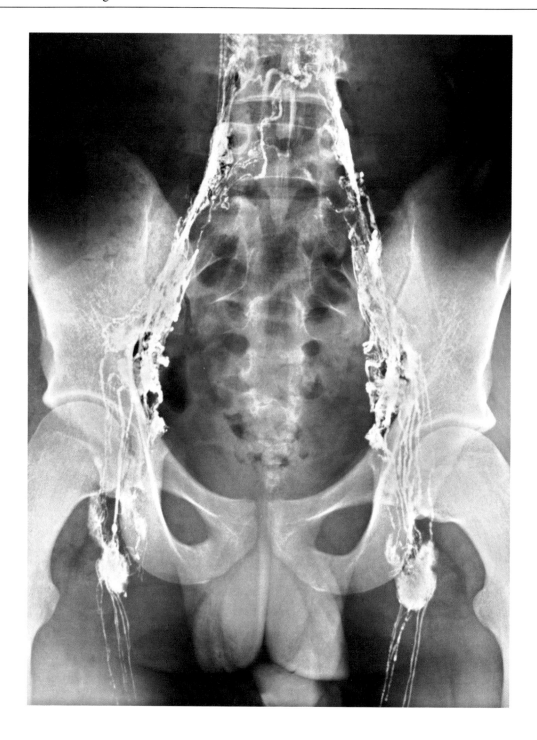

Abb. 186. Lymphangiogramm eines 18jährigen; sagittaler Strahlengang. Darstellung der inguinalen, iliakalen und lumbalen Lymphgefäße sowie der prävertebralen Anastomosen durch ein jodhaltiges öliges Kontrastmittel (Lipiodol). Die perlschnurartigen Auftreibungen der Lymphgefäße sind durch die hintereinandergeschalteten Klappensegmente hervorgerufen. Beginnende Kontrastmittelspeicherung in einzelnen Lymphknoten, vor allem der Inguinalregion (Aufnahme: Dr. L. BAUMEISTER, Zentrum Radiologie am Klinikum der Universität Freiburg i. Br.).

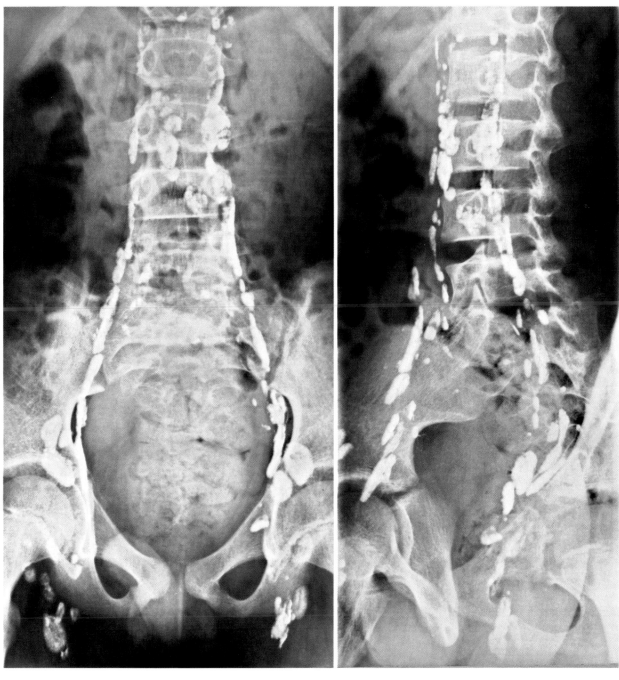

Abb. 187   **Abb. 188**

Abb. 187 und 188. Lymphadenogramm eines Zehnjährigen in Rückenlage (Abb. 187) und in linker vorderer Schräglage (Abb. 188). Speicherung eines jodhaltigen öligen Kontrastmittels (Lipiodol) in Nodi lymphatici inguinales, Nodi lymphatici iliaci externi, Nodi lymphatici iliaci communes und Nodi lymphatici lumbales [lumbares]. Die Kombination beider Aufnahmerichtungen ermöglicht die genauere Lokalisierung der einzelnen Lymphknoten (Aufnahme: Dr. L. Baumeister, Zentrum Radiologie am Klinikum der Universität Freiburg i. Br.).

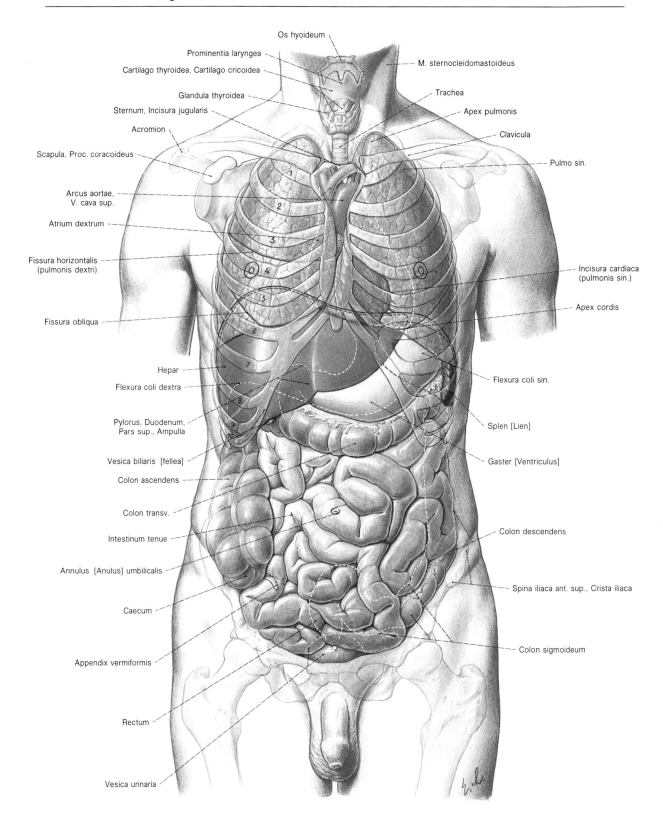

Abb. 189. Projektionsfelder und Kontaktflächen der Brust- und Baucheingeweide. Ansicht von ventral (aus Pernkopf: Atlas der topographischen und angewandten Anatomie des Menschen, Bd. 2, 2° [Hg.: H. Ferner], Urban & Schwarzenberg, München – Wien – Baltimore 1980).

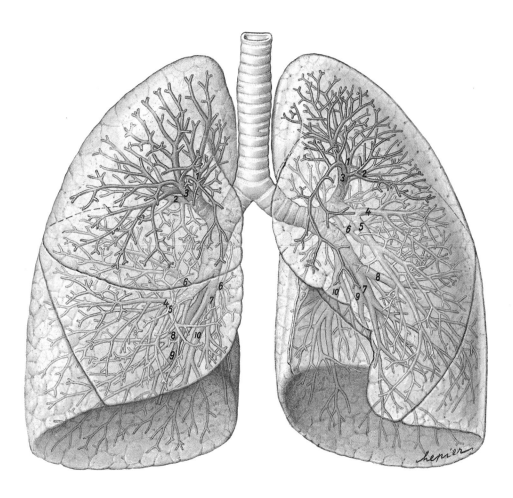

Abb. 190. Projektion des Bronchialbaums auf die äußere Form der Lungen und ihre Lappen. Die zehn Bronchi lobares et segmentales jederseits mit verschiedenen, rechts und links entsprechenden Farben dargestellt und mit 1 bis 10 bezeichnet. Abbildung nach einem Ausguß des Bronchialbaums angefertigt. Auf der linken Seite entspringen apikales und posteriores Oberlappensegment meist aus einem gemeinsamen Stamm. Mediobasales Segment des Unterlappens in der Regel nicht ausgebildet.

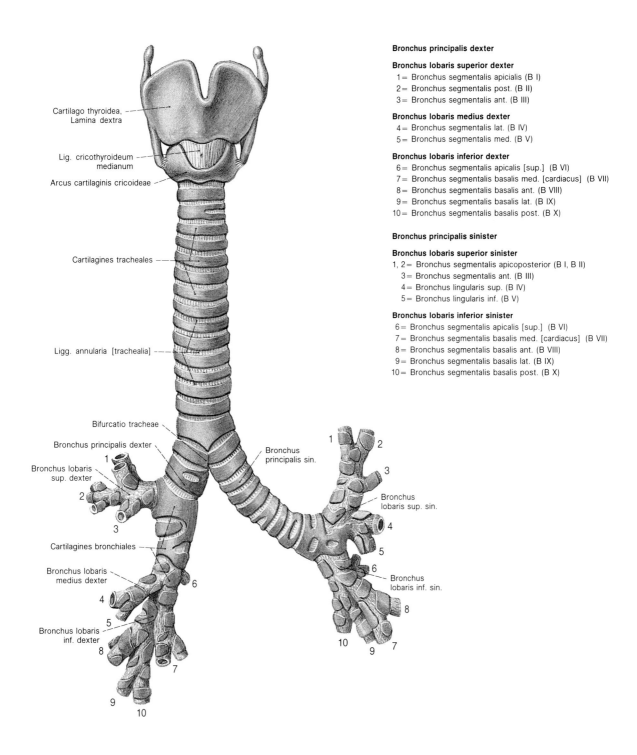

Bronchus principalis dexter

Bronchus lobaris superior dexter
1 = Bronchus segmentalis apicialis (B I)
2 = Bronchus segmentalis post. (B II)
3 = Bronchus segmentalis ant. (B III)

Bronchus lobaris medius dexter
4 = Bronchus segmentalis lat. (B IV)
5 = Bronchus segmentalis med. (B V)

Bronchus lobaris inferior dexter
6 = Bronchus segmentalis apicalis [sup.] (B VI)
7 = Bronchus segmentalis basalis med. [cardiacus] (B VII)
8 = Bronchus segmentalis basalis ant. (B VIII)
9 = Bronchus segmentalis basalis lat. (B IX)
10 = Bronchus segmentalis basalis post. (B X)

Bronchus principalis sinister

Bronchus lobaris superior sinister
1, 2 = Bronchus segmentalis apicoposterior (B I, B II)
3 = Bronchus segmentalis ant. (B III)
4 = Bronchus lingularis sup. (B IV)
5 = Bronchus lingularis inf. (B V)

Bronchus lobaris inferior sinister
6 = Bronchus segmentalis apicalis [sup.] (B VI)
7 = Bronchus segmentalis basalis med. [cardiacus] (B VII)
8 = Bronchus segmentalis basalis ant. (B VIII)
9 = Bronchus segmentalis basalis lat. (B IX)
10 = Bronchus segmentalis basalis post. (B X)

Cartilago thyroidea, Lamina dextra

Lig. cricothyroideum medianum

Arcus cartilaginis cricoideae

Cartilagines tracheales

Ligg. annularia [trachealia]

Bifurcatio tracheae

Bronchus principalis dexter

Bronchus lobaris sup. dexter

Cartilagines bronchiales

Bronchus lobaris medius dexter

Bronchus lobaris inf. dexter

Bronchus principalis sin.

Bronchus lobaris sup. sin.

Bronchus lobaris inf. sin.

Abb. 191. Ventralansicht des Kehlkopfes, Larynx, der Luftröhre, Trachea, der Bifurcatio tracheae, des rechten und linken Stammbronchus, Bronchus principalis dexter et sinister, und deren weiterer Verzweigung, Arbor bronchia-lis. Die Zahlen 1—10 beziehen sich auf die Aufteilung der Bronchi lobares in Bronchi segmentales (vgl. Abb. 190, 192—195). In der linken Lunge fehlen oft der 7. Bronchus und das 7. Segment.

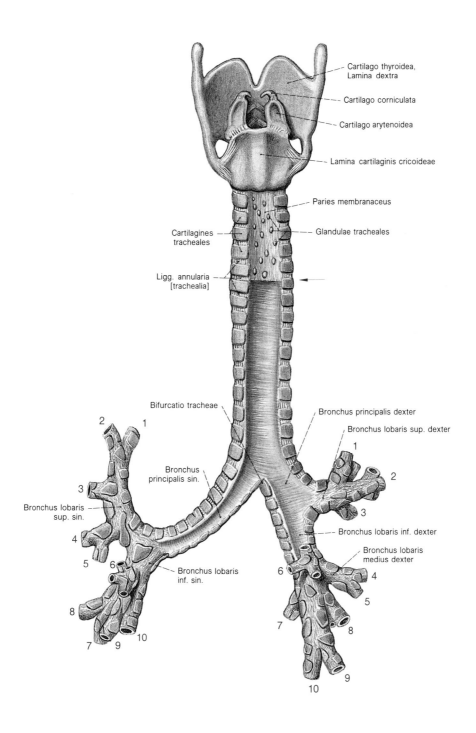

Cartilago thyroidea, Lamina dextra

Cartilago corniculata

Cartilago arytenoidea

Lamina cartilaginis cricoideae

Paries membranaceus

Glandulae tracheales

Cartilagines tracheales

Ligg. annularia [trachealia]

Bifurcatio tracheae

Bronchus principalis dexter

Bronchus lobaris sup. dexter

Bronchus principalis sin.

Bronchus lobaris sup. sin.

Bronchus lobaris inf. dexter

Bronchus lobaris medius dexter

Bronchus lobaris inf. sin.

Abb. 192. Dorsalansicht des Kehlkopfes, Larynx, der Luftröhre, Trachea, der Bifurcatio tracheae und der weiteren Teilung in Bronchi lobares (rechts drei, links zwei) und Bronchi segmentales (1—10). Unterhalb des Pfeils ober- flächliche Schicht des Paries membranaceus entfernt, zur Darstellung der Muskelschicht mit horizontalem oder schrägem Verlauf der Muskelbündel. Beachte die leichte Erweiterung der Luftröhre etwa in der Mitte ihrer Länge.

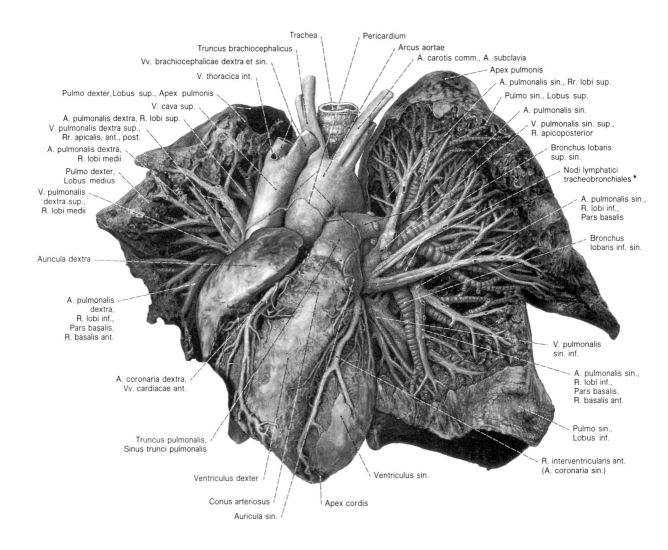

Trachea

Truncus brachiocephalicus

Vv. brachiocephalicae dextra et sin.

V. thoracica int.

Pericardium

Arcus aortae

A. carotis comm., A. subclavia

Apex pulmonis

A. pulmonalis sin., Rr. lobi sup.

Pulmo sin., Lobus sup.

A. pulmonalis sin.

V. pulmonalis sin. sup.,
R. apicoposterior

Bronchus lobaris
sup. sin.

Nodi lymphatici
tracheobronchiales *

A. pulmonalis sin.,
R. lobi inf.,
Pars basalis

Bronchus
lobaris inf. sin.

Pulmo dexter, Lobus sup., Apex pulmonis

V. cava sup.

A. pulmonalis dextra, R. lobi sup.

V. pulmonalis dextra sup.,
Rr. apicalis, ant., post.

A. pulmonalis dextra,
R. lobi medii

Pulmo dexter,
Lobus medius

V. pulmonalis
dextra sup.,
R. lobi medii

Auricula dextra

A. pulmonalis
dextra,
R. lobi inf.,
Pars basalis,
R. basalis ant.

A. coronaria dextra,
Vv. cardiacae ant.

Truncus pulmonalis,
Sinus trunci pulmonalis

Ventriculus dexter

Conus arteriosus

Auricula sin.

Apex cordis

Ventriculus sin.

V. pulmonalis
sin. inf.

A. pulmonalis sin.,
R. lobi inf.,
Pars basalis,
R. basalis ant.

Pulmo sin.,
Lobus inf.

R. interventricularis ant.
(A. coronaria sin.)

Abb. 193. Herz-Lungenpräparat in der Ansicht von ventral. Herzkranzgefäße, Arterien, Venen und Bronchialbaum sowie einige Lymphknoten in der Gegend der linken Lungenwurzel dargestellt. Herzspitze etwas nach rechts gezogen.

* Klinisch: Hilusdrüsen

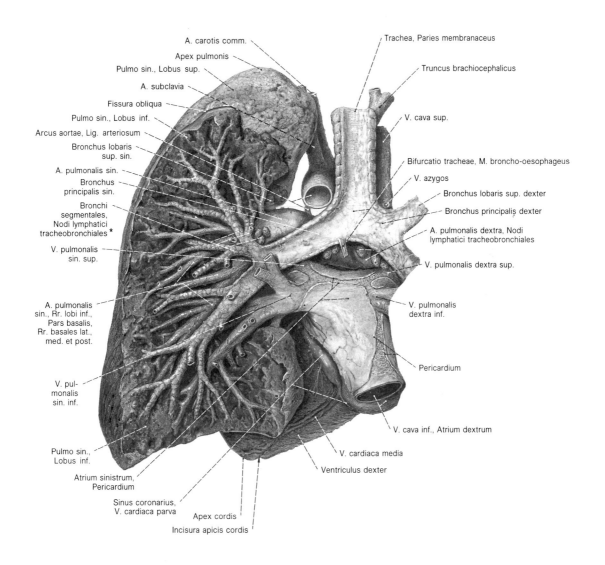

A. carotis comm.

Apex pulmonis

Pulmo sin., Lobus sup.

A. subclavia

Fissura obliqua

Pulmo sin., Lobus inf.

Arcus aortae, Lig. arteriosum

Bronchus lobaris
sup. sin.

A. pulmonalis sin.

Bronchus
principalis sin.

Bronchi
segmentales,
Nodi lymphatici
tracheobronchiales *

V. pulmonalis
sin. sup.

A. pulmonalis
sin., Rr. lobi inf.,
Pars basalis,
Rr. basales lat.,
med. et post.

V. pul-
monalis
sin. inf.

Pulmo sin.,
Lobus inf.

Atrium sinistrum,
Pericardium

Sinus coronarius,
V. cardiaca parva

Apex cordis

Incisura apicis cordis

Trachea, Paries membranaceus

Truncus brachiocephalicus

V. cava sup.

Bifurcatio tracheae, M. broncho-oesophageus

V. azygos

Bronchus lobaris sup. dexter

Bronchus principalis dexter

A. pulmonalis dextra, Nodi
lymphatici tracheobronchiales

V. pulmonalis dextra sup.

V. pulmonalis
dextra inf.

Pericardium

V. cava inf., Atrium dextrum

V. cardiaca media

Ventriculus dexter

Abb. 194. Herz-Lungenpräparat in der Ansicht von
dorsal. Lungengefäße, Bronchialbaum und ein Teil der
regionären Lymphknoten dargestellt.

* Klinisch: Hilusdrüsen

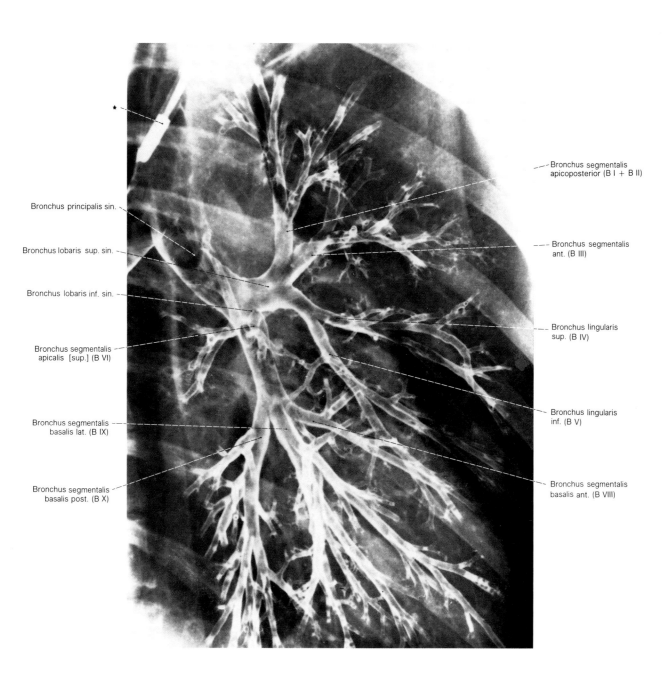

Bronchus segmentalis
apicoposterior (B I + B II)

Bronchus principalis sin.

Bronchus segmentalis
ant. (B III)

Bronchus lobaris sup. sin.

Bronchus lobaris inf. sin.

Bronchus lingularis
sup. (B IV)

Bronchus segmentalis
apicalis [sup.] (B VI)

Bronchus lingularis
inf. (B V)

Bronchus segmentalis
basalis lat. (B IX)

Bronchus segmentalis
basalis ant. (B VIII)

Bronchus segmentalis
basalis post. (B X)

Abb. 195. Bronchographie links. Aus dem Oberlappenbronchus der linken Lunge, Bronchus lobaris superior sinister, zweigen die Segmentbronchien B I und B II meist mit einem gemeinsamen Stamm als Bronchus segmentalis apicoposterior (B I + B II) ab. Durch den Raum, den das Herz in der linken Thoraxseite beansprucht, sind die Segmente der Lingula pulmonis sinistri übereinander angeordnet: Bronchus lingularis superior (B IV) und Bronchus lingularis inferior (B V), während die Mittellappensegmente der rechten Lunge nebeneinander liegen: Bronchus segmentalis lateralis (B IV) und Bronchus segmentalis medialis (B V). Ein Bronchus segmentalis basalis medialis [cardiacus] (B VII) ist auf der linken Seite oft nicht vorhanden (Original: PD Dr. W. S. Rau, Radiologische Univ.-Klinik Freiburg i. Br.).

* Bronchographiekatheter in der Trachea

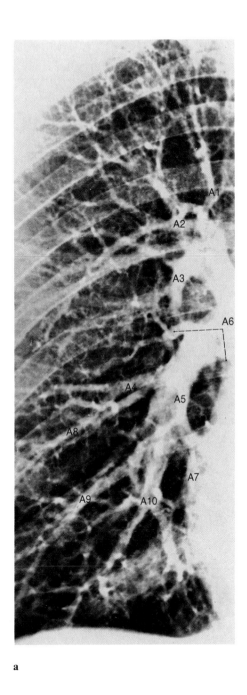

a

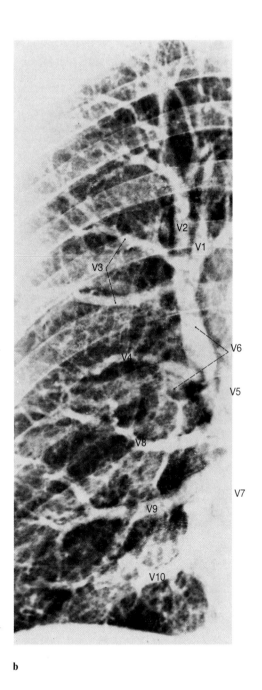

b

Abb. 196a und b. Pulmonalisangiographie rechts. Kontrastmittelinjektion in einen Katheter, der aus der Vena brachialis über die Vena cava superior durch den rechten Vorhof in den rechten Ventrikel eingeführt wurde. Arterielle Phase (a) und nach Passage des Kontrastmittels durch die Lungenkapillaren venöse Phase (b). Die Arterien folgen dem Verlauf der Bronchien und verzweigen sich dichotom. Die Segmentäste der Venen verlaufen mehr horizontal und lassen bei ihren weiteren Teilungsschritten eine nahezu monopodiale Hauptachse erkennen (Originale: PD Dr. W. S. Rau, Radiologische Univ.-Klinik Freiburg i. Br.).

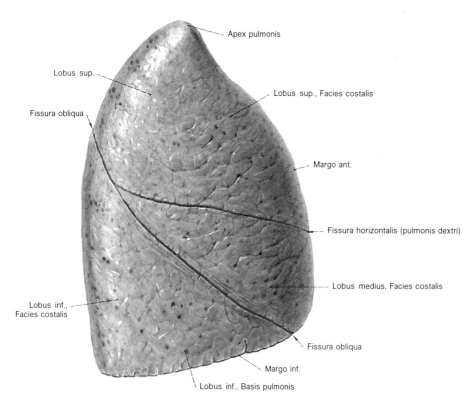

Abb. 197. Rechte Lunge, Pulmo dexter. Ansicht von lateral. Die schwarzen Flecken entsprechen Kohlenstaubablagerungen (anthrakotisches Pigment), die weißen Glanzlichter dem spiegelglatten und während des Lebens feuchten Überzug des Organs mit der Pleura visceralis.

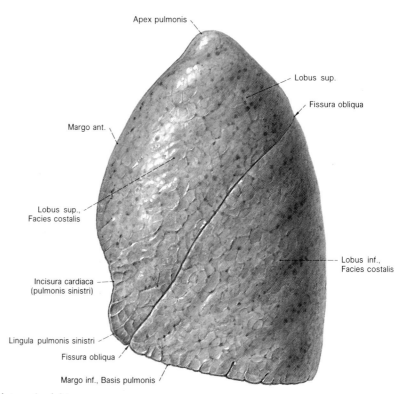

Abb. 198. Linke Lunge, Pulmo sinister. Ansicht von lateral.

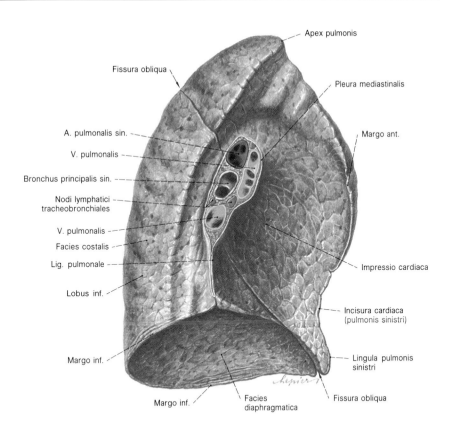

Apex pulmonis

Fissura obliqua

Pleura mediastinalis

A. pulmonalis sin.

V. pulmonalis

Margo ant.

Bronchus principalis sin.

Nodi lymphatici
tracheobronchiales

V. pulmonalis

Facies costalis

Lig. pulmonale

Impressio cardiaca

Lobus inf.

Incisura cardiaca
(pulmonis sinistri)

Lingula pulmonis
sinistri

Margo inf.

Margo inf.

Facies
diaphragmatica

Fissura obliqua

Abb. 199. Linke Lunge, Pulmo sinister. Ansicht von medial, Facies mediastinalis.

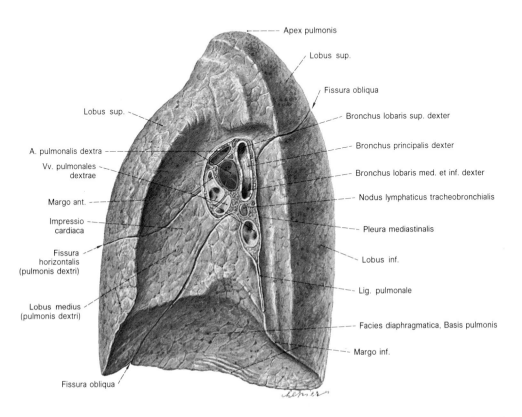

Apex pulmonis

Lobus sup.

Fissura obliqua

Lobus sup.

Bronchus lobaris sup. dexter

A. pulmonalis dextra

Bronchus principalis dexter

Vv. pulmonales
dextrae

Bronchus lobaris med. et inf. dexter

Margo ant.

Nodus lymphaticus tracheobronchialis

Impressio
cardiaca

Pleura mediastinalis

Fissura
horizontalis
(pulmonis dextri)

Lobus inf.

Lig. pulmonale

Lobus medius
(pulmonis dextri)

Facies diaphragmatica, Basis pulmonis

Margo inf.

Fissura obliqua

Abb. 200. Rechte Lunge, Pulmo dexter. Ansicht von medial, Facies mediastinalis.

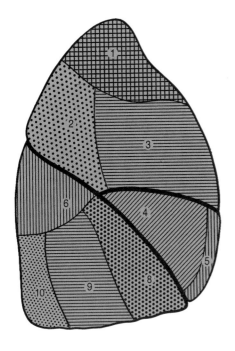

Pulmo dexter

Pulmo dexter, Lobus sup.
1 = Segmentum apicale (S I)
2 = Segmentum post. (S II)
3 = Segmentum ant. (S III)

Pulmo dexter, Lobus medius
4 = Segmentum lat. (S IV)
5 = Segmentum med. (S V)

Pulmo dexter, Lobus inf.
6 = Segmentum apicale [sup.] (S VI)
7 = Segmentum basale med. [cardiacum] (S VII)
8 = Segmentum basale ant. (S VIII)
9 = Segmentum basale lat. (S IX)
10 = Segmentum basale post. (S X)

Abb. 201. Die bronchopulmonalen Segmente, Segmenta bronchopulmonalia, der rechten Lunge. Ansicht von lateral.

Pulmo sinister

Pulmo sinister, Lobus sup.
1, 2 = Segmentum apicoposterius (S I, II)
3 = Segmentum ant. (S III)
4 = Segmentum lingulare sup. (S IV)
5 = Segmentum lingulare inf. (S V)

Pulmo sinister, Lobus inf.
6 = Segmentum apicale [sup.] (S VI)
7 = Segmentum basale med. [cardiacum] (S VII)
8 = Segmentum basale ant. (S VIII)
9 = Segmentum basale lat. (S IX)
10 = Segmentum basale post. (S X)

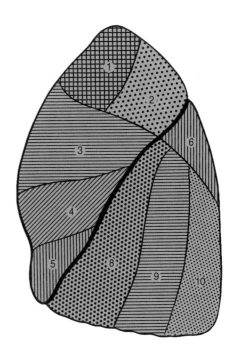

Abb. 202. Die bronchopulmonalen Segmente, Segmenta bronchopulmonalia, der linken Lunge. Ansicht von lateral.

Pulmo dexter

Pulmo dexter, Lobus sup.
1 = Segmentum apicale (S I)
2 = Segmentum post. (S II)
3 = Segmentum ant. (S III)

Pulmo dexter, Lobus medius
4 = Segmentum lat. (S IV)
5 = Segmentum med. (S V)

Pulmo dexter, Lobus inf.
6 = Segmentum apicale [sup.] (S VI)
7 = Segmentum basale med. [cardiacum] (S VII)
8 = Segmentum basale ant. (S VIII)
9 = Segmentum basale lat. (S IX)
10 = Segmentum basale post. (S X)

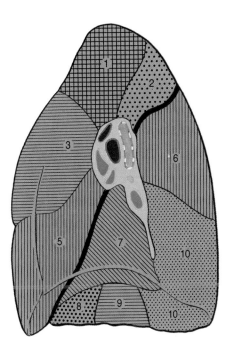

Abb. 203. Die bronchopulmonalen Segmente, Segmenta bronchopulmonalia, der rechten Lunge. Ansicht von medial.

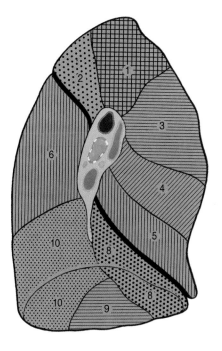

Pulmo sinister

Pulmo sinister, Lobus sup.
1, 2 = Segmentum apicoposterius (S I, II)
3 = Segmentum ant. (S III)
4 = Segmentum lingulare sup. (S IV)
5 = Segmentum lingulare inf. (S V)

Pulmo sinister, Lobus inf.
6 = Segmentum apicale [sup.] (S VI)
7 = Segmentum basale med. [cardiacum] (S VII)
8 = Segmentum basale ant. (S VIII)
9 = Segmentum basale lat. (S IX)
10 = Segmentum basale post. (S X)

Abb. 204. Die bronchopulmonalen Segmente, Segmenta bronchopulmonalia, der linken Lunge. Ansicht von medial. Das Segment S VII findet sich in der linken Lunge nur ausnahmsweise.

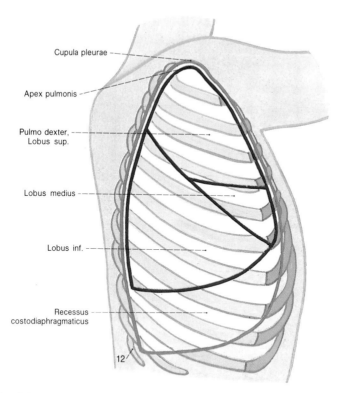

Cupula pleurae

Apex pulmonis

Pulmo dexter,
Lobus sup.

Lobus medius

Lobus inf.

Recessus
costodiaphragmaticus

12

Abb. 205. Rechte Seite,
Ansicht von lateral.

Abb. 205—208. Lungengrenzen
(rot) und Pleuragrenzen (grün).
Projektion zu Rippen, Costae,
Brustbein, Sternum, Wirbelsäule,
Columna vertebralis. Beachte die
Unterschiede im Verlauf der Lun-
gen- und Pleuragrenzen. Stärkere,
handbreite Differenz im Bereich
der Axillarlinie.
2–12 = Costae II–XII

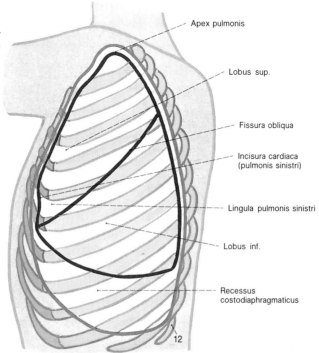

Apex pulmonis

Lobus sup.

Fissura obliqua

Incisura cardiaca
(pulmonis sinistri)

Lingula pulmonis sinistri

Lobus inf.

Recessus
costodiaphragmaticus

12

Abb. 206. Linke Seite,
Ansicht von lateral.

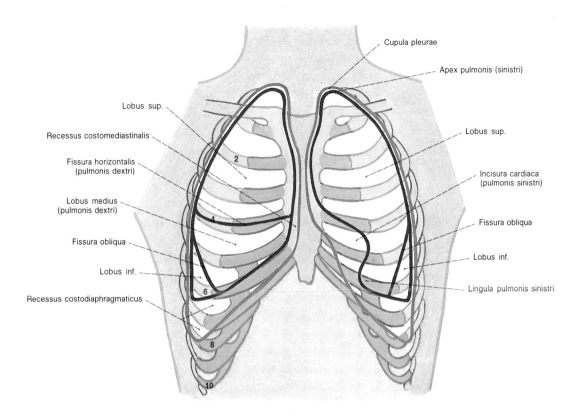

Abb. 207.   Ansicht von ventral.

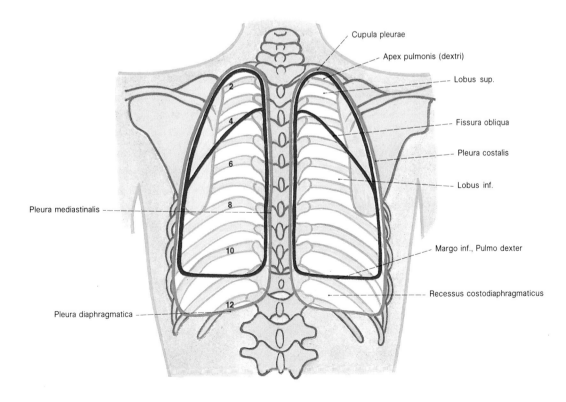

Abb. 208.   Ansicht von dorsal.

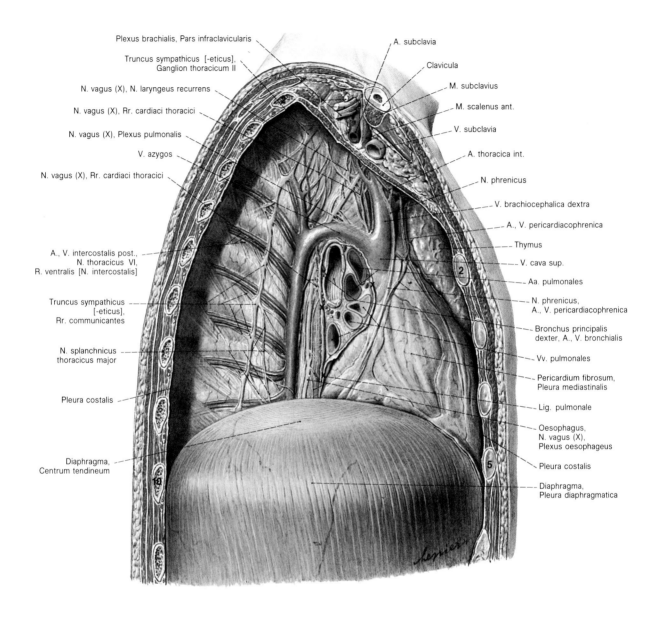

Plexus brachialis, Pars infraclavicularis

Truncus sympathicus [-eticus],
Ganglion thoracicum II

N. vagus (X), N. laryngeus recurrens

N. vagus (X), Rr. cardiaci thoracici

N. vagus (X), Plexus pulmonalis

V. azygos

N. vagus (X), Rr. cardiaci thoracici

A., V. intercostalis post.,
N. thoracicus VI,
R. ventralis [N. intercostalis]

Truncus sympathicus
[-eticus],
Rr. communicantes

N. splanchnicus
thoracicus major

Pleura costalis

Diaphragma,
Centrum tendineum

A. subclavia

Clavicula

M. subclavius

M. scalenus ant.

V. subclavia

A. thoracica int.

N. phrenicus

V. brachiocephalica dextra

A., V. pericardiacophrenica

Thymus

V. cava sup.

Aa. pulmonales

N. phrenicus,
A., V. pericardiacophrenica

Bronchus principalis
dexter, A., V. bronchialis

Vv. pulmonales

Pericardium fibrosum,
Pleura mediastinalis

Lig. pulmonale

Oesophagus,
N. vagus (X),
Plexus oesophageus

Pleura costalis

Diaphragma,
Pleura diaphragmatica

Abb. 209. Rechte Pleurahöhle, Cavitas pleuralis, nach Entfernung der seitlichen Brustwand und der rechten Lunge.

× × × Umschlagrand der Pleura an der Lungenwurzel, Radix
pulmonis, und am Ligamentum pulmonale
2, 5, 10 = Costae II, V und X

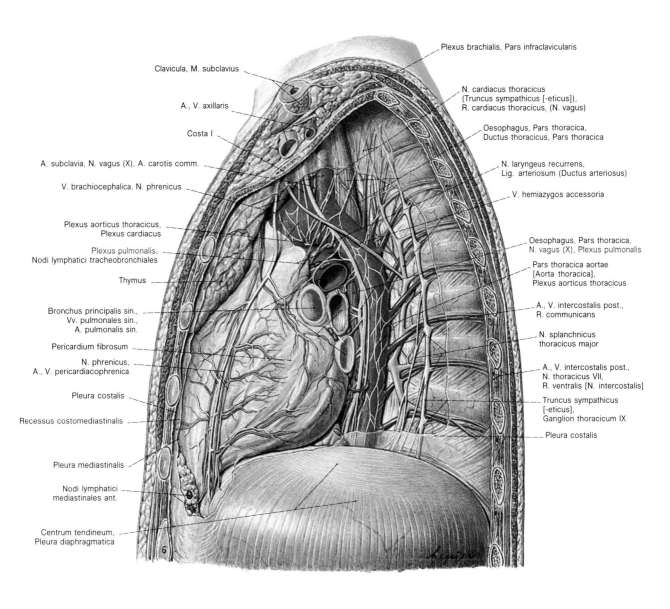

Clavicula, M. subclavius

A., V. axillaris

Costa I

A. subclavia, N. vagus (X), A. carotis comm.

V. brachiocephalica, N. phrenicus

Plexus aorticus thoracicus,
Plexus cardiacus

Plexus pulmonalis,
Nodi lymphatici tracheobronchiales

Thymus

Bronchus principalis sin.,
Vv. pulmonales sin.,
A. pulmonalis sin.

Pericardium fibrosum

N. phrenicus,
A., V. pericardiacophrenica

Pleura costalis

Recessus costomediastinalis

Pleura mediastinalis

Nodi lymphatici
mediastinales ant.

Centrum tendineum,
Pleura diaphragmatica

Plexus brachialis, Pars infraclavicularis

N. cardiacus thoracicus
(Truncus sympathicus [-eticus]),
R. cardiacus thoracicus, (N. vagus)

Oesophagus, Pars thoracica,
Ductus thoracicus, Pars thoracica

N. laryngeus recurrens,
Lig. arteriosum (Ductus arteriosus)

V. hemiazygos accessoria

Oesophagus, Pars thoracica,
N. vagus (X), Plexus pulmonalis

Pars thoracica aortae
[Aorta thoracica],
Plexus aorticus thoracicus

A., V. intercostalis post.,
R. communicans

N. splanchnicus
thoracicus major

A., V. intercostalis post.,
N. thoracicus VII,
R. ventralis [N. intercostalis]

Truncus sympathicus
[-eticus],
Ganglion thoracicum IX

Pleura costalis

Abb. 210. Linke Pleurahöhle, Cavitas pleurae, nach
Entfernung der seitlichen Brustwand und der linken Lunge.
Ein großer Teil der Pars mediastinalis und der Pars costalis
sowie ein kleiner Teil der Pars diaphragmatica pleurae
parietalis entfernt. Herzbeutel, Pericardium, geschlossen.

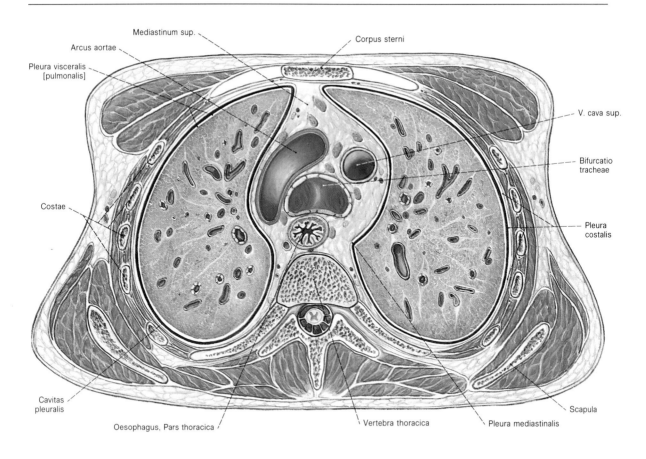

Mediastinum sup.

Arcus aortae

Pleura visceralis
[pulmonalis]

Corpus sterni

V. cava sup.

Bifurcatio
tracheae

Costae

Pleura
costalis

Cavitas
pleuralis

Scapula

Oesophagus, Pars thoracica

Vertebra thoracica

Pleura mediastinalis

Abb. 211. Querschnitt durch den Thorax in Höhe des Aortenbogens, Arcus aortae, und der Luftröhrenteilungsstelle, Bifurcatio tracheae. Ansicht der Oberfläche des Schnitts.

Die **magnetische Resonanztomographie** (= MR) ist wie die Röntgen-Computertomographie (siehe Textkasten S. 174) ein computergestütztes bildgebendes Verfahren, bei dem hochfrequente Radiowellen (HF) aus dem menschlichen Körper mittels einer Antenne empfangen werden. Diese HF-Signale werden von den **Wasserstoffatomkernen** (= Protonen) des Körpers als Antwort auf einen HF-Anregungsimpuls abgestrahlt. Voraussetzung für die erfolgreiche Bildaufnahme ist ein zusätzliches **Magnetfeld**, in das der Patient mitsamt der Antenne eingebracht wird. Magnetfeldstärke und Frequenz der Sende- und Empfangselektronik müssen so aufeinander abgestimmt sein, daß Resonanzbedingungen herrschen. Durch definierte Variation des Magnetfeldes wird eine Ortsverschlüsselung erzielt, so daß in dem empfangenen Hochfrequenzsignal der Herkunftsort (z.B. die rechte Kleinhirnhemisphäre) enthalten ist.

Ein Computer berechnet durch mathematische Umwandlung aus 256 aufgenommenen HF-Signalen ein Bild mit 256^2 Bildpunkten. Die Signalintensität, d.h. der Grauwert eines Gewebes in einem MR-Bild hängt von der Konzentration der Protonen, den Relaxationszeiten T1 und T2 (= Erholvorgang im Gewebe nach Anlegen eines HF-Anregungsimpulses) und den vom Untersucher eingestellten Aufnahmeparametern ab. Vorteil der Methode ist die vom Untersucher beeinflußbare **Variabilität des Bildkontrastes,** wodurch u.a. krankhafte Veränderungen sichtbar gemacht werden können. Darüberhinaus werden bei der MR keine ionisierenden Strahlen verwendet. Die Untersuchungszeit für einen Patienten beträgt derzeit 30–60 Minuten. Die Interpretation der Bilder erfordert präzise Kenntnisse der menschlichen Anatomie und ein gutes räumliches Vorstellungsvermögen.

Größte Bedeutung hat diese Methode z.Z. bei Untersuchungen des **Zentralnervensystems,** des **Bewegungsapparates** sowie zur **Diagnostik von Tumoren** in Bauchraum und Becken. Da die Schnittführung bei der MR rein elekronisch eingestellt wird, können Aufnahmen in beliebigen Raumrichtungen durchgeführt werden.

Die heutigen Geräte sind in der Lage, die R-Zacke des EKG-Signals zu erkennen und die Datenaufnahme mit der Herzaktion zu synchronisieren (sog. EKG-Triggering, siehe dazu Abb. 212b). Somit kann das MR-Verfahren für die Diagnostik angeborener und erworbener **Herzerkrankungen** ebenfalls eingesetzt werden. Auch **Blutgefäße** können mit speziellen Aufnahmeverfahren („MR-Angiographie"), und zwar ohne den Einsatz von Kontrastmitteln, abgebildet werden. Über die Darstellung normaler und krankhafter Strukturen hinaus gelingt es in vielen Fällen – aufgrund des unterschiedlichen Signalverhaltens (in sog. T1 oder T2 – gewichteten Bildern) – Tumoren, Entzündungen, Blutungen und Nekrosen zu differenzieren. Transversalaufnahmen betrachtet man – wie bei der Röntgen-Computertomographie – grundsätzlich von **unten** (Dr. H. FRIEDBURG, Radiologische Klinik, Abt. Röntgendiagnostik des Univ.-Klinikums der Universität Freiburg i.Br.).

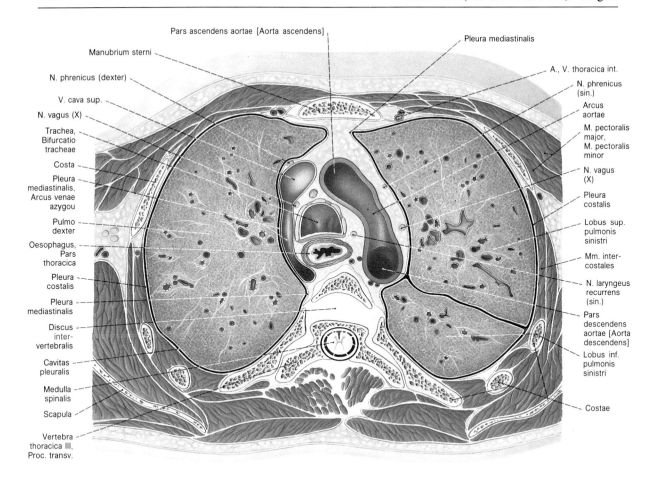

Pars ascendens aortae [Aorta ascendens]
Manubrium sterni
N. phrenicus (dexter)
V. cava sup.
N. vagus (X)
Trachea, Bifurcatio tracheae
Costa
Pleura mediastinalis, Arcus venae azygou
Pulmo dexter
Oesophagus, Pars thoracica
Pleura costalis
Pleura mediastinalis
Discus intervertebralis
Cavitas pleuralis
Medulla spinalis
Scapula
Vertebra thoracica III, Proc. transv.

Pleura mediastinalis
A., V. thoracica int.
N. phrenicus (sin.)
Arcus aortae
M. pectoralis major, M. pectoralis minor
N. vagus (X)
Pleura costalis
Lobus sup. pulmonis sinistri
Mm. inter-costales
N. laryngeus recurrens (sin.)
Pars descendens aortae [Aorta descendens]
Lobus inf. pulmonis sinistri
Costae

Abb. 212a. Querschnitt durch den Thorax in Höhe des Discus intervertebralis zwischen dem 3. und 4. Brustwirbel. Die in die Vena cava superior einmündende bogenförmige Strecke der Vena azygos fast in ihrer ganzen Länge getroffen. Konvexität des Arcus aortae oberhalb der Schnittebene. Ansicht der Unterfläche des Schnitts.

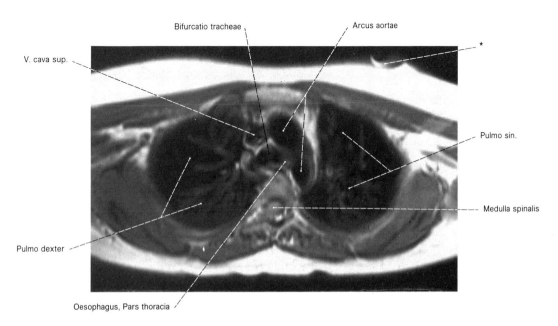

Bifurcatio tracheae
Arcus aortae
*
V. cava sup.
Pulmo sin.
Medulla spinalis
Pulmo dexter
Oesophagus, Pars thoracia

* Metallartefakt durch EKG-Elektrode (Erklärung siehe Textkasten S. 146)

Abb. 212b. Magnetische Resonanztomographie (= MR) (♀, 32 Jahre) etwa entsprechend der in Abb. 212a wiedergegebenen Schnittebene (Original: Dr. M. T. McNamara, Princess Grace Hospital, Monte Carlo, Monaco).

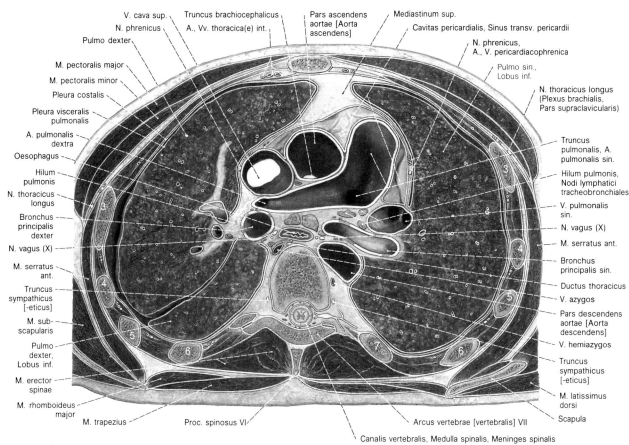

Abb. 213a. Querschnitt durch den Thorax in Höhe des 7. Brustwirbels, Vertebra thoracica VII [T VII]. Etwas oberhalb der Teilungsstelle des Truncus pulmonalis, Bifurcatio trunci pulmonalis. Die arabischen Zahlen 3–7 geben die im Schnitt getroffenen Rippen an. Ansicht der Unterfläche des Schnitts.

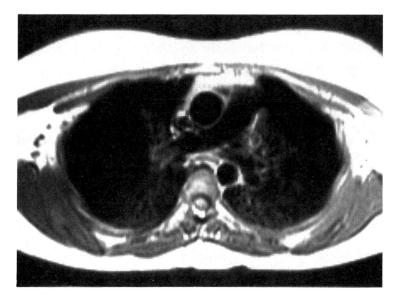

Abb. 213b. Magnetische Resonanztomographie (= MR) (♀, 27 Jahre) etwa entsprechend der in Abb. 213a wiedergegebenen Schnittebene (Original: Dr. M. T. McNamara, Princess Grace Hospital, Monte Carlo, Monaco).

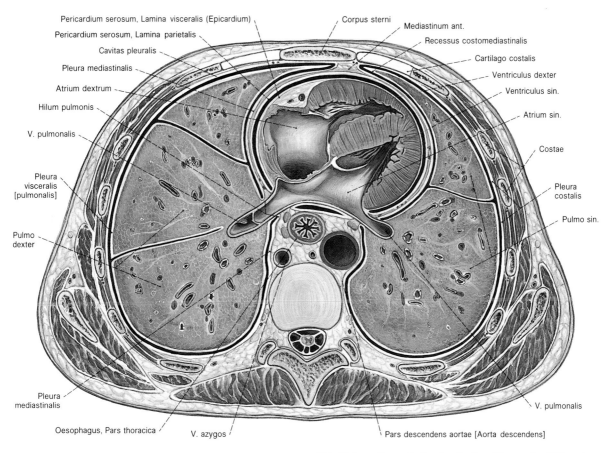

Pericardium serosum, Lamina visceralis (Epicardium)
Pericardium serosum, Lamina parietalis
Cavitas pleuralis
Pleura mediastinalis
Atrium dextrum
Hilum pulmonis
V. pulmonalis
Pleura visceralis [pulmonalis]
Pulmo dexter
Pleura mediastinalis

Corpus sterni
Mediastinum ant.
Recessus costomediastinalis
Cartilago costalis
Ventriculus dexter
Ventriculus sin.
Atrium sin.
Costae
Pleura costalis
Pulmo sin.
V. pulmonalis

Oesophagus, Pars thoracica
V. azygos
Pars descendens aortae [Aorta descendens]

Abb. 214a. Querschnitt durch den Thorax in Höhe des Lungenhilus, Hilum pulmonis, die vier Binnenräume des Herzens innerhalb der Schnittebene. Ansicht der Unterfläche des Schnitts.

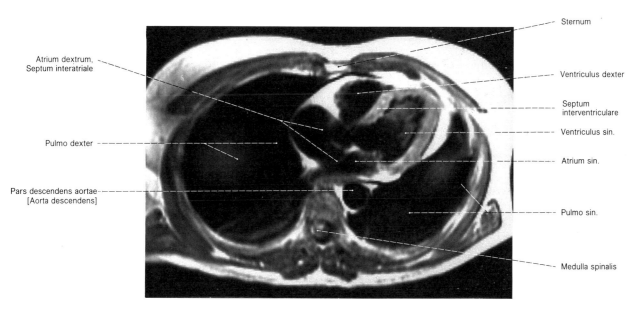

Atrium dextrum, Septum interatriale
Pulmo dexter
Pars descendens aortae [Aorta descendens]

Sternum
Ventriculus dexter
Septum interventriculare
Ventriculus sin.
Atrium sin.
Pulmo sin.
Medulla spinalis

Abb. 214b. Magnetische Resonanztomographic (– MR) (♂, 40 Jahre) etwa entsprechend der in Abb. 214a wiedergegebenen Schnittebene (Original: Dr. M. T. McNamara, Princess Grace Hospital, Monte Carlo, Monaco).

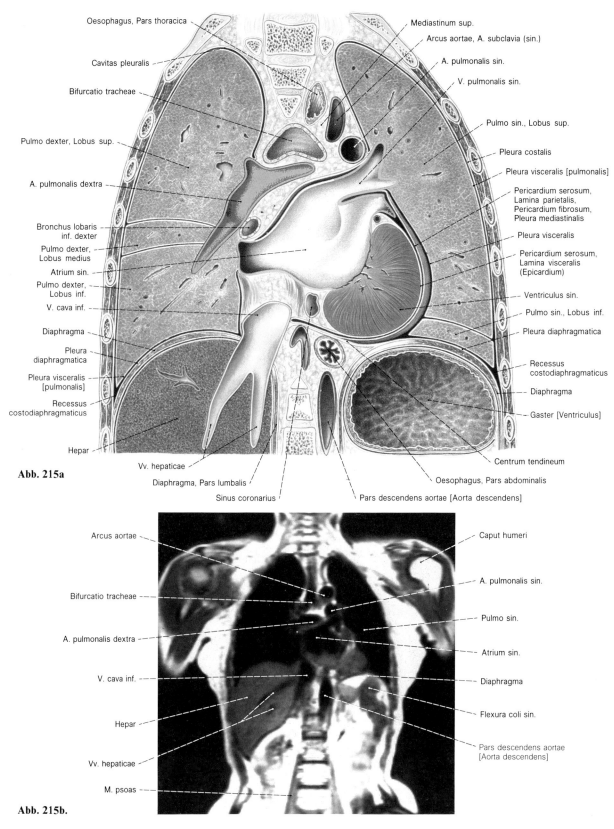

Abb. 215a

Abb. 215b.

Abb. 215a. Frontalschnitt durch Brusthöhle, Cavitas thoracis, und oberen Teil der Bauchhöhle, Cavitas peritonealis, in Höhe der Luftröhrenteilungsstelle, Bifurcatio tracheae, und der Einmündung der Lebervenen, Venae hepaticae, in die untere Hohlvene, Vena cava inferior. Ansicht von ventral.

Abb. 215b. Magnetische Resonanztomographie (= MR) (♀, 40 Jahre) etwa entsprechend der in Abb. 215a wiedergegebenen Schnittebene (Original: Dr. M. T. McNamara, Princess Grace Hospital, Monte Carlo, Monaco).

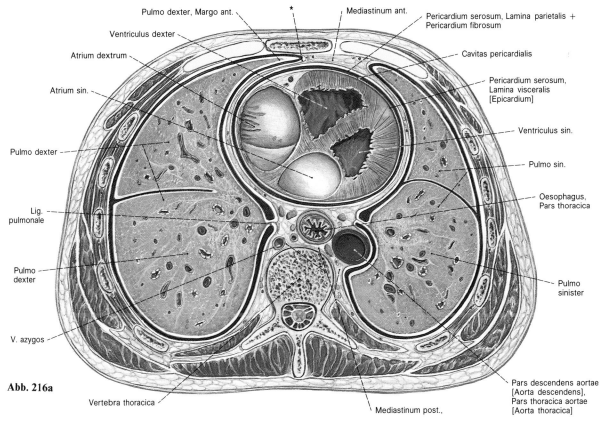

Pulmo dexter, Margo ant.

Ventriculus dexter

Atrium dextrum

Atrium sin.

Pulmo dexter

Lig. pulmonale

Pulmo dexter

V. azygos

Abb. 216a

Vertebra thoracica

*

Mediastinum ant.

Pericardium serosum, Lamina parietalis + Pericardium fibrosum

Cavitas pericardialis

Pericardium serosum, Lamina visceralis [Epicardium]

Ventriculus sin.

Pulmo sin.

Oesophagus, Pars thoracica

Pulmo sinister

Pars descendens aortae [Aorta descendens], Pars thoracica aortae [Aorta thoracica]

Mediastinum post.,

Abb. 216a. Querschnitt durch den Thorax unterhalb des Lungenhilus, Hilum pulmonis, die vier Binnenräume des Herzens innerhalb der Schnittebene. Ansicht der Unterfläche des Schnitts.

* Umschlagstelle der Pleura costalis in die Pleura mediastinalis

Abb. 216b. Magnetische Resonanztomographie (= MR) (♀, 65 Jahre) etwa entsprechend der in Abb. 216a wiedergegebenen Schnittebene. Linker Vorhof und Vena pulmonalis sinistra superior erscheinen, durch den schnelleren Blutfluß bedingt, schwarz (Original: Dr. M. T. McNamara, Princess Grace Hospital, Monte Carlo, Monaco).   * Aufhellung durch die rechte Zwerchfellkuppel

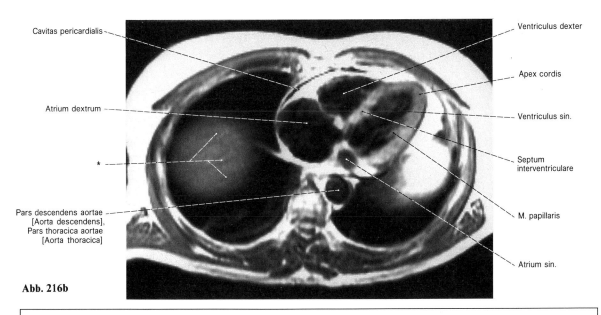

Cavitas pericardialis

Atrium dextrum

*

Pars descendens aortae [Aorta descendens], Pars thoracica aortae [Aorta thoracica]

Abb. 216b

Ventriculus dexter

Apex cordis

Ventriculus sin.

Septum interventriculare

M. papillaris

Atrium sin.

Recessus pleurales. Von der Pleura parietalis gebildete Nischen, in die sich die Lungen bei maximaler Inspiration hineinentfalten können:
— Recessus costodiaphragmaticus zwischen Zwerchfell und Thoraxseitenwand,
— Recessus costomediastinalis zwischen Pleura costalis und Pleura mediastinalis (links tiefer als rechts),
— Recessus phrenicomediastinalis zwischen Zwerchfell und Mediastinum.

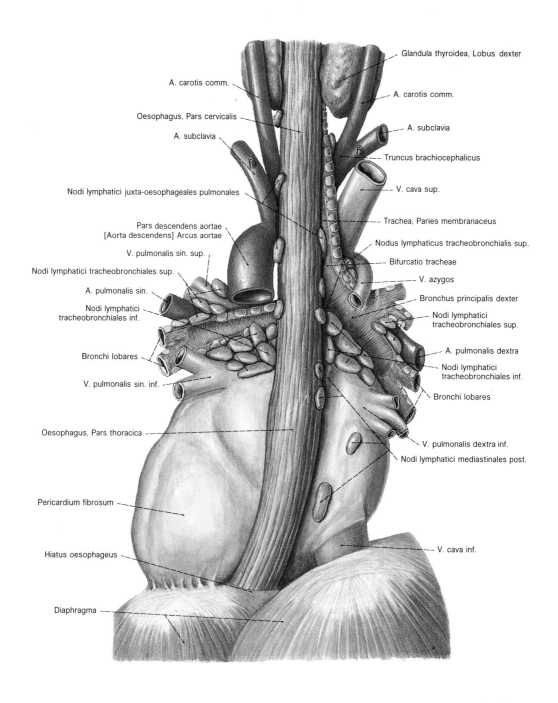

Glandula thyroidea, Lobus dexter

A. carotis comm.

A. carotis comm.

Oesophagus, Pars cervicalis

A. subclavia

A. subclavia

Truncus brachiocephalicus

V. cava sup.

Nodi lymphatici juxta-oesophageales pulmonales

Trachea, Paries membranaceus

Pars descendens aortae
[Aorta descendens] Arcus aortae

Nodus lymphaticus tracheobronchialis sup.

V. pulmonalis sin. sup.

Bifurcatio tracheae

Nodi lymphatici tracheobronchiales sup.

V. azygos

A. pulmonalis sin.

Bronchus principalis dexter

Nodi lymphatici
tracheobronchiales inf.

Nodi lymphatici
tracheobronchiales sup.

A. pulmonalis dextra

Bronchi lobares

Nodi lymphatici
tracheobronchiales inf.

V. pulmonalis sin. inf.

Bronchi lobares

Oesophagus, Pars thoracica

V. pulmonalis dextra inf.

Nodi lymphatici mediastinales post.

Pericardium fibrosum

V. cava inf.

Hiatus oesophageus

Diaphragma

Abb. 217. Lymphknoten der Brustorgane. Ansicht von
dorsal. Lungen an der Lungenwurzel, Radix (Pediculus)
pulmonis, entfernt. Am Herzbeutel, Pericardium fibrosum,
ein Stück des Zwerchfells, Diaphragma, mit den Durch-
trittsstellen von Vena cava inferior und Oesophagus
erhalten.

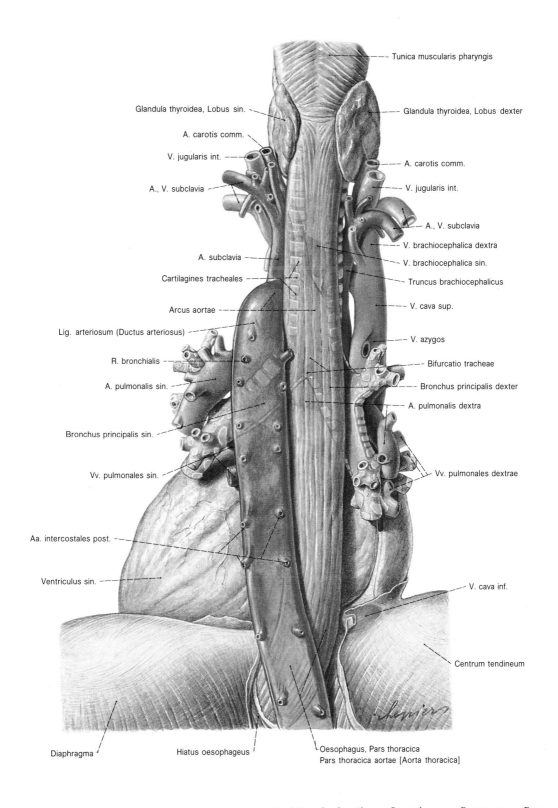

Tunica muscularis pharyngis

Glandula thyroidea, Lobus sin.

Glandula thyroidea, Lobus dexter

A. carotis comm.

V. jugularis int.

A. carotis comm.

A., V. subclavia

V. jugularis int.

A., V. subclavia

V. brachiocephalica dextra

A. subclavia

V. brachiocephalica sin.

Cartilagines tracheales

Truncus brachiocephalicus

Arcus aortae

V. cava sup.

Lig. arteriosum (Ductus arteriosus)

V. azygos

R. bronchialis

Bifurcatio tracheae

A. pulmonalis sin.

Bronchus principalis dexter

A. pulmonalis dextra

Bronchus principalis sin.

Vv. pulmonales sin.

Vv. pulmonales dextrae

Aa. intercostales post.

Ventriculus sin.

V. cava inf.

Centrum tendineum

Diaphragma

Hiatus oesophageus

Oesophagus, Pars thoracica
Pars thoracica aortae [Aorta thoracica]

Abb. 218. Speiseröhre, Oesophagus, Brustaorta, Pars thoracica aortae [Aorta thoracica], Herzbeutel, Pericardium fibrosum, und große Gefäßstämme des Hals-Brust-Raums in der Ansicht von dorsal.

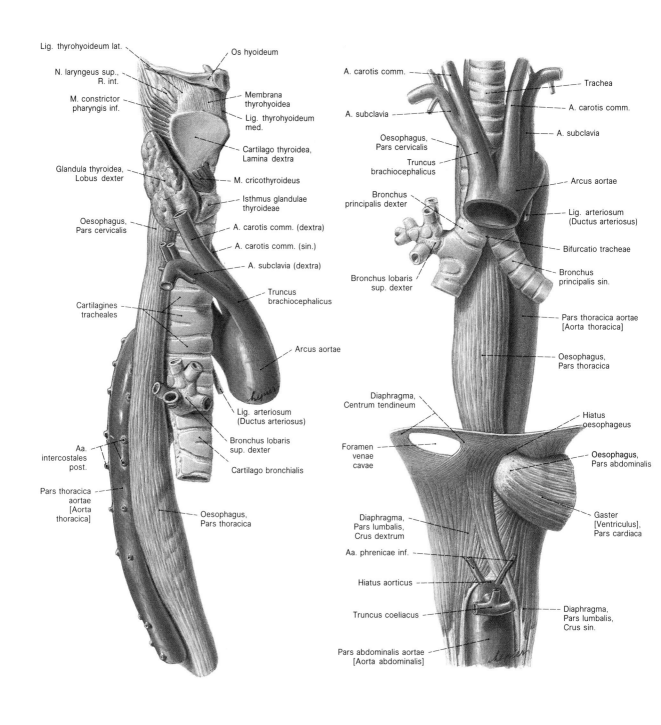

Abb. 219. Luft- und Speisewege in Hals- und Brustgegend; ihre Beziehungen zu einigen Nachbarorganen. Ansicht von rechts.

Abb. 220. Speiseröhre, Oesophagus, Luftröhre, Trachea, Aorta und Teile des Zwerchfells, Diaphragma, mit den großen Durchtrittsöffnungen für Aorta, Oesophagus und Vena cava inferior. Ansicht von ventral.

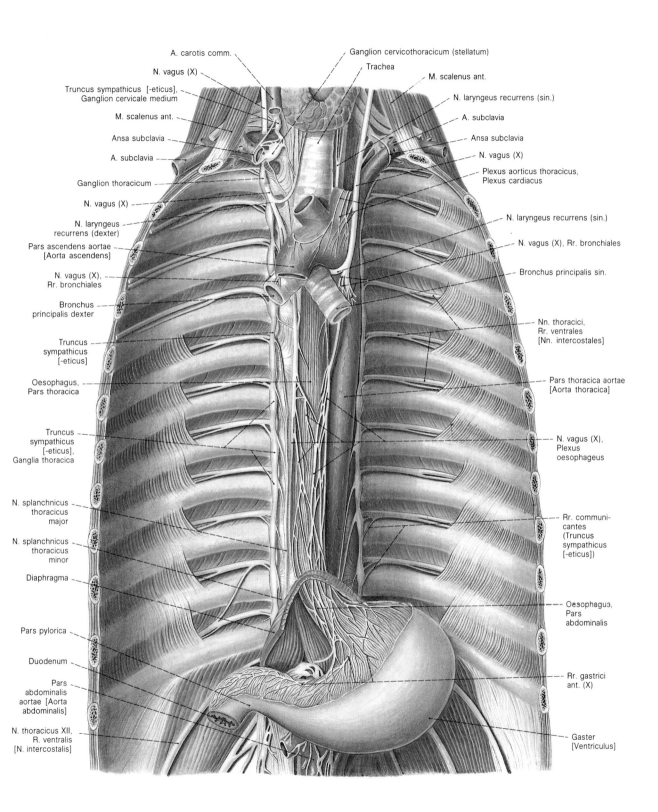

A. carotis comm.

N. vagus (X)

Truncus sympathicus [-eticus],
Ganglion cervicale medium

M. scalenus ant.

Ansa subclavia

A. subclavia

Ganglion thoracicum

N. vagus (X)

N. laryngeus
recurrens (dexter)

Pars ascendens aortae
[Aorta ascendens]

N. vagus (X),
Rr. bronchiales

Bronchus
principalis dexter

Truncus
sympathicus
[-eticus]

Oesophagus,
Pars thoracica

Truncus
sympathicus
[-eticus],
Ganglia thoracica

N. splanchnicus
thoracicus
major

N. splanchnicus
thoracicus
minor

Diaphragma

Pars pylorica

Duodenum

Pars
abdominalis
aortae [Aorta
abdominalis]

N. thoracicus XII,
R. ventralis
[N. intercostalis]

Ganglion cervicothoracicum (stellatum)

Trachea

M. scalenus ant.

N. laryngeus recurrens (sin.)

A. subclavia

Ansa subclavia

N. vagus (X)

Plexus aorticus thoracicus,
Plexus cardiacus

N. laryngeus recurrens (sin.)

N. vagus (X), Rr. bronchiales

Bronchus principalis sin.

Nn. thoracici,
Rr. ventrales
[Nn. intercostales]

Pars thoracica aortae
[Aorta thoracica]

N. vagus (X),
Plexus
oesophageus

Rr. communi-
cantes
(Truncus
sympathicus
[-eticus])

Oesophagus,
Pars
abdominalis

Rr. gastrici
ant. (X)

Gaster
[Ventriculus]

Abb. 221. Speiseröhre, Oesophagus, Plexus oesophageus,
Nervi vagi (X) und Grenzstrang, Truncus sympathicus
[-eticus] in der Ansicht von ventral.

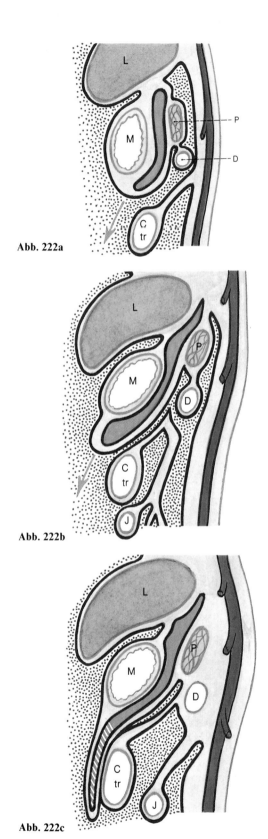

Abb. 222a

Abb. 222b

Abb. 222c

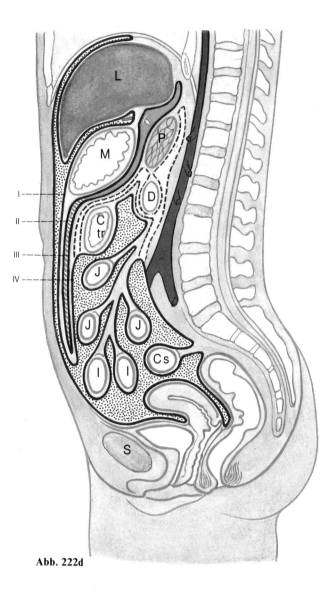

Abb. 222d

Abb. 222a—d. Entstehung und Umwandlung der serösen Säcke des Bauchraums sowie Verlauf des Bauchfells, Peritoneum, schematische Mediansagittalschnitte. Peritoneum = rote Linie, Cavitas peritonealis = rot punktiert. Bursa omentalis oliv dargestellt. Abb. 222a–c embryonale Stadien. Abb. 222d endgültiger Zustand (weiblicher Situs) **vor** Verklebung der vier Blätter (I—IV) des großen Netzes. Rot gestrichelte Linie = ursprünglicher Verlauf des Bauchfells. Pfeil im Netzbeutel, Bursa omentalis.

I—IV = die vier Blätter des Omentum majus
L = Leber, Hepar
M = Magen, Gaster [Ventriculus]
C tr = Colon transversum
P = Pancreas
D = Duodenum
J = Jejunum
I = Ileum
C s = Colon sigmoideum
S = Symphysis pubica

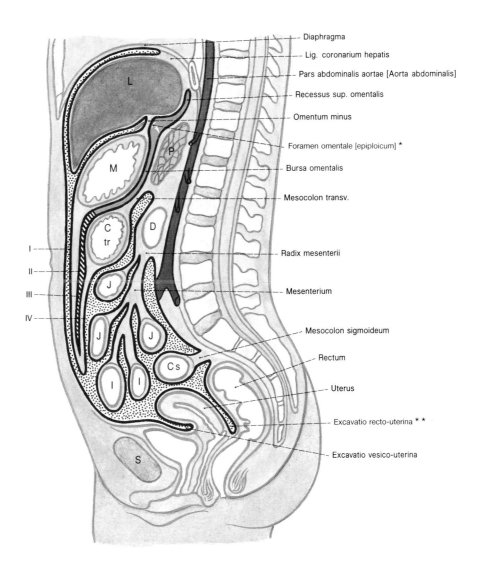

Diaphragma

Lig. coronarium hepatis

Pars abdominalis aortae [Aorta abdominalis]

Recessus sup. omentalis

Omentum minus

Foramen omentale [epiploicum] *

Bursa omentalis

Mesocolon transv.

Radix mesenterii

Mesenterium

Mesocolon sigmoideum

Rectum

Uterus

Excavatio recto-uterina * *

Excavatio vesico-uterina

Abb. 222e. Zustand **nach** Verklebung der vier Blätter (I—IV) des großen Netzes, Omentum majus, mit Anlötung des Colon transversum an die Rückwand des großen Netzes (weiblicher Situs). Die Verwachsungszone zwischen den beiden inneren Blättern des großen Netzes schraffiert. Pfeil im Foramen omentale [epiploicum].

  * Klinisch: Foramen WINSLOWI
** klinisch: Cavum DOUGLASI

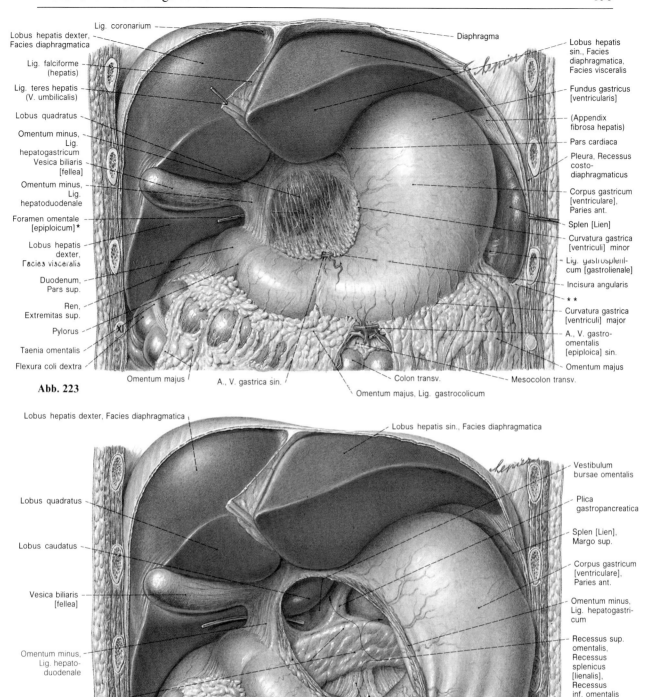

Lig. coronarium

Lobus hepatis dexter, Facies diaphragmatica

Lig. falciforme (hepatis)

Lig. teres hepatis (V. umbilicalis)

Lobus quadratus

Omentum minus, Lig. hepatogastricum

Vesica biliaris [fellea]

Omentum minus, Lig. hepatoduodenale

Foramen omentale [epiploicum] *

Lobus hepatis dexter, Facies visceralis

Duodenum, Pars sup.

Ren, Extremitas sup.

Pylorus

Taenia omentalis

Flexura coli dextra

Omentum majus

A., V. gastrica sin.

Colon transv.

Omentum majus, Lig. gastrocolicum

Mesocolon transv.

Diaphragma

Lobus hepatis sin., Facies diaphragmatica, Facies visceralis

Fundus gastricus [ventricularis]

(Appendix fibrosa hepatis)

Pars cardiaca

Pleura, Recessus costo-diaphragmaticus

Corpus gastricum [ventriculare], Paries ant.

Splen [Lien]

Curvatura gastrica [ventriculi] minor

Lig. gastrosplenicum [gastrolienale]

Incisura angularis

**

Curvatura gastrica [ventriculi] major

A., V. gastro-omentalis [epiploica] sin.

Omentum majus

Abb. 223

Lobus hepatis dexter, Facies diaphragmatica

Lobus hepatis sin., Facies diaphragmatica

Lobus quadratus

Lobus caudatus

Vesica biliaris [fellea]

Omentum minus, Lig. hepato-duodenale

Tuber omentale, Corpus pancreatis, Facies ant.

Flexura coli dextra

Omentum majus, Lig. gastrocolicum

Curvatura gastrica [ventriculi] minor

Vestibulum bursae omentalis

Plica gastropancreatica

Splen [Lien], Margo sup.

Corpus gastricum [ventriculare], Paries ant.

Omentum minus, Lig. hepatogastricum

Recessus sup. omentalis, Recessus splenicus [lienalis], Recessus inf. omentalis

Curvatura gastrica [ventriculi] major

Mesocolon transv.

Abb. 224

Abb. 223. Lage der Baucheingeweide. Organe des Oberbauchs („Drüsenbauch"). Sonde im Foramen omentale [epiploicum] und im Vestibulum bursae omentalis, Haken im Ligamentum teres hepatis.

* Foramen WINSLOWI
** traditionell (BNA, INA, PNA 4°, 1977): Ligamentum phrenicocolicum

Abb. 224. Lage der Baucheingeweide. Organe des Oberbauchraums („Drüsenbauch"). Der Magen mit einem in die kleine Kurvatur eingesetzten Haken nach links unten gezogen, die Bursa omentalis nach Durchtrennung des Ligamentum hepatogastricum des Omentum minus eröffnet. Die Pfeile zeigen in die Richtung der drei Recessus bursae omentalis.

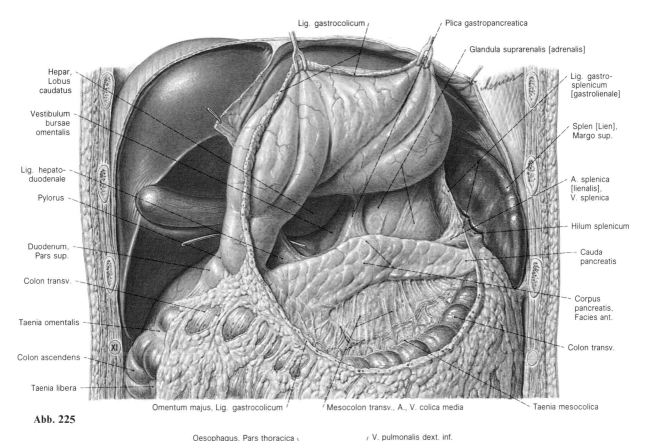

Abb. 225

- Lig. gastrocolicum
- Plica gastropancreatica
- Glandula suprarenalis [adrenalis]
- Hepar, Lobus caudatus
- Vestibulum bursae omentalis
- Lig. hepato-duodenale
- Pylorus
- Duodenum, Pars sup.
- Colon transv.
- Taenia omentalis
- Colon ascendens
- Taenia libera
- Lig. gastro-splenicum [gastrolienale]
- Splen [Lien], Margo sup.
- A. splenica [lienalis], V. splenica
- Hilum splenicum
- Cauda pancreatis
- Corpus pancreatis, Facies ant.
- Colon transv.
- Omentum majus, Lig. gastrocolicum
- Mesocolon transv., A., V. colica media
- Taenia mesocolica

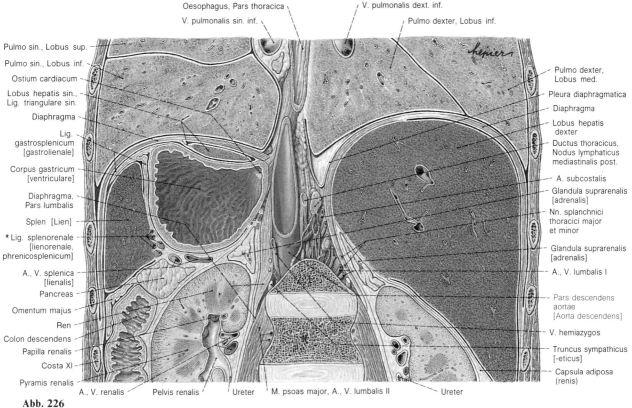

Abb. 226

- Oesophagus, Pars thoracica
- V. pulmonalis dext. inf.
- V. pulmonalis sin. inf.
- Pulmo dexter, Lobus inf.
- Pulmo sin., Lobus sup.
- Pulmo sin., Lobus inf.
- Ostium cardiacum
- Lobus hepatis sin., Lig. triangulare sin.
- Diaphragma
- Lig. gastrosplenicum [gastrolienale]
- Corpus gastricum [ventriculare]
- Diaphragma, Pars lumbalis
- Splen [Lien]
- * Lig. splenorenale [lienorenale, phrenicosplenicum]
- A., V. splenica [lienalis]
- Pancreas
- Omentum majus
- Ren
- Colon descendens
- Papilla renalis
- Costa XI
- Pyramis renalis
- A., V. renalis
- Pelvis renalis
- Ureter
- M. psoas major, A., V. lumbalis II
- Ureter
- Pulmo dexter, Lobus med.
- Pleura diaphragmatica
- Diaphragma
- Lobus hepatis dexter
- Ductus thoracicus, Nodus lymphaticus mediastinalis post.
- A. subcostalis
- Glandula suprarenalis [adrenalis]
- Nn. splanchnici thoracici major et minor
- Glandula suprarenalis [adrenalis]
- A., V. lumbalis I
- Pars descendens aortae [Aorta descendens]
- V. hemiazygos
- Truncus sympathicus [-eticus]
- Capsula adiposa (renis)

Abb. 225. Organe des Oberbauchs („Drüsenbauch"). Ligamentum gastrocolicum an der großen Kurvatur des Magens durchgeschnitten und Magen nach oben gezogen. Bursa omentalis dadurch in ganzer Ausdehnung zu übersehen. Vor der Verklebung der vier Blätter des Omentum majus reicht Bursa omentalis bis in den Grund des großen Netzes; Verklebung kann unterschiedliche Ausmaße erreichen.

Abb. 226. Frontalschnitt durch den Rumpf. Ansicht des vorderen Schnittsegments von dorsal. Im unteren Teil des Bildes die ersten beiden Lendenwirbel angeschnitten (Lendenlordose!).

* Rr. splenici, Nodi lymphatici splenici (lienalis)

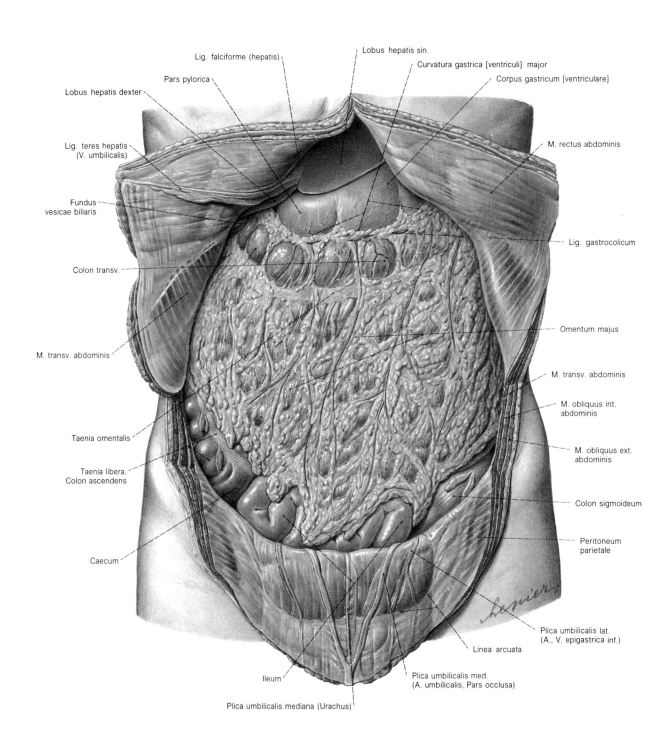

Lig. falciforme (hepatis)

Lobus hepatis sin.

Pars pylorica

Curvatura gastrica [ventriculi] major

Corpus gastricum [ventriculare]

Lobus hepatis dexter

Lig. teres hepatis
(V. umbilicalis)

M. rectus abdominis

Fundus
vesicae biliaris

Lig. gastrocolicum

Colon transv.

Omentum majus

M. transv. abdominis

M. transv. abdominis

M. obliquus int.
abdominis

Taenia omentalis

M. obliquus ext.
abdominis

Taenia libera,
Colon ascendens

Colon sigmoideum

Peritoneum
parietale

Caecum

Plica umbilicalis lat.
(A., V. epigastrica inf.)

Linea arcuata

Ileum

Plica umbilicalis med.
(A. umbilicalis, Pars occlusa)

Plica umbilicalis mediana (Urachus)

Abb. 227. Lage der Baucheingeweide, Situs viscerum
(„Darmbauch"). Großes Netz, Omentum majus.

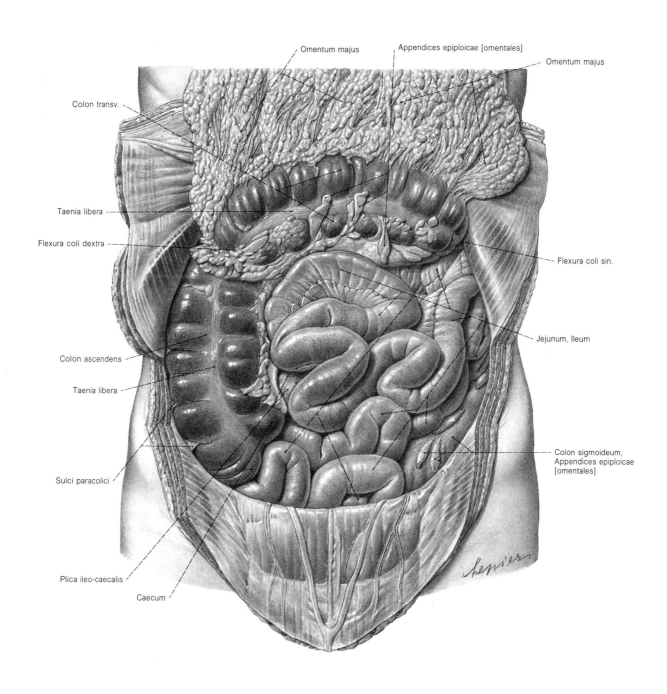

Omentum majus

Appendices epiploicae [omentales]

Omentum majus

Colon transv.

Taenia libera

Flexura coli dextra

Flexura coli sin.

Jejunum, Ileum

Colon ascendens

Taenia libera

Colon sigmoideum,
Appendices epiploicae
[omentales]

Sulci paracolici

Plica ileo-caecalis

Caecum

Abb. 228. Lage der Baucheingeweide, Situs viscerum
(„Darmbauch"). Omentum majus und Colon transversum
nach oben gelegt, intraperitoneale Organe des mittleren und
unteren Bauchraums zu übersehen.

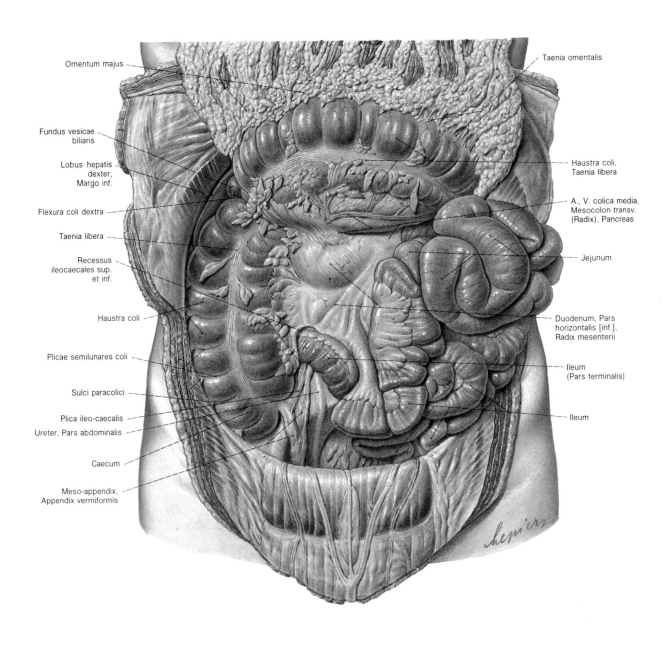

Omentum majus

Fundus vesicae biliaris

Lobus hepatis dexter, Margo inf.

Flexura coli dextra

Taenia libera

Recessus ileocaecales sup. et inf.

Haustra coli

Plicae semilunares coli

Sulci paracolici

Plica ileo-caecalis

Ureter, Pars abdominalis

Caecum

Meso-appendix, Appendix vermiformis

Taenia omentalis

Haustra coli, Taenia libera

A., V. colica media, Mesocolon transv. (Radix), Pancreas

Jejunum

Duodenum, Pars horizontalis [inf.], Radix mesenterii

Ileum (Pars terminalis)

Ileum

Abb. 229. Lage der Baucheingeweide, Situs viscerum („Darmbauch"). Lappen der vorderen Bauchwand zurückgeschlagen, Omentum majus und Colon transversum nach oben, Dünndarmschlingen nach links gelegt. Appendix vermiformis und Endstrecke des Ileum sichtbar, unter dem rechten Rippenbogen unterer Rand des rechten Leberlappens und Fundus der Gallenblase zu erkennen.

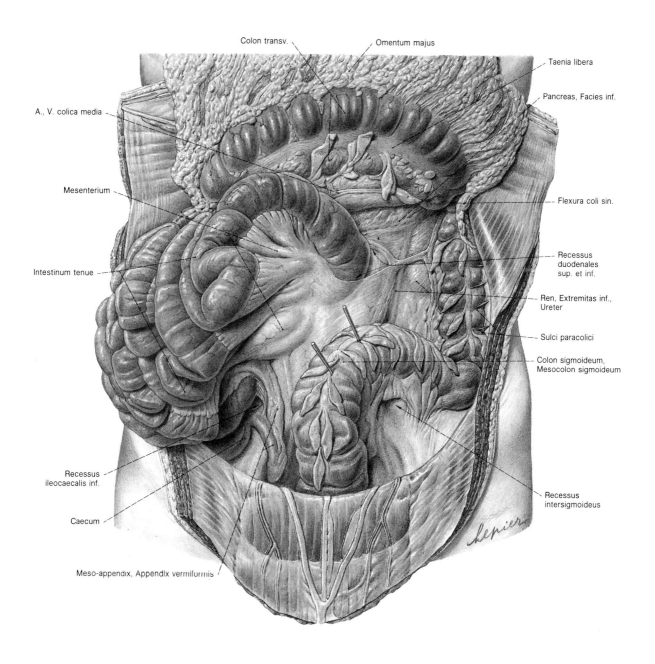

Colon transv.

Omentum majus

Taenia libera

Pancreas, Facies inf.

A., V. colica media

Flexura coli sin.

Mesenterium

Recessus
duodenales
sup. et inf.

Intestinum tenue

Ren, Extremitas inf.,
Ureter

Sulci paracolici

Colon sigmoideum,
Mesocolon sigmoideum

Recessus
ileocaecalis inf.

Recessus
intersigmoideus

Caecum

Meso-appendix, Appendix vermiformis

Abb. 230. Lage der Baucheingeweide, Situs viscerum
(,,Darmbauch"). Lappen der vorderen Bauchwand zurückgeschlagen. Omentum majus und Colon transversum nach
oben, Konvolut der Dünndarmschlingen nach rechts
gelagert, Colon sigmoideum mit Haken nach vorn und oben
gezogen.

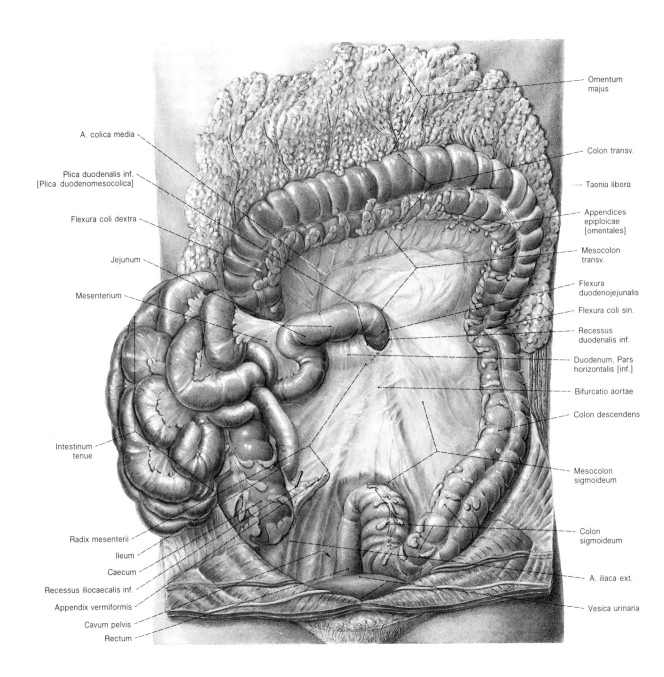

A. colica media

Plica duodenalis inf.
[Plica duodenomesocolica]

Flexura coli dextra

Jejunum

Mesenterium

Intestinum
tenue

Radix mesenterii

Ileum

Caecum

Recessus iliocaecalis inf.

Appendix vermiformis

Cavum pelvis

Rectum

Omentum
majus

Colon transv.

Taenia libera

Appendices
epiploicae
[omentales]

Mesocolon
transv.

Flexura
duodenojejunalis

Flexura coli sin.

Recessus
duodenalis inf.

Duodenum, Pars
horizontalis [inf.]

Bifurcatio aortae

Colon descendens

Mesocolon
sigmoideum

Colon
sigmoideum

A. iliaca ext.

Vesica urinaria

Abb. 231. Organe der Bauchhöhle bei hochgeschlagenem
großen Netz, Omentum majus, und nach rechts gelegtem
Konvolut der Dünndarmschlingen in der Ansicht von
ventral. Sonden im Recessus duodenalis inferior und im
Recessus ileocaecalis inferior.

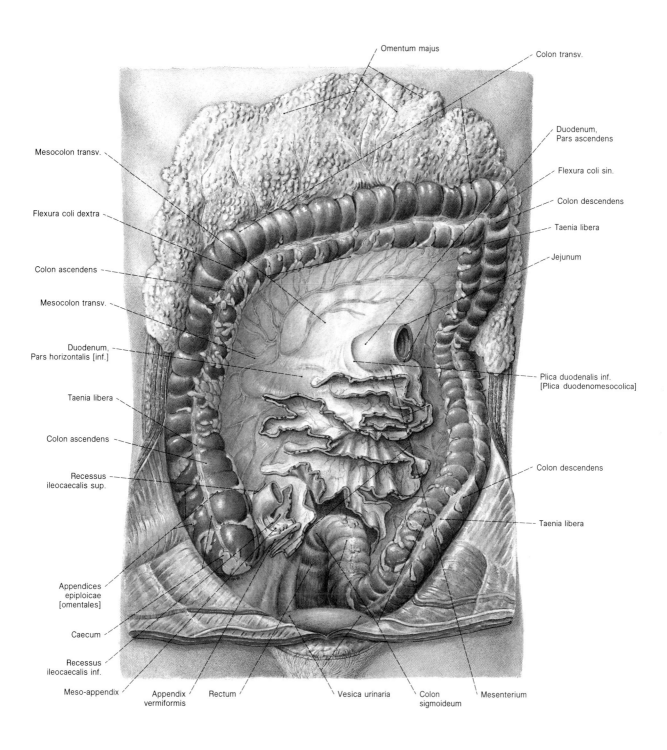

Omentum majus

Colon transv.

Duodenum,
Pars ascendens

Flexura coli sin.

Colon descendens

Taenia libera

Jejunum

Plica duodenalis inf.
[Plica duodenomesocolica]

Colon descendens

Taenia libera

Mesocolon transv.

Flexura coli dextra

Colon ascendens

Mesocolon transv.

Duodenum,
Pars horizontalis [inf.]

Taenia libera

Colon ascendens

Recessus
ileocaecalis sup.

Appendices
epiploicae
[omentales]

Caecum

Recessus
ileocaecalis inf.

Meso-appendix   Appendix   Rectum   Vesica urinaria   Colon   Mesenterium
                 vermiformis   sigmoideum

Abb. 232. Lage des Dickdarms, Intestinum crassum, in
der Bauchhöhle. Dünndarm, Intestinum tenue, mit
Ausnahme des Duodenums, des Anfangsteils des Jejunums
und des terminalen Stücks des Ileums am Mesenterialansatz
abgelöst. Colon transversum mit dem großen Netz,
Omentum majus, nach oben gezogen. Sonden in den
Recessus ileocaecales.

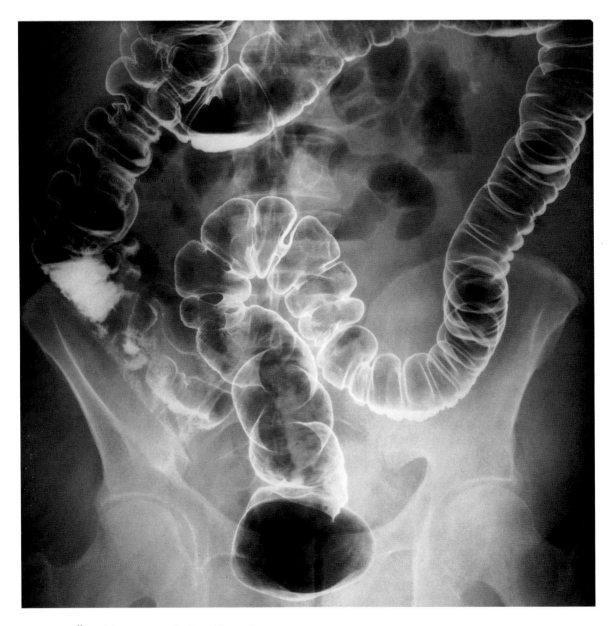

Abb. 233. Übersichtsröntgenaufnahme (Doppelkonstrast-
methode) des Dickdarms, Intestinum crassum (Original:
Prof. Dr. J. ALTARAS, Zentrum für Radiologie am Klinikum
der Universität Gießen).

Der Dickdarm, Intestinum crassum, kann röntgenologisch optimal mit der Methode des „Doppelkontrasts" untersucht werden. Nach Prallfüllung aller Dickdarmabschnitte mit einem Kontrastmittel, nachfolgender Entleerung und Luftinsufflation läßt sich der Dickdarm zu einem transparenten Rohr entfalten. Die Transparenz ermöglicht eine räumliche Vorstellung des gesamten Colon, dessen Innenwand gleichzeitig en profil und en face betrachtet werden kann. Dadurch ergibt sich die Möglichkeit, organische Veränderungen nicht nur nach ihrer Lokalisation, sondern auch hinsichtlich ihrer Größe und Form zu beurteilen.

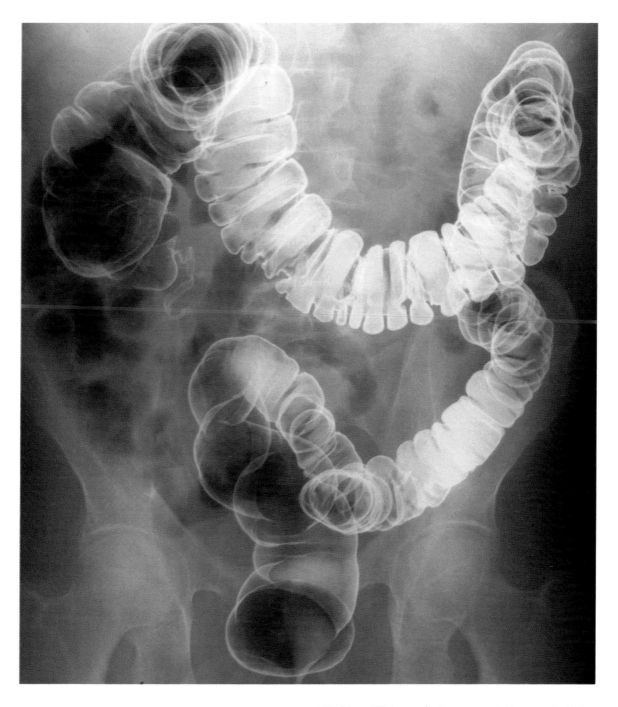

Abb. 234. Röntgenaufnahme von Rektum und Colon sigmoideum (Doppelkontrastmethode) (Original: Prof. Dr. J. ALTARAS, Zentrum für Radiologie am Klinikum der Universität Gießen).

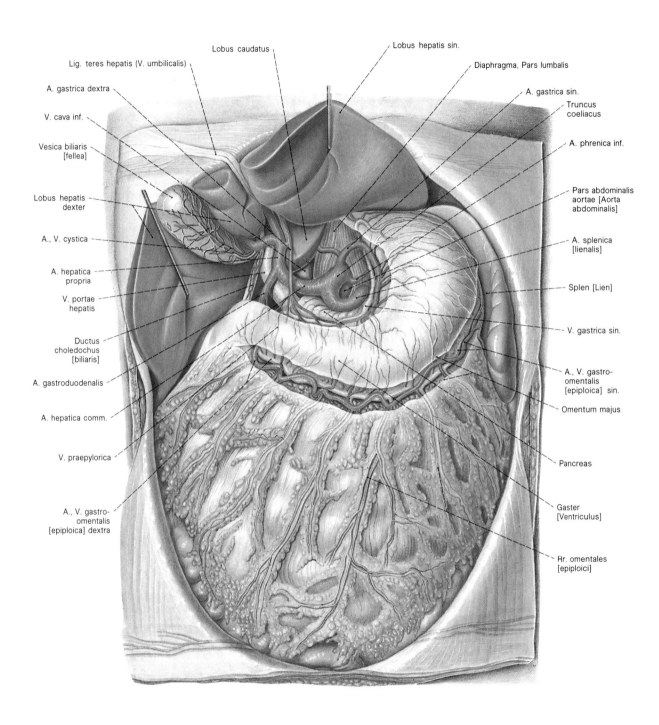

Lobus caudatus

Lobus hepatis sin.

Lig. teres hepatis (V. umbilicalis)

Diaphragma, Pars lumbalis

A. gastrica dextra

A. gastrica sin.

V. cava inf.

Truncus coeliacus

Vesica biliaris [fellea]

A. phrenica inf.

Lobus hepatis dexter

Pars abdominalis aortae [Aorta abdominalis]

A., V. cystica

A. splenica [lienalis]

A. hepatica propria

Splen [Lien]

V. portae hepatis

V. gastrica sin.

Ductus choledochus [biliaris]

A., V. gastro-omentalis [epiploica] sin.

A. gastroduodenalis

Omentum majus

A. hepatica comm.

Pancreas

V. praepylorica

Gaster [Ventriculus]

A., V. gastro-omentalis [epiploica] dextra

Rr. omentales [epiploici]

Abb. 235. Blutgefäße des Magens, Gaster [Ventriculus], und der Leber, Hepar, Truncus coeliacus freigelegt; die ventrale Platte des großen Netzes, Omentum majus, entlang der großen Magenkurvatur, Curvatura gastrica [ventriculi] major, zur Darstellung der Vasa gastro-omentalia [epiploica] eröffnet; kleines Netz, Omentum minus, und Bauchfell im Bereich des Vestibulum bursae omentalis entfernt.

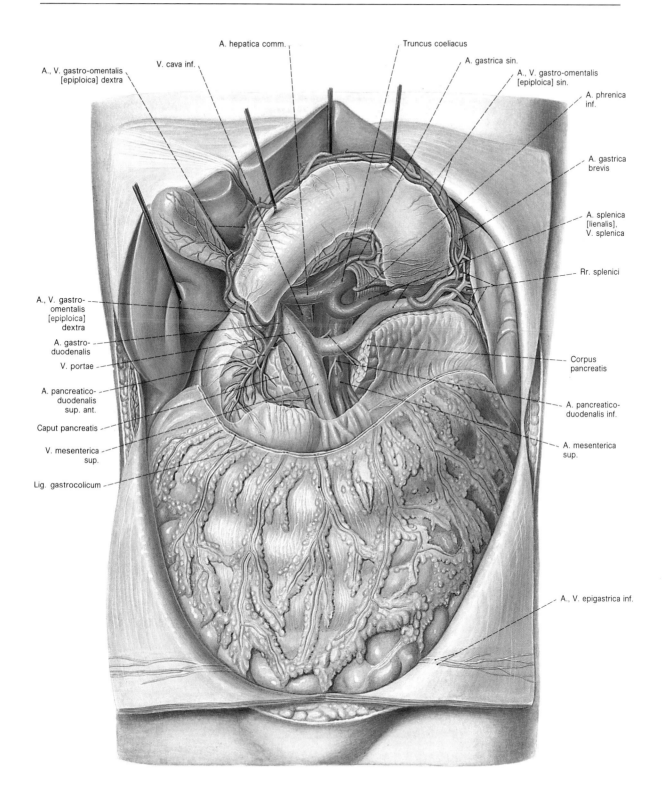

A. hepatica comm.

Truncus coeliacus

V. cava inf.

A. gastrica sin.

A., V. gastro-omentalis [epiploica] dextra

A., V. gastro-omentalis [epiploica] sin.

A. phrenica inf.

A. gastrica brevis

A. splenica [lienalis], V. splenica

Rr. splenici

A., V. gastro-omentalis [epiploica] dextra

A. gastro-duodenalis

V. portae

Corpus pancreatis

A. pancreatico-duodenalis sup. ant.

A. pancreatico-duodenalis inf.

Caput pancreatis

A. mesenterica sup.

V. mesenterica sup.

Lig. gastrocolicum

A., V. epigastrica inf.

Abb. 236. Blutgefäße des Magens, Gaster [Ventriculus], Wurzeln der Pfortader, Vena portae hepatis, Äste des Truncus coeliacus. Magen nach Durchtrennung des großen Netzes, Omentum majus, in die Höhe gezogen, so daß seine Hinterwand zu sehen ist. Ein Teil der Bauchspeicheldrüse, Pancreas, zur Darstellung der Arteria und Vena mesenterica superior entfernt.

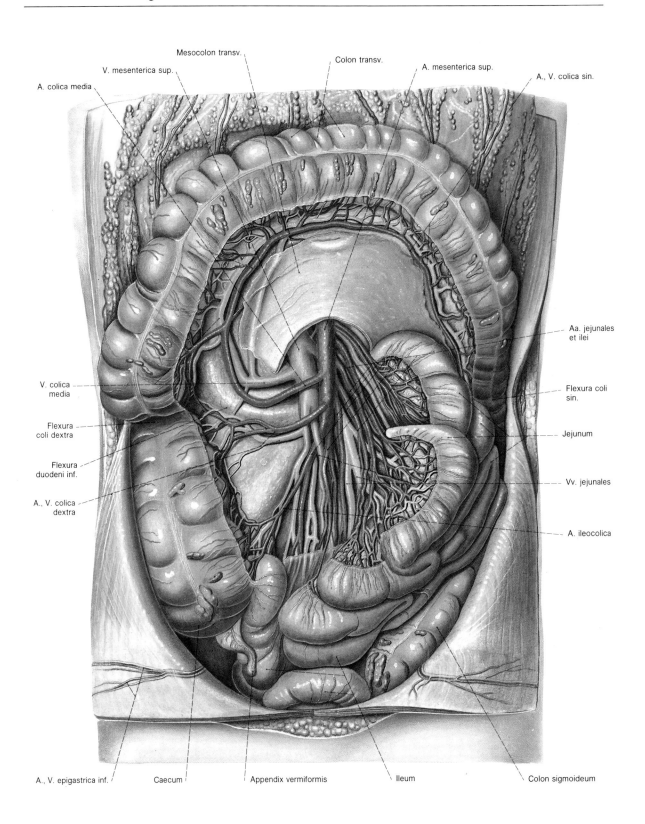

A. colica media

V. mesenterica sup.

Mesocolon transv.

Colon transv.

A. mesenterica sup.

A., V. colica sin.

V. colica media

Flexura coli dextra

Flexura duodeni inf.

A., V. colica dextra

Aa. jejunales et ilei

Flexura coli sin.

Jejunum

Vv. jejunales

A. ileocolica

A., V. epigastrica inf.

Caecum

Appendix vermiformis

Ileum

Colon sigmoideum

Abb. 237. Arteria und Vena mesenterica superior. Colon transversum mit großem Netz, Omentum majus, in die Höhe geschlagen, Dünndarmschlingen nach links gewälzt; viscerales Bauchfell zur Darstellung der Blutgefäße teilweise entfernt.

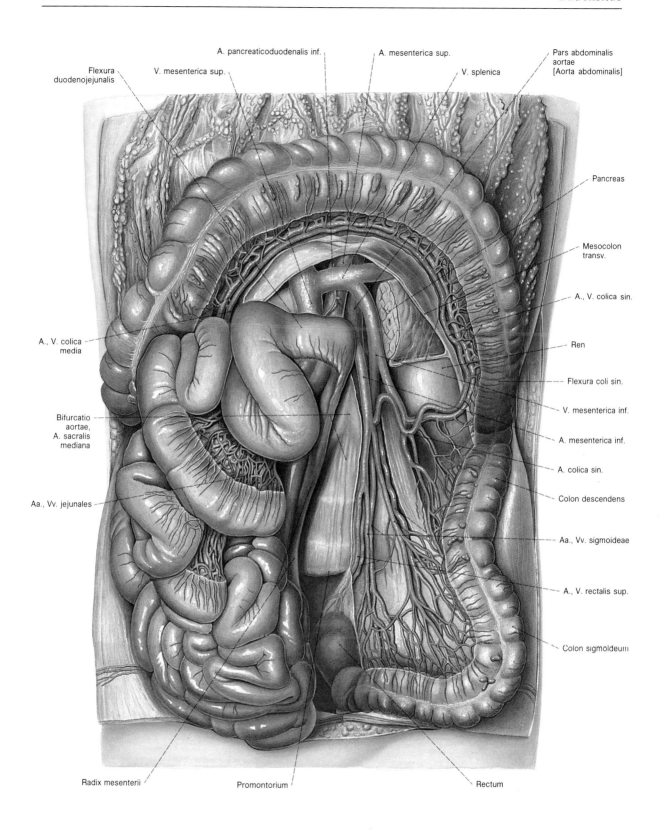

A. pancreaticoduodenalis inf.

A. mesenterica sup.

Pars abdominalis aortae [Aorta abdominalis]

Flexura duodenojejunalis

V. mesenterica sup.

V. splenica

Pancreas

Mesocolon transv.

A., V. colica sin.

A., V. colica media

Ren

Flexura coli sin.

V. mesenterica inf.

Bifurcatio aortae, A. sacralis mediana

A. mesenterica inf.

A. colica sin.

Colon descendens

Aa., Vv. jejunales

Aa., Vv. sigmoideae

A., V. rectalis sup.

Colon sigmoideum

Radix mesenterii

Promontorium

Rectum

Abb. 238. Arteria und Vena mesenterica inferior. Präparation wie in Abb. 237; Dünndarmschlingen nach rechts gelegt.

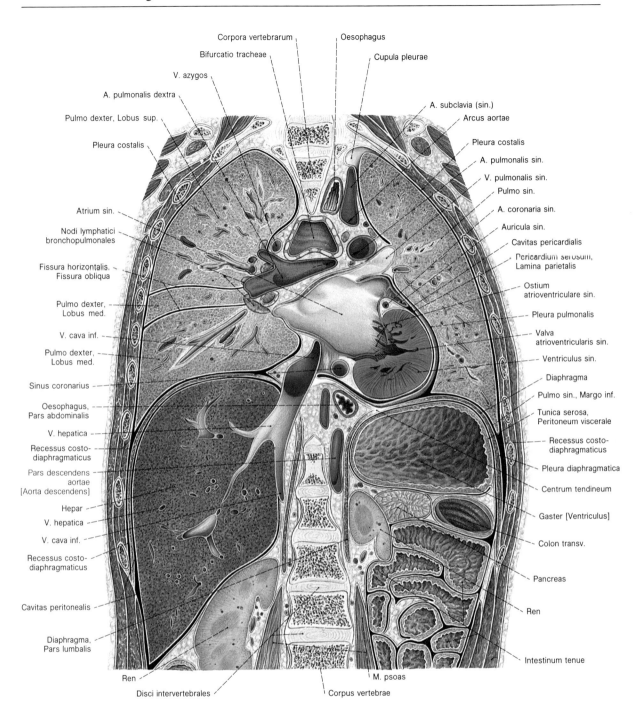

Corpora vertebrarum

Oesophagus

Bifurcatio tracheae

Cupula pleurae

V. azygos

A. pulmonalis dextra

A. subclavia (sin.)

Pulmo dexter, Lobus sup.

Arcus aortae

Pleura costalis

Pleura costalis

A. pulmonalis sin.

V. pulmonalis sin.

Pulmo sin.

A. coronaria sin.

Atrium sin.

Auricula sin.

Nodi lymphatici
bronchopulmonales

Cavitas pericardialis

Pericardium serosum,
Lamina parietalis

Fissura horizontalis,
Fissura obliqua

Ostium
atrioventriculare sin.

Pulmo dexter,
Lobus med.

Pleura pulmonalis

V. cava inf.

Valva
atrioventricularis sin.

Pulmo dexter,
Lobus med.

Ventriculus sin.

Sinus coronarius

Diaphragma

Oesophagus,
Pars abdominalis

Pulmo sin., Margo inf.

Tunica serosa,
Peritoneum viscerale

V. hepatica

Recessus costo-
diaphragmaticus

Recessus costo-
diaphragmaticus

Pleura diaphragmatica

Pars descendens
aortae
[Aorta descendens]

Centrum tendineum

Hepar

Gaster [Ventriculus]

V. hepatica

V. cava inf.

Colon transv.

Recessus costo-
diaphragmaticus

Pancreas

Cavitas peritonealis

Ren

Diaphragma,
Pars lumbalis

Intestinum tenue

Ren

M. psoas

Disci intervertebrales

Corpus vertebrae

Abb. 239. Frontalschnitt durch Brust- und Bauchhöhle in
Höhe der Bifurcatio tracheae. Ansicht von ventral.

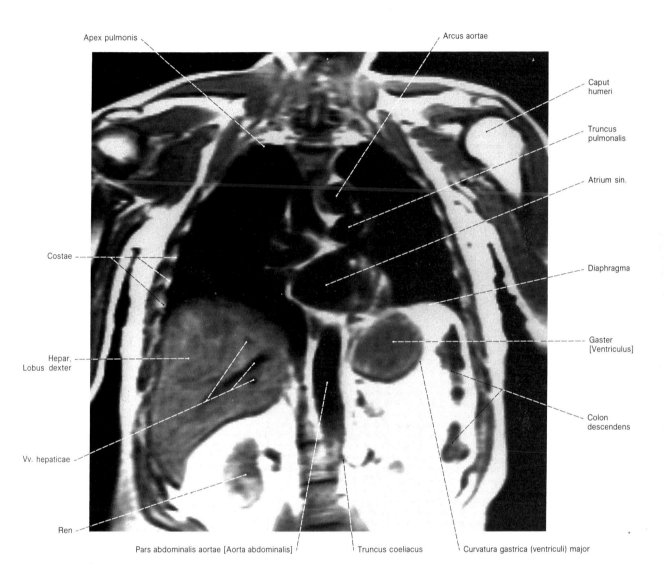

Abb. 240. Magnetische Resonanztomographie (= MR) (♀, 40 Jahre) etwa entsprechend der in Abb. 239 wiedergegebenen frontalen Schnittebene (Original: Dr. M. T. McNamara, Princess Grace Hospital, Monte Carlo, Monaco).

Schon geringfügige Abweichungen in der Schnittebene sind für die Beurteilung topographischer Beziehungen und/oder pathologischer Veränderungen von erheblicher Bedeutung. Sie müssen daher bei der Interpretation unbedingt berücksichtigt werden.

Vgl. mit Abb. 324
und siehe hierzu Textkasten auf S. 146

Die **Computer-Tomographie** ist ein Röntgenschichtverfahren, das zum Bildaufbau einen Computer verwendet. Ein dünn fokussiertes Strahlenbündel (Schichtdicke 1,5 – 10 mm) rotiert um den Körper. Ein gegenüberliegender Detektorkranz mißt die Intensitätsminderung der Röntgenstrahlen hinter dem Objekt in verschiedenen Winkeleinstellungen. Zirka 300 000 Einzelwerte pro Schicht werden von dem Computer in Graustufen eines Monitorbildes umgewandelt. Das computertomographische Bild ist ein topographisch genaues Abbild eines Schnittes durch den Körper.

Die Computer-Tomographie hat in den letzten Jahren einen führenden Platz in der Röntgendiagnostik des Schädels eingenommen und gewinnt zunehmende Bedeutung auch für die Untersuchung der Leibeshöhlen und inneren Organe. Spezielle Computerprogramme erlauben ohne zusätzliche Strahlenbelastung die Anfertigung sogenannter Computer-Reformationen, ein „Rearrangement" der Computerdaten zu Schnittbildern in jeder beliebigen Ebene und damit eine exakte dreidimensionale Orientierung. Unabdingbare Voraussetzung für die korrekte Interpretation computertomographischer Bilder und die optimale Anwendung der Reformationstechnik ist neben der Beachtung untersuchungstechnischer Gesichtspunkte *die detaillierte Kenntnis der Topographie* der verschiedenen Körperregionen.

Abdominelle Computertomogramme – Topographie der inneren Organe. Die von Fett umgebenen abdominellen und retroperitonealen Organe stellen sich scharf begrenzt dar. Durch Gabe verdünnter Gastrografinlösungen und nierengängiger Kontrastmittel lassen sich Magen-Darm-Trakt, Nieren und ableitende Harnwege besser darstellen. Üblicherweise werden transversale CT-Bilder von unten betrachtet. Beachte die detaillierte Darstellung von Aorta, V. cava inferior, Milz- und Nierengefäßen.

(Aufnahmon: Radiologische Abteilung Elisabeth-Krankenhaus Neuwied. Zusammenstellung: Prof. Dr. R. Unsöld, Univ.-Augenklinik, Düsseldorf).

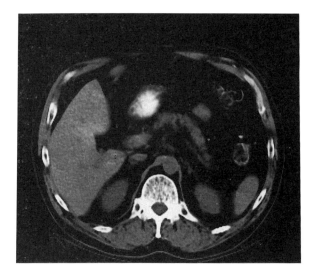

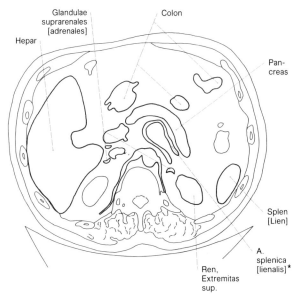

Abb. 241a. Computertomographische Darstellung eines Schnittes durch den Oberbauch eines liegenden Patienten in Höhe der in Abb. 241b bezeichneten Organe (nach vorheriger oraler Kontrastmittelgabe).

Abb. 241b. Umrißskizze zu Abb. 241a.

* Schlinge der Arteria splenica [lienalis]

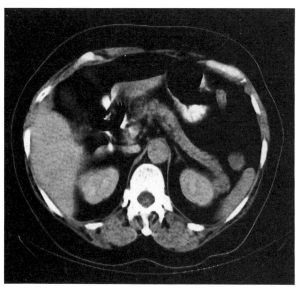

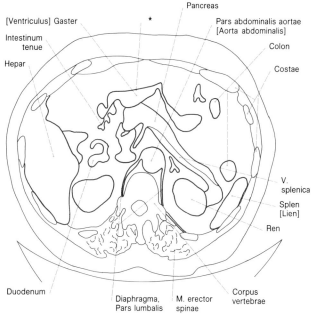

Pancreas

[Ventriculus] Gaster   *   Pars abdominalis aortae
                                                   [Aorta abdominalis]

Intestinum   Colon
tenue

Hepar   Costae

                                                   V.
                                                   splenica

                                                   Splen
                                                   [Lien]

                                                   Ren

Duodenum   Corpus
                                                   vertebrae
        Diaphragma,   M. erector
        Pars lumbalis spinae

Abb. 242a. Computertomographische Darstellung eines
Schnittes durch den Oberbauch eines liegenden Patienten in
Höhe der in Abb. 242b bezeichneten Organe (nach
vorheriger oraler Kontrastmittelgabe).

Abb. 242b. Umrißskizze zu Abb. 242a.

* Luft-Kontrastmittel-Spiegel

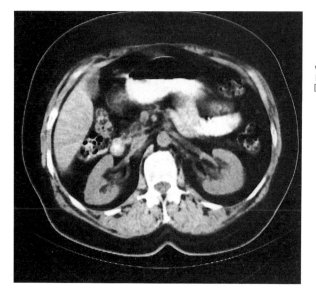

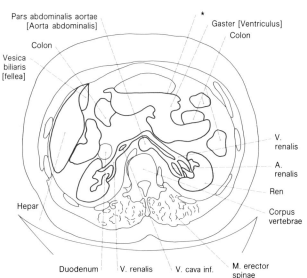

Pars abdominalis aortae   *
[Aorta abdominalis]   Gaster [Ventriculus]
                                            Colon
        Colon

Vesica
biliaris
[fellea]

                                                   V.
                                                   renalis

                                                   A.
                                                   renalis

                                                   Ren

Hepar   Corpus
                                                   vertebrae

Duodenum   V. renalis   V. cava inf.   M. erector
                                          spinae

Abb. 243a. Computertomographische Darstellung eines
Schnittes durch den Oberbauch eines liegenden Patienten in
Höhe der in Abb. 243b bezeichneten Organe (nach
vorheriger oraler Kontrastmittelgabe).

Abb. 243b. Umrißskizze zu Abb. 243a.

* Luft-Kontrastmittel-Spiegel

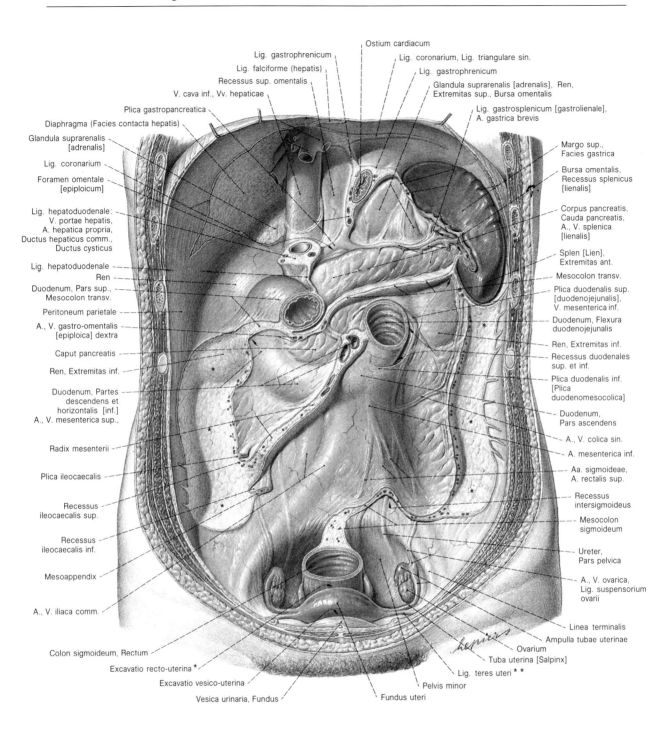

Ostium cardiacum

Lig. gastrophrenicum

Lig. coronarium, Lig. triangulare sin.

Lig. falciforme (hepatis)

Lig. gastrophrenicum

Recessus sup. omentalis

Glandula suprarenalis [adrenalis], Ren,
Extremitas sup., Bursa omentalis

V. cava inf., Vv. hepaticae

Lig. gastrosplenicum [gastrolienale],
A. gastrica brevis

Plica gastropancreatica

Diaphragma (Facies contacta hepatis)

Margo sup.,
Facies gastrica

Glandula suprarenalis
[adrenalis]

Bursa omentalis,
Recessus splenicus
[lienalis]

Lig. coronarium

Foramen omentale
[epiploicum]

Corpus pancreatis,
Cauda pancreatis,
A., V. splenica
[lienalis]

Lig. hepatoduodenale:
V. portae hepatis,
A. hepatica propria,
Ductus hepaticus comm.,
Ductus cysticus

Splen [Lien],
Extremitas ant.

Lig. hepatoduodenale

Mesocolon transv.

Ren

Plica duodenalis sup.
[duodenojejunalis],
V. mesenterica inf.

Duodenum, Pars sup.,
Mesocolon transv.

Duodenum, Flexura
duodenojejunalis

Peritoneum parietale

Ren, Extremitas inf.

A., V. gastro-omentalis
[epiploica] dextra

Recessus duodenales
sup. et inf.

Caput pancreatis

Plica duodenalis inf.
[Plica
duodenomesocolica]

Ren, Extremitas inf.

Duodenum,
Pars ascendens

Duodenum, Partes
descendens et
horizontalis [inf.]
A., V. mesenterica sup.,

A., V. colica sin.

A. mesenterica inf.

Radix mesenterii

Aa. sigmoideae,
A. rectalis sup.

Plica ileocaecalis

Recessus
intersigmoideus

Recessus
ileocaecalis sup.

Mesocolon
sigmoideum

Recessus
ileocaecalis inf.

Ureter,
Pars pelvica

Mesoappendix

A., V. ovarica,
Lig. suspensorium
ovarii

A., V. iliaca comm.

Linea terminalis

Ampulla tubae uterinae

Colon sigmoideum, Rectum

Ovarium

Excavatio recto-uterina *

Tuba uterina [Salpinx]

Excavatio vesico-uterina

Lig. teres uteri * *

Pelvis minor

Vesica urinaria, Fundus

Fundus uteri

Abb. 244. Weiblicher Retrositus. Hinter dem quer durch-
getrennten Ligamentum hepatoduodenale Pfeil im
Foramen omentale [epiploicum]. Verlötungsstellen von
Colon ascendens und Colon descendens mit der hinteren
Bauchwand durch * markiert. Kurze Pfeile in rechter und
linker Colonnische an den Colonflexuren.

* Klinisch: DOUGLASScher Raum
** klinisch auch Ligamentum rotundum

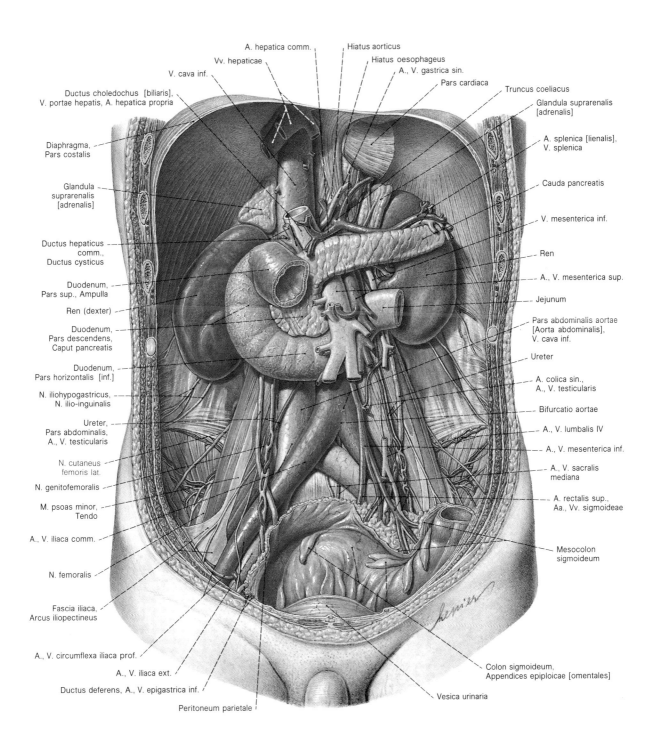

A. hepatica comm.

Vv. hepaticae

Hiatus aorticus

Hiatus oesophageus

V. cava inf.

A., V. gastrica sin.

Pars cardiaca

Ductus choledochus [biliaris],
V. portae hepatis, A. hepatica propria

Truncus coeliacus

Glandula suprarenalis
[adrenalis]

Diaphragma,
Pars costalis

A. splenica [lienalis],
V. splenica

Glandula
suprarenalis
[adrenalis]

Cauda pancreatis

V. mesenterica inf.

Ductus hepaticus
comm.,
Ductus cysticus

Ren

A., V. mesenterica sup.

Duodenum,
Pars sup., Ampulla

Jejunum

Ren (dexter)

Pars abdominalis aortae
[Aorta abdominalis],
V. cava inf.

Duodenum,
Pars descendens,
Caput pancreatis

Ureter

Duodenum,
Pars horizontalis [inf.]

A. colica sin.,
A., V. testicularis

N. iliohypogastricus,
N. ilio-inguinalis

Bifurcatio aortae

Ureter,
Pars abdominalis,
A., V. testicularis

A., V. lumbalis IV

A., V. mesenterica inf.

N. cutaneus
femoris lat.

A., V. sacralis
mediana

N. genitofemoralis

A. rectalis sup.,
Aa., Vv. sigmoideae

M. psoas minor,
Tendo

A., V. iliaca comm.

Mesocolon
sigmoideum

N. femoralis

Fascia iliaca,
Arcus iliopectineus

A., V. circumflexa iliaca prof.

A., V. iliaca ext.

Colon sigmoideum,
Appendices epiploicae [omentales]

Ductus deferens, A., V. epigastrica inf.

Peritoneum parietale

Vesica urinaria

Abb. 245. Männlicher Retrositus; Peritoneum parietale
und Fascia transversalis zur Darstellung der großen
Gefäßstämme, der Ureteren und der Äste des Plexus
lumbalis [lumbaris] entfernt.

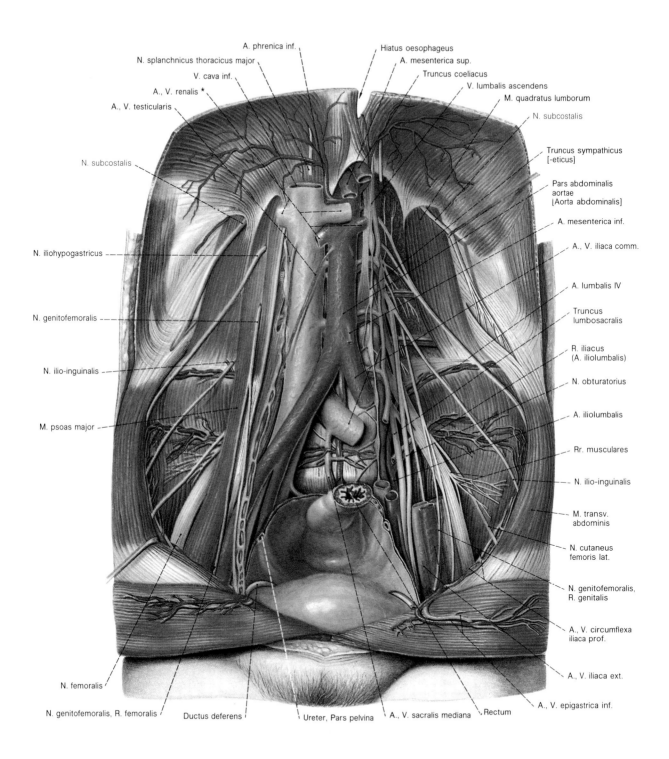

Abb. 246. Nerven und Blutgefäße der hinteren Bauchwand und Plexus lumbalis [lumbaris]. Auf der linken Seite
des Präparates Musculus psoas major weitgehend sowie
Arteria und Vena iliaca communis teilweise entfernt.

* Die Arteria renalis dextra verläuft in der Regel **hinter** der Vena
cava inferior (vgl. Abb. 303).

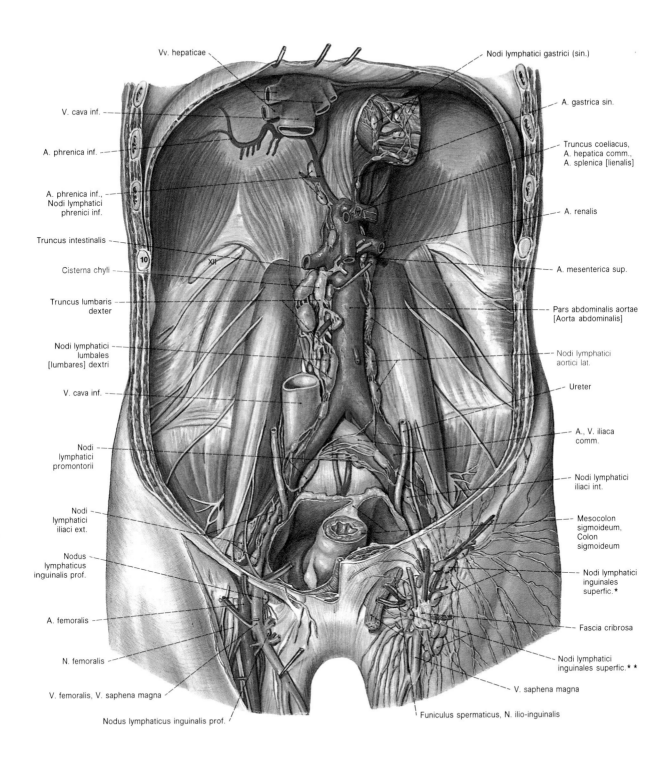

Vv. hepaticae

Nodi lymphatici gastrici (sin.)

V. cava inf.

A. gastrica sin.

A. phrenica inf.

Truncus coeliacus,
A. hepatica comm.,
A. splenica [lienalis]

A. phrenica inf.,
Nodi lymphatici
phrenici inf.

A. renalis

Truncus intestinalis

Cisterna chyli

A. mesenterica sup.

Truncus lumbaris
dexter

Pars abdominalis aortae
[Aorta abdominalis]

Nodi lymphatici
lumbales
[lumbares] dextri

Nodi lymphatici
aortici lat.

V. cava inf.

Ureter

Nodi
lymphatici
promontorii

A., V. iliaca
comm.

Nodi lymphatici
iliaci int.

Nodi
lymphatici
iliaci ext.

Mesocolon
sigmoideum,
Colon
sigmoideum

Nodus
lymphaticus
inguinalis prof.

Nodi lymphatici
inguinales
superfic.*

A. femoralis

Fascia cribrosa

N. femoralis

Nodi lymphatici
inguinales superfic.**

V. femoralis, V. saphena magna

V. saphena magna

Nodus lymphaticus inguinalis prof.

Funiculus spermaticus, N. ilio-inguinalis

Abb. 247. Lymphgefäße und Lymphknoten der dorsalen
Bauchwand und ihre Verbindungen mit den Lymphgefäßen
der unteren Extremität (vgl. mit Abb. 181 und 470).

  * Schrägzug = „horizontale Kette"
 ** Längszug = „vertikale Kette"

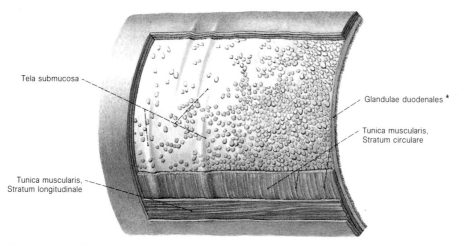

Abb. 248. Schichtung der Pars superior duodeni. Die Wand ist von außen schichtweise bis zu den submukösen Drüsen abgetragen (rechts Pylorusnähe).

* Brunnersche Drüsen

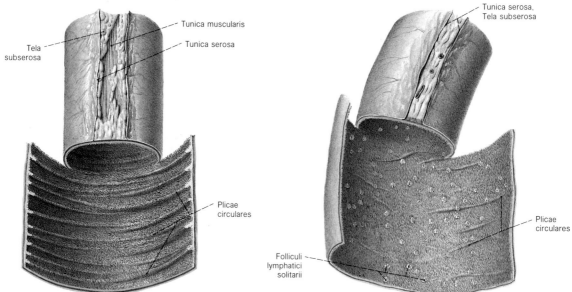

Abb. 249. Ein Stück des Jejunum auf der Seite des Mesenterialansatzes zur Hälfte aufgeschnitten und auseinandergeklappt.

Abb. 250. Ein Stück des Ileum ebenso wie in Abb. 249 präpariert.

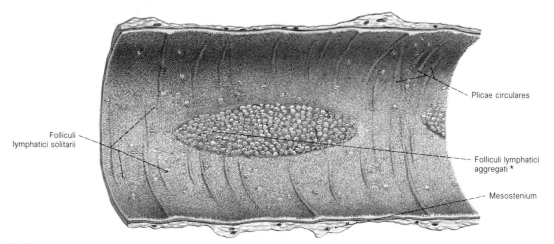

Abb. 251. Ein Stück des terminalen Ileum der ganzen Länge nach am Mesenterialansatz aufgeschnitten.

* Peyersche Platte

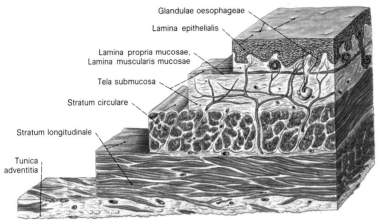

Glandulae oesophageae

Lamina epithelialis

Lamina propria mucosae,
Lamina muscularis mucosae

Tela submucosa

Stratum circulare

Stratum longitudinale

Tunica
adventitia

Abb. 252. Stufenweise ab-
getragene Schichten der
Ösophaguswand. Schema
(Lupenvergrößerung).

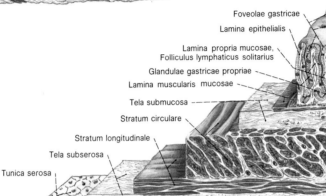

Areae gastricae

Foveolae gastricae

Lamina epithelialis

Lamina propria mucosae,
Folliculus lymphaticus solitarius

Glandulae gastricae propriae

Lamina muscularis mucosae

Tela submucosa

Stratum circulare

Stratum longitudinale

Tela subserosa

Tunica serosa

Abb. 253. Stufenweise ab-
getragene Schichten der
Magenwand, Fundusre-
gion. Schema (Lupenver-
größerung).

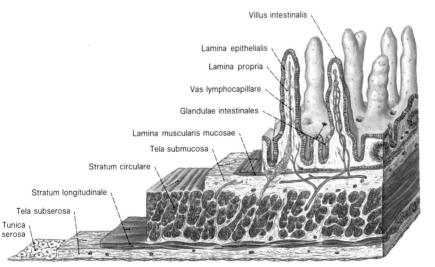

Villus intestinalis

Lamina epithelialis

Lamina propria

Vas lymphocapillare

Glandulae intestinales

Lamina muscularis mucosae

Tela submucosa

Stratum circulare

Stratum longitudinale

Tela subserosa

Tunica
serosa

Abb. 254. Stufenweise ab-
getragene Schichten der
Dünndarmwand. Schema
(Lupenvergrößerung). In
der Lamina propria der
Schleimhaut Folliculi lymphatici solitarii. Im Stroma
der beiden angeschnittenen
Zotten zentrales Chylusge-
fäß bzw. Zottenkapillaren
erkennbar.

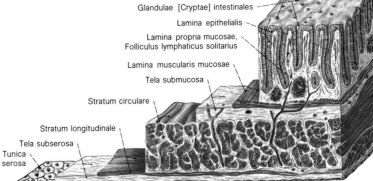

Glandulae [Cryptae] intestinales

Lamina epithelialis

Lamina propria mucosae,
Folliculus lymphaticus solitarius

Lamina muscularis mucosae

Tela submucosa

Stratum circulare

Stratum longitudinale

Tela subserosa

Tunica
serosa

Abb. 255. Stufenweise ab-
getragene Schichten der
Dickdarmwand. Schema
(Lupenvergrößerung). Im
Bereich der retroperito-
nealen Dickdarmstrecken
tritt an die Stelle der Tunica
serosa eine Tunica adventitia.

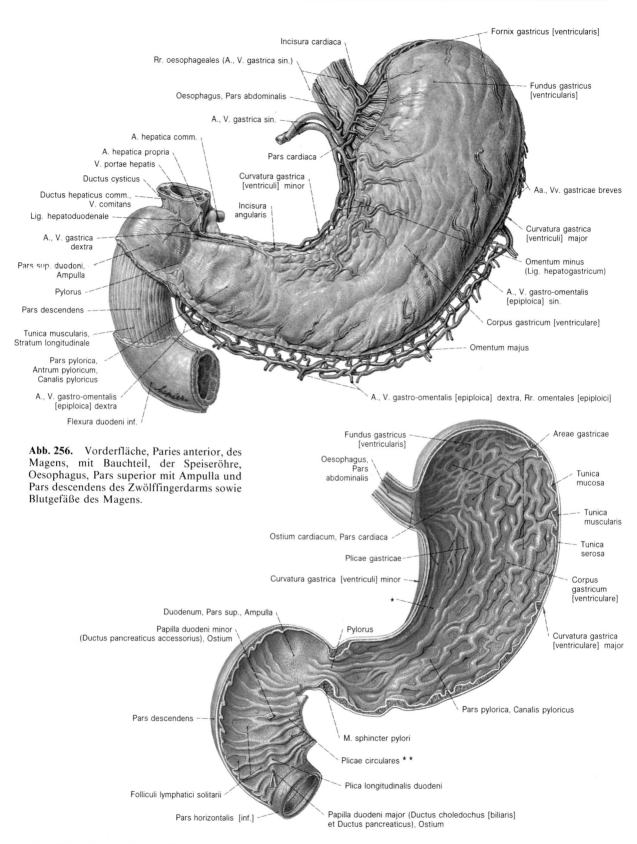

Abb. 256. Vorderfläche, Paries anterior, des Magens, mit Bauchteil, der Speiseröhre, Oesophagus, Pars superior mit Ampulla und Pars descendens des Zwölffingerdarms sowie Blutgefäße des Magens.

Abb. 257. Magen, Gaster [Ventriculus], Bauchteil der Speiseröhre, Oesophagus, Pars abdominalis, und Zwölffingerdarm, Duodenum, durch Entfernung der Vorderwand eröffnet. Schleimhautrelief an der Dorsalfläche. Sonden in den Mündungen des Gallengangs, Ductus choledochus [biliaris], und der beiden Pankreasgänge, Ductus pancreaticus und Ductus pancreaticus accessorius.

* „Magenstraße"
** KERCKINGsche Falten

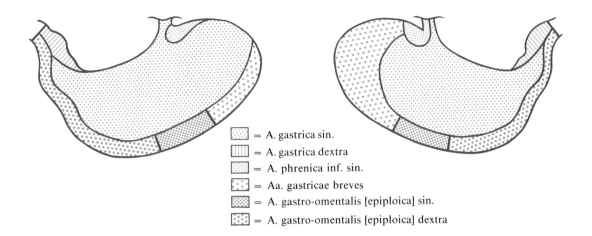

☐ = A. gastrica sin.

▥ = A. gastrica dextra

☐ = A. phrenica inf. sin.

☐ = Aa. gastricae breves

▨ = A. gastro-omentalis [epiploica] sin.

☐ = A. gastro-omentalis [epiploica] dextra

Abb. 258a. Arterielle Versorgungsgebiete des Magens (ventrale Seite).

Abb. 258b. Arterielle Versorgungsgebiete des Magens (dorsale Seite) (in Anlehnung an EL-EISHI et al. Acta anat. 1973).

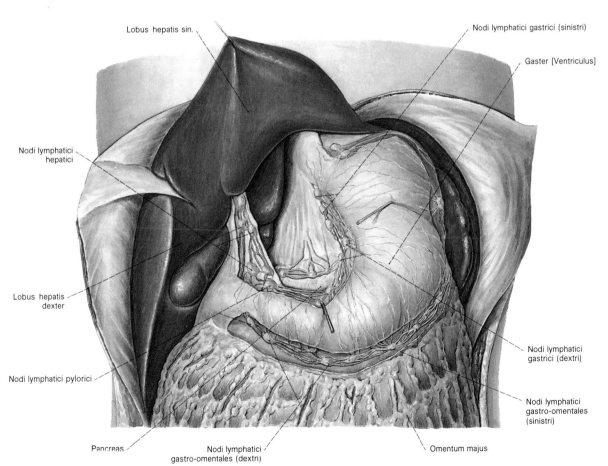

Abb. 259. Lymphknoten und Lymphgefäße von Magen, Gaster [Ventriculus], Bauchspeicheldrüse, Pancreas, und Leberpforte, Porta hepatis.

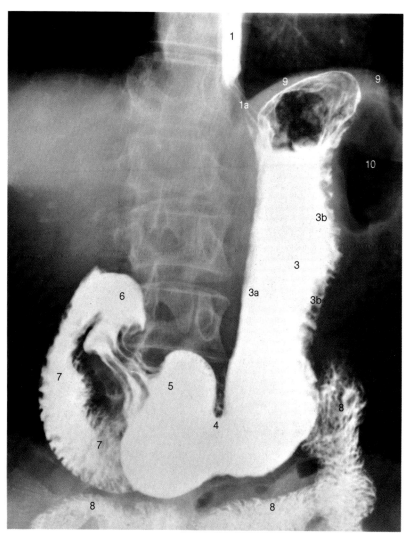

1 = Oesophagus mit Kontrastbrei, am Übergang (1a) in den Fundus gastricus [ventricularis] sind die Rinnen zwischen den Falten als dunkle Streifen sichtbar
2 = Fundus gastricus [ventricularis] mit Luftblase
3a = Curvatura gastrica [ventriculi] minor
3b = Curvatura gastrica [ventriculi] major. In der Begrenzung der letzteren Aussparungen entsprechend dem Relief der Schleimhautfalten
4 = peristaltische Einschnürung an der Incisura angularis
5 = Pars pylorica vor der Weitergabe eines Schubes Mageninhalt
6 = Ampulla duodeni
7 = Pars descendens duodeni mit Plicae circulares
8 = Jejunum
9 = linke Zwerchfellkuppel
10 = Flexura coli sin. (luftgefüllt)

Abb. 260. Unterer Teil der Speiseröhre, Oesophagus, Magen, Gaster [Ventriculus], Zwölffingerdarm, Duodenum, obere Schlingen des Leerdarms, Jejunum. Röntgenbild im sagittalen Strahlengang nach oraler Kontrastmittelaufnahme.

Abb. 261a und b. Schleimhautrelief des Magens nach Röntgenbildern beim Lebenden im Stehen. Die Abb. 261a und b zeigen aufeinanderfolgende Stadien der Fortbewegung des Kontrastbreis. Die Längslinien und die gezähnelte Begrenzung der Kurvaturen entsprechen dem Schleimhautrelief.

1 = Oesophagus
2 = Luftblase im Fundus gastricus [ventricularis]
3 = Kontraktionsfurche an der Incisura angularis
4 = Kontraktionsfurche im Bereich des Antrum pyloricum – »Sphincter antri«
5 = Pylorus in Abb. 261a geschlossen, in Abb. 261b bei Beginn der Öffnung
6 = Ampulla duodeni

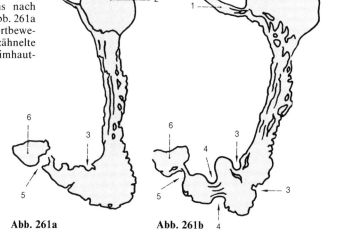

Abb. 261a   **Abb. 261b**

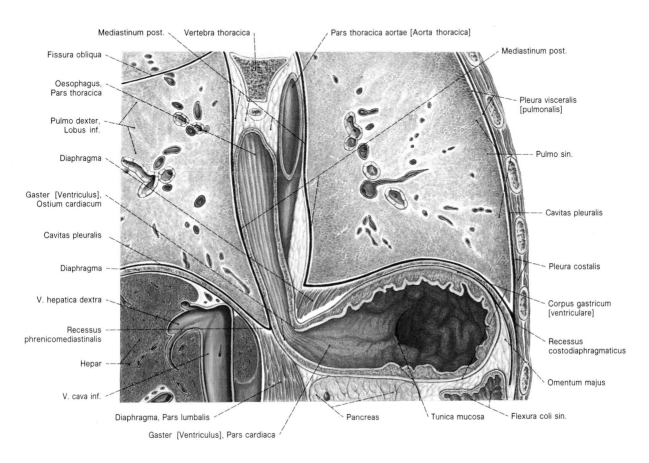

Mediastinum post.   Vertebra thoracica   Pars thoracica aortae [Aorta thoracica]

Fissura obliqua

Oesophagus,
Pars thoracica

Pulmo dexter,
Lobus inf.

Diaphragma

Gaster [Ventriculus],
Ostium cardiacum

Cavitas pleuralis

Diaphragma

V. hepatica dextra

Recessus
phrenicomediastinalis

Hepar

V. cava inf.

Diaphragma, Pars lumbalis

Gaster [Ventriculus], Pars cardiaca

Mediastinum post.

Pleura visceralis
[pulmonalis]

Pulmo sin.

Cavitas pleuralis

Pleura costalis

Corpus gastricum
[ventriculare]

Recessus
costodiaphragmaticus

Omentum majus

Flexura coli sin.

Pancreas   Tunica mucosa

Abb. 262. Frontalschnitt durch Thorax und obere Bauchhöhle in Höhe des hinteren Mediastinums und der
Einmündung der Speiseröhre in den Magen. Ansicht von
ventral.

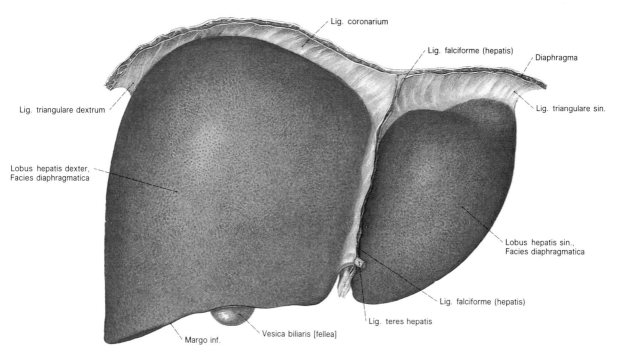

Lig. coronarium

Lig. falciforme (hepatis)

Diaphragma

Lig. triangulare dextrum

Lig. triangulare sin.

Lobus hepatis dexter,
Facies diaphragmatica

Lobus hepatis sin.,
Facies diaphragmatica

Lig. falciforme (hepatis)

Lig. teres hepatis

Margo inf.

Vesica biliaris [fellea]

Abb. 263. Leber, Hepar, Ventralfläche, Facies diaphragmatica, mit einem Teil des Zwerchfells, Diaphragma.

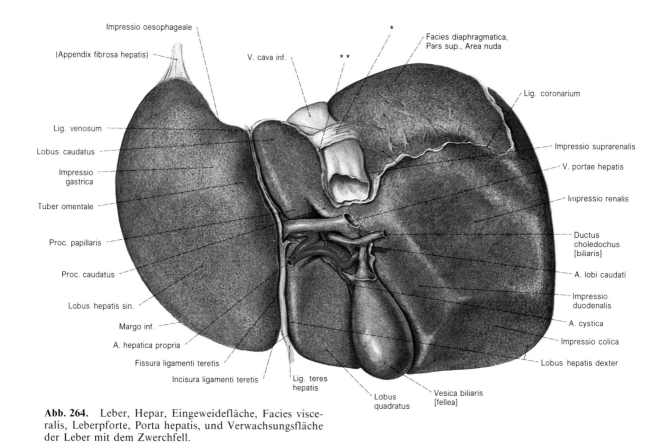

Impressio oesophageale

(Appendix fibrosa hepatis)

V. cava inf.

*

**

Facies diaphragmatica,
Pars sup., Area nuda

Lig. coronarium

Lig. venosum

Lobus caudatus

Impressio
gastrica

Tuber omentale

Proc. papillaris

Proc. caudatus

Lobus hepatis sin.

Margo inf.

A. hepatica propria

Fissura ligamenti teretis

Incisura ligamenti teretis

Lig. teres
hepatis

Lobus
quadratus

Vesica biliaris
[fellea]

Impressio suprarenalis

V. portae hepatis

Impressio renalis

Ductus
choledochus
[biliaris]

A. lobi caudati

Impressio
duodenalis

A. cystica

Impressio colica

Lobus hepatis dexter

Abb. 264. Leber, Hepar, Eingeweidefläche, Facies visceralis, Leberpforte, Porta hepatis, und Verwachsungsfläche der Leber mit dem Zwerchfell.

* Sog. Ligamentum venae cavae
** Begrenzungen des Recessus superior der Bursa omentalis

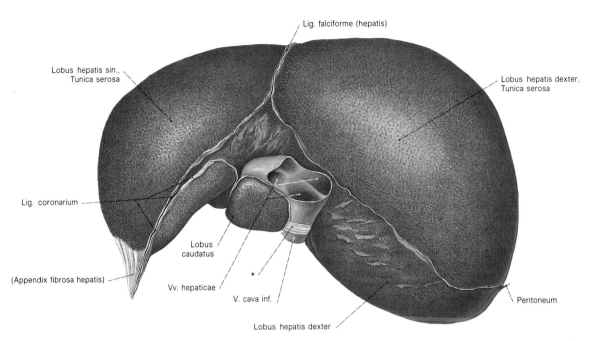

Lig. falciforme (hepatis)

Lobus hepatis sin.,
Tunica serosa

Lobus hepatis dexter,
Tunica serosa

Lig. coronarium

Lobus
caudatus

(Appendix fibrosa hepatis)

Vv. hepaticae

V. cava inf.

Peritoneum

Lobus hepatis dexter

Abb. 265.   Leber, Hepar, Kranialfläche. Facies diaphragmatica, Pars superior, mit Venae hepaticae und Vena cava
inferior. Der bauchfellfreie Bezirk der Leber, Area nuda, ist
durch die Rauhigkeit seiner Oberfläche gekennzeichnet.

* Sog. Ligamentum venae cavae

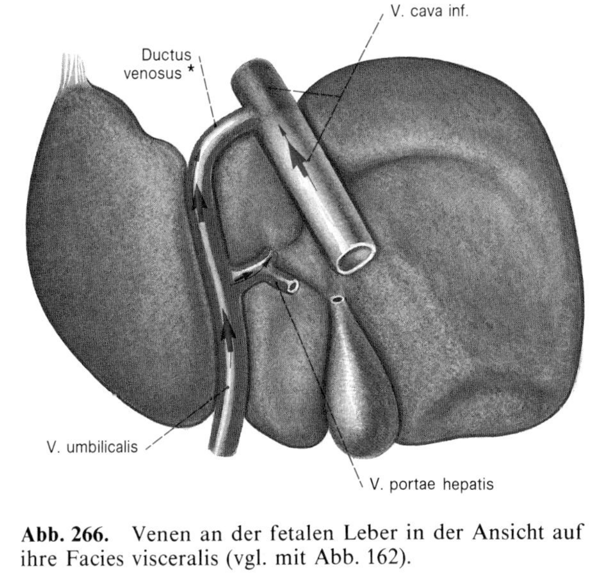

V. cava inf.

Ductus
venosus *

Lig. coronarium

Area nuda

V. umbilicalis

V. portae hepatis

Lig. coro-
narium

*

Facies visceralis

**

Abb. 266.   Venen an der fetalen Leber in der Ansicht auf
ihre Facies visceralis (vgl. mit Abb. 162).

* Ductus ARANTII

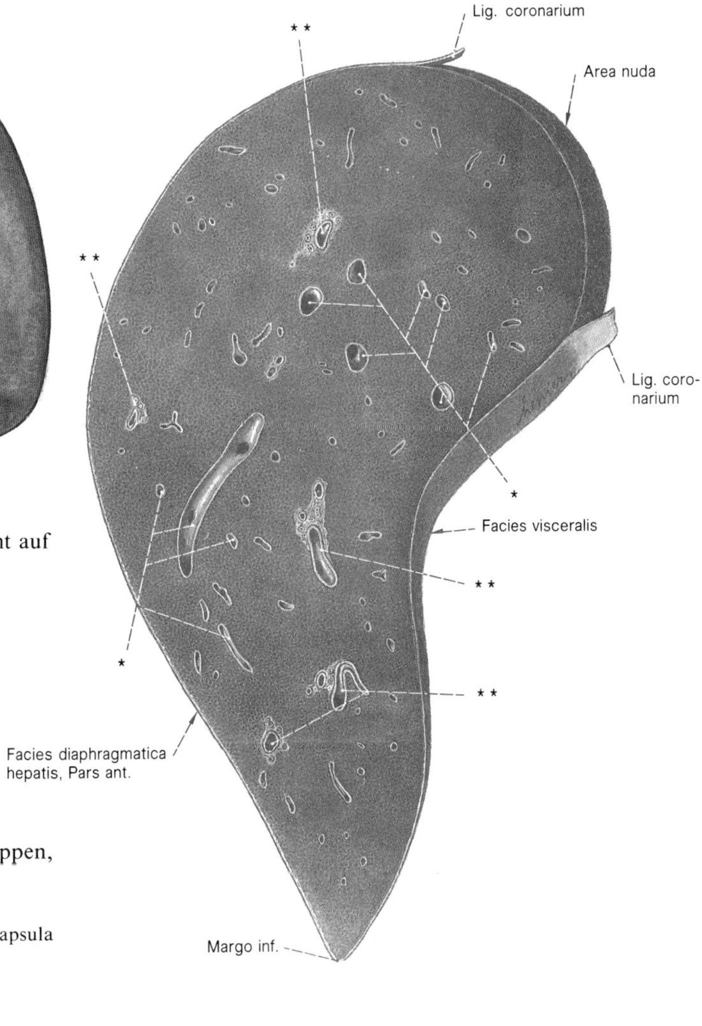

*

Facies diaphragmatica
hepatis, Pars ant.

Abb. 267.   Sagittalschnitt durch den rechten Leberlappen,
Lobus hepatis dexter.

*   Intrahepatische Wurzeln der Lebervenen
** intrahepatische Äste der Pfortader und der Leberarterie, Capsula
    fibrosa perivascularis (= GLISSONsche Kapsel)

Margo inf.

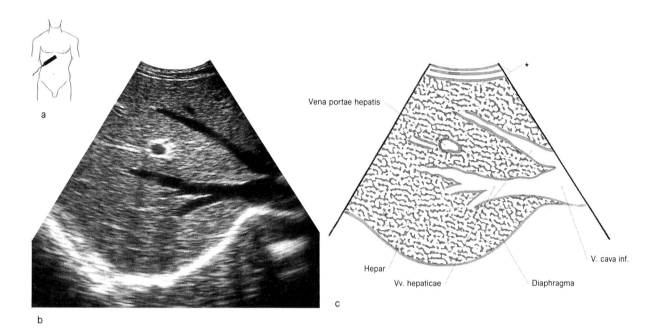

Abb. 268.   Darstellung der normalen Leber im Ultraschall-   * Bauchdecke
bild.
a) Position des Schallkopfes,
b) Ultraschallbild,
c) erklärende Strichzeichnung zu b)
(Original: Priv.-Doz. Dr. B. Högemann, Med. Klinik der
Universität Münster).

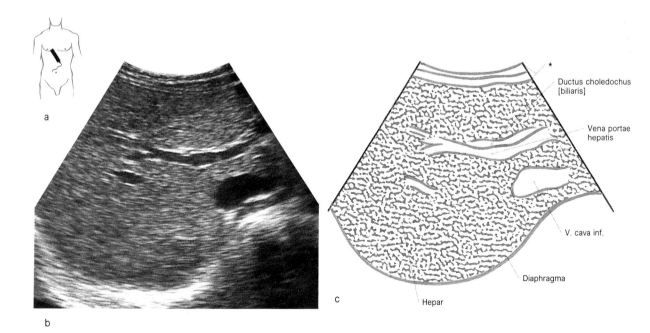

Abb. 269.   Leber und Leberhilus im Ultraschallbild.   * Bauchdecke
a) Position des Schallkopfes,
b) Ultraschallbild,
c) erklärende Strichzeichnung zu b)
(Original: Priv.-Doz. Dr. B. Högemann, Med. Klinik der
Universität Münster).

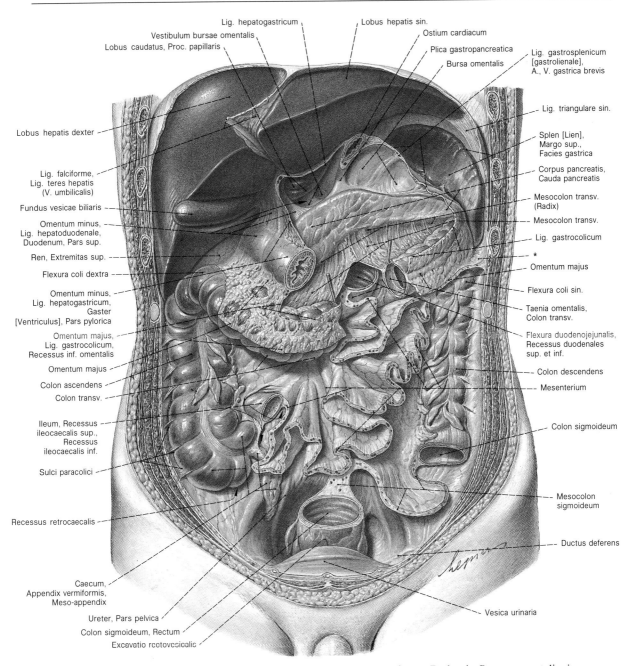

Lig. hepatogastricum
Vestibulum bursae omentalis
Lobus caudatus, Proc. papillaris
Lobus hepatis sin.
Ostium cardiacum
Plica gastropancreatica
Bursa omentalis
Lig. gastrosplenicum [gastrolienale], A., V. gastrica brevis
Lig. triangulare sin.
Lobus hepatis dexter
Splen [Lien], Margo sup., Facies gastrica
Lig. falciforme, Lig. teres hepatis (V. umbilicalis)
Corpus pancreatis, Cauda pancreatis
Fundus vesicae biliaris
Mesocolon transv. (Radix)
Mesocolon transv.
Omentum minus, Lig. hepatoduodenale, Duodenum, Pars sup.
Lig. gastrocolicum
Ren, Extremitas sup.
*
Flexura coli dextra
Omentum majus
Omentum minus, Lig. hepatogastricum, Gaster [Ventriculus], Pars pylorica
Flexura coli sin.
Taenia omentalis, Colon transv.
Omentum majus, Lig. gastrocolicum, Recessus inf. omentalis
Flexura duodenojejunalis, Recessus duodenales sup. et inf.
Omentum majus
Colon descendens
Colon ascendens
Mesenterium
Colon transv.
Ileum, Recessus ileocaecalis sup., Recessus ileocaecalis inf.
Colon sigmoideum
Sulci paracolici
Mesocolon sigmoideum
Recessus retrocaecalis
Ductus deferens
Caecum, Appendix vermiformis, Meso-appendix
Ureter, Pars pelvica
Vesica urinaria
Colon sigmoideum, Rectum
Excavatio rectovesicalis

Abb. 270. Lage der Baucheingeweide, Situs viscerum („Darmbauch"). Magen von der Pars cardiaca bis zur Pars pylorica entfernt. Dadurch Bursa omentalis in ganzer Ausdehnung frei. Pfeil (→) in der Bursa omentalis.
* Traditionell: Lig. phrenicocolicum

Prinzip der Sonographie = Ultraschalluntersuchung

Unter Ultraschall versteht man mechanische Dichtewellen mit einer Frequenz jenseits des menschlichen Hörvermögens (20 000 Hertz). In der medizinischen Diagnostik macht man sich die Eigenschaft der Ultraschallwellen zunutze, in biologischen Geweben ganz oder teilweise reflektiert bzw. absorbiert zu werden.

Ultraschallwellen werden durch Anlegen einer elektrischen Wechselspannung an piezoelektrischen Kristallen erzeugt. Dieser Effekt ist umkehrbar, so daß der Schallkopf (Transducer) als Sender und Empfänger dient. Die in der Diagnostik verwendeten Frequenzen liegen zwischen 2 und 10 Megahertz.

Die perkutan eingedrungenen Schallwellen werden an akustischen Grenzflächen ganz oder teilweise reflektiert bzw. absorbiert. Die zum Schallkopf zurückkehrenden Echos werden nach Laufzeit und Intensität analysiert und zu einem zweidimensionalen Schnittbild aufbereitet. Durch die hohe Bildfolge-Frequenz (15—40 Bilder/Sekunde) entsteht ein bewegtes Bild, so daß nicht nur Formveränderungen, sondern auch Bewegungsabläufe dargestellt werden können. Im Gegensatz zur Röntgendiagnostik (Summationsbilder) erzeugt der Ultraschall Schnittbilder der Organe in frei wählbaren, praktisch beliebigen Ebenen. *Zur Interpretation der Sonomorphologie sind detaillierte Kenntnisse der topographischen Anatomie Voraussetzung.*

Nebenwirkungen des Ultraschalls sind bei den in der medizinischen Diagnostik verwendeten Intensitäten bisher nicht nachgewiesen worden (B. Högemann, Münster/Westf.). Siehe auch Textkasten auf S. 112.

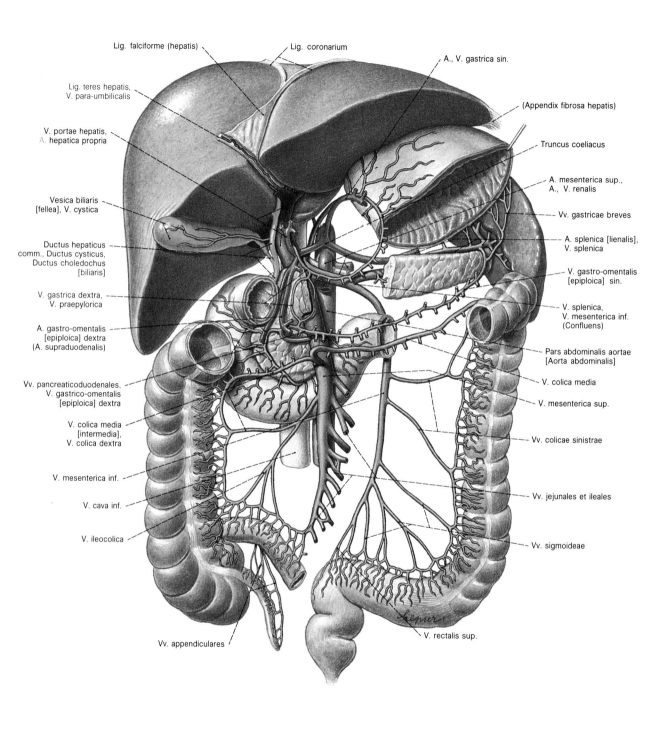

Lig. falciforme (hepatis)

Lig. coronarium

A., V. gastrica sin.

Lig. teres hepatis,
V. para-umbilicalis

(Appendix fibrosa hepatis)

V. portae hepatis,
A. hepatica propria

Truncus coeliacus

A. mesenterica sup.,
A., V. renalis

Vesica biliaris
[fellea], V. cystica

Vv. gastricae breves

A. splenica [lienalis],
V. splenica

Ductus hepaticus
comm., Ductus cysticus,
Ductus choledochus
[biliaris]

V. gastro-omentalis
[epiploica] sin.

V. gastrica dextra,
V. praepylorica

V. splenica,
V. mesenterica inf.
(Confluens)

A. gastro-omentalis
[epiploica] dextra
(A. supraduodenalis)

Pars abdominalis aortae
[Aorta abdominalis]

Vv. pancreaticoduodenales,
V. gastrico-omentalis
[epiploica] dextra

V. colica media

V. mesenterica sup.

V. colica media
[intermedia],
V. colica dextra

Vv. colicae sinistrae

V. mesenterica inf.

V. cava inf.

Vv. jejunales et ileales

V. ileocolica

Vv. sigmoideae

V. rectalis sup.

Vv. appendiculares

Abb. 271. Wurzeln der Pfortader, Vena portae hepatis.

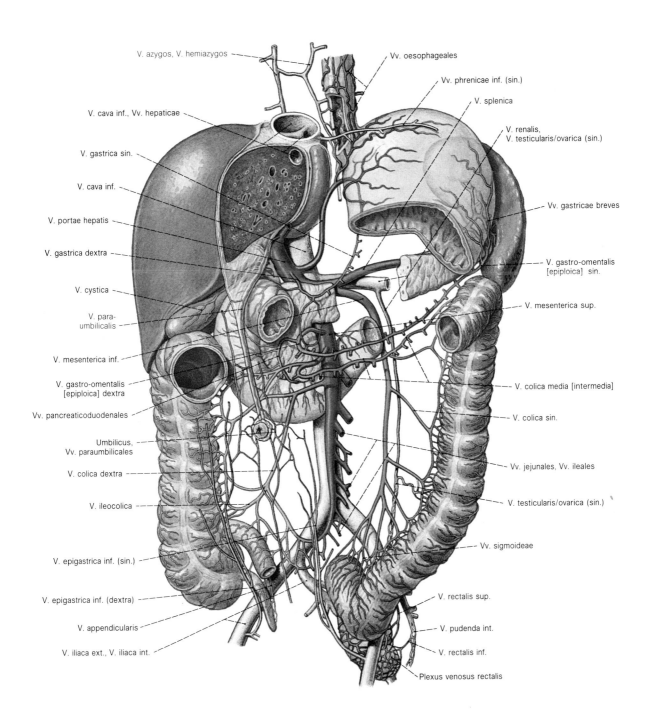

V. azygos, V. hemiazygos

Vv. oesophageales

Vv. phrenicae inf. (sin.)

V. splenica

V. cava inf., Vv. hepaticae

V. renalis,
V. testicularis/ovarica (sin.)

V. gastrica sin.

V. cava inf.

Vv. gastricae breves

V. portae hepatis

V. gastrica dextra

V. gastro-omentalis
[epiploica] sin.

V. cystica

V. mesenterica sup.

V. para-
umbilicalis

V. mesenterica inf.

V. colica media [intermedia]

V. gastro-omentalis
[epiploica] dextra

V. colica sin.

Vv. pancreaticoduodenales

Umbilicus,
Vv. paraumbilicales

Vv. jejunales, Vv. ileales

V. colica dextra

V. testicularis/ovarica (sin.)

V. ileocolica

Vv. sigmoideae

V. epigastrica inf. (sin.)

V. epigastrica inf. (dextra)

V. rectalis sup.

V. appendicularis

V. pudenda int.

V. iliaca ext., V. iliaca int.

V. rectalis inf.

Plexus venosus rectalis

Abb. 272. Portocavale Verbindungen (Schema). Venen des Cavasystems blau, Venen des Pfortadersystems violett dargestellt (vgl. hierzu Textkasten auf S. 199 und R. Spanner: Zbl. Inn. Med. 633—660, 1940).

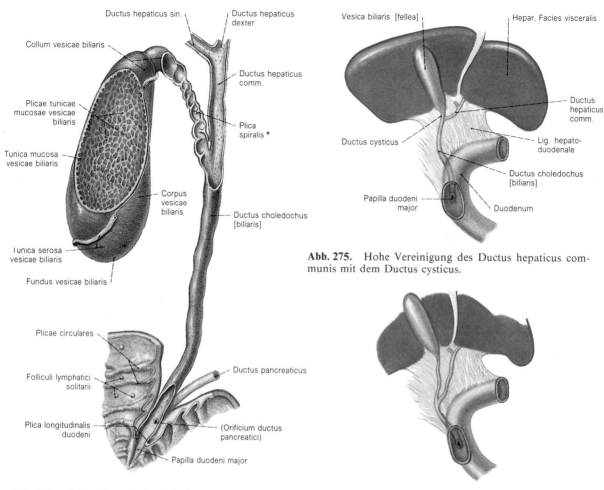

Abb. 273. Gallenblase, Vesica biliaris [fellea], extrahepatische Gallenwege und Einmündung des Ductus choledochus [biliaris] in das Duodenum. Plica longitudinalis duodeni gespalten: Mündungen der Ausführungsgänge von Leber und Pancreas sichtbar.

* Klinisch auch HEISTERSche Klappe

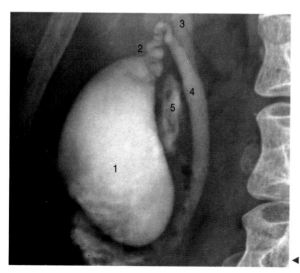

Abb. 274. Röntgenbild einer mit Kontrastmasse prall gefüllten Gallenblase, Vesica biliaris [fellea] und der extrahepatischen Gallenwege (vgl. mit Abb. 273).

Abb. 275. Hohe Vereinigung des Ductus hepaticus communis mit dem Ductus cysticus.

Abb. 276. Tiefe Vereinigung beider Gänge.

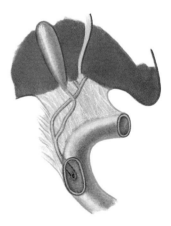

Abb. 277. Tiefe Vereinigung beider Gänge und Überkreuzungen des Ductus cysticus mit dem Ductus hepaticus communis. Die Abb. 275—277 bilden drei von vielen möglichen Varianten ab.

◄ 1 = Corpus und Fundus vesicae biliaris
2 = Collum vesicae biliaris und Ductus cysticus mit Plica spiralis
3 = Ductus hepaticus comm.
4 = spitzwinklige Vereinigung von Ductus cysticus und Ductus hepaticus comm. zum Ductus choledochus [biliaris]
5 = Kontrastmasse im Duodenum

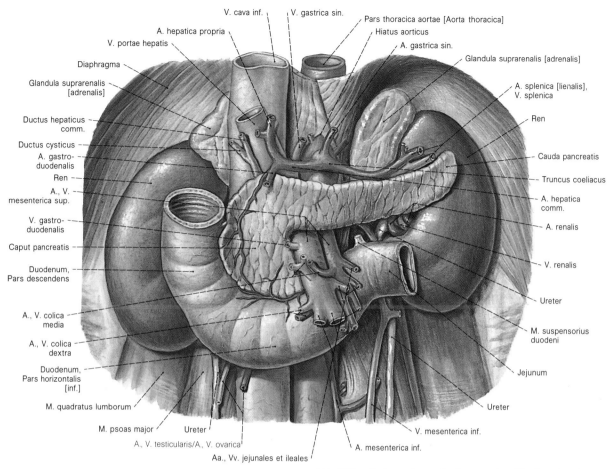

V. cava inf.
V. gastrica sin.
Pars thoracica aortae [Aorta thoracica]
A. hepatica propria
Hiatus aorticus
V. portae hepatis
A. gastrica sin.
Diaphragma
Glandula suprarenalis [adrenalis]
Glandula suprarenalis
[adrenalis]
A. splenica [lienalis],
V. splenica
Ductus hepaticus
comm.
Ren
Ductus cysticus
Cauda pancreatis
A. gastro-
duodenalis
Truncus coeliacus
Ren
A. hepatica
comm.
A., V.
mesenterica sup.
A. renalis
V. gastro-
duodenalis
V. renalis
Caput pancreatis
Ureter
Duodenum,
Pars descendens
M. suspensorius
duodeni
A., V. colica
media
A., V. colica
dextra
Jejunum
Duodenum,
Pars horizontalis
[inf.]
M. quadratus lumborum
Ureter
M. psoas major
Ureter
A., V. testicularis/A., V. ovarica
V. mesenterica inf.
Aa., Vv. jejunales et ileales
A. mesenterica inf.

Abb. 278.   Retroperitoneale Organe des Oberbauchs. Ansicht von ventral.

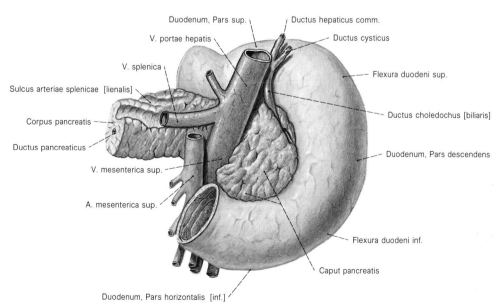

Duodenum, Pars sup.
Ductus hepaticus comm.
V. portae hepatis
Ductus cysticus
V. splenica
Flexura duodeni sup.
Sulcus arteriae splenicae [lienalis]
Corpus pancreatis
Ductus choledochus [biliaris]
Ductus pancreaticus
Duodenum, Pars descendens
V. mesenterica sup.
A. mesenterica sup.
Flexura duodeni inf.
Caput pancreatis
Duodenum, Pars horizontalis [inf.]

Abb. 279.   Kopf und Körper der Bauchspeicheldrüse, Caput und Corpus pancreatis, mit Ductus choledochus [biliaris] und Blutgefäßen (Vena splenica, Arteria und Vena mesenterica superior). Ansicht von dorsal.

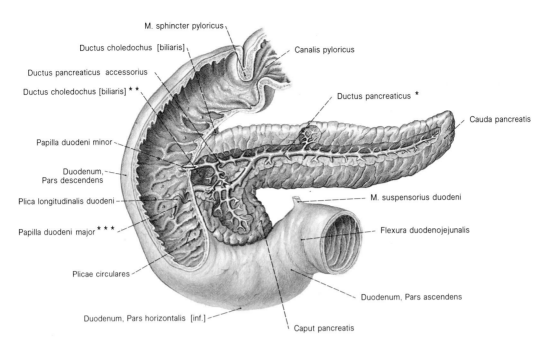

M. sphincter pyloricus

Canalis pyloricus

Ductus choledochus [biliaris]

Ductus pancreaticus accessorius

Ductus choledochus [biliaris] * *

Ductus pancreaticus *

Cauda pancreatis

Papilla duodeni minor

Duodenum, Pars descendens

Plica longitudinalis duodeni

M. suspensorius duodeni

Papilla duodeni major * * *

Flexura duodenojejunalis

Plicae circulares

Duodenum, Pars ascendens

Duodenum, Pars horizontalis [inf.]

Caput pancreatis

Abb. 280. Magenpförtner, Pars pylorica, Zwölffingerdarm, Duodenum, und Bauchspeicheldrüse, Pancreas.
Ansicht von ventral. Die vordere Wand des Pylorus und des
oberen Teils des Duodenums entfernt, die größeren
Ausführungsgänge des Pancreas durch Spaltung des Organs
von der Ventralfläche freigelegt.

* Klinisch auch Ductus WIRSUNGIANUS
** klinisch auch Ductus SANTORINI
*** klinisch auch Papilla VATERI, hier münden gemeinsam der
Ductus choledochus [biliaris] und der Ductus pancreaticus. (vgl.
hierzu auch Abb. 281a—f)

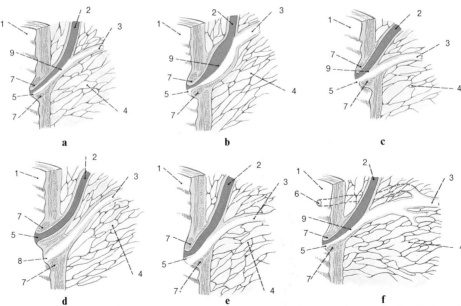

a   b   c

d   e   f

Schematische Darstellung der häufigsten Variationen von
Ductus choledochus [biliaris] und Ductus pancreaticus mit
ihren Einmündungen in das Duodenum.

Abb. 281a—f.
a) Langes, gemeinsames Endstück = „Ductus hepatopancreaticus".
b) Ampulläre Erweiterung des gemeinsamen Endstücks vor
   der Mündung = Ampulla hepatopancreatica.
c) Kurzes gemeinsames Endstück.
d) Getrennte Mündungen des Ductus choledochus [biliaris]
   und des Ductus pancreaticus auf einer „Papilla
   bipartita".

e) Einheitliche Mündung mit Septierung des „Ductus
   hepatopancreaticus".
f) Gemeinsames Endstück des „Ductus hepatopancreaticus" mit dem Ductus pancreaticus accessorius.

1 = Duodenum
2 = Ductus choledochus [biliaris]
3 = Ductus pancreaticus
4 = Pancreas
5 = Papilla duodeni major
6 = Papilla duodeni minor, Ductus pancreaticus accessorius
7 = M. sphincter ampullae hepatopancreaticae [Sphincter ampul-
    lae]*
8 = Ductus pancreaticus (auf „Papilla bipartita")
9 = Ampulla hepatopancreatica

* Klinisch M: Sphincter ODDII

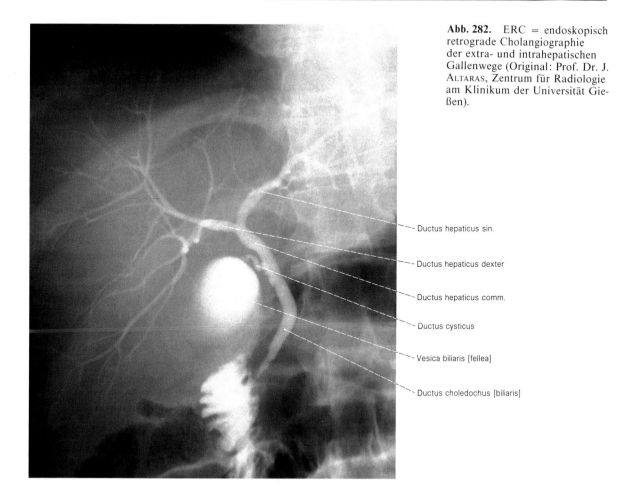

Abb. 282. ERC = endoskopisch retrograde Cholangiographie der extra- und intrahepatischen Gallenwege (Original: Prof. Dr. J. Altaras, Zentrum für Radiologie am Klinikum der Universität Gießen).

- Ductus hepaticus sin.
- Ductus hepaticus dexter
- Ductus hepaticus comm.
- Ductus cysticus
- Vesica biliaris [fellea]
- Ductus choledochus [biliaris]

Abb. 283. Röntgendarstellung des Ductus pancreaticus (klinisch auch: Ductus Wirsungianus) nach Kontrastmitteleinspritzung (= endoskopische retrograde Pankreatikographie = ERP). Auch kleine Ausführungsgänge (3. Grades) sind sichtbar und lassen einen Rückschluß auf die hier normale Anatomie des exokrinen Pankreas zu (Original: Dr. II. Friedburg, Radiologische Klinik, Abt. Röntgendiagnostik der Universitätsklinik Freiburg).

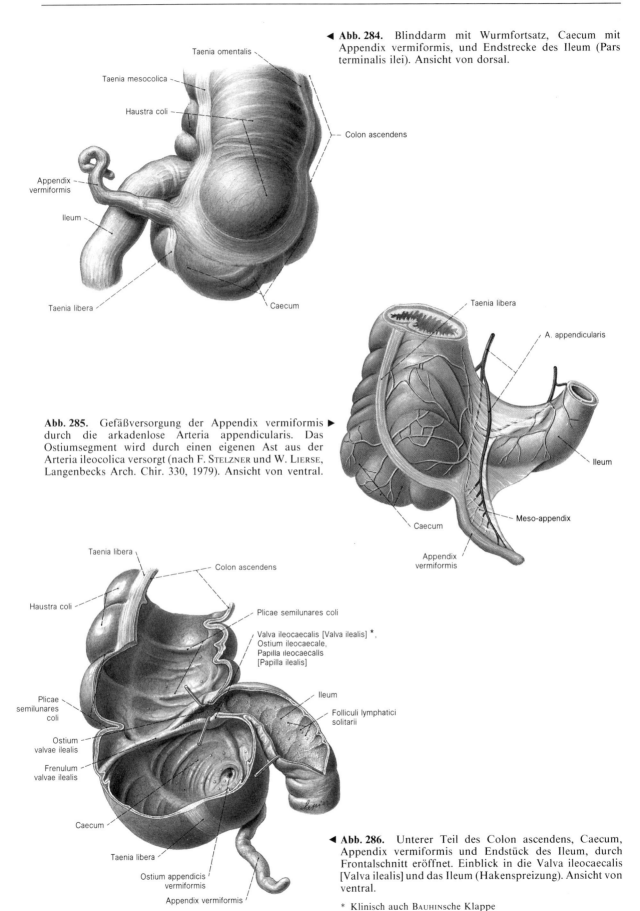

Taenia omentalis

Taenia mesocolica

Haustra coli

Colon ascendens

Appendix
vermiformis

Ileum

Taenia libera

Caecum

◄ **Abb. 284.** Blinddarm mit Wurmfortsatz, Caecum mit Appendix vermiformis, und Endstrecke des Ileum (Pars terminalis ilei). Ansicht von dorsal.

Taenia libera

A. appendicularis

Ileum

Meso-appendix

Caecum

Appendix
vermiformis

Abb. 285. Gefäßversorgung der Appendix vermiformis ► durch die arkadenlose Arteria appendicularis. Das Ostiumsegment wird durch einen eigenen Ast aus der Arteria ileocolica versorgt (nach F. STELZNER und W. LIERSE, Langenbecks Arch. Chir. 330, 1979). Ansicht von ventral.

Taenia libera

Colon ascendens

Haustra coli

Plicae semilunares coli

Valva ileocaecalis [Valva ilealis] *,
Ostium ileocaecale,
Papilla ileocaecalis
[Papilla ilealis]

Plicae
semilunares
coli

Ileum

Folliculi lymphatici
solitarii

Ostium
valvae ilealis

Frenulum
valvae ilealis

Caecum

Taenia libera

Ostium appendicis
vermiformis

Appendix vermiformis

◄ **Abb. 286.** Unterer Teil des Colon ascendens, Caecum, Appendix vermiformis und Endstück des Ileum, durch Frontalschnitt eröffnet. Einblick in die Valva ileocaecalis [Valva ilealis] und das Ileum (Hakenspreizung). Ansicht von ventral.

* Klinisch auch BAUHINSche Klappe

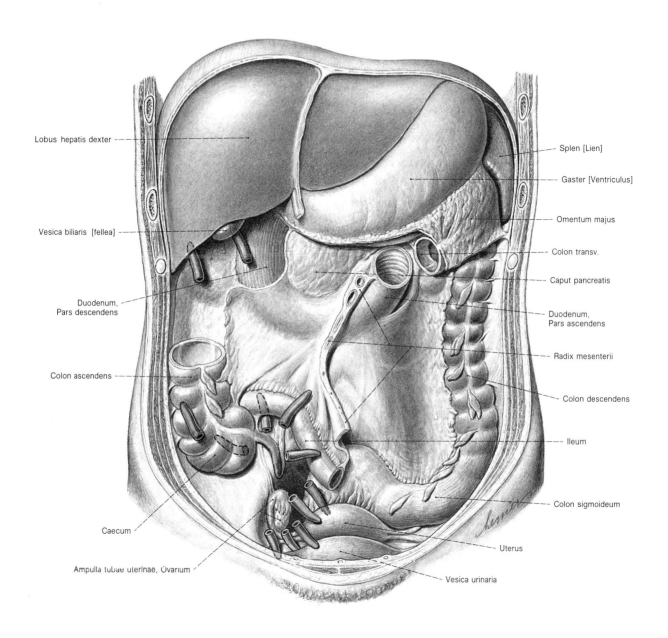

Lobus hepatis dexter

Vesica biliaris [fellea]

Duodenum,
Pars descendens

Colon ascendens

Caecum

Ampulla tubae uterinae, Ovarium

Splen [Lien]

Gaster [Ventriculus]

Omentum majus

Colon transv.

Caput pancreatis

Duodenum,
Pars ascendens

Radix mesenterii

Colon descendens

Ileum

Colon sigmoideum

Uterus

Vesica urinaria

Abb. 287. Lagevariationen des Wurmfortsatzes, Appendix vermiformis. Die Abweichungen größeren Ausmaßes von der Normallage (in weniger als 50%) sind vor allem durch die Länge des Wurmfortsatzes und die Anheftung und Beweglichkeit des Caecum („Caecum mobile") bedingt. Appendix vermiformis rot markiert.

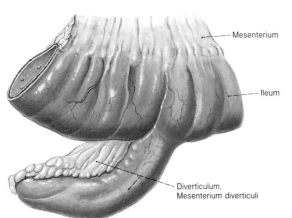

Mesenterium

Ileum

Diverticulum,
Mesenterium diverticuli

Abb. 288. Diverticulum ilei (Meckelsches Divertikel). Als Rest des Ductus omphalo-entericus beim Menschen in 3% der Fälle zu beobachten. Das Divertikel findet sich etwa 80 cm bis 1 m oral der Einmündung des Ileum in das Caecum (vgl. mit Abb. 289).

Abb. 289. Frühes Entwicklungsstadium des Drüsen- und ▶ Darmbauchs. Organe des Drüsenbauchs (Leber, Magen, Milz) liegen noch in einer Sagittalen. Erst durch die „Magendrehung" erhalten sie die definitive topographische Lage. Das Meckelsche Divertikel ist ein Rest, der vom Ductus omphalo-entericus bestehen bleiben kann (vgl. mit Abb. 288). In der Nabelschleife verläuft die Arteria mesenterica superior.

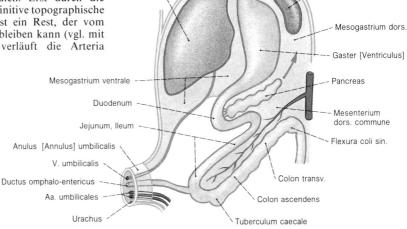

Hepar

Splen [Lien]

Mesogastrium dors.

Gaster [Ventriculus]

Mesogastrium ventrale

Pancreas

Duodenum

Mesenterium
dors. commune

Jejunum, Ileum

Flexura coli sin.

Anulus [Annulus] umbilicalis

V. umbilicalis

Colon transv.

Ductus omphalo-entericus

Aa. umbilicales

Colon ascendens

Urachus

Tuberculum caecale

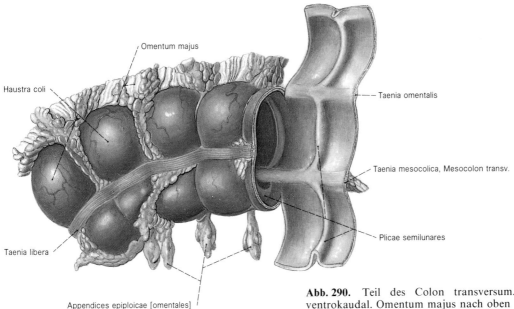

Omentum majus

Haustra coli

Taenia omentalis

Taenia mesocolica, Mesocolon transv.

Plicae semilunares

Taenia libera

Appendices epiploicae [omentales]

Abb. 290. Teil des Colon transversum. Ansicht von ventrokaudal. Omentum majus nach oben geschlagen und in der Nähe der Verklebungsfläche mit dem Colon transversum abgeschnitten, am rechten Ende eröffnet und aufgeklappt.

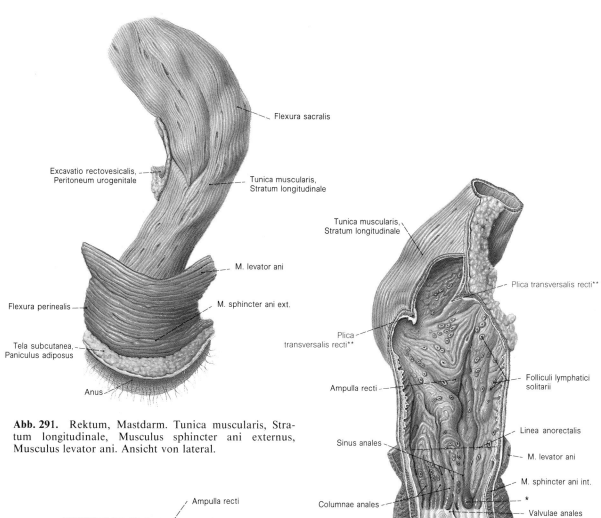

Flexura sacralis

Excavatio rectovesicalis,
Peritoneum urogenitale

Tunica muscularis,
Stratum longitudinale

M. levator ani

Flexura perinealis

M. sphincter ani ext.

Tela subcutanea,
Paniculus adiposus

Anus

Abb. 291. Rektum, Mastdarm. Tunica muscularis, Stratum longitudinale, Musculus sphincter ani externus, Musculus levator ani. Ansicht von lateral.

Tunica muscularis,
Stratum longitudinale

Plica transversalis recti**

Plica
transversalis recti**

Folliculi lymphatici
solitarii

Ampulla recti

Linea anorectalis

M. levator ani

Sinus anales

M. sphincter ani int.

*

Columnae anales

Valvulae anales

Pecten analis

M. sphincter ani ext.

Linea anocutanea

Cutis

Abb. 292. Rektum. Innenansicht (vgl. mit Abb. 293, 319, 320).

* Nodus haemorrhoidalis
** Kohlrauschsche Falte

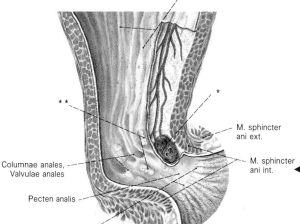

Ampulla recti

**

*

M. sphincter
ani ext.

Columnae anales,
Valvulae anales

M. sphincter
ani int.

Pecten analis

Linea anocutanea

◀ **Abb. 293.** Corpus cavernosum recti, Medianschnitt durch das Rektum. Schleimhaut zur Darstellung der submukösen zu- und ableitenden Gefäße eines „Glomerulum rectale" abgelöst (aus J. Staubesand, Phlebol. u. Proktol. 1, 55—68, 1972).

* Glomerulum rectale = Konvolut arterio-venöser Anastomosen
= Bestandteil des Corpus cavernosum recti
** klinisch: Zona haemorrhoidalis

Das Corpus cavernosum recti besteht aus der Summe der Glomerula rectalia (Abb. 293). Ihm kommt eine wesentliche Bedeutung beim muskulären Verschluß des Anus zu („Kontinenzorgan"). Die arterio-venösen Glomerula rectalia bilden die anatomische Grundlage für die inneren Hämorrhoiden, *die somit pathogenetisch nicht als erweiterte Venen bzw. Varikositäten beurteilt werden dürfen* (F. Stelzner, J. Staubesand: Das Corpus cavernosum recti; die morphologische Grundlage der sog. inneren Hämorrhoiden. Klin. Wschr. 19, 1960).

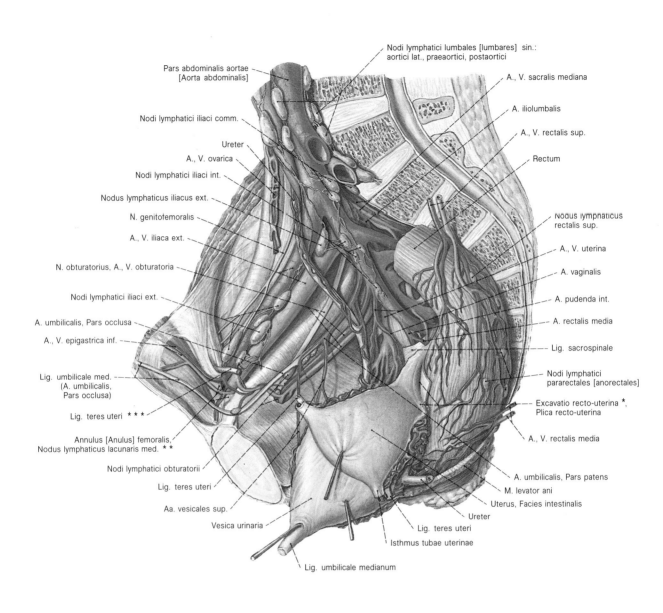

Pars abdominalis aortae [Aorta abdominalis]

Nodi lymphatici iliaci comm.

Ureter

A., V. ovarica

Nodi lymphatici iliaci int.

Nodus lymphaticus iliacus ext.

N. genitofemoralis

A., V. iliaca ext.

N. obturatorius, A., V. obturatoria

Nodi lymphatici iliaci ext.

A. umbilicalis, Pars occlusa

A., V. epigastrica inf.

Lig. umbilicale med. (A. umbilicalis, Pars occlusa)

Lig. teres uteri * * *

Annulus [Anulus] femoralis, Nodus lymphaticus lacunaris med. * *

Nodi lymphatici obturatorii

Lig. teres uteri

Aa. vesicales sup.

Vesica urinaria

Lig. umbilicale medianum

Nodi lymphatici lumbales [lumbares] sin.: aortici lat., praeaortici, postaortici

A., V. sacralis mediana

A. iliolumbalis

A., V. rectalis sup.

Rectum

Nodus lymphaticus rectalis sup.

A., V. uterina

A. vaginalis

A. pudenda int.

A. rectalis media

Lig. sacrospinale

Nodi lymphatici pararectales [anorectales]

Excavatio recto-uterina *, Plica recto-uterina

A., V. rectalis media

A. umbilicalis, Pars patens

M. levator ani

Uterus, Facies intestinalis

Ureter

Lig. teres uteri

Isthmus tubae uterinae

Abb. 294. Lymphgefäße und Lymphknoten an der rechten Seitenwand eines ♀ Beckens.

* Klinisch: DOUGLASScher Raum
** klinisch: ROSENMÜLLERscher Lymphknoten
*** klinisch auch Ligamentum rotundum

Abb. 296. Die drei Beckenetagen (1, 2, 3) im Frontal-▶ schnitt in Höhe des Rektums. Beachte die Arteria pudenda interna, den Nervus pudendus und die Venae pudendae internae im sog. ALCOCKSchen Kanal.

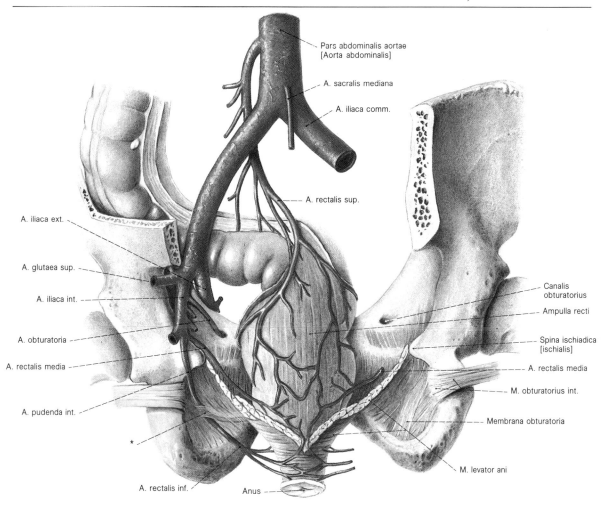

Abb. 295. Versorgung des Rektums (Schema). Ansicht von dorsal (aus H. SCHMIDT und J. STAUBESAND, Fortschr. Röntgenstr. 116, 297—305, 1972).

* Abzweigung der Arteria rectalis inferior im sog. ALCOCKschen Kanal

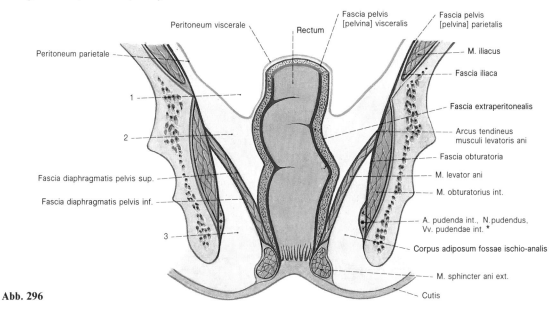

Abb. 296

1 = Cavitas peritonealis, traditionell: Spatium pelvis peritoneale
2 = Spatium retroperitoneale, traditionell: Spatium pelvis subperitoneale

3 = Fossa ischio-analis, früher: Fossa ischiorectalis, traditionell: Spatium pelvis subcutaneum

*   Verlauf der o.e. Leitungsbahnen im sog. ALCOCKschen Kanal

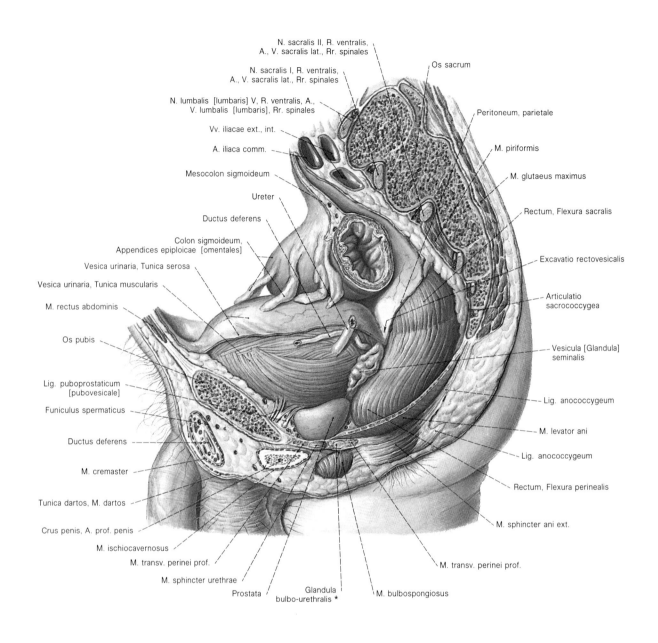

N. sacralis II, R. ventralis,
A., V. sacralis lat., Rr. spinales

Os sacrum

N. sacralis I, R. ventralis,
A., V. sacralis lat., Rr. spinales

N. lumbalis [lumbaris] V, R. ventralis, A.,
V. lumbalis [lumbaris], Rr. spinales

Peritoneum, parietale

Vv. iliacae ext., int.

A. iliaca comm.

M. piriformis

Mesocolon sigmoideum

M. glutaeus maximus

Ureter

Rectum, Flexura sacralis

Ductus deferens

Colon sigmoideum,
Appendices epiploicae [omentales]

Vesica urinaria, Tunica serosa

Excavatio rectovesicalis

Vesica urinaria, Tunica muscularis

Articulatio
sacrococcygea

M. rectus abdominis

Os pubis

Vesicula [Glandula]
seminalis

Lig. puboprostaticum
[pubovesicale]

Funiculus spermaticus

Lig. anococcygeum

Ductus deferens

M. levator ani

M. cremaster

Lig. anococcygeum

Tunica dartos, M. dartos

Rectum, Flexura perinealis

Crus penis, A. prof. penis

M. sphincter ani ext.

M. ischiocavernosus

M. transv. perinei prof.

M. transv. perinei prof.

M. sphincter urethrae

Prostata

Glandula
bulbo-urethralis *

M. bulbospongiosus

Abb. 297. Rechte Hälfte des paramedian durchgeschnittenen Beckens eines erwachsenen Mannes. Ansicht von lateral. Bauchfell, Peritoneum, von der Seitenfläche der Harnblase, Vesica urinaria, abgelöst.

* Cowpersche Drüse

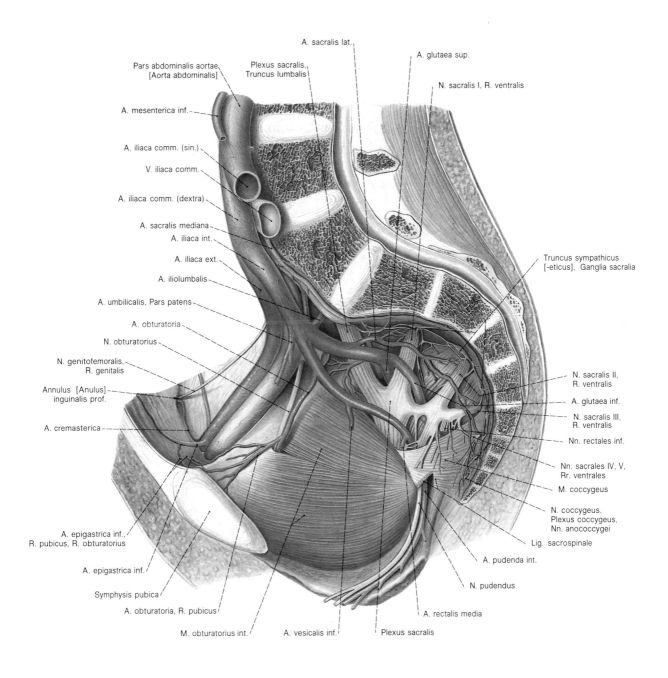

Abb. 298. Wandständige Blutgefäße und Nerven der rechten Beckenhälfte. Becken median halbiert, Beckeneingeweide entfernt.

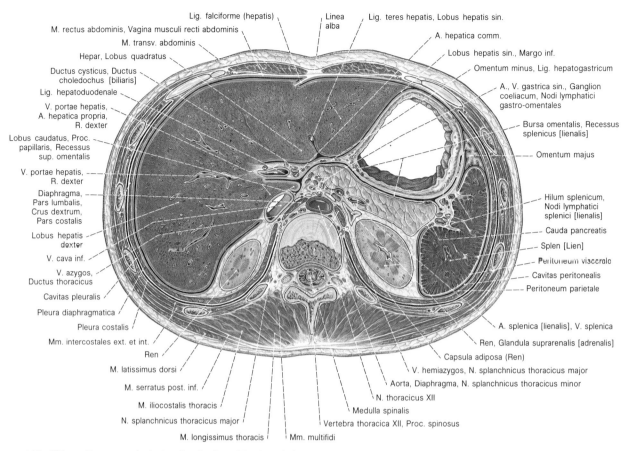

Lig. falciforme (hepatis)
Linea alba
Lig. teres hepatis, Lobus hepatis sin.
M. rectus abdominis, Vagina musculi recti abdominis
M. transv. abdominis
A. hepatica comm.
Hepar, Lobus quadratus
Lobus hepatis sin., Margo inf.
Ductus cysticus, Ductus choledochus [biliaris]
Omentum minus, Lig. hepatogastricum
Lig. hepatoduodenale
A., V. gastrica sin., Ganglion coeliacum, Nodi lymphatici gastro-omentales
V. portae hepatis, A. hepatica propria, R. dexter
Bursa omentalis, Recessus splenicus [lienalis]
Lobus caudatus, Proc. papillaris, Recessus sup. omentalis
Omentum majus
V. portae hepatis, R. dexter
Diaphragma, Pars lumbalis, Crus dextrum, Pars costalis
Hilum splenicum, Nodi lymphatici splenici [lienalis]
Lobus hepatis dexter
Cauda pancreatis
V. cava inf.
Splen [Lien]
V. azygos, Ductus thoracicus
Peritoneum viscerale
Cavitas pleuralis
Cavitas peritonealis
Pleura diaphragmatica
Peritoneum parietale
Pleura costalis
Mm. intercostales ext. et int.
A. splenica [lienalis], V. splenica
Ren
Ren, Glandula suprarenalis [adrenalis]
M. latissimus dorsi
Capsula adiposa (Ren)
M. serratus post. inf.
V. hemiazygos, N. splanchnicus thoracicus major
M. iliocostalis thoracis
Aorta, Diaphragma, N. splanchnicus thoracicus minor
N. splanchnicus thoracicus major
N. thoracicus XII
M. longissimus thoracis
Mm. multifidi
Medulla spinalis
Vertebra thoracica XII, Proc. spinosus

Abb. 299a. Transversalschnitt durch den Oberbauch in Höhe des Discus intervertebralis zwischen Vertebra thoracica XII und Vertebra lumbalis [lumbaris] I in der Ansicht von unten.

Das Peritoneum des Bauchfellraums, Cavitas peritonealis, mit blauer Linie, das der Bursa omentalis mit hellgrüner Linie markiert.

Beide „Räume" sind schmale Spalten, da die Organe die Cavitas peritonealis hier fast vollständig ausfüllen. Ligamentum hepatoduodenale und Ligamentum hepatogastricum bilden gemeinsam das Omentum minus. Beachte die intraperitoneale Lage von Leber und Milz sowie die unterschiedliche Höhenlage der Nieren: linke höher (T XI — L II), rechte tiefer (T XII — L III).

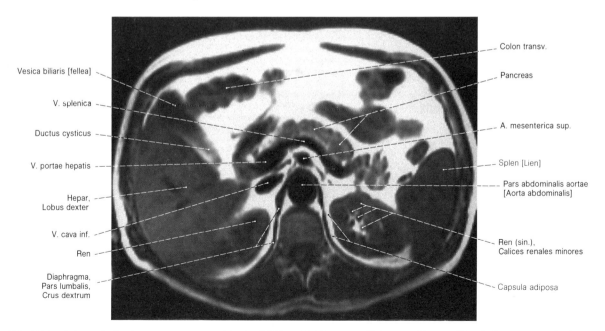

Vesica biliaris [fellea]
Colon transv.
Pancreas
V. splenica
A. mesenterica sup.
Ductus cysticus
V. portae hepatis
Splen [Lien]
Hepar, Lobus dexter
Pars abdominalis aortae [Aorta abdominalis]
V. cava inf.
Ren (sin.), Calices renales minores
Ren
Diaphragma, Pars lumbalis, Crus dextrum
Capsula adiposa

Abb. 299b. Magnetische Resonanztomographie (= MR) (♂, 48 Jahre) etwa entsprechend der in Abb. 299a wiedergegebenen Schnittebene (Original: Dr. M. T. McNamara, Princess Grace Hospital, Monte Carlo, Monaco).
Siehe hierzu Textkasten auf S. 146

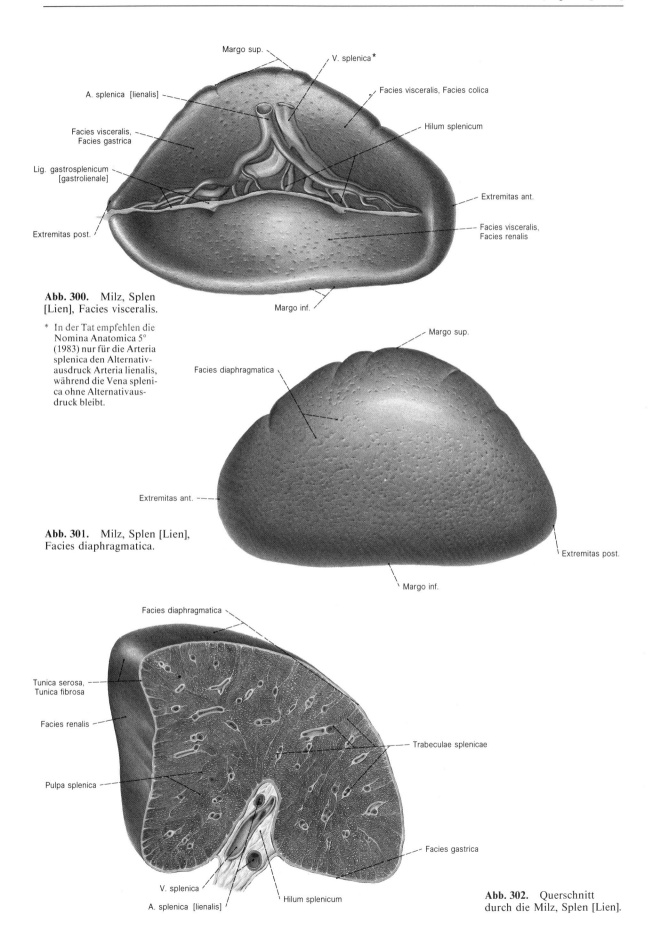

Abb. 300. Milz, Splen [Lien], Facies visceralis.

* In der Tat empfehlen die Nomina Anatomica 5° (1983) nur für die Arteria splenica den Alternativausdruck Arteria lienalis, während die Vena splenica ohne Alternativausdruck bleibt.

Abb. 301. Milz, Splen [Lien], Facies diaphragmatica.

Abb. 302. Querschnitt durch die Milz, Splen [Lien].

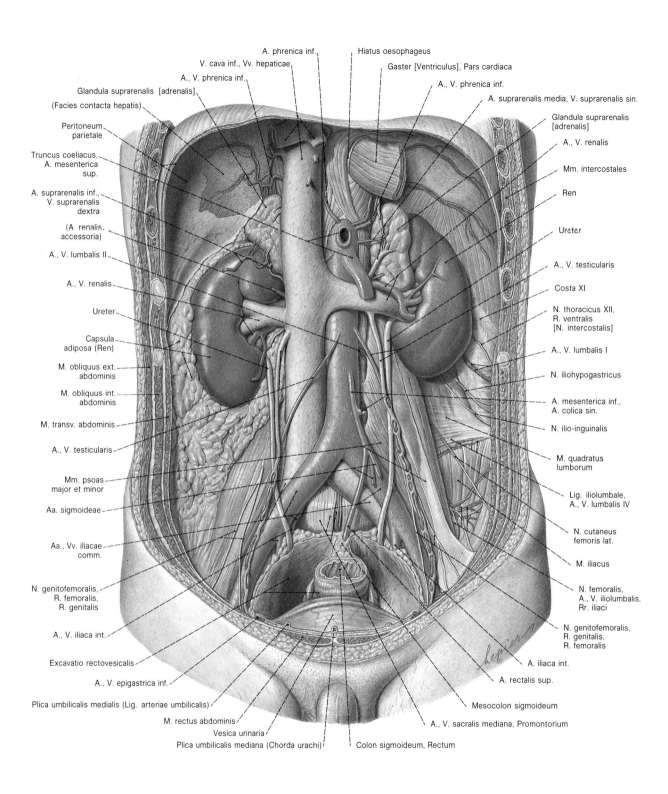

A. phrenica inf.,
V. cava inf., Vv. hepaticae
A., V. phrenica inf.,
Glandula suprarenalis [adrenalis]
(Facies contacta hepatis)
Peritoneum parietale
Truncus coeliacus, A. mesenterica sup.
A. suprarenalis inf., V. suprarenalis dextra
(A. renalis, accessoria)
A., V. lumbalis II
A., V. renalis
Ureter
Capsula adiposa (Ren)
M. obliquus ext. abdominis
M. obliquus int. abdominis
M. transv. abdominis
A., V. testicularis
Mm. psoas major et minor
Aa. sigmoideae
Aa., Vv. iliacae comm.
N. genitofemoralis, R. femoralis, R. genitalis
A., V. iliaca int.
Excavatio rectovesicalis
A., V. epigastrica inf.
Plica umbilicalis medialis (Lig. arteriae umbilicalis)
M. rectus abdominis
Vesica urinaria
Plica umbilicalis mediana (Chorda urachi)

Hiatus oesophageus
Gaster [Ventriculus], Pars cardiaca
A., V. phrenica inf.
A. suprarenalis media, V. suprarenalis sin.
Glandula suprarenalis [adrenalis]
A., V. renalis
Mm. intercostales
Ren
Ureter
A., V. testicularis
Costa XI
N. thoracicus XII, R. ventralis [N. intercostalis]
A., V. lumbalis I
N. iliohypogastricus
A. mesenterica inf., A. colica sin.
N. ilio-inguinalis
M. quadratus lumborum
Lig. iliolumbale, A., V. lumbalis IV
N. cutaneus femoris lat.
M. iliacus
N. femoralis, A., V. iliolumbalis, Rr. iliaci
N. genitofemoralis, R. genitalis, R. femoralis
A. iliaca int.
A. rectalis sup.
Mesocolon sigmoideum
A., V. sacralis mediana, Promontorium
Colon sigmoideum, Rectum

Abb. 303. Lage der Eingeweide an der dorsalen Bauch-wand. Situs retroperitonealis, sog. Nierensitus. Beachte die unterschiedliche Einmündung der Vena testicularis rechts in die Vena cava inferior und links in die Vena renalis.

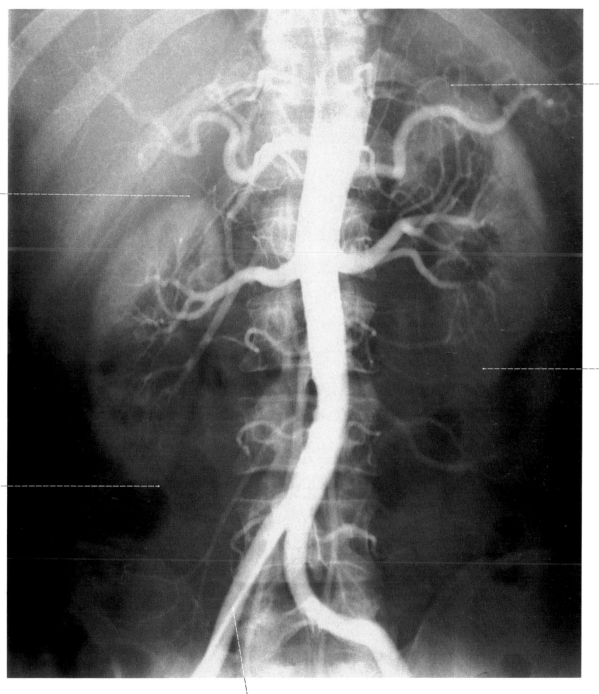

Abb. 304. Arteriogramm der Pars abdominalis aortae
[Aorta abdominalis] und beider Nierenarterien. Injektion
des Kontrastmittels über einen SELDINGER-Katheter, der von
der rechten Arteria femoralis aus eingeführt wurde und
dessen Spitze knapp oberhalb des Abgangs der Nieren-
schlagadern liegt. Röntgenbild, sagittaler anterior-posterio-
rer Strahlengang (Original: Prof. Dr. H. SCHMIDT,
Pforzheim).

    * Katheter
  ** oberer Nierenpol, Extremitas superior
*** unterer Nierenpol, Extremitas inferior

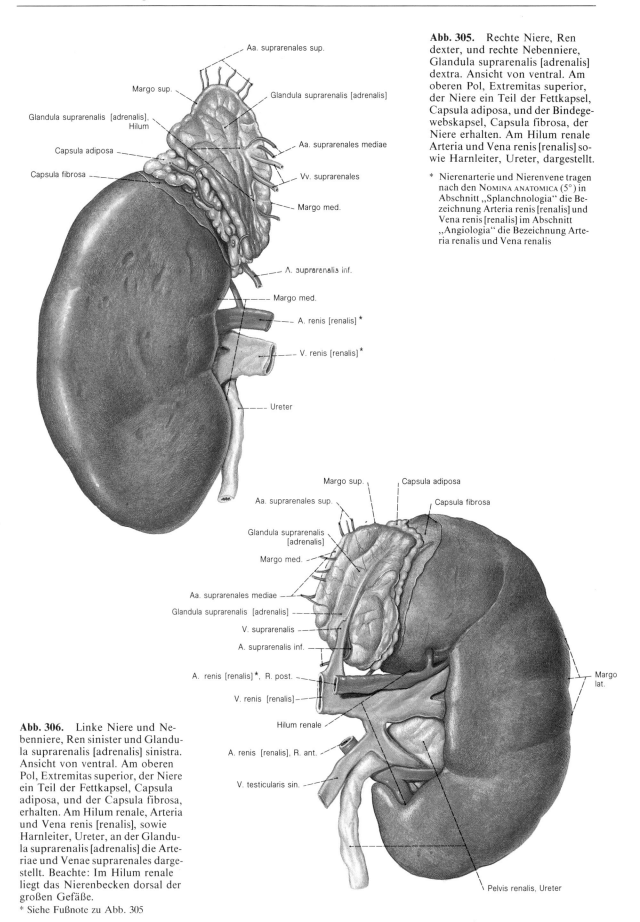

Aa. suprarenales sup.

Margo sup.

Glandula suprarenalis [adrenalis]

Glandula suprarenalis [adrenalis], Hilum

Capsula adiposa

Capsula fibrosa

Aa. suprarenales mediae

Vv. suprarenales

Margo med.

A. suprarenalis inf.

Margo med.

A. renis [renalis] *

V. renis [renalis] *

Ureter

Abb. 305. Rechte Niere, Ren dexter, und rechte Nebenniere, Glandula suprarenalis [adrenalis] dextra. Ansicht von ventral. Am oberen Pol, Extremitas superior, der Niere ein Teil der Fettkapsel, Capsula adiposa, und der Bindegewebskapsel, Capsula fibrosa, der Niere erhalten. Am Hilum renale Arteria und Vena renis [renalis] sowie Harnleiter, Ureter, dargestellt.

* Nierenarterie und Nierenvene tragen nach den Nomina anatomica (5°) in Abschnitt „Splanchnologia" die Bezeichnung Arteria renis [renalis] und Vena renis [renalis] im Abschnitt „Angiologia" die Bezeichnung Arteria renalis und Vena renalis

Margo sup.

Capsula adiposa

Aa. suprarenales sup.

Capsula fibrosa

Glandula suprarenalis [adrenalis]

Margo med.

Aa. suprarenales mediae

Glandula suprarenalis [adrenalis]

V. suprarenalis

A. suprarenalis inf.

A. renis [renalis] *, R. post.

V. renis [renalis]

Margo lat.

Hilum renale

A. renis [renalis], R. ant.

V. testicularis sin.

Pelvis renalis, Ureter

Abb. 306. Linke Niere und Nebenniere, Ren sinister und Glandula suprarenalis [adrenalis] sinistra. Ansicht von ventral. Am oberen Pol, Extremitas superior, der Niere ein Teil der Fettkapsel, Capsula adiposa, und der Capsula fibrosa, erhalten. Am Hilum renale, Arteria und Vena renis [renalis], sowie Harnleiter, Ureter, an der Glandula suprarenalis [adrenalis] die Arteriae und Venae suprarenales dargestellt. Beachte: Im Hilum renale liegt das Nierenbecken dorsal der großen Gefäße.

* Siehe Fußnote zu Abb. 305

Abb. 307. Frontaler Halbierungs-
schnitt durch die linke Niere, Ren
sinister, eines Erwachsenen. Darstellung des Nierenbeckens, Pelvis
renalis, und des Sinus renalis nach
Entfernung der Gefäße und des
Fettkörpers am Hilum renale. Pfeile, von den Nierenpyramiden in
Richtung auf das Nierenbecken.

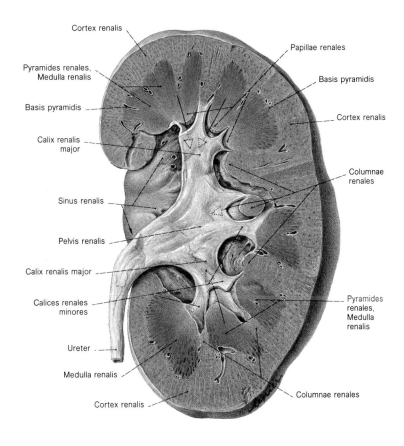

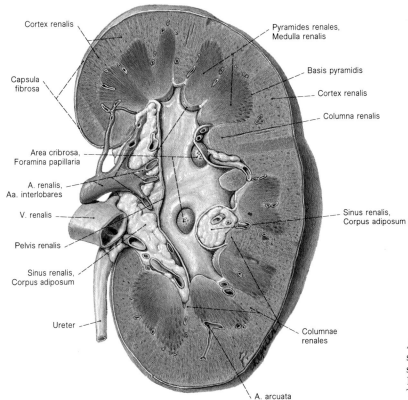

Abb. 308. Frontaler Halbierungs-
schnitt durch die linke Niere, Ren
sinister, eines Erwachsenen. Das
Nierenbecken, Pelvis renalis, zum
Teil eröffnet. Im Gebiet des Sinus
renalis liegt der Schnitt seitlich des
Nierenbeckens.

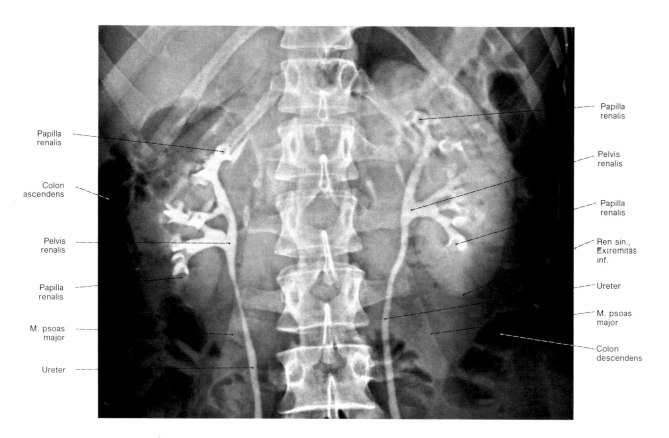

Papilla
renalis

Colon
ascendens

Pelvis
renalis

Papilla
renalis

M. psoas
major

Ureter

Papilla
renalis

Pelvis
renalis

Papilla
renalis

Ren sin.,
Extremitas
inf.

Ureter

M. psoas
major

Colon
descendens

Abb. 309. Doppelseitiges retrogrades Pyelogramm.
Schmales Nierenbecken, Pelvis renalis, durch den Zusammenschluß langer, schlanker Nierenkelche, Calices renales
minores et majores, entstanden. Die Nierenpapillen,
Papillae renales, dunkel, ihre Umfassung durch die mit
Kontrastmittel gefüllten Kelche, Calices renales minores,
hell.

XII = Vertebra thoracica XII

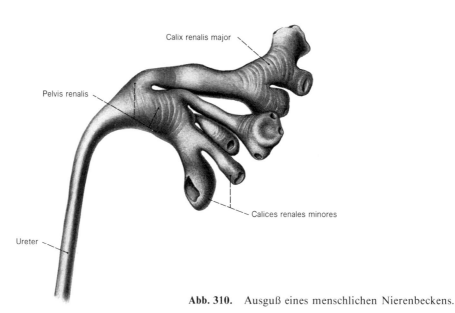

Calix renalis major

Pelvis renalis

Calices renales minores

Ureter

Abb. 310. Ausguß eines menschlichen Nierenbeckens.

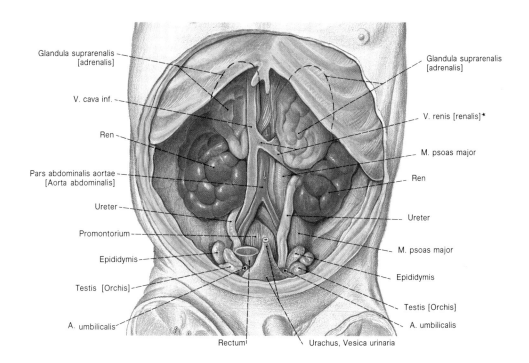

Glandula suprarenalis
[adrenalis]

V. cava inf.

Ren

Pars abdominalis aortae
[Aorta abdominalis]

Ureter

Promontorium

Epididymis

Testis [Orchis]

A. umbilicalis

Rectum

Glandula suprarenalis
[adrenalis]

V. renis [renalis]*

M. psoas major

Ren

Ureter

M. psoas major

Epididymis

Testis [Orchis]

A. umbilicalis

Urachus, Vesica urinaria

Abb. 311. Nieren und Nebennieren eines etwa 5 Monate alten Fetus. Der auf der Abbildung vom Rippenbogen verdeckte Teil der Nebennieren durch gestrichelte Linien markiert. Nieren deutlich gelappt, Nebennieren auffällig groß und an der Oberfläche gefaltet, Ureter weit und geschlängelt. Hoden und Nebenhoden im kleinen Becken vor dem Eingang in den Leistenkanal. Harnblase verjüngt sich kegelförmig in den noch offenen Urachus. Die großen Organe des Oberbauchraums ebenso wie Dünn- und Dickdarm entfernt. Schnittfläche des Rektums sichtbar.

* Die Nierenvene trägt nach den NOMINA ANATOMICA (5°) im Abschnitt „Splanchnologia" die Bezeichnung V. renis [renalis], im Abschnitt „Angiologia" die Bezeichnung Vena renalis

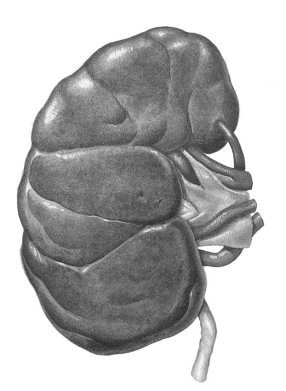

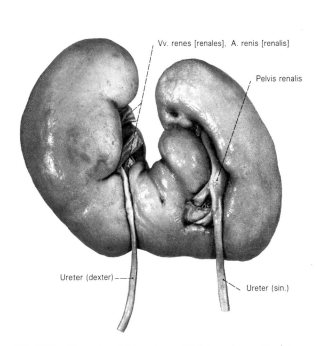

Vv. renes [renales], A. renis [renalis]

Pelvis renalis

Ureter (dexter)

Ureter (sin.)

Abb. 312. Rechte Niere eines Erwachsenen mit erhaltener Lappung.

Abb. 313. Ventralansicht einer Hufeisenniere. Breite Brücke von Nierengewebe zwischen den unteren Nierenpolen.

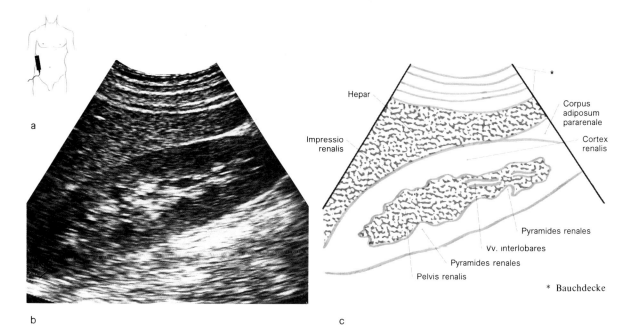

a

b

Hepar

Impressio renalis

*

Corpus adiposum pararenale

Cortex renalis

Pyramides renales

Vv. ınterlobares

Pyramides renales

Pelvis renalis

* Bauchdecke

c

Abb. 314. Darstellung einer normalen rechten Niere im Ultraschallbild.
a) Position des Schallkopfes
b) Ultraschallbild
c) erklärende Strichzeichnung zu b)
(Original: Priv.-Doz. Dr. B. Högemann, Med. Klinik der Universität Münster).

Abb. 315. Harnblase, Vesica urinaria, mit den Mündungsstrecken der Ureteren, Prostata, Vesiculae [Glandulae] seminales und Ductus deferentes (links eröffnet). Ansicht von dorsal. Äußere Muskelschicht der Harnblase präpariert.
▼

Apex vesicae

Lig. umbilicale medianum (Chorda urachi)

Corpus vesicae, Tunica muscularis

Ureter

Ductus deferens, Ampulla ductus deferentis

Ampulla ductus deferentis, Diverticula ampullae

Vesicula [Glandula] seminalis

Vesicula [Glandula] seminalis

Prostata, Facies post.

Abb. 315

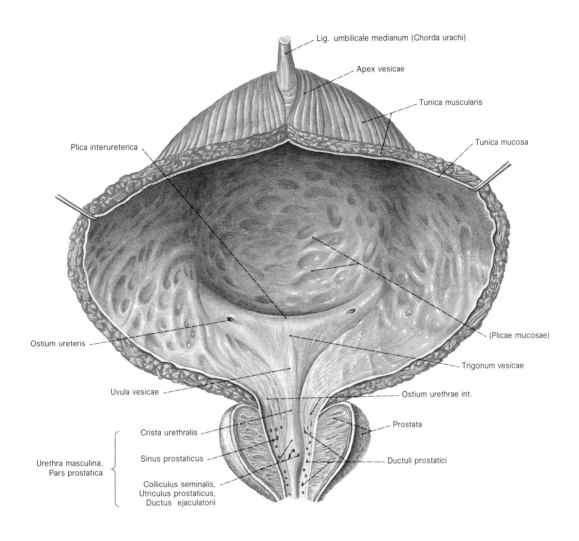

Lig. umbilicale medianum (Chorda urachi)

Apex vesicae

Tunica muscularis

Tunica mucosa

Plica interureterica

(Plicae mucosae)

Ostium ureteris

Trigonum vesicae

Uvula vesicae

Ostium urethrae int.

Prostata

Crista urethralis

Sinus prostaticus

Ductuli prostatici

Urethra masculina,
Pars prostatica

Colliculus seminalis,
Utriculus prostaticus,
Ductus ejaculatorii

Abb. 316.   Harnblase, Vesica urinaria, und Prostata durch
Längsschnitt eröffnet. Ansicht von ventral.

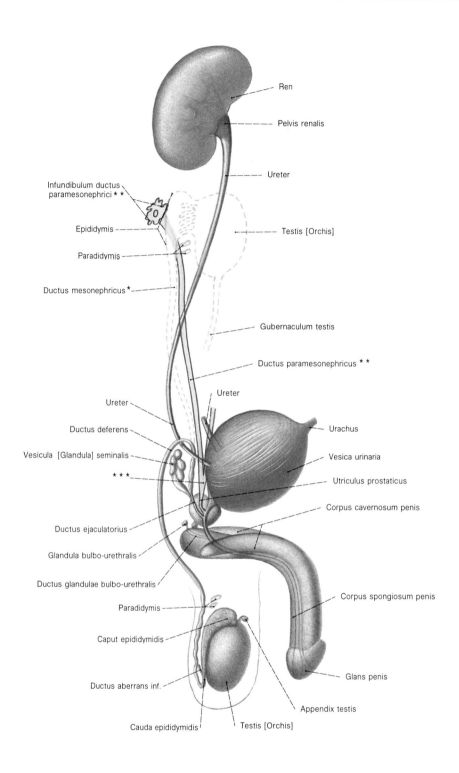

Ren

Pelvis renalis

Ureter

Infundibulum ductus
paramesonephrici **

Epididymis

Paradidymis

Testis [Orchis]

Ductus mesonephricus *

Gubernaculum testis

Ductus paramesonephricus **

Ureter

Ureter

Ductus deferens

Urachus

Vesicula [Glandula] seminalis

Vesica urinaria

***

Utriculus prostaticus

Corpus cavernosum penis

Ductus ejaculatorius

Glandula bulbo-urethralis

Corpus spongiosum penis

Ductus glandulae bulbo-urethralis

Paradidymis

Caput epididymidis

Glans penis

Ductus aberrans inf.

Appendix testis

Cauda epididymidis

Testis [Orchis]

Abb. 317. Schematisches Übersichtsbild des männlichen
Urogenitalapparates unter Berücksichtigung seiner Ent-
wicklung. Blaßrot: zugrundegehende Teile. Gestrichelte
Konturen: Lage vor dem sog. Descensus testis. Epididymis
= Geschlechtsteil der Urniere; Paradidymis = Nierenteil
der Urniere.

   * WOLFFscher Gang
  ** MÜLLERscher Gang
*** Vereinigungsstelle der MÜLLERschen Gänge, Ductus parameso-
    nephrici

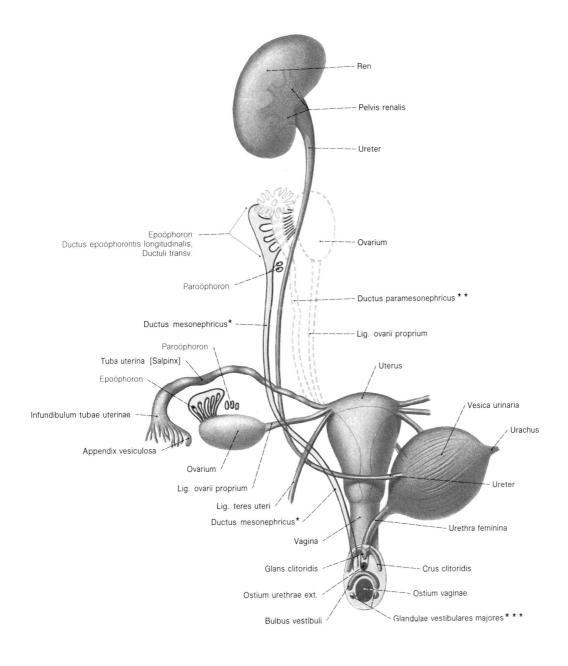

Ren

Pelvis renalis

Ureter

Epoöphoron
Ductus epoöphorontis longitudinalis,
Ductuli transv.

Ovarium

Paroöphoron

Ductus paramesonephricus * *

Ductus mesonephricus*

Lig. ovarii proprium

Paroöphoron

Uterus

Tuba uterina [Salpinx]

Epoöphoron

Vesica urinaria

Infundibulum tubae uterinae

Urachus

Appendix vesiculosa

Ovarium

Ureter

Lig. ovarii proprium

Lig. teres uteri

Ductus mesonephricus*

Urethra feminina

Vagina

Glans clitoridis

Crus clitoridis

Ostium urethrae ext.

Ostium vaginae

Bulbus vestibuli

Glandulae vestibulares majores * * *

Abb. 318. Schematisches Übersichtsbild des weiblichen
Urogenitalapparates mit Berücksichtigung seiner Entwicklung. Blaßrot: zugrundegehende Teile. Gestrichelte Konturen: Lage vor dem sog. Descensus. Epoöphoron =
Geschlechtsteil der Urniere; Paroöphoron = Nierenteil
der Urniere.

   * Wolffscher Gang
  ** Müllerscher Gang
 *** Bartholinsche Drüse

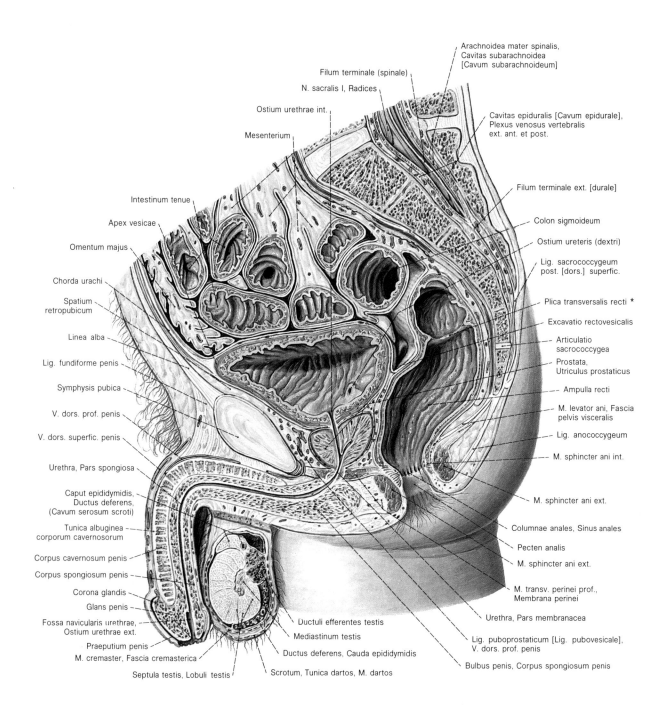

Arachnoidea mater spinalis,
Cavitas subarachnoidea
[Cavum subarachnoideum]

Filum terminale (spinale)

N. sacralis I, Radices

Ostium urethrae int.

Mesenterium

Cavitas epiduralis [Cavum epidurale],
Plexus venosus vertebralis
ext. ant. et post.

Filum terminale ext. [durale]

Intestinum tenue

Apex vesicae

Colon sigmoideum

Omentum majus

Ostium ureteris (dextri)

Lig. sacrococcygeum
post. [dors.] superfic.

Chorda urachi

Spatium
retropubicum

Plica transversalis recti *

Excavatio rectovesicalis

Linea alba

Articulatio
sacrococcygea

Lig. fundiforme penis

Prostata,
Utriculus prostaticus

Symphysis pubica

Ampulla recti

V. dors. prof. penis

M. levator ani, Fascia
pelvis visceralis

V. dors. superfic. penis

Lig. anococcygeum

M. sphincter ani int.

Urethra, Pars spongiosa

Caput epididymidis,
Ductus deferens,
(Cavum serosum scroti)

M. sphincter ani ext.

Tunica albuginea
corporum cavernosorum

Columnae anales, Sinus anales

Pecten analis

Corpus cavernosum penis

M. sphincter ani ext.

Corpus spongiosum penis

Corona glandis

M. transv. perinei prof.,
Membrana perinei

Glans penis

Urethra, Pars membranacea

Fossa navicularis urethrae,
Ostium urethrae ext.

Lig. puboprostaticum [Lig. pubovesicale],
V. dors. prof. penis

Praeputium penis

M. cremaster, Fascia cremasterica

Ductuli efferentes testis

Mediastinum testis

Bulbus penis, Corpus spongiosum penis

Septula testis, Lobuli testis

Ductus deferens, Cauda epididymidis

Scrotum, Tunica dartos, M. dartos

Abb. 319. Rechte Hälfte des median durchgetrennten Beckens eines erwachsenen Mannes. Schnittebene im Bereich des Scrotum **para**median.

* KOHLRAUSCHsche Falte

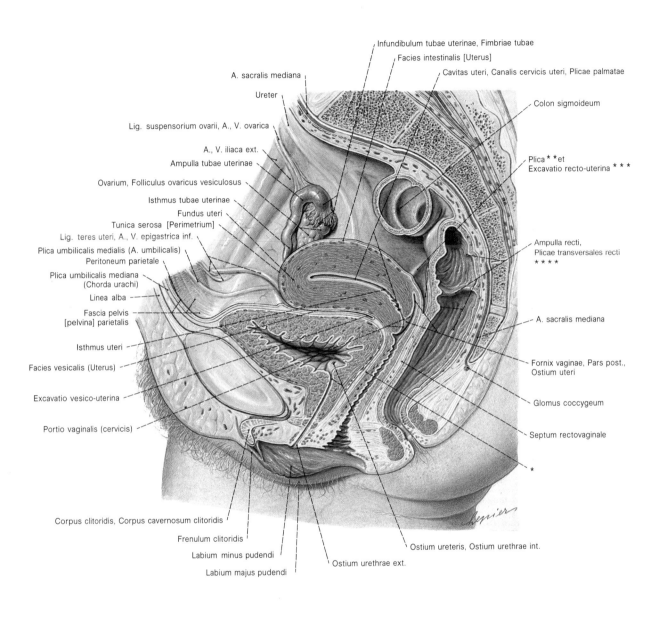

Infundibulum tubae uterinae, Fimbriae tubae

Facies intestinalis [Uterus]

Cavitas uteri, Canalis cervicis uteri, Plicae palmatae

A. sacralis mediana

Ureter

Lig. suspensorium ovarii, A., V. ovarica

A., V. iliaca ext.

Ampulla tubae uterinae

Ovarium, Folliculus ovaricus vesiculosus

Isthmus tubae uterinae

Fundus uteri

Tunica serosa [Perimetrium]

Lig. teres uteri, A., V. epigastrica inf.

Plica umbilicalis medialis (A. umbilicalis)

Peritoneum parietale

Plica umbilicalis mediana (Chorda urachi)

Linea alba

Fascia pelvis [pelvina] parietalis

Isthmus uteri

Facies vesicalis (Uterus)

Excavatio vesico-uterina

Portio vaginalis (cervicis)

Corpus clitoridis, Corpus cavernosum clitoridis

Frenulum clitoridis

Labium minus pudendi

Labium majus pudendi

Ostium urethrae ext.

Colon sigmoideum

Plica * * et
Excavatio recto-uterina * * *

Ampulla recti,
Plicae transversales recti
* * * *

A. sacralis mediana

Fornix vaginae, Pars post.,
Ostium uteri

Glomus coccygeum

Septum rectovaginale

*

Ostium ureteris, Ostium urethrae int.

Abb. 320.   Rechte Hälfte des median durchgeschnittenen Beckens, Pelvis, einer erwachsenen Frau. Ansicht der Medianfläche. Lage der Tuba uterina [Salpinx] zum Ovarium. Die Fimbriae tubae legen sich unmittelbar auf den sprungreifen Follikel, so daß beim Follikelsprung die freiwerdende Eizelle in das Ostium abdominale tubae uterinae geleitet wird.

   * Klinisch: Septum vesicovaginale
  ** klinisch: Ligamentum sacro-uterinum
 *** klinisch: DOUGLASscher Raum
**** klinisch: KOHLRAUSCHsche Falte

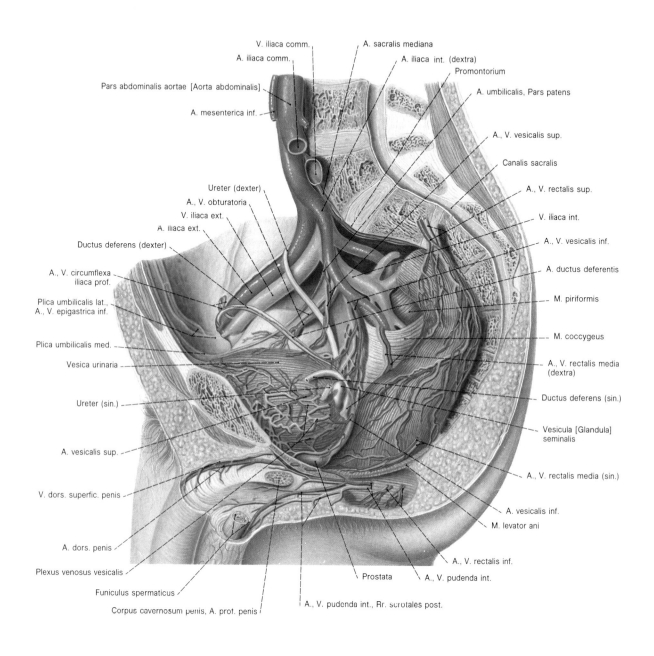

V. iliaca comm.

A. sacralis mediana

A. iliaca comm.

A. iliaca int. (dextra)

Promontorium

Pars abdominalis aortae [Aorta abdominalis]

A. umbilicalis, Pars patens

A. mesenterica inf.

A., V. vesicalis sup.

Canalis sacralis

Ureter (dexter)

A., V. rectalis sup.

A., V. obturatoria

V. iliaca ext.

V. iliaca int.

A. iliaca ext.

A., V. vesicalis inf.

Ductus deferens (dexter)

A. ductus deferentis

A., V. circumflexa iliaca prof.

M. piriformis

Plica umbilicalis lat.,
A., V. epigastrica inf.

M. coccygeus

Plica umbilicalis med.

A., V. rectalis media (dextra)

Vesica urinaria

Ductus deferens (sin.)

Ureter (sin.)

Vesicula [Glandula] seminalis

A. vesicalis sup.

A., V. rectalis media (sin.)

V. dors. superfic. penis

A. vesicalis inf.

M. levator ani

A. dors. penis

A., V. rectalis inf.

Plexus venosus vesicalis

A., V. pudenda int.

Funiculus spermaticus

Prostata

Corpus cavernosum penis, A. prof. penis

A., V. pudenda int., Rr. scrotales post.

Abb. 321. Blutgefäße der männlichen Beckeneingeweide.
Die linke Beckenhälfte ist durch einen dorsal median,
ventral paramedian geführten Schnitt entfernt.

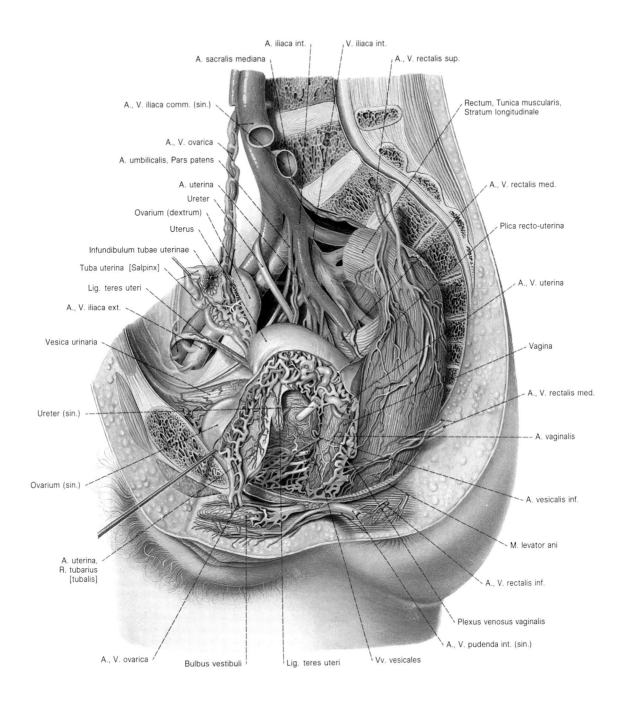

A. sacralis mediana

A. iliaca int.

V. iliaca int.

A., V. rectalis sup.

A., V. iliaca comm. (sin.)

Rectum, Tunica muscularis, Stratum longitudinale

A., V. ovarica

A. umbilicalis, Pars patens

A. uterina

Ureter

Ovarium (dextrum)

Uterus

Infundibulum tubae uterinae

Tuba uterina [Salpinx]

Lig. teres uteri

A., V. iliaca ext.

Vesica urinaria

Ureter (sin.)

Ovarium (sin.)

A. uterina,
R. tubarius
[tubalis]

A., V. ovarica

Bulbus vestibuli

Lig. teres uteri

Vv. vesicales

A., V. rectalis med.

Plica recto-uterina

A., V. uterina

Vagina

A., V. rectalis med.

A. vaginalis

A. vesicalis inf.

M. levator ani

A., V. rectalis inf.

Plexus venosus vaginalis

A., V. pudenda int. (sin.)

Abb. 322. Blutgefäße der weiblichen Beckeneingeweide. Eierstöcke links nach ventral und kaudal, rechts nach kranial gezogen. Ansicht von lateral.

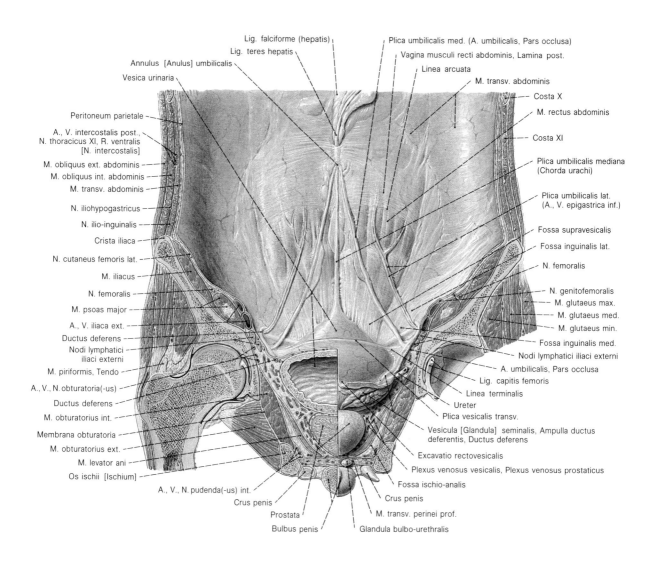

Lig. falciforme (hepatis)
Lig. teres hepatis
Annulus [Anulus] umbilicalis
Vesica urinaria
Plica umbilicalis med. (A. umbilicalis, Pars occlusa)
Vagina musculi recti abdominis, Lamina post.
Linea arcuata
M. transv. abdominis
Peritoneum parietale
A., V. intercostalis post.,
N. thoracicus XI, R. ventralis
[N. intercostalis]
M. obliquus ext. abdominis
M. obliquus int. abdominis
M. transv. abdominis
N. iliohypogastricus
N. ilio-inguinalis
Crista iliaca
N. cutaneus femoris lat.
M. iliacus
N. femoralis
M. psoas major
A., V. iliaca ext.
Ductus deferens
Nodi lymphatici
iliaci externi
M. piriformis, Tendo
A., V., N. obturatoria(-us)
Ductus deferens
M. obturatorius int.
Membrana obturatoria
M. obturatorius ext.
M. levator ani
Os ischii [Ischium]
A., V., N. pudenda(-us) int.
Crus penis
Prostata
Bulbus penis
Costa X
M. rectus abdominis
Costa XI
Plica umbilicalis mediana
(Chorda urachi)
Plica umbilicalis lat.
(A., V. epigastrica inf.)
Fossa supravesicalis
Fossa inguinalis lat.
N. femoralis
N. genitofemoralis
M. glutaeus max.
M. glutaeus med.
M. glutaeus min.
Fossa inguinalis med.
Nodi lymphatici iliaci externi
A. umbilicalis, Pars occlusa
Lig. capitis femoris
Linea terminalis
Ureter
Plica vesicalis transv.
Vesicula [Glandula] seminalis, Ampulla ductus
deferentis, Ductus deferens
Excavatio rectovesicalis
Plexus venosus vesicalis, Plexus venosus prostaticus
Fossa ischio-analis
Crus penis
M. transv. perinei prof.
Glandula bulbo-urethralis

Abb. 323. Innenansicht der vorderen Bauchwand mit
Peritoneum parietale anterius und männlichen Beckenorga-
nen. Ab Höhe des Fundus der Harnblase Schnittebene auf
der linken Seite zur Eröffnung von Harnblase und Prostata
tiefer als auf der rechten.

Pars abdominalis aortae [Aorta abdominalis]

Vertebra lumbalis
[lumbaris] IV

A., V. iliaca
comm.

M. psoas major

Ala ossis ilii

Prostata

Mm. glutaei

Acetabulum

Caput ossis
femoris

Fovea capitis
ossis femoris

M. levator ani

Bulbus penis

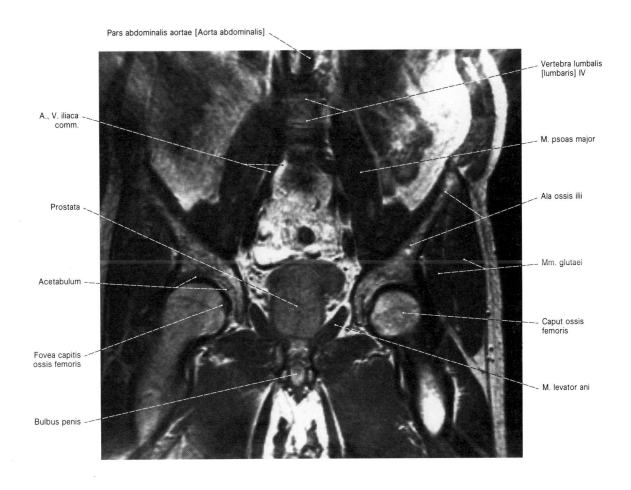

Abb. 324. Magnetische Resonanztomographie (= MR)
(♂, 62 Jahre) etwa entsprechend dem in Abb. 323
wiedergegebenen Frontalschnitt durch das Becken. Beachte
die deutliche Vergrößerung der Prostata, jederseits den
Musculus iliopsoas und die Hüftgelenke (Original: Dr. M.
T. McNamara, Princess Grace Hospital, Monte Carlo,
Monaco).

Vgl. mit Abb. 240,
und siehe hierzu Textkasten auf S. 146

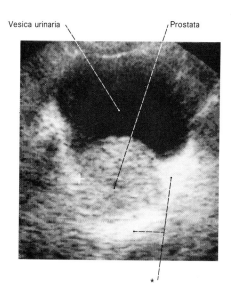

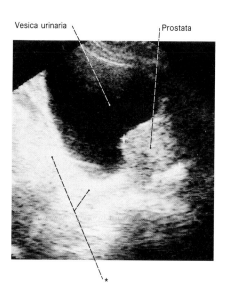

Abb. 325a. Um 30° kaudal gekippter, retrosymphysärer **Transversal**schnitt von Harnblase und Prostata.

Abb. 325b. Um 30° kaudal gekippter, retrosymphysärer **Sagittal**schnitt von Harnblase und Prostata.

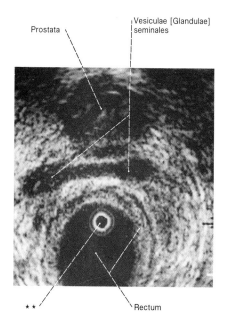

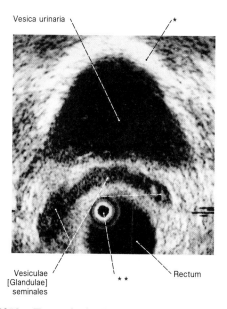

Abb. 325c. Transrektaler Transversalschnitt durch Prostata und Vesiculae [Glandulae] seminales.

Abb. 325d. Transrektaler Transversalschnitt durch Prostata und Vesiculae [Glandulae] seminales wie in 325c, nur ca. 2 cm weiter kranial.

* Technisch bedingte Zone verstärkten Reflexes
** im Rektum gelegener Ultraschallkopf

Abb. 325a—d. Ultraschalldarstellungen von Harnblase, Vesica urinaria, Vorsteherdrüse, Prostata, und Samenblasen, Vesiculae [Glandulae] seminales (Orginale: Dr. A. FRANKENSCHMIDT, Urologische Abteilung, Univ.-Klinik Freiburg i. Br.).

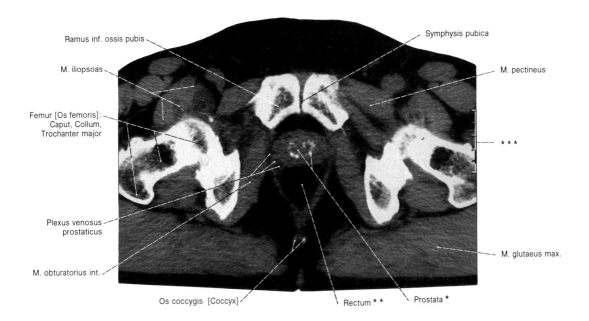

Ramus inf. ossis pubis

M. iliopsoas

Femur [Os femoris]:
Caput, Collum,
Trochanter major

Plexus venosus
prostaticus

M. obturatorius int.

Os coccygis [Coccyx]

Symphysis pubica

M. pectineus

* * *

M. glutaeus max.

Rectum * *

Prostata *

* Prostata etwas vergrößert und mit Kalkablagerungen (nach
abgelaufener Entzündung) durchsetzt
** Rektum durch Luftfüllung entfaltet
*** Maßstab = 5 cm

Abb. 326. Computertomographischer (= CT) Transver-
salschnitt durch das männliche Becken in Höhe der Prostata
(Original: Dr. B. WIMMER, Radiologische Klinik, Abt.
Röntgendiagnostik der Universitätsklinik Freiburg i. Br.).

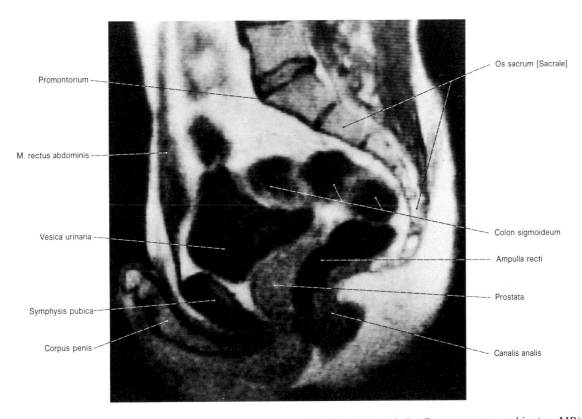

Promontorium

M. rectus abdominis

Vesica urinaria

Symphysis pubica

Corpus penis

Os sacrum [Sacrale]

Colon sigmoideum

Ampulla recti

Prostata

Canalis analis

Abb. 327. Magnetische Resonanztomographie (= MR)
eines paramedianen Sagittalschnitts durch das männliche
Becken (vgl. mit Abb. 297, 319) (Original: Dr. A.
FRANKENSCHMIDT, Urologische Abt., Univ.-Klinik Freiburg
i. Br.).

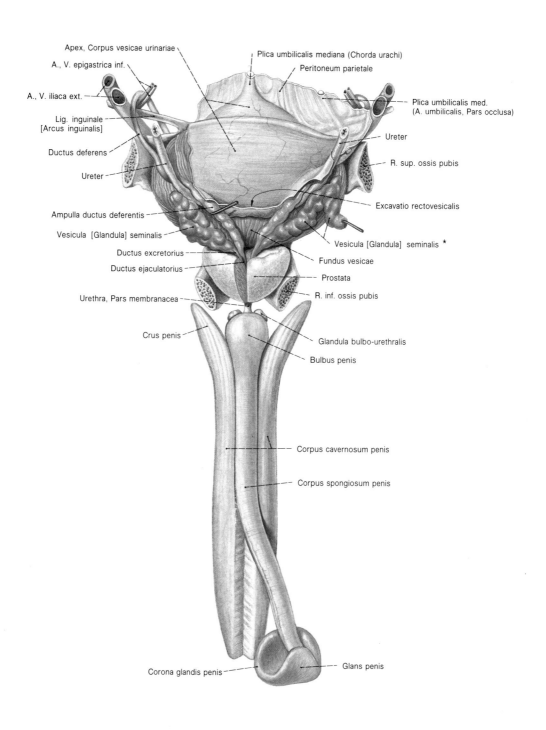

Apex, Corpus vesicae urinariae

A., V. epigastrica inf.

A., V. iliaca ext.

Lig. inguinale
[Arcus inguinalis]

Ductus deferens

Ureter

Ampulla ductus deferentis

Vesicula [Glandula] seminalis

Ductus excretorius

Ductus ejaculatorius

Urethra, Pars membranacea

Crus penis

Corona glandis penis

Plica umbilicalis mediana (Chorda urachi)

Peritoneum parietale

Plica umbilicalis med.
(A. umbilicalis, Pars occlusa)

Ureter

R. sup. ossis pubis

Excavatio rectovesicalis

Vesicula [Glandula] seminalis *

Fundus vesicae

Prostata

R. inf. ossis pubis

Glandula bulbo-urethralis

Bulbus penis

Corpus cavernosum penis

Corpus spongiosum penis

Glans penis

Abb. 328. Harnblase, Vesica urinaria, eines Mannes mit dem Beckenteil, Pars pelvica, den Harnleitern, Ureteren, den Samenleitern, Ductus deferentes, Samenblase, Vesiculae [Glandulae] seminales, Vorsteherdrüse, Prostata. Pars membranacea und Pars spongiosa der männlichen Harnröhre, Urethra masculina. Corpus spongiosum penis und Corpus cavernosum penis. Ansicht von dorsal. Gangsystem der Samenblase rechts etwas auseinandergezogen. Aus dem Isthmus prostatae ein keilförmiges Stück zur Darstellung des Ductus ejaculatorius entfernt.

* Ende der Samenblase durch Sonde gehalten

Abb. 329. Röntgenbild nach
Kontrastmittelinjektion: Vesiculae
[Glandulae] seminales, Ductus
deferentes, Ductus ejaculatorii
hinter der luftgefüllten Harnblase.

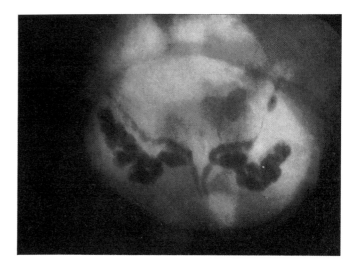

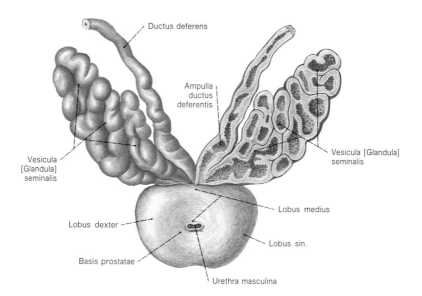

Ductus deferens

Ampulla
ductus
deferentis

Vesicula
[Glandula]
seminalis

Vesicula [Glandula]
seminalis

Lobus medius

Lobus dexter

Lobus sin.

Basis prostatae

Urethra masculina

Abb. 330. Vorsteherdrüse, Prostata, mit Samenblasen,
Vesiculae [Glandulae] seminales. Ansicht von ventrokranial. Linke Samenblase und Ampulla ductus deferentis
frontal halbiert, männliche Harnröhre, Urethra masculina,
kurz unterhalb der Harnblase, Vesica urinaria, abgeschnitten.

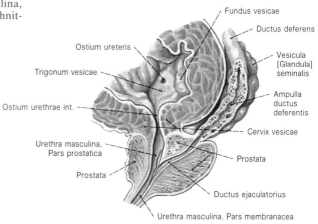

Fundus vesicae

Ductus deferens

Ostium ureteris

Vesicula
[Glandula]
seminalis

Trigonum vesicae

Ampulla
ductus
deferentis

Ostium urethrae int.

Cervix vesicae

Urethra masculina,
Pars prostatica

Prostata

Prostata

Ductus ejaculatorius

Urethra masculina, Pars membranacea

Abb. 331. Medianschnitt durch Fundus vesicae, Prostata
und Ampulla ductus deferentis.

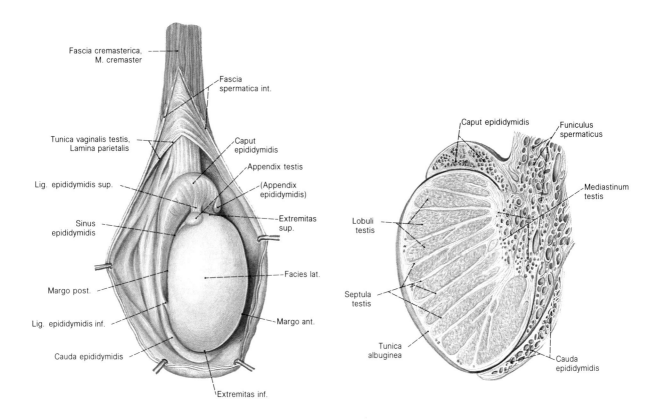

Abb. 332. Rechter Hoden, Testis [Orchis], und Nebenhoden, Epididymis, Hodenhüllen einschließlich der Lamina parietalis tunicae vaginalis testis gespalten, Ansicht von lateral.

Abb. 333. Längsschnitt durch Hoden, Testis [Orchis], und Nebenhoden, Epididymis.

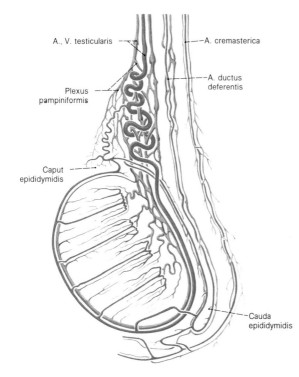

Abb. 334. Schematische Darstellung der an der Versorgung von Hoden und Nebenhoden beteiligten Arterien und Venen. Beachte die Anastomosen zwischen Ästen der Arteria testicularis, der Arteria ductus deferentis und der Arteria cremasterica (nach M. HUNDEIKER: 1971).

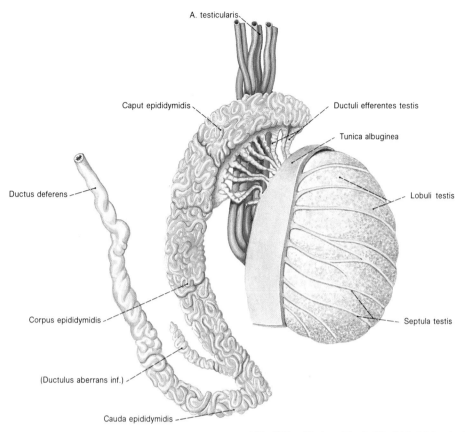

Abb. 335. Hoden, Testis [Orchis], Nebenhoden, Epididymis, und Anfangsteil des Samenleiters, Ductus deferens. Tunica albuginea des Hodens zum größten Teil entfernt. Streckung des Nebenhodengangs ergibt eine Länge von 5—6 m (innerhalb dieses langen Gangsystems erfolgt die Ausreifung der Spermien).

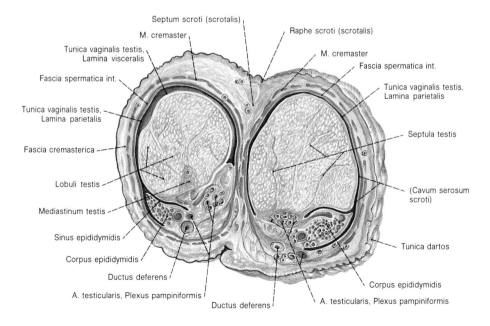

Abb. 336. Transversalschnitt durch Skrotum mit Hoden, Testis [Orchis], eines Erwachsenen. Da die Hoden in verschiedener Höhe im Skrotum liegen (links meist tiefer als rechts), ist das Querschnittsbild der beiden Hoden unterschiedlich groß. Ventral oben, dorsal unten im Bild.

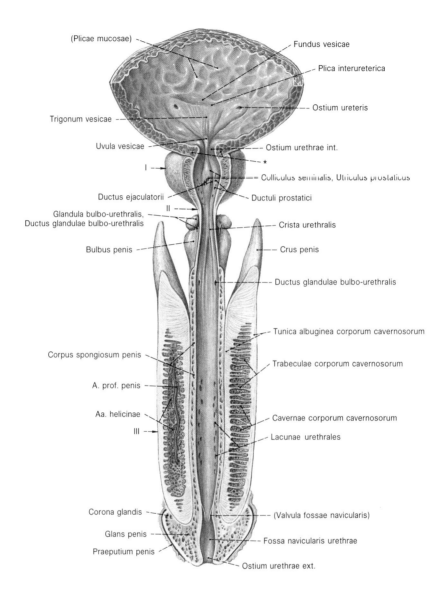

(Plicae mucosae)

Fundus vesicae

Plica interureterica

Ostium ureteris

Trigonum vesicae

Uvula vesicae

Ostium urethrae int.

*

I

Colliculus seminalis, Utriculus prostaticus

Ductus ejaculatorii

Ductuli prostatici

II

Glandula bulbo-urethralis,
Ductus glandulae bulbo-urethralis

Crista urethralis

Bulbus penis

Crus penis

Ductus glandulae bulbo-urethralis

Tunica albuginea corporum cavernosorum

Corpus spongiosum penis

Trabeculae corporum cavernosorum

A. prof. penis

Aa. helicinae

Cavernae corporum cavernosorum

III

Lacunae urethrales

Corona glandis

(Valvula fossae navicularis)

Glans penis

Fossa navicularis urethrae

Praeputium penis

Ostium urethrae ext.

Abb. 337. Fundus vesicae und Urethra masculina der Länge nach eröffnet. Prostata, Glandulae bulbo-urethrales, Penisschwellkörper. Die Haut des Penis ist bis auf das Präputium über der Glans penis entfernt. Ansicht von ventral.

* Bereich des sog. Musculus sphincter urethrae internus
** Bereich des sog. Musculus sphincter urethrae externus

Urethra masculina
I = Pars prostatica
II = Pars membranacea**
III = Pars spongiosa

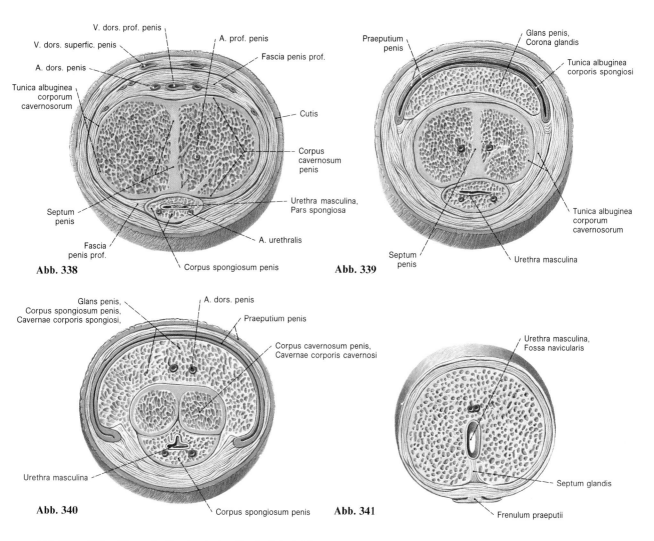

Abb. 338

Abb. 339

Abb. 340

Abb. 341

Abb. 338—341. Querschnitte durch den Penis. Schnitthöhen in Abb. 342 durch Pfeile markiert. Abb. 338. Mitte des Penisschaftes mit gefüllten kavernösen Räumen. Abb. 339. Proximaler Glansbereich mit Corona glandis. Abb. 340. Die Eichel, Glans penis, bedeckt kappenartig das distal konisch endende Corpus cavernosum penis. Abb. 341. Die Glans penis umschließt vollständig die distale Urethra.

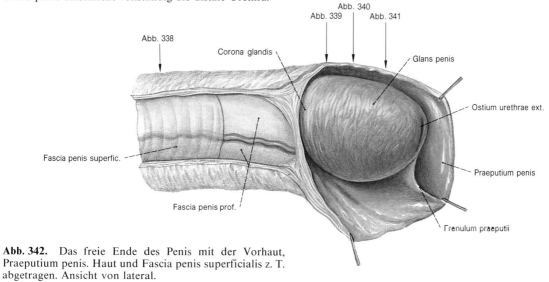

Abb. 342. Das freie Ende des Penis mit der Vorhaut, Praeputium penis. Haut und Fascia penis superficialis z. T. abgetragen. Ansicht von lateral.

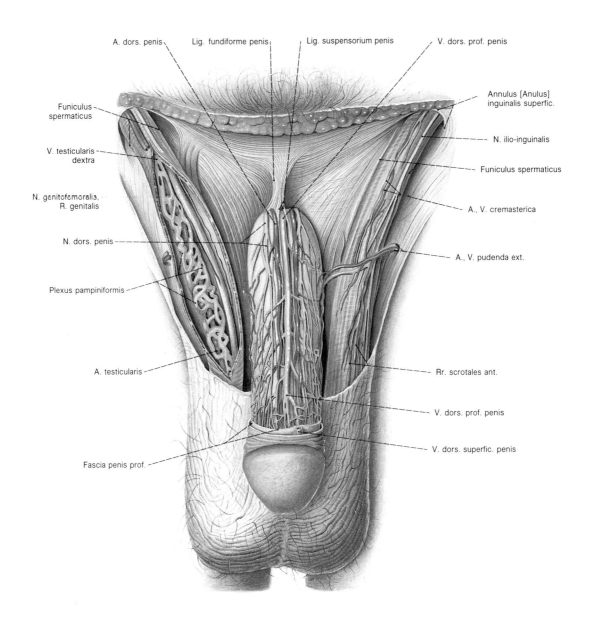

A. dors. penis   Lig. fundiforme penis   Lig. suspensorium penis   V. dors. prof. penis

Annulus [Anulus] inguinalis superfic.

Funiculus spermaticus

N. ilio-inguinalis

V. testicularis dextra

Funiculus spermaticus

N. genitofemoralis, R. genitalis

A., V. cremasterica

N. dors. penis

A., V. pudenda ext.

Plexus pampiniformis

A. testicularis

Rr. scrotales ant.

V. dors. prof. penis

Fascia penis prof.

V. dors. superfic. penis

Abb. 343. Nerven und Gefäße des äußeren männlichen Genitale, Organa genitalia masculina externa. Haut und Fascia penis superficialis größtenteils entfernt, Hüllen, Tunicae, des rechten Samenstrangs, Funiculus spermaticus, zur Darstellung der Arteria testicularis und des Plexus pampiniformis gespalten.

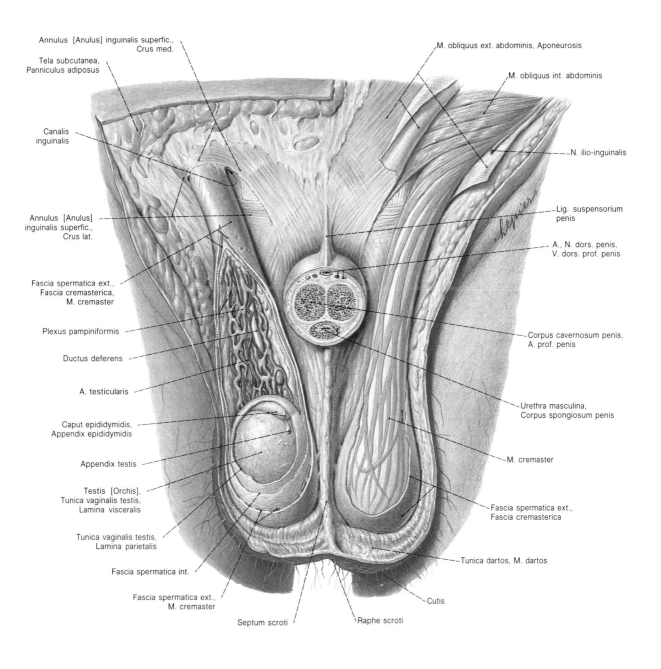

Annulus [Anulus] inguinalis superfic., Crus med.

Tela subcutanea, Panniculus adiposus

Canalis inguinalis

Annulus [Anulus] inguinalis superfic., Crus lat.

Fascia spermatica ext., Fascia cremasterica, M. cremaster

Plexus pampiniformis

Ductus deferens

A. testicularis

Caput epididymidis, Appendix epididymidis

Appendix testis

Testis [Orchis], Tunica vaginalis testis, Lamina visceralis

Tunica vaginalis testis, Lamina parietalis

Fascia spermatica int.

Fascia spermatica ext., M. cremaster

Septum scroti

Raphe scroti

M. obliquus ext. abdominis, Aponeurosis

M. obliquus int. abdominis

N. ilio-inguinalis

Lig. suspensorium penis

A., N. dors. penis, V. dors. prof. penis

Corpus cavernosum penis, A. prof. penis

Urethra masculina, Corpus spongiosum penis

M. cremaster

Fascia spermatica ext., Fascia cremasterica

Tunica dartos, M. dartos

Cutis

Abb. 344. Scham- und Leistengegend des Mannes, Regio pubica und Regio inguinalis masculina. Ansicht von ventral. Bauchhaut und Haut der Vorderseite des Skrotum entfernt, z. T. zurückgeschlagen. Corpus penis quer durchgetrennt. **Links** Canalis inguinalis nach Abtragung der Aponeurose des Musculus obliquus externus abdominis eröffnet und der Musculus cremaster nach Durchschneidung der Fascia spermatica externa freigelegt. Rechts Hüllen des Samenstrangs, Funiculus spermaticus (Tunicae), und Hodenhüllen dargestellt.

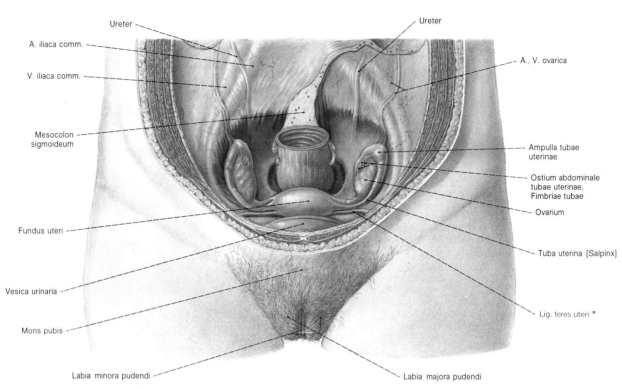

Ureter — Ureter

A. iliaca comm. — — A., V. ovarica

V. iliaca comm. —

Mesocolon sigmoideum — — Ampulla tubae uterinae

— Ostium abdominale tubae uterinae, Fimbriae tubae

— Ovarium

Fundus uteri — — Tuba uterina [Salpinx]

Vesica urinaria — — Lig. teres uteri *

Mons pubis —

Labia minora pudendi — — Labia majora pudendi

Abb. 345. Innere und äußere weibliche Geschlechtsorgane, Organa genitalia feminina interna et externa, in der Ansicht von kranial und ventral. Bauchdecken entfernt, Colon sigmoideum nahe seines Übergangs in das Rektum durchgetrennt.

* Klinisch: Ligamentum rotundum

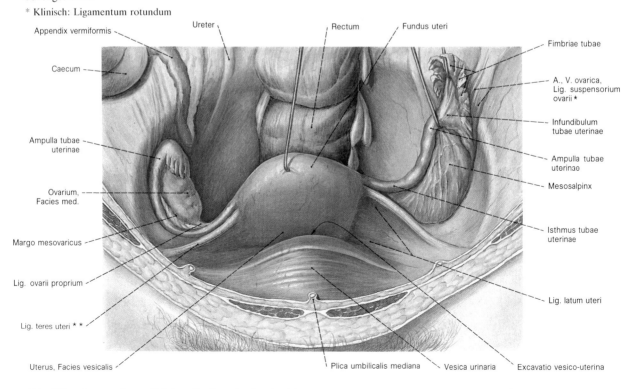

Appendix vermiformis — Ureter — Rectum — Fundus uteri — Fimbriae tubae

Caecum — — A., V. ovarica, Lig. suspensorium ovarii *

— Infundibulum tubae uterinae

Ampulla tubae uterinae — — Ampulla tubae uterinae

Ovarium, Facies med. — — Mesosalpinx

Margo mesovaricus — — Isthmus tubae uterinae

Lig. ovarii proprium —

— Lig. latum uteri

Lig. teres uteri ** —

Uterus, Facies vesicalis — — Plica umbilicalis mediana — Vesica urinaria — Excavatio vesico-uterina

Abb. 346. Organe des weiblichen Beckens in der Ansicht von kranial und ventral. Uterus angehoben zur Darstellung der Excavatio vesico-uterina und des Ligamentum latum uteri.

* Klinisch: Ligamentum infundibulopelvicum
** klinisch: Ligamentum rotundum

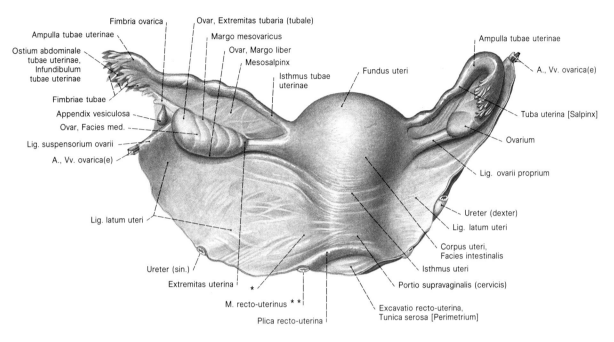

Abb. 347. Innere weibliche Genitalien, Organa genitalia feminina interna. Ansicht von dorsal.

* Klinisch: Lig. cardinale
** klinisch: Lig. sacro-uterinum

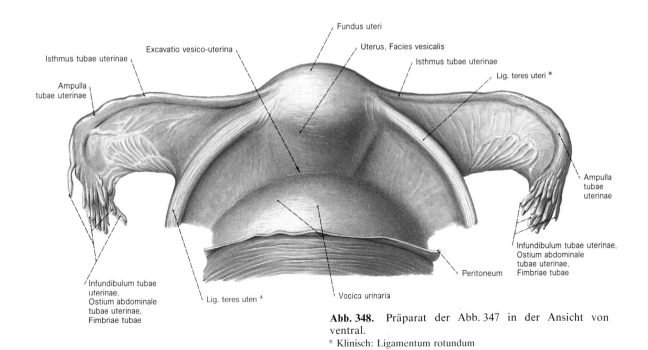

Abb. 348. Präparat der Abb. 347 in der Ansicht von ventral.
* Klinisch: Ligamentum rotundum

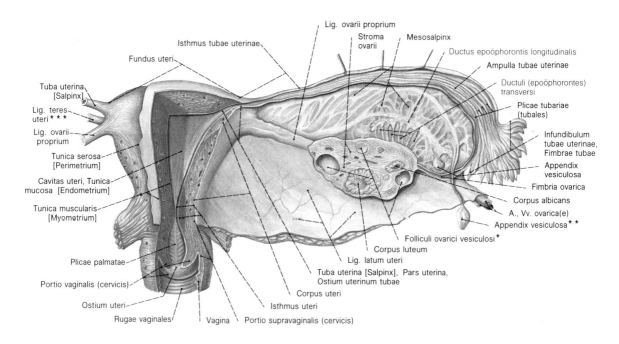

Abb. 349. Innere weibliche Genitalorgane, Organa genitalia feminina interna. Auf der rechten Seite Adnexe (= Tuba uterina [Salpinx], Ovarium, Ligamentum latum uteri), der obere Teil der Scheide, Vagina, und der rechte Eileiter, Tuba uterina [Salpinx], eröffnet. Ovar frontal durchgeschnitten, vorderes Blatt des Peritonealüberzugs der Mesosalpinx entfernt.

    * GRAAFsche Follikel
  ** gestielte Hydatide
*** klinisch: Lig. rotundum

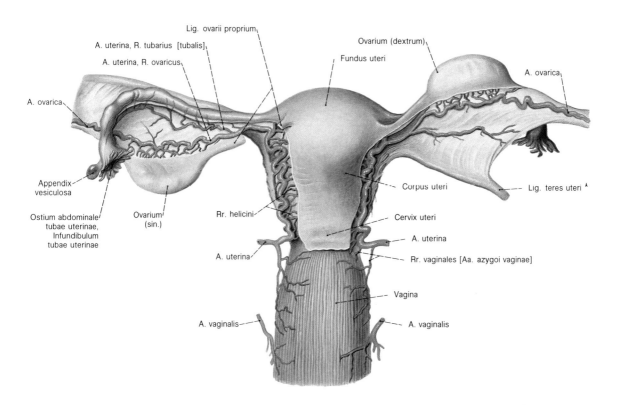

Abb. 350. Arterien der inneren weiblichen Genitalien. Ansicht von dorsal. Der kaudale Teil des Ligamentum latum uteri entfernt, das linke Ligamentum ovarii proprium durchgeschnitten, Bauchfell der Mesosalpinx längs der Gefäße abgetragen.

  * Klinisch: Lig. rotundum

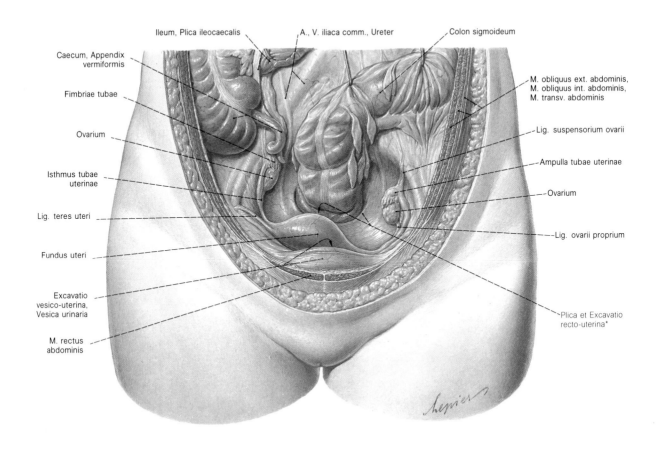

Caecum, Appendix vermiformis

Fimbriae tubae

Ovarium

Isthmus tubae uterinae

Lig. teres uteri

Fundus uteri

Excavatio vesico-uterina, Vesica urinaria

M. rectus abdominis

Ileum, Plica ileocaecalis

A., V. iliaca comm., Ureter

Colon sigmoideum

M. obliquus ext. abdominis, M. obliquus int. abdominis, M. transv. abdominis

Lig. suspensorium ovarii

Ampulla tubae uterinae

Ovarium

Lig. ovarii proprium

Plica et Excavatio recto-uterina*

DOUGLASScher Raum

Die Excavatio recto-uterina wird im klinischen Sprachgebrauch auch als DOUGLASScher Raum (im engeren Sinne), die Excavatio vesico-uterina als „vorderer" und der sog. Recessus pararectalis als „seitlicher" DOUGLASScher Raum bezeichnet. In den hinteren DOUGLAS abgesunkene Abszesse (z. B. nach Entzündungen der Eierstöcke) oder Blutungen (z. B. bei Tuben- oder Bauchhöhlenschwangerschaft) sind vom hinteren Scheidengewölbe aus (= Pars posterior des Fornix vaginae) tastbar und können von hier aus auch punktiert werden. Vergl. hierzu Abb. 320 und 365.

JAMES DOUGLAS (1675–1742), Anatom, Gynäkologe und Chirurg in London.

Abb. 351. Beckenorgane einer erwachsenen Frau. Einblick in das kleine Becken von ventral und kranial. Der Uterus in diesem Falle nicht genau median, sondern nach rechts gelagert. Beachte die Nachbarschaft der Appendix vermiformis zu den rechten Adnexen, Ovarium und Tuba uterina (Schwierigkeit der Differentialdiagnose bei Erkrankung dieses Organkomplexes).

* Klinisch: DOUGLASScher Raum

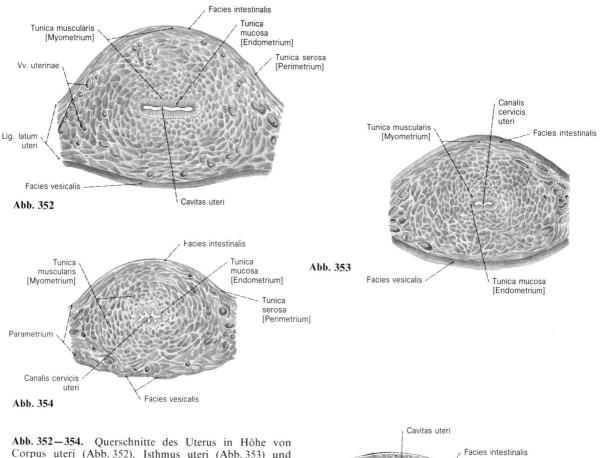

Abb. 352

Abb. 353

Abb. 354

Abb. 352—354. Querschnitte des Uterus in Höhe von Corpus uteri (Abb. 352), Isthmus uteri (Abb. 353) und Cervix uteri mit Portio supravaginalis (cervicis) (Abb. 354).

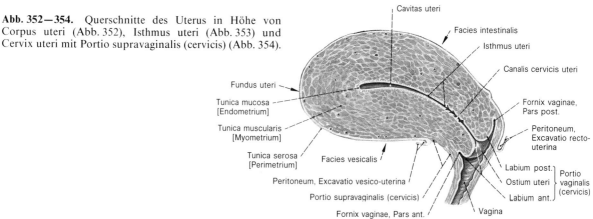

Abb. 355. Mediansagittalschnitt durch die Gebärmutter, Uterus, und den kranialen Teil der Scheide, Vagina, einer erwachsenen Frau.

Kolposkopie (HINSELMANN: 1924) (Abb. 357a und b)
Routinemäßige klinische Untersuchungsmethode mit Hilfe eines optischen Gerätes, des *Kolposkops*, das die Beobachtung von Scheidenschleimhaut und vor allem der Portio vaginalis (cervicis) mit dem Ostium uteri bei 10- bis 30facher Vergrößerung ermöglicht. Die Grenze zwischen dem mehrschichtigen unverhornten Plattenepithel der Portio und dem prismatischen Epithel des Canalis cervicis uteri zeichnet sich vor allem dann deutlich ab, wenn sie im Bereich der Portio verläuft (Abb. 357a). Unter einer „*Ektopie*" versteht man die Verdrängung von „originärem" Plattenepithel durch das Epithel des Zervikalkanals (Abb. 357a), unter einer „*Umwand-*

lungszone" ektopisches Epithel des Canalis cervicis uteri, das mehr oder weniger ausgedehnt von Plattenepithel überwuchert ist. Die kolposkopische Untersuchung ermöglicht u. a. die Früherkennung eines Cervix-Karzinoms. Als verdächtig gelten z. B. sog. *atypische Epithelien*, „*Leukoplakien*" (= Inseln *verhornten* Plattenepithels innerhalb des hier normalerweise *unverhornten* mehrschichtigen Plattenepithels) und das „*Carcinoma in situ*". Bei Vorsorgeuntersuchungen werden unter kolposkopischer Kontrolle Abstriche des Epithels von Ekto- (äußere Portiooberfläche) und Endocervix (Zervikalkanal) ausgewertet.

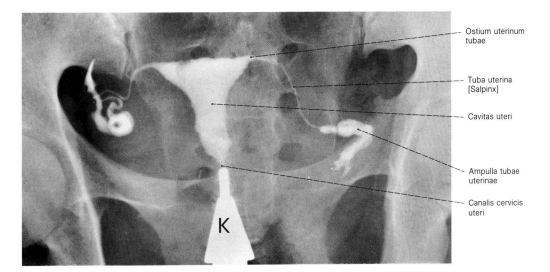

Ostium uterinum
tubae

Tuba uterina
[Salpinx]

Cavitas uteri

Ampulla tubae
uterinae

Canalis cervicis
uteri

Abb. 356.   Hysterosalpingo-
graphie (klinisch: HSG): Kontrastmitteldarstellung der Cavitas uteri
und der Lichtung der Eileiter. Das
Kontrastmittel wird über einen
sog. Portio-Adapter (K = Injek-
tionstubus des Adapters) über den
Canalis cervicis uteri in die Gebärmutter und in die Eileiter injiziert.
Das Röntgenbild zeigt einen normalen Befund mit Kontrastmittel-
austritt aus dem rechten Ostium
abdominale tubae uterinae in die
freie Bauchhöhle.

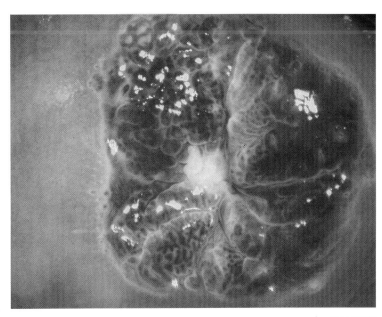

a

Abb. 357a.   Portio vaginalis (cervicis) eines 16jährigen Mädchens.
Das einschichtige prismatische
Epithel des Zervikalkanals ist
durch Östrogeneinfluß nach außen
gewölbt. Dieser Zustand wird als
Ektopie bezeichnet. Das Epithel
erscheint in diesem Bereich rot und
träubchenförmig im Gegensatz zu
dem umgebenden mehrschichtigen
unverhornten Plattenepithel der
Portio vaginalis (cervicis).

Abb. 357b.   Portio vaginalis (cervicis) einer 22jährigen Frau ein
halbes Jahr nach Geburt, als deren
Folge der Muttermund sternförmig
gefurcht ist

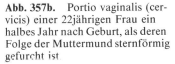

Abb. 357a und b.   Kolposkopische
Aufnahmen (Originale: Prof. Dr. E. E.
PETERSEN, Univ.-Frauenklinik, Freiburg
i. Br.).

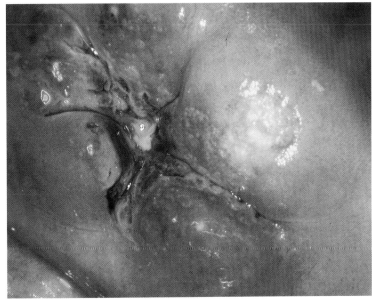

b

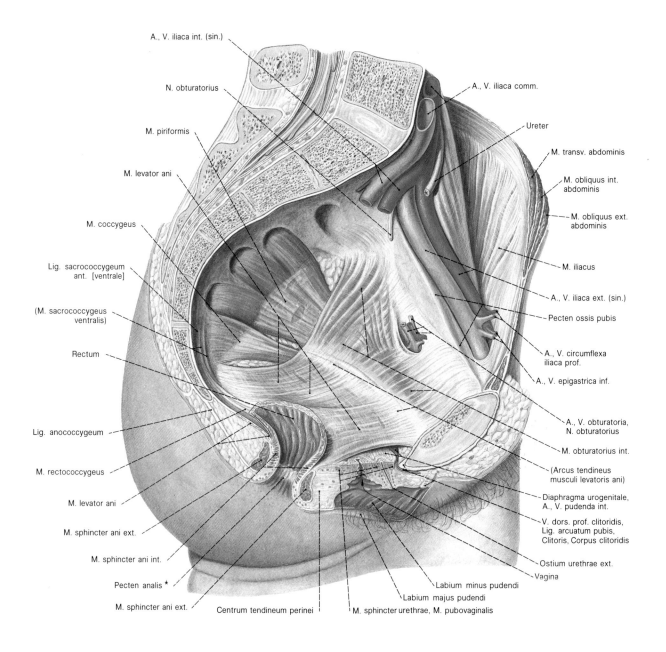

A., V. iliaca int. (sin.)

N. obturatorius

M. piriformis

M. levator ani

M. coccygeus

Lig. sacrococcygeum
ant. [ventrale]

(M. sacrococcygeus
ventralis)

Rectum

Lig. anococcygeum

M. rectococcygeus

M. levator ani

M. sphincter ani ext.

M. sphincter ani int.

Pecten analis *

M. sphincter ani ext.

Centrum tendineum perinei

A., V. iliaca comm.

Ureter

M. transv. abdominis

M. obliquus int.
abdominis

M. obliquus ext.
abdominis

M. iliacus

A., V. iliaca ext. (sin.)

Pecten ossis pubis

A., V. circumflexa
iliaca prof.

A., V. epigastrica inf.

A., V. obturatoria,
N. obturatorius

M. obturatorius int.

(Arcus tendineus
musculi levatoris ani)

Diaphragma urogenitale,
A., V. pudenda int.

V. dors. prof. clitoridis,
Lig. arcuatum pubis,
Clitoris, Corpus clitoridis

Ostium urethrae ext.

Vagina

Labium minus pudendi

Labium majus pudendi

M. sphincter urethrae, M. pubovaginalis

Abb. 358. Muskulatur der Beckenwand und des Beckenbodens. Medianschnitt durch das weibliche Becken, linke
Hälfte.

* Beim Lebenden pergamentfarbene Region zwischen dem
verhornten Plattenepithel der hier meist stärker pigmentierten
Epidermis (= Zona cutanea) und der makroskopisch rosaroten
Dickdarmschleimhaut. Die Zona anocutanea wird auch als Zona
alba oder HILTONsche Linie bezeichnet.

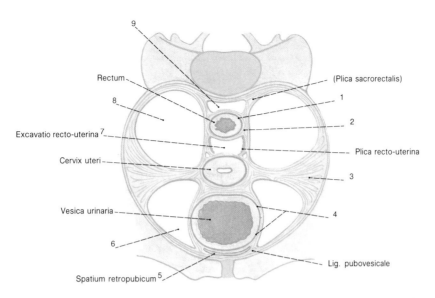

Rectum
(Plica sacrorectalis)
8
1
Excavatio recto-uterina 7
2
Plica recto-uterina
Cervix uteri
3
Vesica urinaria
4
6
Lig. pubovesicale
Spatium retropubicum 5

1 = Klinisch: Fascia rectalis
2 = klinisch: Lig. sacrouteri-
    num
3 = klinisch: Lig. cardinale
    (= Parametrium)
4 = klinisch: Fascia vesicalis
5 = klinisch: Spatium praeve-
    sicale oder Cavum Retzii

6 = klinisch: Spatium parave-
    sicale (= Paracysticum)
7 = klinisch: Douglasscher
    Raum
8 = klinisch: Spatium para-
    rectale (= Paraproctium)
9 = klinisch: Spatium retro-
    rectale

Abb. 359. Fixierungsvorrichtungen des Uterus und Binde-
gewebsräume im weiblichen kleinen Becken (Schema).
Transversalschnitt in Höhe der Cervix uteri.

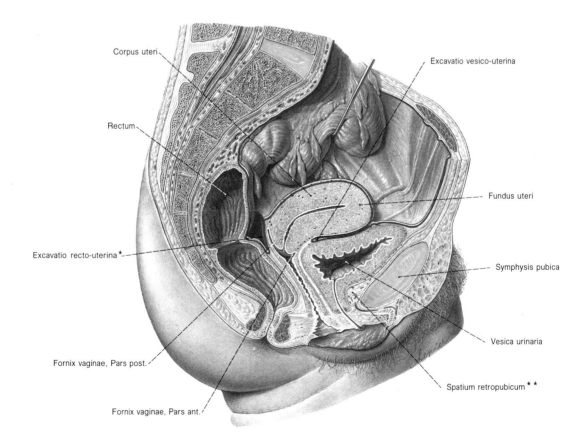

Corpus uteri
Excavatio vesico-uterina
Rectum
Fundus uteri
Excavatio recto-uterina *
Symphysis pubica
Vesica urinaria
Fornix vaginae, Pars post.
Spatium retropubicum * *
Fornix vaginae, Pars ant.

 * Klinisch: Douglasscher Raum
** klinisch: Spatium praevesicale oder Cavum Retzii

Abb. 360. Lage des Bauchfells im weiblichen kleinen
Becken; Medianschnitt. Bauchfell rot. Beachte den
Peritonaealumschlag am Fornix vaginae, Pars posterior.

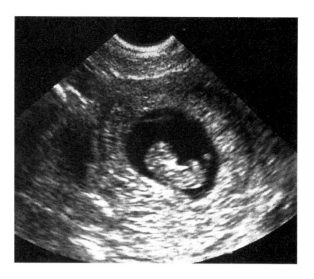

Abb. 361. Sonogramm des Uterus während der 10. Schwangerschaftswoche (Frühgravidität). In der Chorionhöhle Embryo längs getroffen: Gliederung in Kopf (links) und Rumpf (rechts) mit den Ansätzen der unteren Extremitäten (Original: Prof. Dr. H. SCHILLINGER, Univ.-Frauenklinik Freiburg i. Br.).

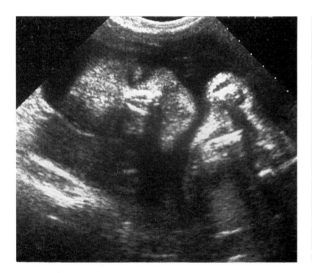

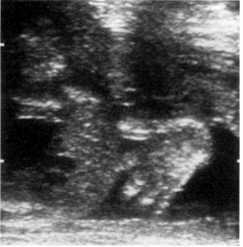

Abb. 362a. Sonogramm des Uterus während der 24. Schwangerschaftswoche. Im Frontalschnitt durch das Gesicht des Feten kommt sein "Portrait" zur Darstellung (Original: Prof. Dr. H. SCHILLINGER, Univ.-Frauenklinik Freiburg i. Br.).

Abb. 362b. Sonogramm des Uterus während der 24. Schwangerschaftswoche. Darstellung der Hand des Feten mit allen 5 Fingern (Original: Prof. Dr. H. SCHILLINGER, Univ.-Frauenklinik Freiburg i. Br.).

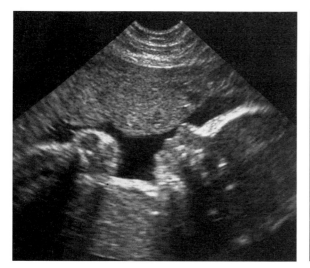

a

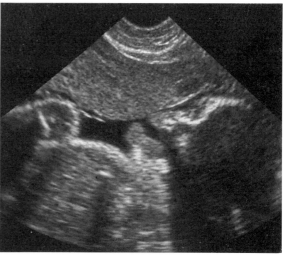

b

Abb. 363a, b. Sonogramm des Uterus während der 28. Schwangerschaftswoche. Im Längsschnitt durch den Feten kommen das Gesichtsprofil (a) und das Öffnen des Mundes beim Schluckakt (b) zur Darstellung (Originale: Prof. Dr. H. SCHILLINGER, Univ.-Frauenklinik Freiburg i. Br.).

In der **7. SSW** erreicht der Embryo eine Länge von 10 mm. Der Körper weist eine starke Krümmung in der Nacken- und Steißregion auf. Der Kopf ist noch schmal durch die erst beginnende Ausstülpung der Hemisphärenbläschen. Am Rumpf dominiert der Herzwulst. Die Extremitäten sind als paddelförmige Knospen angelegt.

11. bis 17. SSW. Gegenüber den Bildungsvorgängen der Organogenese ist die frühe Fetalperiode gekennzeichnet durch Wachstum und Differenzierung. Die Entwicklung des Hirnschädels übertrifft diejenige des Rumpfs und führt zu der typischen Körperproportion des Feten. *Sonographisch* wird der biparietale Durchmesser mit der Darstellung des Mittelechos meßbar. Die inneren Organe sind aufgrund der Größenverhältnisse und der meist noch fehlenden Funktion kaum zu erkennen. Die Mißbildungsdiagnostik beschränkt sich deshalb auf grobe Veränderungen der Körperkontur und der Extremitäten. Die fetale Bewegungsintensität erreicht bis zur **16. SSW** ihr Maximum und kann zur prognostischen Beurteilung der Gravidität herangezogen werden. Die Plazenta nimmt den größten Teil der Cavitas uteri ein und läßt sich schlecht gegen das Chorion laeve abgrenzen (nach H. SCHILLINGER: 1984).

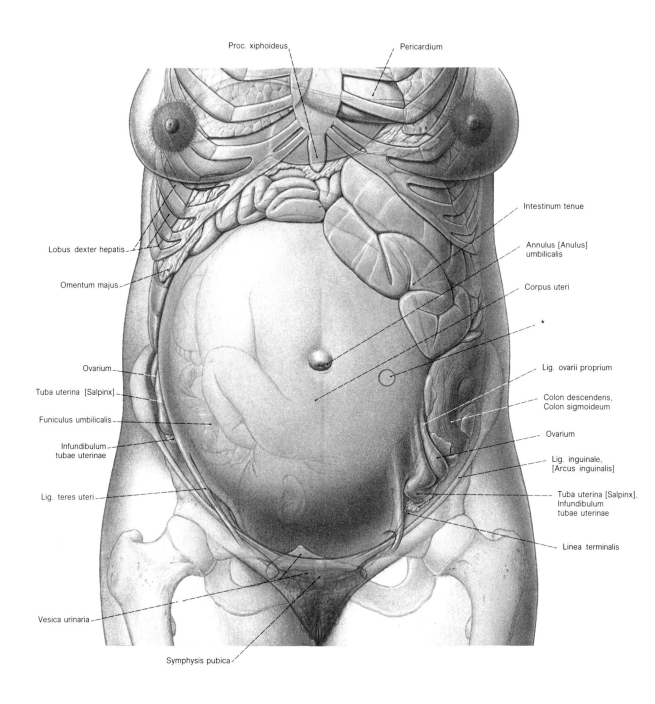

Proc. xiphoideus

Pericardium

Intestinum tenue

Annulus [Anulus] umbilicalis

Lobus dexter hepatis

Corpus uteri

Omentum majus

*

Lig. ovarii proprium

Ovarium

Colon descendens, Colon sigmoideum

Tuba uterina [Salpinx]

Ovarium

Funiculus umbilicalis

Lig. inguinale, [Arcus inguinalis]

Infundibulum tubae uterinae

Tuba uterina [Salpinx], Infundibulum tubae uterinae

Lig. teres uteri

Linea terminalis

Vesica urinaria

Symphysis pubica

Abb. 364. Situs viscerum abdominis einer Multipara kurz vor dem Ende der Schwangerschaft. Sagittale Projektion von ventral bei I. dorso-anteriorer Schädellage des Kindes (aus Pernkopf: Atlas der topographischen und angewandten Anatomie des Menschen. 2. Bd. 2° [Hg.: H. Ferner]. Urban & Schwarzenberg, München – Wien – Baltimore 1980).

* Ort der Auskultation des fetalen Herzens

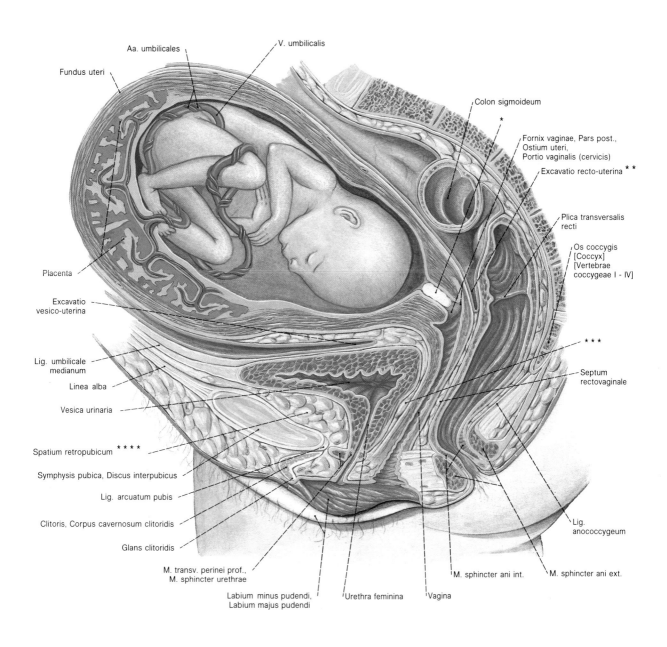

Aa. umbilicales

V. umbilicalis

Fundus uteri

Colon sigmoideum

*

Fornix vaginae, Pars post.,
Ostium uteri,
Portio vaginalis (cervicis)

Excavatio recto-uterina **

Plica transversalis
recti

Os coccygis
[Coccyx]
[Vertebrae
coccygeae I - IV]

Placenta

Excavatio
vesico-uterina

***

Septum
rectovaginale

Lig. umbilicale
medianum

Linea alba

Vesica urinaria

Spatium retropubicum ****

Symphysis pubica, Discus interpubicus

Lig. arcuatum pubis

Clitoris, Corpus cavernosum clitoridis

Glans clitoridis

Lig.
anococcygeum

M. transv. perinei prof.,
M. sphincter urethrae

M. sphincter ani int.

M. sphincter ani ext.

Labium minus pudendi,
Labium majus pudendi

Urethra feminina

Vagina

Abb. 365. Rechte Hälfte eines weiblichen Beckens kurz
vor dem Ende der Schwangerschaft (Fundus-Vorderwand-
Plazenta) (vgl. mit Abb. 364).

   * KRISTELLERscher Schleimpfropf im Zervikalkanal des Uterus
  ** klinisch: Cavum DOUGLASI
 *** klinisch: Septum vesicovaginale
**** klinisch: Cavum RETZII

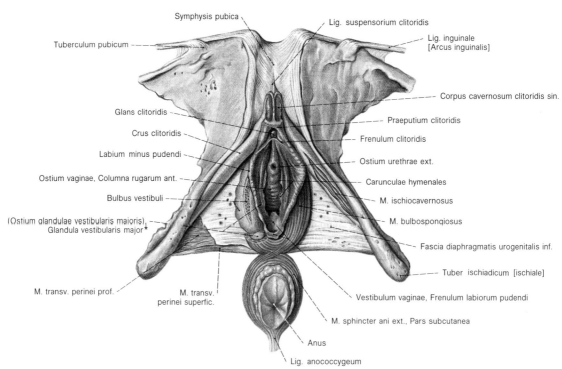

Abb. 366. Äußeres weibliches Genitale mit Klitoris, Schwellkörper, Corpora cavernosa clitoridis dextrum et sinistrum, und Muskulatur. Auf der linken Bildseite wurde der zirkulär verlaufende Musculus bulbospongiosus entfernt und durch einen Schnitt das kavernöse Schwellgewebe des Bulbus vestibuli sichtbar gemacht.

* BARTHOLINsche Drüse

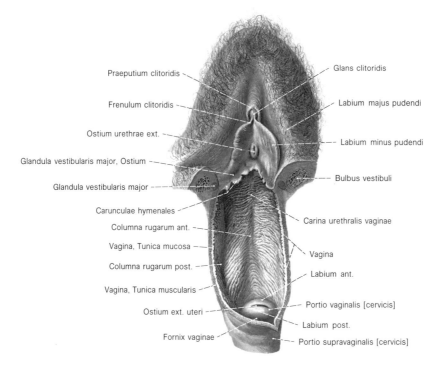

Abb. 367. Scheide, Vagina, äußere Genitalien, Organa genitalia feminina externa einer Frau, die geboren hat. Vagina seitlich eröffnet und auseinandergelegt.

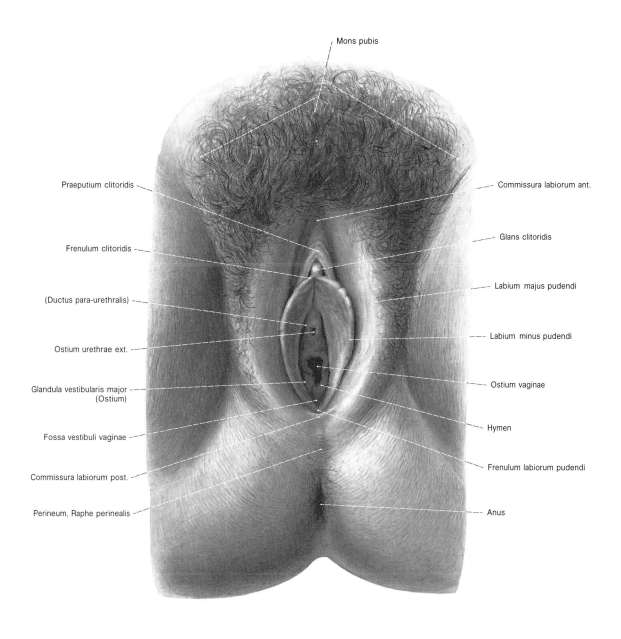

Mons pubis

Praeputium clitoridis

Frenulum clitoridis

(Ductus para-urethralis)

Ostium urethrae ext.

Glandula vestibularis major
(Ostium)

Fossa vestibuli vaginae

Commissura labiorum post.

Perineum, Raphe perinealis

Commissura labiorum ant.

Glans clitoridis

Labium majus pudendi

Labium minus pudendi

Ostium vaginae

Hymen

Frenulum labiorum pudendi

Anus

Abb. 368. Äußeres Genitale, Organa feminina externa
genitalia, einer 18jährigen Jungfrau.

k—k = Axis pelvis
a—b = klinisch: Conjugata (vera) anatomica
a—e = klinisch: Conjugata diagonalis 12,5—13 cm
* a—c klinisch: Conjugata vera (obstetrica) 10,4—11 cm

h—d = klinisch: Diameter sagittalis der Beckenweite 12—12,5 cm
e—g = klinisch: Diameter sagittalis der Beckenenge 11—11,5 cm
e—f = Diameter sagittalis des Beckenausgangs (= Distantia pubococcygea) 9—10 cm

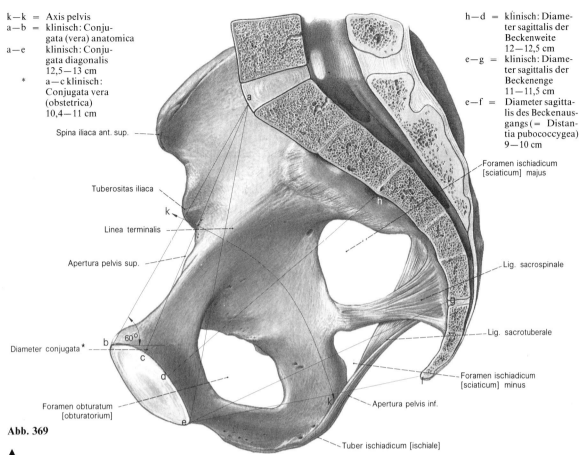

Spina iliaca ant. sup.
Tuberositas iliaca
Linea terminalis
Apertura pelvis sup.
Diameter conjugata *
Foramen obturatum [obturatorium]

Foramen ischiadicum [sciaticum] majus
Lig. sacrospinale
Lig. sacrotuberale
Foramen ischiadicum [sciaticum] minus
Apertura pelvis inf.
Tuber ischiadicum [ischiale]

Abb. 369

▲

Abb. 369. Medianschnitt durch das Becken, Pelvis, einer erwachsenen Frau, mit Angabe der Beckenachse und einiger Beckendurchmesser.

Abb. 370. Ansicht des ♀ Beckens von dorsal mit klinischen Beckenmaßen, rechts mit erhaltenem Bandapparat.

▼

Abb. 370

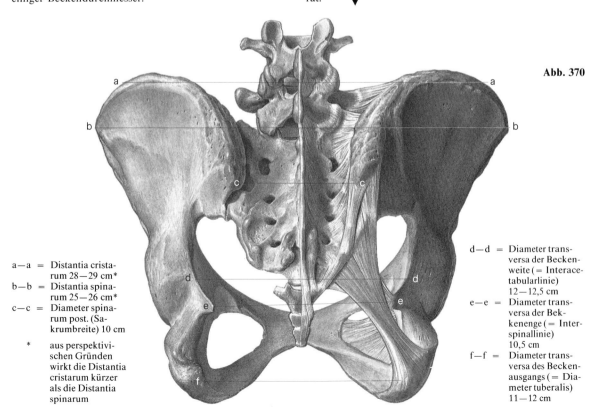

a—a = Distantia cristarum 28—29 cm*
b—b = Distantia spinarum 25—26 cm*
c—c = Diameter spinarum post. (Sakrumbreite) 10 cm

* aus perspektivischen Gründen wirkt die Distantia cristarum kürzer als die Distantia spinarum

d—d = Diameter transversa der Beckenweite (= Interacetabularlinie) 12—12,5 cm
e—e = Diameter transversa der Beckenenge (= Interspinallinie) 10,5 cm
f—f = Diameter transversa des Beckenausgangs (= Diameter tuberalis) 11—12 cm

Gelenke des Beckengürtels, Articulationes cinguli membri inferioris

Gelenk	Gelenkart	Bewegungsmöglichkeiten
Schambeinfuge Symphysis pubica	Knorpelhaft Synchondrosis mit Discus interpubicus	Verschiebungen in der Vertikalebene bis zu 2 mm und sehr geringe Rotationsbewegungen möglich
Kreuzbein-Darmbeingelenk Articulatio sacro-iliaca	straffes Gelenk Amphiarthrosis	Verschiebe- und Rotationsbewegun- gen möglich (besondere Bedeutung beim Geburtsakt)

Gelenke der freien unteren Gliedmaße, Articulationes membri inferioris liberi

Gelenk	Gelenkart	Bewegungsmöglichkeiten
Hüftgelenk Articulatio coxae	Kugelgelenk („Nußgelenk") Articulatio sphaeroidea [cotylica]	Beugung, Flexion (Anteversion) Streckung, Extension (Retroversion) Anziehen, Adduktion Abziehen, Abduktion Innenrollung, Innenrotation Außenrollung, Außenrotation
Kniegelenk Articulatio genus	Drehwinkelgelenk (Radscharniergelenk) Articulatio trochoidea/Ginglymus	Beugung, Flexion Streckung, Extension Innenkreiselung (nur in Beugestellung möglich) Außenkreiselung (nur in Beugestel- lung möglich)
Sprunggelenke Oberes Sprunggelenk Articulatio talocruralis	Scharniergelenk Ginglymus	Beugung (Senken des Fußes), Plantarflexion Streckung (Heben des Fußes), Dorsalextension
oberes Schienbein-Wadenbeingelenk Articulatio tibiofibularis	straffes Gelenk Amphiarthrosis	geringe Bewegungen in transversaler und vertikaler Richtung sowie geringe Rotation möglich
unteres Schienbein-Wadenbeingelenk	Bandhaft Syndesmosis verklammert Malleolengabel	bei Dorsalextension im oberen Sprunggelenk weicht Malleolengabel etwas auseinander
Fußgelenke, Articulationes pedis: Unteres Sprunggelenk Articulatio talocalcaneonavicularis (= vordere Abteilung) Articulatio subtalaris (= hintere Abteilung)	kombiniertes Zapfen-Kugelgelenk	Heben des medialen Fußrandes = Supination („Inversion") Heben des lateralen Fußrandes = Pronation („Eversion")
CHOPARTsches Gelenk Articulatio tarsi transversa Articulatio talonavicularis Articulatio calcaneocuboidea	„Schlüsselgelenk des Plattfußes" Amputationslinie zur Absetzung des Vorderfußes („CHOPARTsche Exartikulation")	geringe Plantar-dorsal- und Drehbewegungen
Keilbein-Kahnbeingelenk Articulatio cuneonavicularis Articulationes intercuneiformes Articulatio cuneocuboidea	} straffes Gelenk Amphiarthrosis	} geringe Bewegungen für die Verformung des Fußes bei seiner Anpassung an den Boden beim Gehen
Fußwurzel-Mittelfußgelenke Articulationes tarsometatarsales	Amputationslinie nach LISFRANC straffes Gelenk Amphiarthrosis	geringe Plantar- und Dorsalbewegungen und Verdrehung des Vorderfußes möglich
Articulationes intermetatarsales	straffe Gelenke Amphiarthroses	Mitbewegungen bei Pro- und Supination des Fußes
Zehengrundgelenke Articulationes metatarsophalangeales	eingeschränkte Kugelgelenke funktionell: Scharniergelenke	} Beugung, Flexion (der Zehen) Streckung, Extension (der Zehen)
Zehengelenke Articulationes interphalangeales pedis	Schaniergelenke Ginglymi	

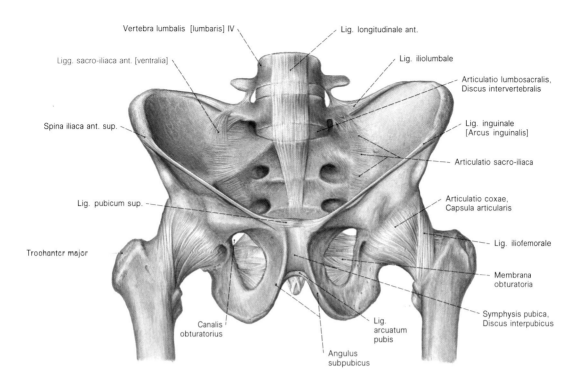

Vertebra lumbalis [lumbaris] IV

Lig. longitudinale ant.

Ligg. sacro-iliaca ant. [ventralia]

Lig. iliolumbale

Articulatio lumbosacralis,
Discus intervertebralis

Spina iliaca ant. sup.

Lig. inguinale
[Arcus inguinalis]

Articulatio sacro-iliaca

Lig. pubicum sup.

Articulatio coxae,
Capsula articularis

Lig. iliofemorale

Trochanter major

Membrana
obturatoria

Symphysis pubica,
Discus interpubicus

Canalis
obturatorius

Lig.
arcuatum
pubis

Angulus
subpubicus

Abb. 371. Männliches Becken. Knochenverbindungen des
Beckengürtels, Articulationes cinguli membri inferioris,
und Hüftgelenke, Articulationes coxae, mit den zugehörigen Bändern. Ansicht von ventral und kaudal.

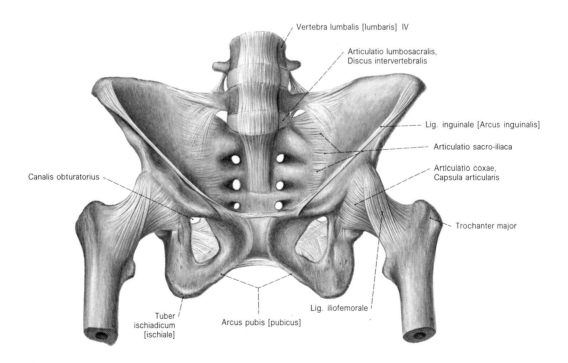

Vertebra lumbalis [lumbaris] IV

Articulatio lumbosacralis,
Discus intervertebralis

Lig. inguinale [Arcus inguinalis]

Articulatio sacro-iliaca

Articulatio coxae,
Capsula articularis

Canalis obturatorius

Trochanter major

Tuber
ischiadicum
[ischiale]

Arcus pubis [pubicus]

Lig. iliofemorale

Abb. 372. Weibliches Becken. Knochenverbindungen des
Beckengürtels, Articulationes cinguli membri inferioris,
und Hüftgelenke, Articulationes coxae, mit den zugehörigen Bändern. Ansicht von ventral und kaudal.

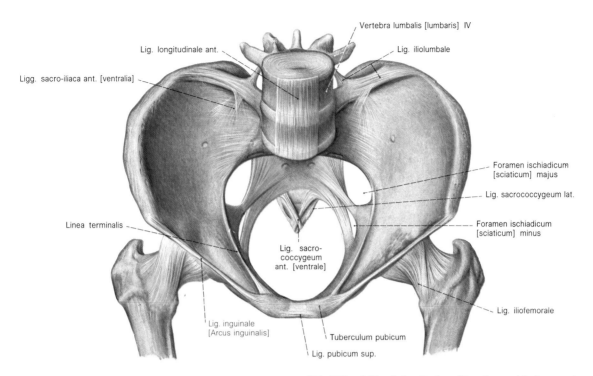

Vertebra lumbalis [lumbaris] IV

Lig. longitudinale ant.

Lig. iliolumbale

Ligg. sacro-iliaca ant. [ventralia]

Foramen ischiadicum [sciaticum] majus

Lig. sacrococcygeum lat.

Linea terminalis

Foramen ischiadicum [sciaticum] minus

Lig. sacrococcygeum ant. [ventrale]

Lig. iliofemorale

Lig. inguinale [Arcus inguinalis]

Tuberculum pubicum

Lig. pubicum sup.

Abb. 373. Männliches Becken. Knochenverbindungen des Beckengürtels, Articulationes cinguli membri inferioris, und Hüftgelenke, Articulationes coxae, mit den zugehörigen Bändern. Die natürliche Beckenneigung, Inclinatio pelvis, des aufrecht stehenden Menschen hier berücksichtigt. Ansicht von ventral.

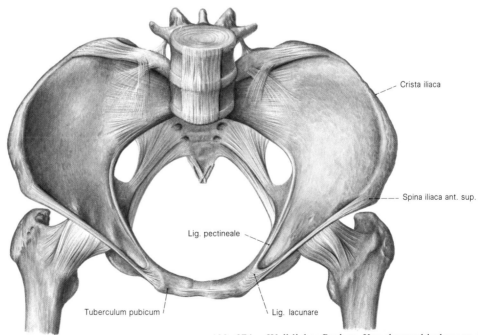

Crista iliaca

Spina iliaca ant. sup.

Lig. pectineale

Tuberculum pubicum

Lig. lacunare

Abb. 374. Weibliches Becken. Knochenverbindungen des Beckengürtels, Articulationes cinguli membri inferioris, und Hüftgelenke, Articulationes coxae, mit den zugehörigen Bändern. Die natürliche Beckenneigung, Inclinatio pelvis, des aufrecht stehenden Menschen hier berücksichtigt. Ansicht von ventral. Beachte die typischen Geschlechtsunterschiede des ♂ und des ♀ Beckens.

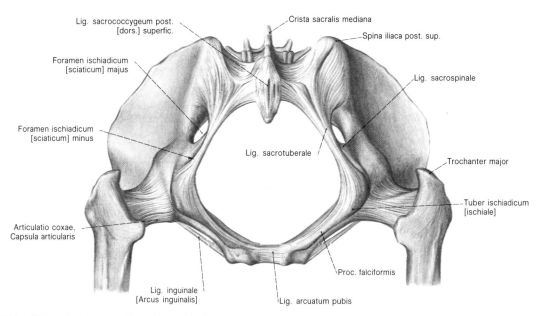

Abb. 375. Weibliches Becken. Knochenverbindungen des Beckengürtels, Articulationes cinguli membri inferioris, und Hüftgelenke, Articulationes coxae, mit den zugehörigen Bändern. Ansicht von kaudal.

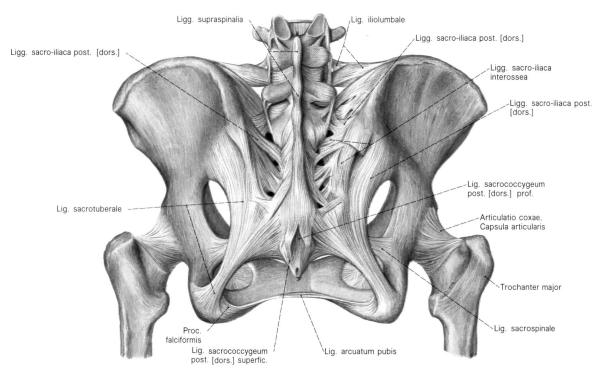

Abb. 376. Weibliches Becken. Knochenverbindungen der Lendenwirbel, Vertebrae lumbales [lumbares], mit dem Kreuzbein, Os sacrum [Sacrale], Articulationes vertebrales, Articulatio iliolumbale mit den zugehörigen Bändern. Ansicht von dorsal. Rechts ein Teil der oberflächlichen Schichten der Ligamenta sacroiliaca posteriora [dorsalia] abgetragen.

Beachte die Geschlechtsverschiedenheiten, besonders in Form, Größe und Durchmesser des Beckeneingangs, auch bezüglich des Kreuzbeins und der Stellung der Darmbeinschaufel. Linker schräger Beckendurchmesser, Diameter obliqua I (= 12,5 cm): von der Eminentia iliopubica links zur rechten Articulatio sacro-iliaca; rechter schräger Durchmesser, Diameter obliqua II (= 12,5 cm): von der Eminentia iliopubica rechts zur linken Articulatio sacro-iliaca; **Conjugata (= 11 cm):** vom Promontorium zu dem am weitesten vorspringenden Punkt des hinteren Symphysenrandes (roter Pfeil in Abb. 380).

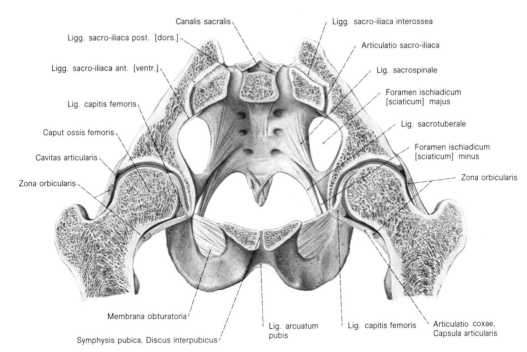

Canalis sacralis

Ligg. sacro-iliaca post. [dors.]

Ligg. sacro-iliaca ant. [ventr.]

Lig. capitis femoris

Caput ossis femoris

Cavitas articularis

Zona orbicularis

Membrana obturatoria

Symphysis pubica, Discus interpubicus

Ligg. sacro-iliaca interossea

Articulatio sacro-iliaca

Lig. sacrospinale

Foramen ischiadicum [sciaticum] majus

Lig. sacrotuberale

Foramen ischiadicum [sciaticum] minus

Zona orbicularis

Lig. arcuatum pubis

Lig. capitis femoris

Articulatio coxae, Capsula articularis

Abb. 377. Sägeschnitt durch das Becken, Pelvis, in Höhe der beiden Hüftgelenke, Articulationes coxae, etwa senkrecht zur Beckenachse. Im Präparat außerdem sichtbar: die Schambeinfuge, Symphysis pubica, mit ihrer Knorpelzwischenscheibe, Discus interpubicus, und jederseits das Kreuzbein-Darmbein-Gelenk, Articulatio sacro-iliaca, mit zugehörigen Bändern. Ansicht von kranial.

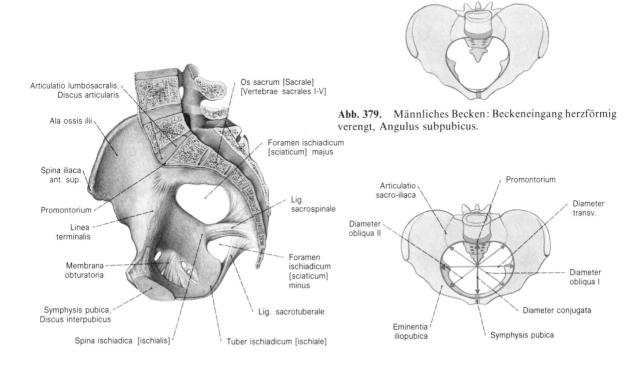

Articulatio lumbosacralis, Discus articularis

Ala ossis ilii

Spina iliaca ant. sup.

Promontorium

Linea terminalis

Membrana obturatoria

Symphysis pubica, Discus interpubicus

Spina ischiadica [ischialis]

Os sacrum [Sacrale] [Vertebrae sacrales I-V]

Foramen ischiadicum [sciaticum] majus

Lig. sacrospinale

Foramen ischiadicum [sciaticum] minus

Lig. sacrotuberale

Tuber ischiadicum [ischiale]

Abb. 379. Männliches Becken: Beckeneingang herzförmig verengt, Angulus subpubicus.

Articulatio sacro-iliaca

Diameter obliqua II

Eminentia iliopubica

Promontorium

Diameter transv.

Diameter obliqua I

Diameter conjugata

Symphysis pubica

Abb. 378. Knochenverbindungen des halbierten Beckens mit Bändern. Ansicht von medial.

Abb. 380. Weibliches Becken: Beckeneingang queroval, kleines Becken zylindrisch, zum Ausgang hin nicht verengt, Arcus pubis [pubicus].

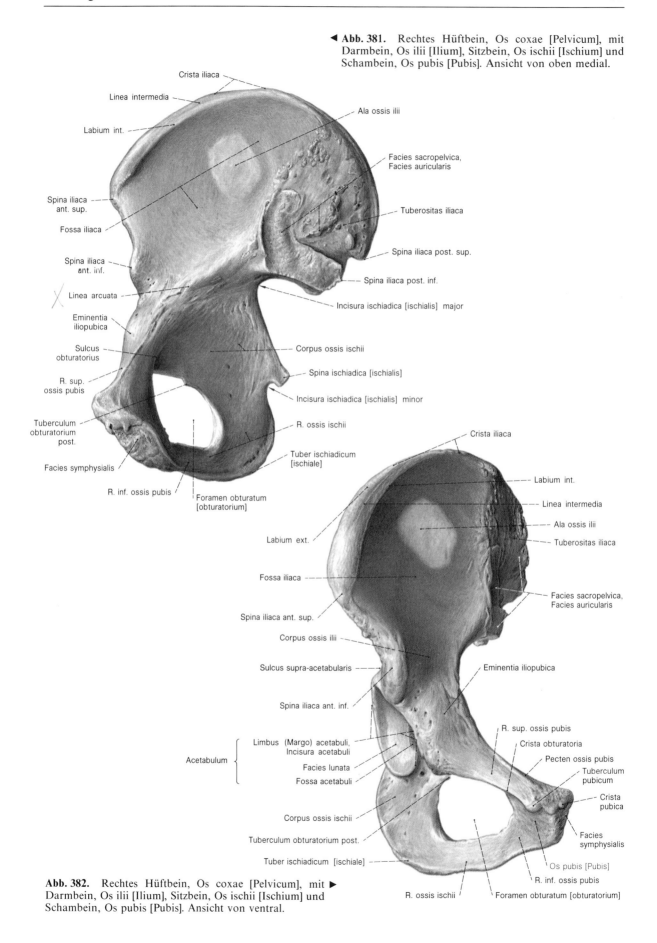

Abb. 381. Rechtes Hüftbein, Os coxae [Pelvicum], mit Darmbein, Os ilii [Ilium], Sitzbein, Os ischii [Ischium] und Schambein, Os pubis [Pubis]. Ansicht von oben medial.

Crista iliaca
Linea intermedia
Labium int.
Spina iliaca ant. sup.
Fossa iliaca
Spina iliaca ant. inf.
Linea arcuata
Eminentia iliopubica
Sulcus obturatorius
R. sup. ossis pubis
Tuberculum obturatorium post.
Facies symphysialis
R. inf. ossis pubis

Ala ossis ilii
Facies sacropelvica, Facies auricularis
Tuberositas iliaca
Spina iliaca post. sup.
Spina iliaca post. inf.
Incisura ischiadica [ischialis] major
Corpus ossis ischii
Spina ischiadica [ischialis]
Incisura ischiadica [ischialis] minor
R. ossis ischii
Tuber ischiadicum [ischiale]
Foramen obturatum [obturatorium]

Labium ext.
Fossa iliaca
Spina iliaca ant. sup.
Corpus ossis ilii
Sulcus supra-acetabularis
Spina iliaca ant. inf.
Acetabulum
Limbus (Margo) acetabuli, Incisura acetabuli
Facies lunata
Fossa acetabuli
Corpus ossis ischii
Tuberculum obturatorium post.
Tuber ischiadicum [ischiale]

Crista iliaca
Labium int.
Linea intermedia
Ala ossis ilii
Tuberositas iliaca
Facies sacropelvica, Facies auricularis
Eminentia iliopubica
R. sup. ossis pubis
Crista obturatoria
Pecten ossis pubis
Tuberculum pubicum
Crista pubica
Facies symphysialis
Os pubis [Pubis]
R. inf. ossis pubis
R. ossis ischii
Foramen obturatum [obturatorium]

Abb. 382. Rechtes Hüftbein, Os coxae [Pelvicum], mit ▶ Darmbein, Os ilii [Ilium], Sitzbein, Os ischii [Ischium] und Schambein, Os pubis [Pubis]. Ansicht von ventral.

Abb. 383. Rechtes Hüftbein, Os coxae [Pelvicum], mit ▶
Darmbein, Os ilii [Ilium], Sitzbein, Os ischii [Ischium] und
Schambein, Os pubis [Pubis]. Ansicht von lateral.

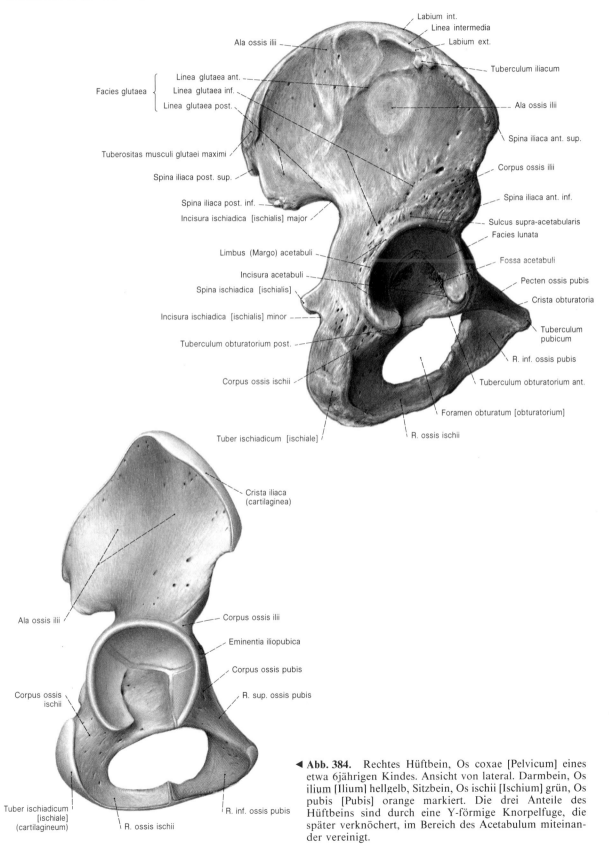

Labium int.
Linea intermedia
Labium ext.
Ala ossis ilii
Tuberculum iliacum
Linea glutaea ant.
Linea glutaea inf.
Facies glutaea
Linea glutaea post.
Ala ossis ilii
Spina iliaca ant. sup.
Tuberositas musculi glutaei maximi
Corpus ossis ilii
Spina iliaca post. sup.
Spina iliaca ant. inf.
Spina iliaca post. inf.
Sulcus supra-acetabularis
Incisura ischiadica [ischialis] major
Facies lunata
Limbus (Margo) acetabuli
Fossa acetabuli
Incisura acetabuli
Pecten ossis pubis
Spina ischiadica [ischialis]
Crista obturatoria
Incisura ischiadica [ischialis] minor
Tuberculum pubicum
Tuberculum obturatorium post.
R. inf. ossis pubis
Tuberculum obturatorium ant.
Corpus ossis ischii
Foramen obturatum [obturatorium]
Tuber ischiadicum [ischiale]
R. ossis ischii

Crista iliaca (cartilaginea)

Ala ossis ilii
Corpus ossis ilii
Eminentia iliopubica
Corpus ossis pubis
R. sup. ossis pubis
Corpus ossis ischii
Tuber ischiadicum [ischiale] (cartilagineum)
R. ossis ischii
R. inf. ossis pubis

◀ **Abb. 384.** Rechtes Hüftbein, Os coxae [Pelvicum] eines
etwa 6jährigen Kindes. Ansicht von lateral. Darmbein, Os
ilium [Ilium] hellgelb, Sitzbein, Os ischii [Ischium] grün, Os
pubis [Pubis] orange markiert. Die drei Anteile des
Hüftbeins sind durch eine Y-förmige Knorpelfuge, die
später verknöchert, im Bereich des Acetabulum miteinander vereinigt.

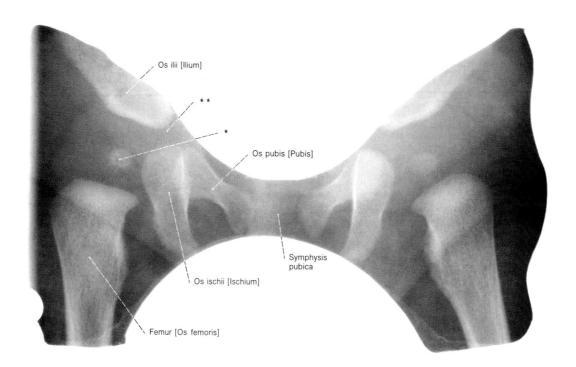

Os ilii [Ilium]

* *

*

Os pubis [Pubis]

Symphysis
pubica

Os ischii [Ischium]

Femur [Os femoris]

Abb. 385. Röntgenaufnahme im sagittalen Strahlengang
(anterior-posterior) des Hüftgelenks und der Schamfuge
beim Säugling (♀, 4 Monate), (Original: Frau Dr. G.
GREEVEN, St.-Elisabeth-Krankenhaus, Neuwied).

  * Anlage der Femurkopfepiphyse
** Y-Fuge

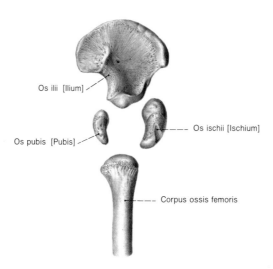

Os ilii [Ilium]

Os ischii [Ischium]

Os pubis [Pubis]

Corpus ossis femoris

Abb. 386. Die drei Anlagen des Hüftbeins und proximaler
Teil des Oberschenkelknochens, Femur [Os femoris], vom
Neugeborenen. Mazerationspräparat.

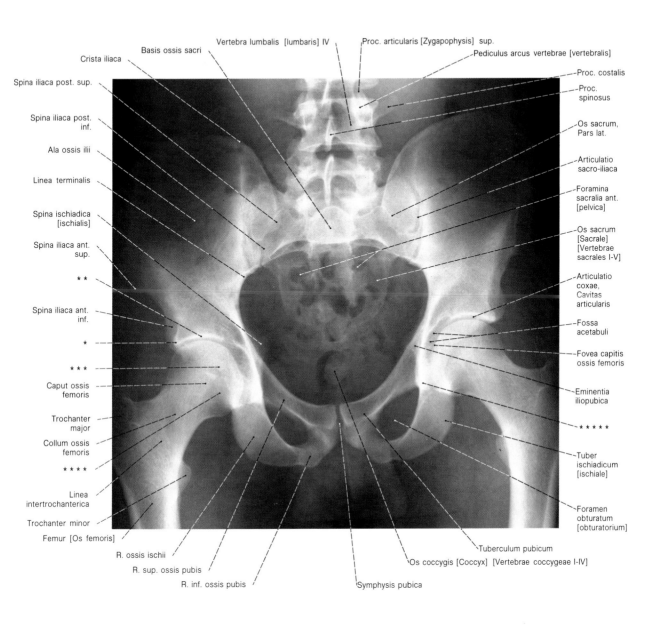

Crista iliaca

Basis ossis sacri

Vertebra lumbalis [lumbaris] IV

Proc. articularis [Zygapophysis] sup.

Pediculus arcus vertebrae [vertebralis]

Spina iliaca post. sup.

Proc. costalis

Proc. spinosus

Spina iliaca post. inf.

Os sacrum, Pars lat.

Ala ossis ilii

Articulatio sacro-iliaca

Linea terminalis

Foramina sacralia ant. [pelvica]

Spina ischiadica [ischialis]

Os sacrum [Sacrale] [Vertebrae sacrales I-V]

Spina iliaca ant. sup.

Articulatio coxae, Cavitas articularis

★ ★

Spina iliaca ant. inf.

Fossa acetabuli

★

Fovea capitis ossis femoris

★ ★ ★

Caput ossis femoris

Eminentia iliopubica

Trochanter major

★ ★ ★ ★ ★

Collum ossis femoris

★ ★ ★ ★

Tuber ischiadicum [ischiale]

Linea intertrochanterica

Trochanter minor

Foramen obturatum [obturatorium]

Femur [Os femoris]

Tuberculum pubicum

R. ossis ischii

Os coccygis [Coccyx] [Vertebrae coccygeae I-IV]

R. sup. ossis pubis

R. inf. ossis pubis

Symphysis pubica

Abb. 387.   Beckenübersichtsaufnahme im sagittalen (anterior-posterioren) Strahlengang (♂, 23 Jahre) (Original: Frau Dr. G. GREEVEN, St.-Elisabeth-Krankenhaus, Neuwied).

★   Pfannendacherker
★★   oberer Pfannenrand
★★★   vorderer Pfannenrand
★★★★   hinterer Pfannenrand
★★★★★   KÖHLERsche Tränenfigur

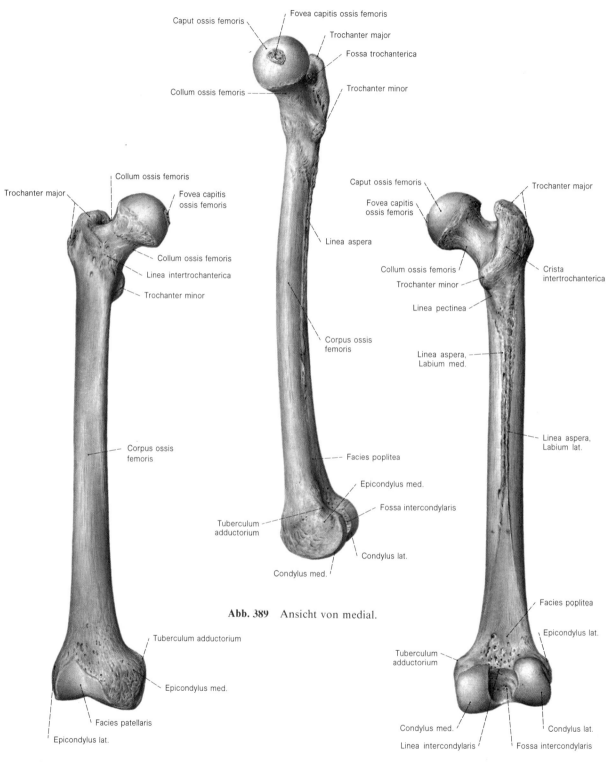

Caput ossis femoris

Fovea capitis ossis femoris

Trochanter major

Fossa trochanterica

Collum ossis femoris

Trochanter minor

Collum ossis femoris

Trochanter major

Fovea capitis
ossis femoris

Collum ossis femoris

Linea intertrochanterica

Trochanter minor

Caput ossis femoris

Fovea capitis
ossis femoris

Collum ossis femoris

Trochanter minor

Linea pectinea

Linea aspera

Corpus ossis
femoris

Corpus ossis
femoris

Trochanter major

Crista
intertrochanterica

Linea aspera,
Labium med.

Linea aspera,
Labium lat.

Facies poplitea

Epicondylus med.

Fossa intercondylaris

Tuberculum
adductorium

Condylus lat.

Condylus med.

Abb. 389 Ansicht von medial.

Tuberculum adductorium

Epicondylus med.

Facies patellaris

Epicondylus lat.

Abb. 388 Ansicht von ventral.

Facies poplitea

Epicondylus lat.

Tuberculum
adductorium

Condylus med.

Linea intercondylaris

Condylus lat.

Fossa intercondylaris

Abb. 390 Ansicht von dorsal.

Abb. 388—390. Rechtes Oberschenkelbein, Femur [Os femoris].

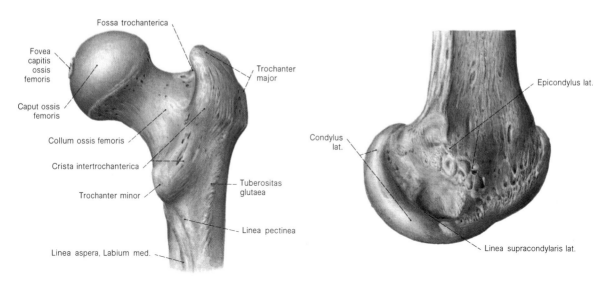

Abb. 391. Proximales Ende des rechten Oberschenkelbeins, Femur [Os femoris]. Ansicht von dorsal.

Abb. 392. Distales Ende des rechten Oberschenkelbeins, Femur [Os femoris]. Ansicht von lateral.

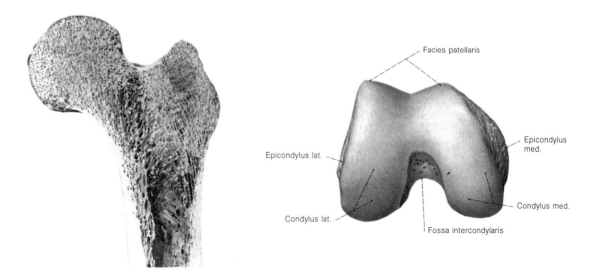

Abb. 393. Frontaler Sägeschnitt durch das proximale Ende des rechten Oberschenkelbeins, Femur [Os femoris]. Beachte den Verlauf der Spongiosabälkchen.

Abb. 394. Distales Ende des rechten Oberschenkelbeins, Femur [Os femoris]. Ansicht von distal.

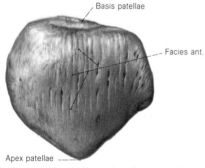

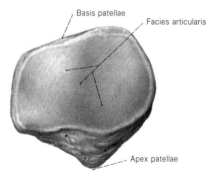

Abb. 395. Rechte Kniescheibe, Patella. Ansicht von ventral.

Abb. 396. Rechte Kniescheibe, Patella. Ansicht von dorsal.

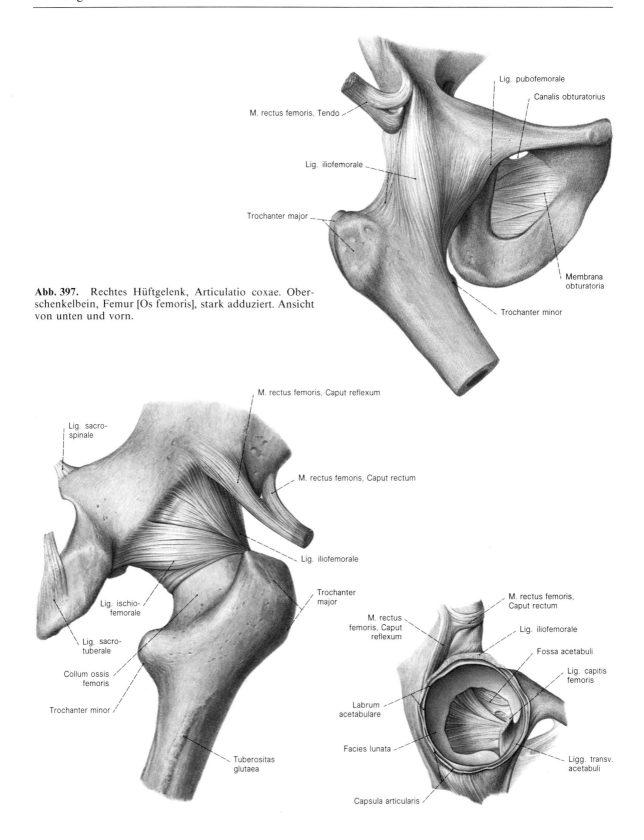

Abb. 397. Rechtes Hüftgelenk, Articulatio coxae. Oberschenkelbein, Femur [Os femoris], stark adduziert. Ansicht
von unten und vorn.

▲
Abb. 398. Rechtes Hüftgelenk, Articulatio coxae. Ansicht
von dorsal.

▲
Abb. 399. Pfanne, Acetabulum, des rechten Hüftgelenks,
Articulatio coxae, nach Durchtrennung der Gelenkkapsel,
Capsula articularis, und des Ligamentum capitis femoris.
Femurkopf, Caput ossis femoris, entfernt.

Abb. 400. Rechtes Hüftgelenk, Articulatio coxae, nach Durchtrennung der vorderen Kapselwand. Zur Darstellung des Ligamentum capitis femoris Oberschenkelkopf aus der Pfanne herausgezogen und stark lateral- und dorsalwärts gedreht.

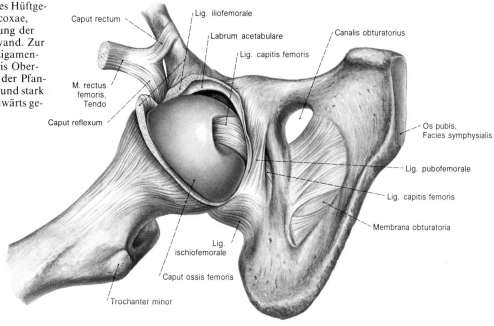

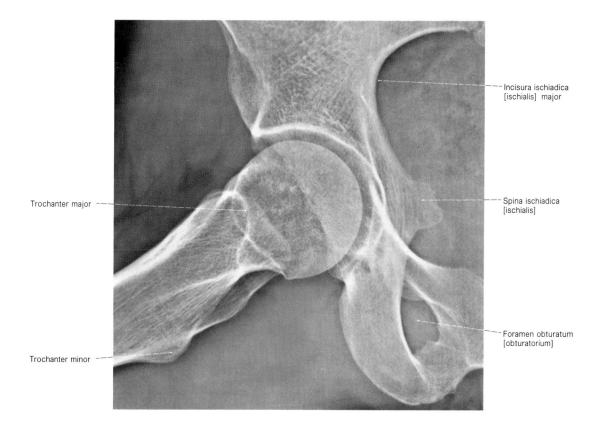

Abb. 401. Hüftgelenk, Articulatio coxae, bei Flexion und Abduktion (Einstellung nach LAUENSTEIN: das aufzunehmende Bein wird unter Beugung in Hüft und Knicgelenk so weit nach außen gedreht, daß es mit der Außenfläche aufliegt) (aus R. BIRKNER: Das typische Röntgenbild des Skeletts. Urban & Schwarzenberg, München – Wien – Baltimore 1977).

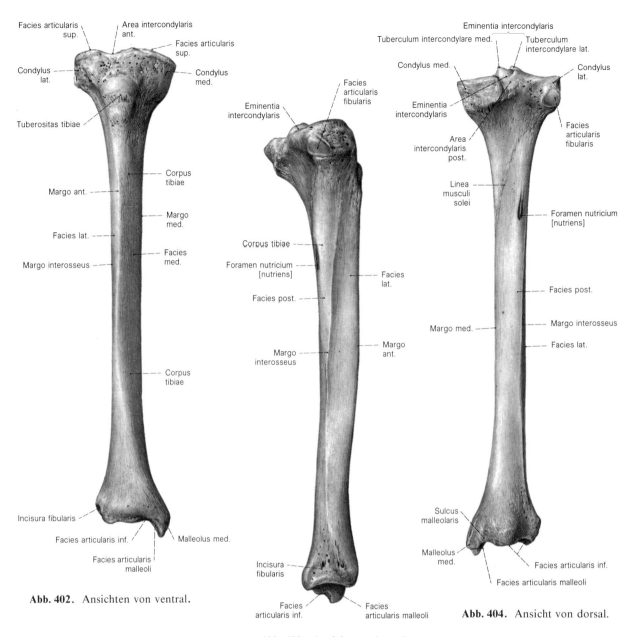

Facies articularis sup.
Area intercondylaris ant.
Facies articularis sup.
Condylus lat.
Condylus med.
Tuberositas tibiae
Corpus tibiae
Margo ant.
Margo med.
Facies lat.
Facies med.
Margo interosseus
Corpus tibiae
Incisura fibularis
Facies articularis inf.
Malleolus med.
Facies articularis malleoli

Abb. 402. Ansichten von ventral.

Facies articularis fibularis
Eminentia intercondylaris
Corpus tibiae
Foramen nutricium [nutriens]
Facies post.
Facies lat.
Margo ant.
Margo interosseus
Incisura fibularis
Facies articularis inf.
Facies articularis malleoli

Abb. 403. Ansicht von lateral.

Eminentia intercondylaris
Tuberculum intercondylare med.
Tuberculum intercondylare lat.
Condylus med.
Condylus lat.
Eminentia intercondylaris
Area intercondylaris post.
Facies articularis fibularis
Linea musculi solei
Foramen nutricium [nutriens]
Facies post.
Margo med.
Margo interosseus
Facies lat.
Sulcus malleolaris
Malleolus med.
Facies articularis inf.
Facies articularis malleoli

Abb. 404. Ansicht von dorsal.

Abb. 402—404. Rechtes Schienbein, Tibia.

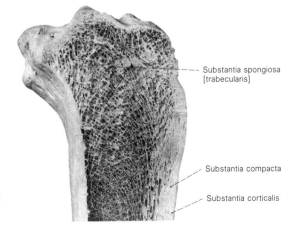

Substantia spongiosa [trabecularis]
Substantia compacta
Substantia corticalis

Abb. 405. Sagittaler Längsschnitt durch das proximale Ende des Schienbeins, Tibia. Beachte die Spongiosastruktur.

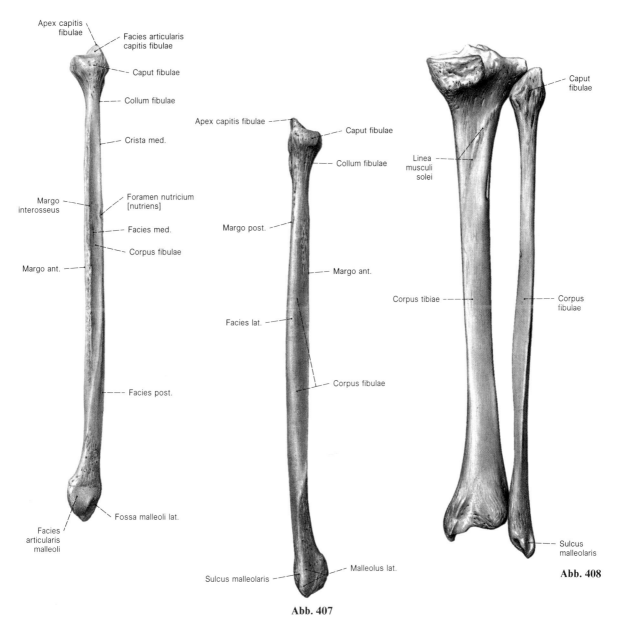

Abb. 407

Abb. 408

Abb. 406 und 407. Rechtes Wadenbein, Fibula. Ansichten von medial (Abb. 406) und lateral (Abb. 407).

Abb. 408. Schienbein, Tibia, und Wadenbein, Fibula, des rechten Unterschenkels, Crus. Ansicht von dorsal.

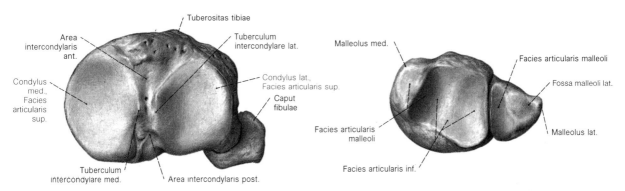

Abb. 409. Proximale Enden des Schienbeins, Tibia, und des Wadenbeins, Fibula, des rechten Unterschenkels, Crus. Ansicht von proximal.

Abb. 410. Distale Enden des Schienbeins, Tibia, und des Wadenbeins, Fibula, des rechten Unterschenkels, Crus. Ansicht von distal.

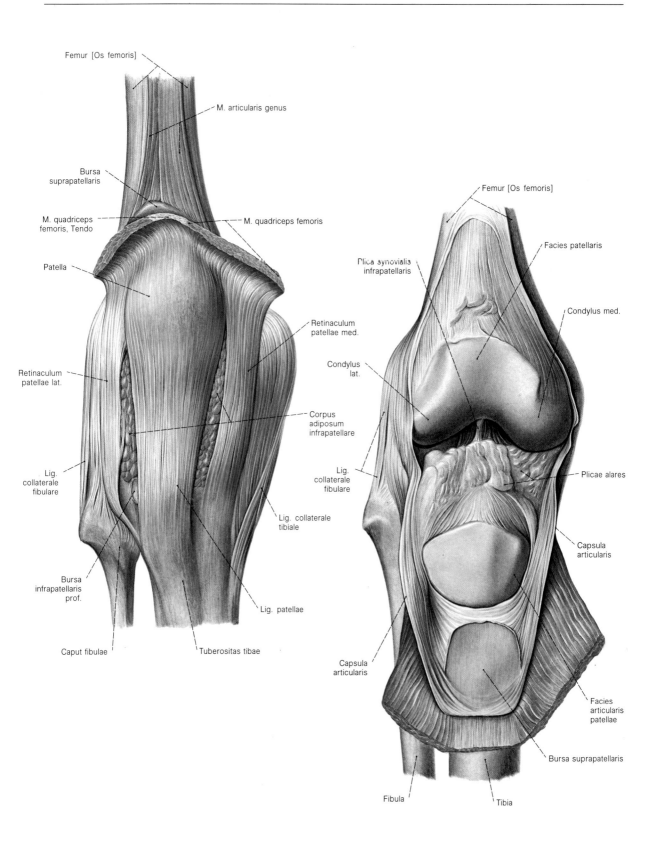

Femur [Os femoris]

M. articularis genus

Bursa suprapatellaris

M. quadriceps femoris, Tendo

M. quadriceps femoris

Patella

Retinaculum patellae med.

Retinaculum patellae lat.

Corpus adiposum infrapatellare

Lig. collaterale fibulare

Lig. collaterale tibiale

Bursa infrapatellaris prof.

Lig. patellae

Caput fibulae

Tuberositas tibae

Femur [Os femoris]

Facies patellaris

Plica synovialis infrapatellaris

Condylus med.

Condylus lat.

Plicae alares

Lig. collaterale fibulare

Capsula articularis

Capsula articularis

Facies articularis patellae

Bursa suprapatellaris

Fibula

Tibia

Abb. 411. Rechtes Kniegelenk, Articulatio genus, in gestreckter Stellung. Ansicht von ventral.

Abb. 412. Rechtes Kniegelenk, Articulatio genus, in gestreckter Stellung durch zwei seitliche Schnitte eröffnet. Der distale Abschnitt des M. quadriceps femoris ist mit der Patella nach unten geklappt, so daß die Gelenkhöhle, Cavitas articularis, von vorn her eingesehen werden kann.

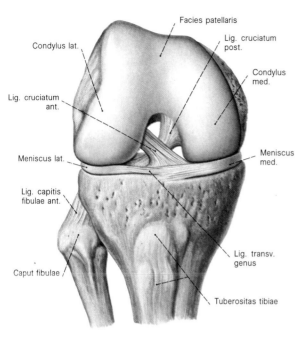

Condylus lat.
Facies patellaris
Lig. cruciatum post.
Condylus med.
Lig. cruciatum ant.
Meniscus lat.
Meniscus med.
Lig. capitis fibulae ant.
Lig. transv. genus
Caput fibulae
Tuberositas tibiae

Abb. 413. Rechtes Kniegelenk, Articulatio genus, in gebeugter Stellung nach Entfernung der Gelenkkapsel, Capsula articularis, und der Seitenbänder, Ligamenta collateralia. Ansicht von ventral.

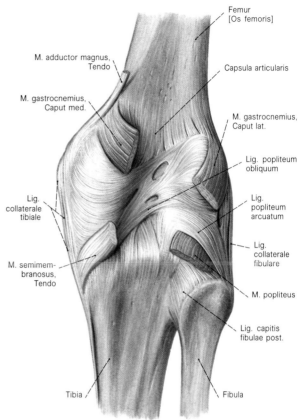

Femur [Os femoris]
M. adductor magnus, Tendo
Capsula articularis
M. gastrocnemius, Caput med.
M. gastrocnemius, Caput lat.
Lig. popliteum obliquum
Lig. collaterale tibiale
Lig. popliteum arcuatum
Lig. collaterale fibulare
M. semimembranosus, Tendo
M. popliteus
Lig. capitis fibulae post.
Tibia
Fibula

Abb. 414. Gelenkkapsel, Capsula articularis, des rechten Kniegelenks, Articulatio genus, mit Muskelursprüngen. Ansicht von dorsal.

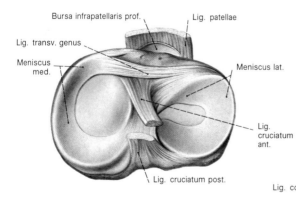

Bursa infrapatellaris prof.
Lig. patellae
Lig. transv. genus
Meniscus med.
Meniscus lat.
Lig. cruciatum ant.
Lig. cruciatum post.

Abb. 415. Kniegelenk, Articulatio genus, Gelenkzwischenscheiben, Menisci, Kreuzbänder, Ligamenta cruciata genus, und Kniescheibenband, Ligamentum patellae. Ansicht von proximal. In der Abb. 415 nicht dargestellt sind das Ligamentum meniscofemorale anterius, eine gelegentlich vorhandene Verbindung des hinteren Teils des Meniscus lateralis mit dem vorderen Kreuzband und das Ligamentum meniscofemorale posterius, das hinten vom Meniscus lateralis an die fibulare Fläche des medialen Femurcondylus hinter dem Ligamentum cruciatum posterius vorbeizieht.

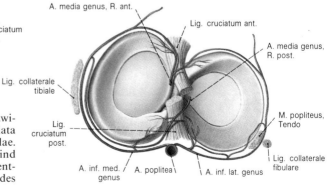

A. media genus, R. ant.
Lig. cruciatum ant.
A. media genus, R. post.
Lig. collaterale tibiale
Lig. cruciatum post.
M. popliteus, Tendo
A. inf. med. genus
A. poplitea
A. inf. lat. genus
Lig. collaterale fibulare

Abb. 416. Arterielle Versorgung der Menisken und ihrer Umgebung (nach H. SICK et J. G. KORITKÉ, 1969).

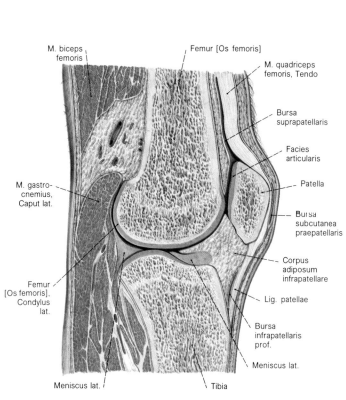

Abb. 417. Sagittaler Sägeschnitt durch das gestreckte Kniegelenk, Articulatio genus, in Höhe der seitlichen Gelenkknorren des Femur und der Tibia, Condylus lateralis femoris et Condylus lateralis tibiae. Der Meniscus lateralis ist zweimal getroffen, einmal in seinem vorderen und einmal in seinem hinteren Umfang.

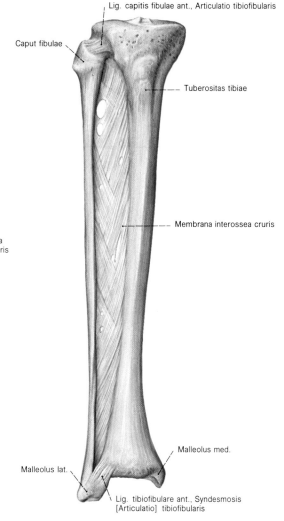

Abb. 418. Schienbein, Tibia, und Wadenbein, Fibula, des rechten Unterschenkels, Crus, mit Bandverbindungen. Ansicht von ventral.

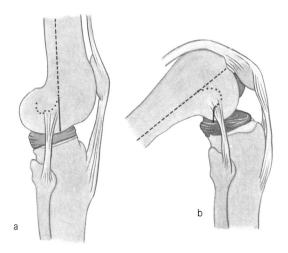

Abb. 419. Rechtes Kniegelenk, Articulatio genus. Ansicht von lateral. In Streckstellung a und Beugestellung b. Bei starker Beugung werden die Menisken, vor allem der laterale, auf den überknorpelten Schienbeintellern (hell abgesetzt) nach hinten geschoben.

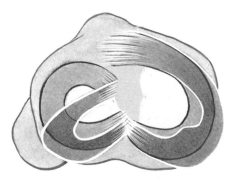

Abb. 420. Aufsicht auf den Kopf des linken Schienbeins. Facies articularis superior. Lage der Menisci in Streckstellung des Kniegelenks blau, in Beugestellung dunkelblau. Beachte den stärkeren Bewegungsausschlag des lateralen Meniskus (Abb. 419 und 420 nach H. VIRCHOW aus BENNINGHOFF: Lehrbuch der Anatomie des Menschen. Bd. 1, 14° [Hg. J. STAUBESAND] Urban & Schwarzenberg, München–Wien–Baltimore 1985).

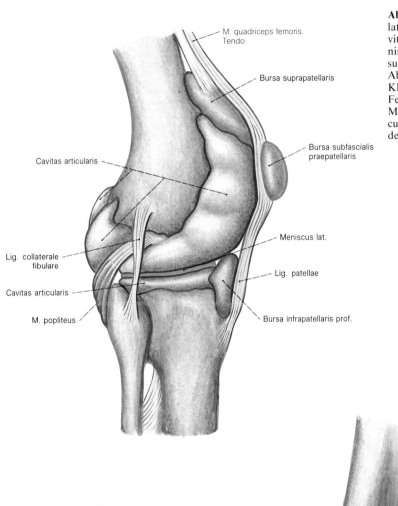

M. quadriceps femoris, Tendo

Bursa suprapatellaris

Cavitas articularis

Bursa subfascialis praepatellaris

Lig. collaterale fibulare

Meniscus lat.

Cavitas articularis

Lig. patellae

M. popliteus

Bursa infrapatellaris prof.

Abb. 421a.   Rechtes Kniegelenk, Articulatio genus, Füllung der Gelenkhöhle, Cavitas articularis. Ansicht von lateral. Meniscus lateralis blau markiert, Recessus subpopliteus nicht dargestellt (vgl. mit Abb. 142b). Die Menisci **intra**kapsulär. Klinisch werden Teilgelenke zwischen Femurkondylen und den Oberflächen der Menisci einerseits, sowie der Facies articularis der Tibia und den Unterflächen der Menisci andererseits unterschieden.

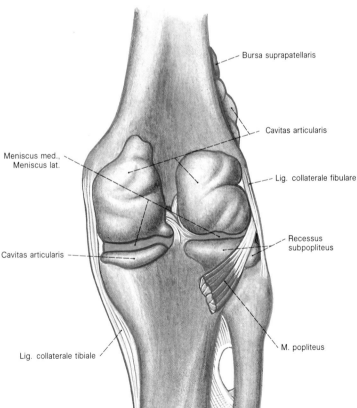

Bursa suprapatellaris

Cavitas articularis

Meniscus med., Meniscus lat.

Lig. collaterale fibulare

Cavitas articularis

Recessus subpopliteus

M. popliteus

Lig. collaterale tibiale

Abb. 421b.   Rechtes Kniegelenk, Articulatio genus, Cavitas articularis. Ansicht von dorsal. Artefizieller Spalt zwischen Meniscus medialis und Ligamentum collaterale tibiale. Der mediale Meniscus ist im Gegensatz zum lateralen mit der Gelenkkapsel fest verwachsen.

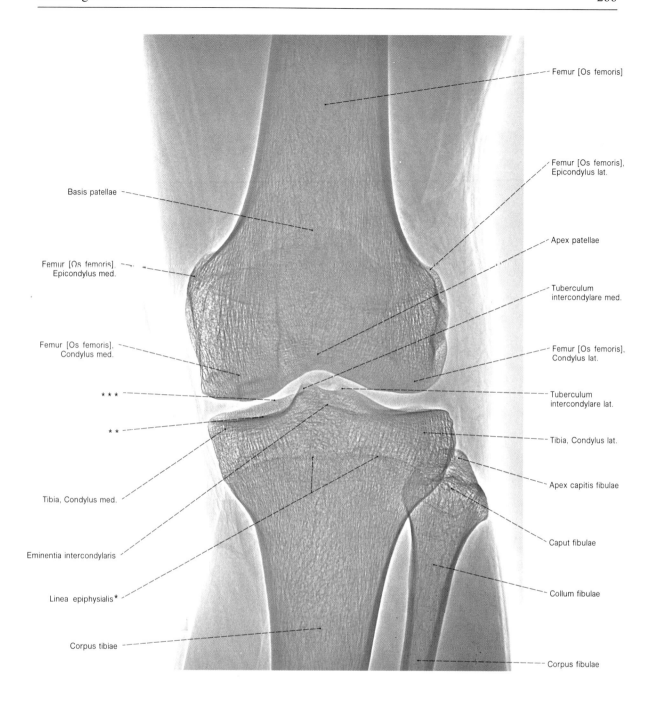

Femur [Os femoris]

Femur [Os femoris], Epicondylus lat.

Basis patellae

Apex patellae

Femur [Os femoris], Epicondylus med.

Tuberculum intercondylare med.

Femur [Os femoris], Condylus med.

Femur [Os femoris], Condylus lat.

* * *

Tuberculum intercondylare lat.

* *

Tibia, Condylus lat.

Apex capitis fibulae

Tibia, Condylus med.

Eminentia intercondylaris

Caput fibulae

Linea epiphysialis*

Collum fibulae

Corpus tibiae

Corpus fibulae

Abb. 422. Xeroradiographie des rechten Kniegelenks im sagittalen Strahlengang.

* Auch als Epiphysennarbe bezeichnet
** hinterer Rand der Gelenkfläche
*** vorderer Rand der Gelenkfläche

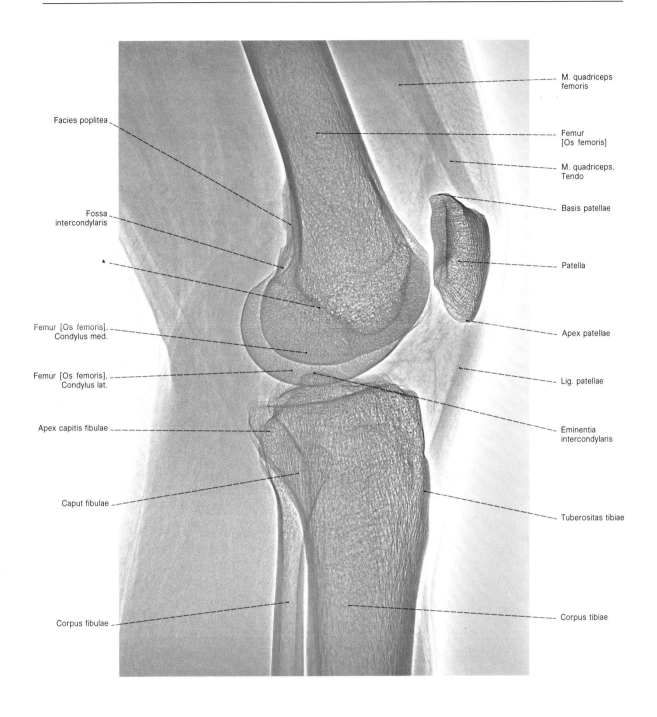

Facies poplitea

Fossa
intercondylaris

*

Femur [Os femoris],
Condylus med.

Femur [Os femoris],
Condylus lat.

Apex capitis fibulae

Caput fibulae

Corpus fibulae

M. quadriceps
femoris

Femur
[Os femoris]

M. quadriceps,
Tendo

Basis patellae

Patella

Apex patellae

Lig. patellae

Eminentia
intercondylaris

Tuberositas tibiae

Corpus tibiae

* Sog. innere Kondylenkontur gegen die Fossa intercondylaris; in
dieser Linie kann auch der anliegende Epicondylus mit enthalten
sein

Abb. 423. Xeroradiographie des rechten Kniegelenks
(seitlicher Strahlengang) in leichter Beugestellung. Beachte
die Betonung der Weichteile, wie die des M. quadriceps
femoris und des Lig. patellae.
(Originale der Abb. 422 u. 423: Frau Dr. G. GREEVEN,
St.-Elisabeth-Krankenhaus, Neuwied)

Die Xeroradiographie ist ein Röntgenaufnahmeverfahren, bei dem eine elektrostatisch aufgeladene Selenfläche durch ionisierende Strahlen unterschiedlich entladen wird. Dadurch entsteht ein elektrostatisches Ladungsbild, das dem aus dem Körper austretenden Strahlenbild entspricht. Durch Bestäuben mit einem elektrisch aufgeladenen Pulver läßt sich das Bild optisch sichtbar machen, durch Erhitzen einschmelzen und dadurch fixieren. Ein wichtiger Vorteil der Methode ist, daß das immer knapper werdende Silber nicht mehr verwendet werden muß. Die Strukturdifferenzen werden beim konventionellen Röntgenverfahren eher verstärkt, bei der Xeroradiographie nivelliert, d. h., Knochen- und Weichteilstrukturen sind nebeneinander gut erkennbar.

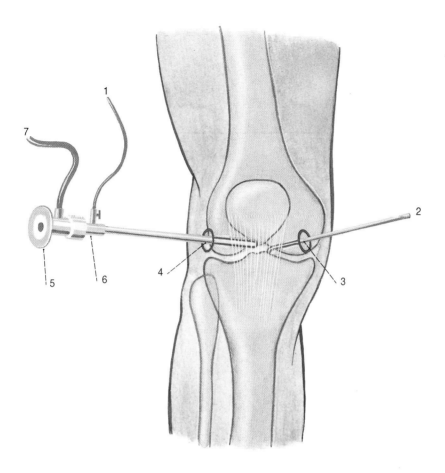

Abb. 424. Standardtechnik der Kniegelenksarthroskopie. (Sicht auf rechtes Kniegelenk von ventral).

1 = Gaseinfluß
2 = Tasthaken
3 = anteromedialer Zugang für den Tasthaken oder weitere Operationsinstrumente
4 = anterolateraler Zugang für die Optik
5 = Optik
6 = Metallhülse
7 = Kaltlicht

Technik der Arthroskopie

An Standardpunktionsstellen erfolgt das Einschieben einer Optik in eine in das Kniegelenk eingebrachte Metallhülse. Gas- oder Flüssigkeitsüberdruck weitet den Spalt der Cavitas articularis genus und schafft Raum für die Bewegung der Optik und eines gleichzeitig eingebrachten Tasthakens. Durch zusätzliches Bewegen des Kniegelenks kann so jeder Punkt des Kniebinnenraums eingesehen und abgetastet werden.

Endoskopie des Kniegelenks

Die **Arthroskopie** des Kniegelenks ist eine Methode, die Cavitas articularis genus durch **direkte** Inspektion und Abtastung zu untersuchen .
Die exakte Kenntnis der normalen Anatomie ist Voraussetzung für die Erkennung und Behandlung von Läsionen mit Hilfe der Arthroskopie.
Insbesondere die Meniskus-Chirurgie wird heute vorzugsweise arthroskopisch durchgeführt.

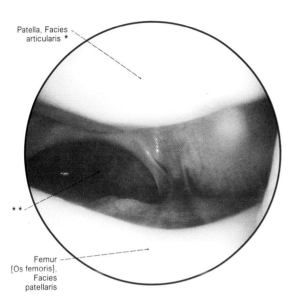

Patella, Facies
articularis *

Femur
[Os femoris],
Facies
patellaris

**

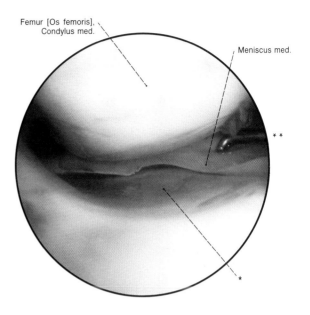

Femur [Os femoris],
Condylus med.

Meniscus med.

**

*

Abb. 425a. Rechtes Kniegelenk, Articulatio genus dextra.
Blick von kaudal nach kranial in das Femoropatellargelenk.
Patellafirst, femorales Gleitlager. Im Hintergrund das
bogenförmig gespannte „Septum suprapatellare" mit dem
Eingang zum „Recessus suprapatellaris" (Verbindung zur
Bursa suprapatellaris).

  * Klinisch: Patellafirst
** klinisch: Recessus suprapatellaris

Abb. 425b. Rechtes Kniegelenk, Articulatio genus dextra.
Blick auf den freien Rand des Innenmeniskuszwischen-
stücks und -hinterhorns. Oben medialer Femurkondylus,
unten mediales konkaves Tibiaplateau.

  * Sog. mediales Tibiaplateau
** auf der Oberfläche des Innenmeniskus liegender Tasthaken.

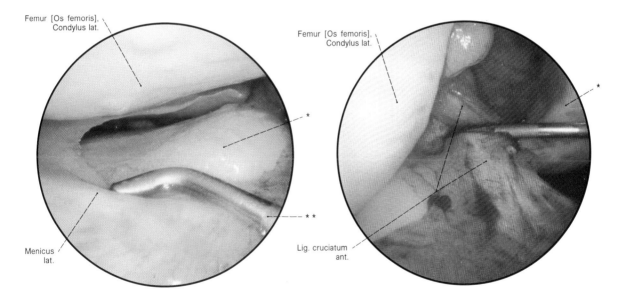

Femur [Os femoris],
Condylus lat.

*

**

Menicus
lat.

Femur [Os femoris],
Condylus lat.

*

Lig. cruciatum
ant.

Abb. 425c. Rechtes Kniegelenk, Articulatio genus dextra.
Blick auf nahezu die gesamte Zirkumferenz des freien
Randes des Außenmeniskus, Meniscus lateralis. Oben
lateraler Femurkondylus. Unten das leicht konvexe laterale
Tibiaplateau.

  * Sog. laterales Tibiaplateau
** am freien Rand liegender Tasthaken

Abb. 425d. Rechtes Kniegelenk, Articulatio genus dextra.
Blick von anterolateral auf den distalen Teil des vorderen
Kreuzbandes, Ligamentum cruciatum anterius. Der silber-
ne Tasthaken spannt das vordere Kreuzband an. Beachte
die feine Gefäßzeichnung des mit Synovia überzogenen
Kreuzbandes. Rechts der noch eben angeschnittene mediale
Femurkondylus. Links oben der laterale Femurkondylus.
(Originale der Abb. 425a bis d: Dr. A. SCHEIBE, Chirurgische
Abt., Rosmann-Krankenhaus, Breisach).

  * Rand des medialen Femurcondylus

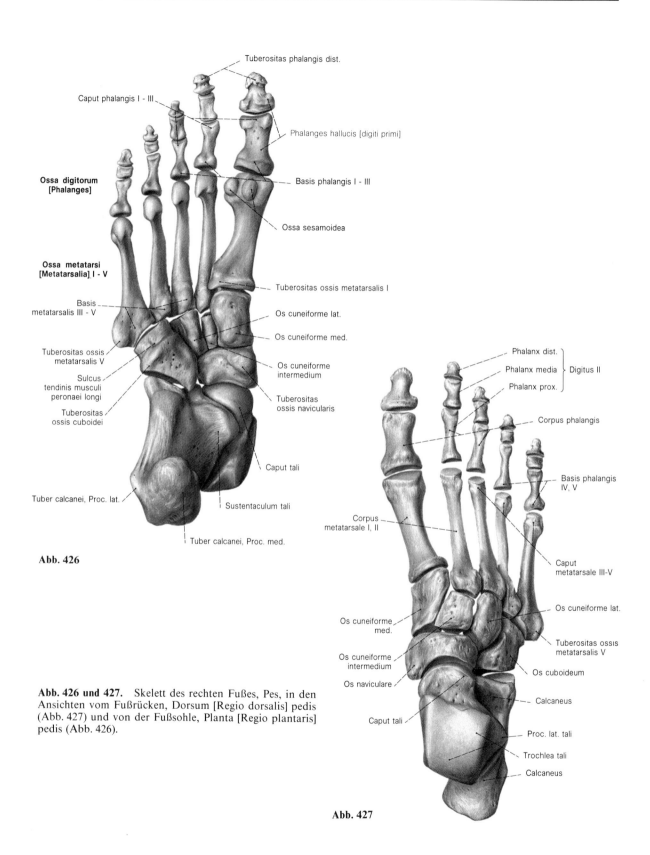

Tuberositas phalangis dist.

Caput phalangis I - III

Phalanges hallucis [digiti primi]

Ossa digitorum [Phalanges]

Basis phalangis I - III

Ossa sesamoidea

Ossa metatarsi [Metatarsalia] I - V

Tuberositas ossis metatarsalis I

Os cuneiforme lat.

Basis metatarsalis III - V

Os cuneiforme med.

Tuberositas ossis metatarsalis V

Os cuneiforme intermedium

Sulcus tendinis musculi peronaei longi

Tuberositas ossis navicularis

Tuberositas ossis cuboidei

Caput tali

Tuber calcanei, Proc. lat.

Sustentaculum tali

Tuber calcanei, Proc. med.

Abb. 426

Phalanx dist.

Phalanx media } Digitus II

Phalanx prox.

Corpus phalangis

Basis phalangis IV, V

Caput metatarsale III-V

Corpus metatarsale I, II

Os cuneiforme lat.

Tuberositas ossis metatarsalis V

Os cuneiforme med.

Os cuboideum

Os cuneiforme intermedium

Os naviculare

Calcaneus

Caput tali

Proc. lat. tali

Trochlea tali

Calcaneus

Abb. 426 und 427. Skelett des rechten Fußes, Pes, in den Ansichten vom Fußrücken, Dorsum [Regio dorsalis] pedis (Abb. 427) und von der Fußsohle, Planta [Regio plantaris] pedis (Abb. 426).

Abb. 427

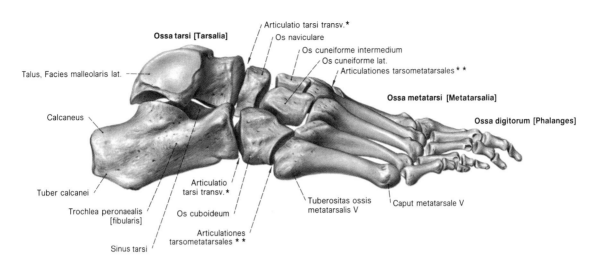

Abb. 428.   Skelett des rechten Fußes, Pes, in der Ansicht von lateral.

* auch als CHOPARTsche Amputationslinie bezeichnet
** auch als LISFRANCsche Amputationslinie bezeichnet

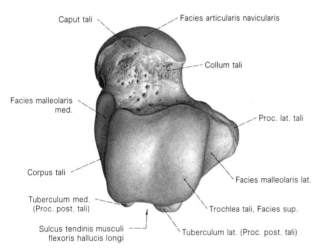

Abb. 429.   Rechtes Sprungbein, Talus. Ansicht von proximal.

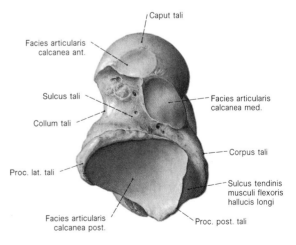

Abb. 430.   Rechtes Sprungbein, Talus. Ansicht von plantar.

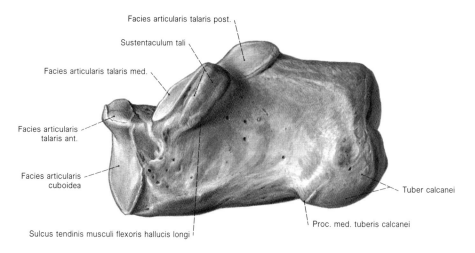

Facies articularis talaris post.

Sustentaculum tali

Facies articularis talaris med.

Facies articularis
talaris ant.

Facies articularis
cuboidea

Tuber calcanei

Proc. med. tuberis calcanei

Sulcus tendinis musculi flexoris hallucis longi

Abb. 431.   Rechtes Fersenbein, Calcaneus, in der Ansicht
von medial.

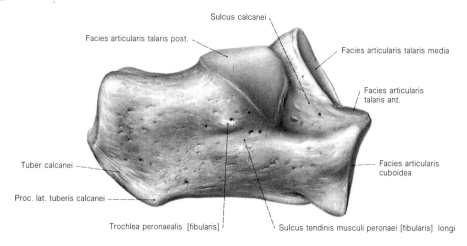

Sulcus calcanei

Facies articularis talaris post.

Facies articularis talaris media

Facies articularis
talaris ant.

Tuber calcanei

Facies articularis
cuboidea

Proc. lat. tuberis calcanei

Trochlea peronaealis [fibularis]

Sulcus tendinis musculi peronaei [fibularis] longi

Abb. 432.   Rechtes Fersenbein, Calcaneus, in der Ansicht
von lateral.

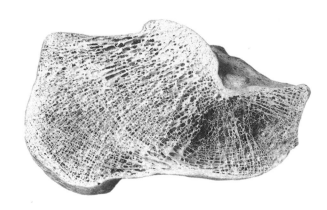

Abb. 433.   Sagittaler Längsschnitt durch das Fersenbein,
Calcaneus. Beachte die Architektur der Spongiosa,
Substantia spongiosa [trabecularis].

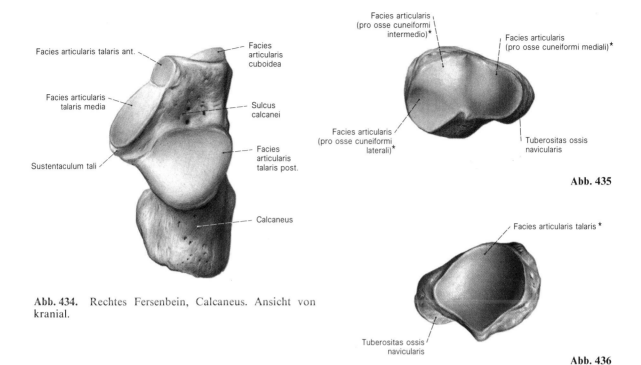

Facies articularis talaris ant.

Facies articularis cuboidea

Facies articularis talaris media

Sulcus calcanei

Sustentaculum tali

Facies articularis talaris post.

Calcaneus

Abb. 434. Rechtes Fersenbein, Calcaneus. Ansicht von kranial.

Facies articularis (pro osse cuneiformi intermedio)*

Facies articularis (pro osse cuneiformi mediali)*

Facies articularis (pro osse cuneiformi laterali)*

Tuberositas ossis navicularis

Abb. 435

Facies articularis talaris *

Tuberositas ossis navicularis

Abb. 436

Abb. 435 und 436. Rechtes Kahnbein, Os naviculare. Ansichten von distal (Abb. 435) und von proximal (Abb. 436).   * Inoffizielle Bezeichnungen

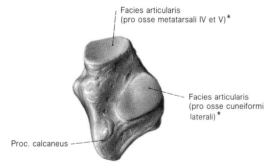

Facies articularis (pro osse metatarsali IV et V)*

Facies articularis (pro osse cuneiformi laterali)*

Proc. calcaneus

Abb. 437. Rechtes Würfelbein, Os cuboideum. Ansicht von medial und etwas plantar.

* Inoffizielle Bezeichnungen

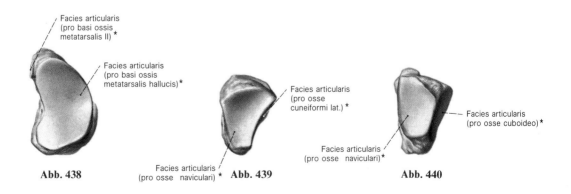

Facies articularis (pro basi ossis metatarsalis II)*

Facies articularis (pro basi ossis metatarsalis hallucis)*

Facies articularis (pro osse cuneiformi lat.)*

Facies articularis (pro osse cuneiformi lateral.)*

Facies articularis (pro osse navicularis)*

Facies articularis (pro osse cuboideo)*

Facies articularis (pro osse navicularis)*

Abb. 438

Facies articularis (pro osse navicularis)*

Abb. 439

Abb. 440

Abb. 438—440. Rechte Keilbeine, Ossa cuneiformia. Os cuneiforme mediale (Abb. 438) in der Ansicht von distal, Os cuneiforme intermedium (Abb. 439) in der Ansicht von proximal, Os cuneiforme laterale (Abb. 440) in der Ansicht von proximal.   * Inoffizielle Bezeichnungen

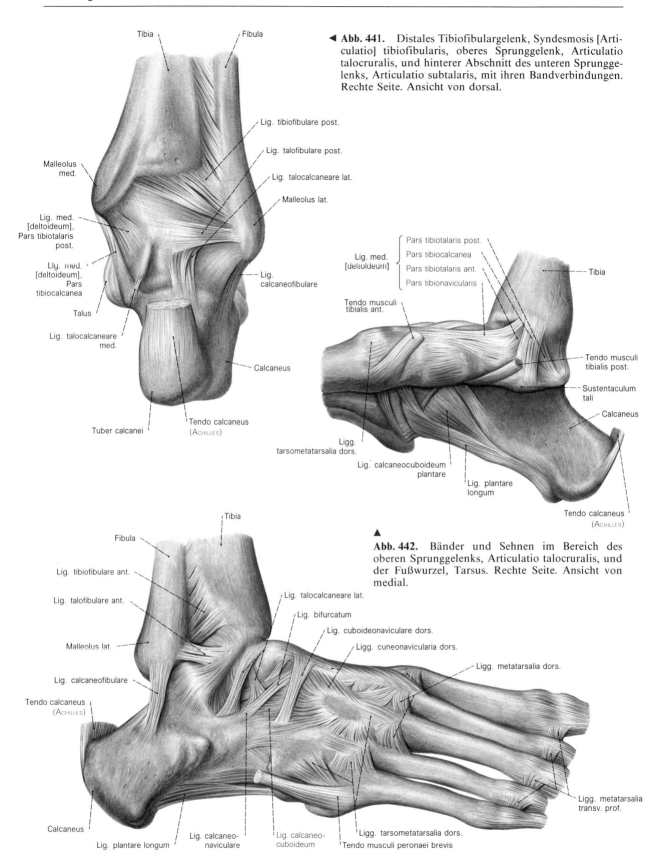

Tibia
Fibula
Lig. tibiofibulare post.
Lig. talofibulare post.
Lig. talocalcaneare lat.
Malleolus med.
Malleolus lat.
Lig. med. [deltoideum], Pars tibiotalaris post.
Lig. med. [deltoideum], Pars tibiocalcanea
Lig. calcaneofibulare
Talus
Lig. talocalcaneare med.
Calcaneus
Tuber calcanei
Tendo calcaneus (ACHILLES)

◀ **Abb. 441.** Distales Tibiofibulargelenk, Syndesmosis [Articulatio] tibiofibularis, oberes Sprunggelenk, Articulatio talocruralis, und hinterer Abschnitt des unteren Sprunggelenks, Articulatio subtalaris, mit ihren Bandverbindungen. Rechte Seite. Ansicht von dorsal.

Lig. med. [deltoideum]
Pars tibiotalaris post.
Pars tibiocalcanea
Pars tibiotalaris ant.
Pars tibionavicularis
Tibia
Tendo musculi tibialis ant.
Tendo musculi tibialis post.
Sustentaculum tali
Calcaneus
Ligg. tarsometatarsalia dors.
Lig. calcaneocuboideum plantare
Lig. plantare longum
Tendo calcaneus (ACHILLES)

▲
Abb. 442. Bänder und Sehnen im Bereich des oberen Sprunggelenks, Articulatio talocruralis, und der Fußwurzel, Tarsus. Rechte Seite. Ansicht von medial.

Tibia
Fibula
Lig. tibiofibulare ant.
Lig. talofibulare ant.
Lig. talocalcaneare lat.
Lig. bifurcatum
Lig. cuboideonaviculare dors.
Ligg. cuneonavicularia dors.
Ligg. metatarsalia dors.
Malleolus lat.
Lig. calcaneofibulare
Tendo calcaneus (ACHILLES)
Ligg. metatarsalia transv. prof.
Calcaneus
Lig. plantare longum
Lig. calcaneonaviculare
Lig. calcaneocuboideum
Ligg. tarsometatarsalia dors.
Tendo musculi peronaei brevis

Abb. 443. Bänder und Sehnen im Bereich des oberen Sprunggelenks, Articulatio talocruralis, und der Fußwurzel, Tarsus. Rechte Seite. Ansicht von lateral.

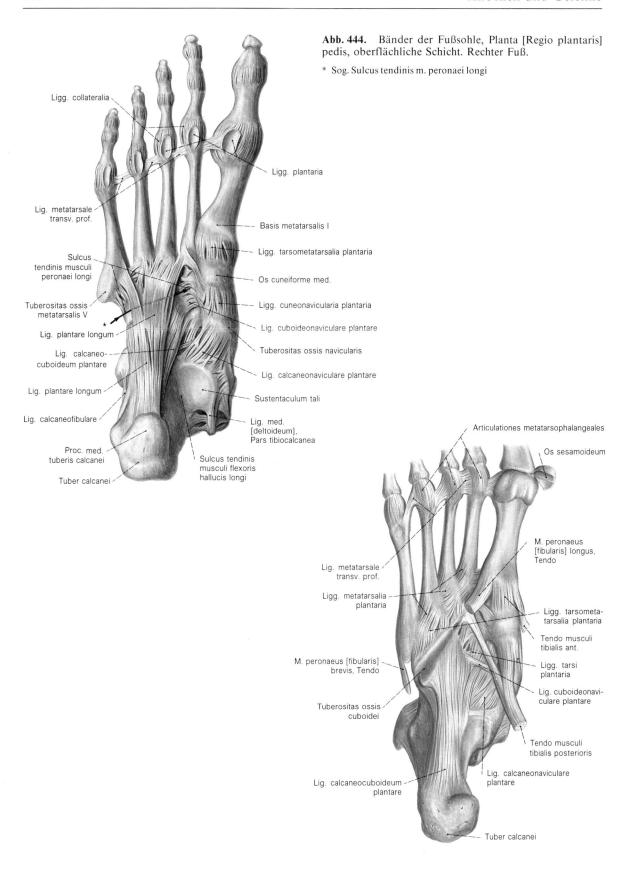

Abb. 444. Bänder der Fußsohle, Planta [Regio plantaris] pedis, oberflächliche Schicht. Rechter Fuß.

* Sog. Sulcus tendinis m. peronaei longi

Ligg. collateralia

Ligg. plantaria

Lig. metatarsale transv. prof.

Basis metatarsalis I

Sulcus tendinis musculi peronaei longi

Ligg. tarsometatarsalia plantaria

Os cuneiforme med.

Tuberositas ossis metatarsalis V

Ligg. cuneonavicularia plantaria

Lig. plantare longum

Lig. cuboideonaviculare plantare

Lig. calcaneocuboideum plantare

Tuberositas ossis navicularis

Lig. plantare longum

Lig. calcaneonaviculare plantare

Lig. calcaneofibulare

Sustentaculum tali

Proc. med. tuberis calcanei

Lig. med. [deltoideum], Pars tibiocalcanea

Tuber calcanei

Sulcus tendinis musculi flexoris hallucis longi

Articulationes metatarsophalangeales

Os sesamoideum

Lig. metatarsale transv. prof.

Ligg. metatarsalia plantaria

M. peronaeus [fibularis] longus, Tendo

M. peronaeus [fibularis] brevis, Tendo

Ligg. tarsometatarsalia plantaria

Tendo musculi tibialis ant.

Ligg. tarsi plantaria

Lig. cuboideonaviculare plantare

Tuberositas ossis cuboidei

Tendo musculi tibialis posterioris

Lig. calcaneocuboideum plantare

Lig. calcaneonaviculare plantare

Tuber calcanei

Abb. 445. Bänder der Fußsohle, Planta [Regio plantaris] pedis, tiefe Schicht. Rechter Fuß.

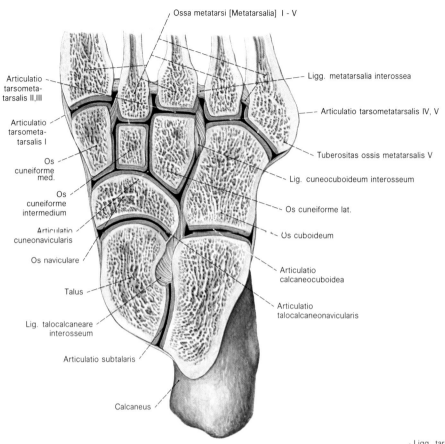

Abb. 446. Horizontalschnitt durch die knöcherne Fußwurzel. Rechter Fuß, Ansicht von proximal.

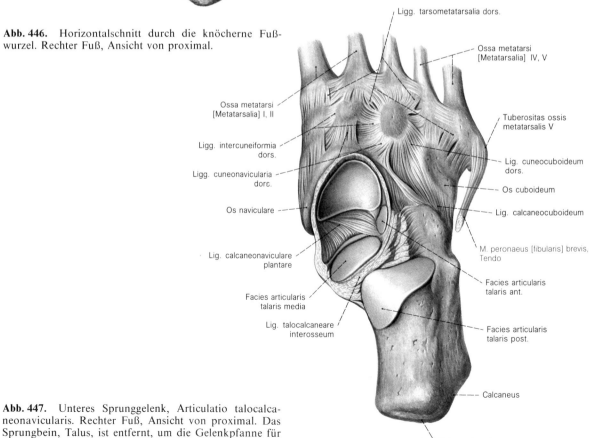

Abb. 447. Unteres Sprunggelenk, Articulatio talocalcaneonavicularis. Rechter Fuß, Ansicht von proximal. Das Sprungbein, Talus, ist entfernt, um die Gelenkpfanne für den Kopf des Sprungbeins, Caput tali, zu zeigen.

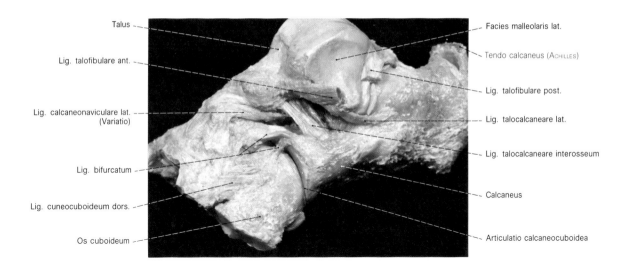

Talus
Lig. talofibulare ant.
Lig. calcaneonaviculare lat. (Variatio)
Lig. bifurcatum
Lig. cuneocuboideum dors.
Os cuboideum

Facies malleolaris lat.
Tendo calcaneus (ACHILLES)
Lig. talofibulare post.
Lig. talocalcaneare lat.
Lig. talocalcaneare interosseum
Calcaneus
Articulatio calcaneocuboidea

Abb. 448. Bänder der linken Fußwurzel. Ansicht von lateral und oben.

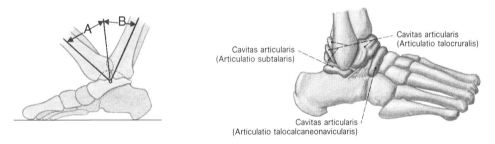

Cavitas articularis (Articulatio subtalaris)
Cavitas articularis (Articulatio talocruralis)
Cavitas articularis (Articulatio talocalcaneonavicularis)

Abb. 449. Bewegungsausschläge (Beugung und Streckung) des Unterschenkels gegen den feststehenden Fuß im oberen Sprunggelenk, Articulatio talocruralis (nach S. MOLLIER: Plastische Anatomie, 2. Aufl. Bergmann, München 1938).

Abb. 450. Sprunggelenke des rechten Fußes. Füllung der Gelenkhöhlen. Ansicht von lateral.

Das obere Sprunggelenk, **Articulatio talocruralis**, ist das Gelenk, in dem die beiden Unterschenkelknochen mit der Fußwurzel artikulieren. Im Gegensatz zu den Verhältnissen an der oberen Extremität handelt es sich nur um *einen* Knochen des Tarsus, der zu diesem Gelenk gehört: das Sprungbein, Talus, mit seiner Trochlea. Die Gelenkpfanne für die Talusrolle wird von *beiden* Kruralknochen gebildet: die Tibia ist mit der Facies articularis inferior und der unmittelbar angrenzenden Facies articularis malleoli, die Fibula mit ihrer Facies articularis malleoli beteiligt. Die Gelenkkapsel umschließt die überknorpelten Flächen der drei Knochen und ist dünn, stellenweise, namentlich vorn, mit synovialem Fettpolster ausgestattet.

Das obere Sprunggelenk wird ständig beim Gehen gebraucht. die Drehachse des Scharniers (Abb. 449) verläuft durch beide Malleolen. Aus der Normalstellung, in der der Fuß mit dem Unterschenkel einen rechten Winkel bildet, sind aktive Hebung (= Dorsalextension) um etwa 20° und Senkung (= Plantarflexion) um ca. 30° möglich. Bewegungen im oberen Sprunggelenk haben in der Reihe der Muskel- und Gelenkpumpen zur Förderung des Rückstroms in den Venen der unteren Gliedmaße große Bedeutung. Ankylotische Prozesse, aber auch schon das Tragen hochhackiger Schuhe heben diese Wirkung auf.

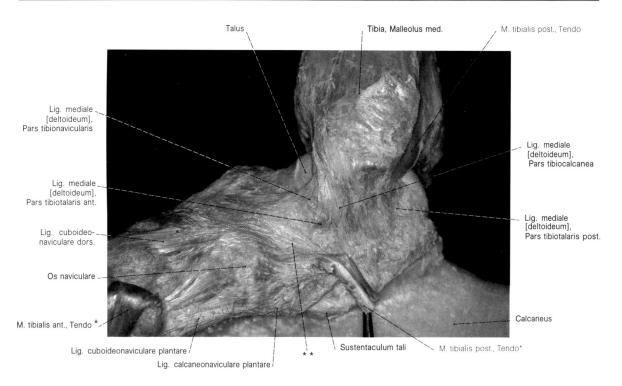

Talus — Tibia, Malleolus med. — M. tibialis post., Tendo

Lig. mediale [deltoideum], Pars tibionavicularis

Lig. mediale [deltoideum], Pars tibiotalaris ant.

Lig. cuboideonaviculare dors.

Os naviculare

M. tibialis ant., Tendo *

Lig. mediale [deltoideum], Pars tibiocalcanea

Lig. mediale [deltoideum], Pars tibiotalaris post.

Calcaneus

Lig. cuboideonaviculare plantare

Lig. calcaneonaviculare plantare

**   Sustentaculum tali   M. tibialis post., Tendo*

Abb. 451. Bänder des oberen und unteren Sprunggelenks sowie der proximalen Fußwurzel von medial.

* Sehne heruntergeklappt
** Lig. calcaneonaviculare med. = Lig. neglectum (nach v. VOLK-MANN, 1970)

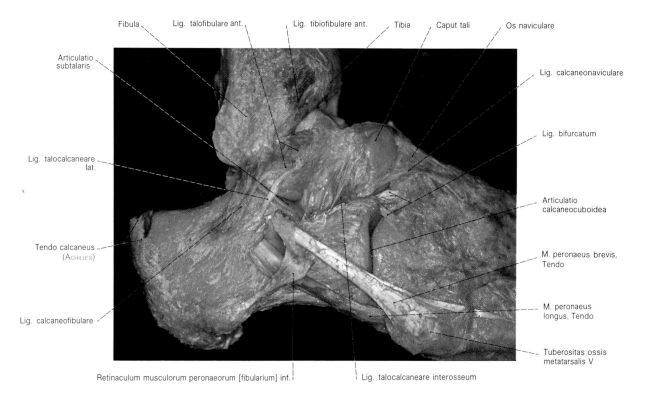

Fibula — Lig. talofibulare ant. — Lig. tibiofibulare ant. — Tibia — Caput tali — Os naviculare

Articulatio subtalaris

Lig. talocalcaneare lat.

Tendo calcaneus (ACHILLES)

Lig. calcaneofibulare

Lig. calcaneonaviculare

Lig. bifurcatum

Articulatio calcaneocuboidea

M. peronaeus brevis, Tendo

M. peronaeus longus, Tendo

Tuberositas ossis metatarsalis V

Retinaculum musculorum peronaeorum [fibularium] inf.

Lig. talocalcaneare interosseum

Abb. 452. Bänder der Syndesmosis [Articulatio] tibiofibularis, des oberen und unteren Sprunggelenks, Articulatio talocruralis et Articulatio talocalcaneonavicularis, sowie der proximalen Fußwurzel in der Ansicht von lateral.

(Originale der Abbildungen 448, 451—454 des rechten Fußes: Prof. Dr. H.-M. SCHMIDT, Anatomisches Institut der Universität Bonn)

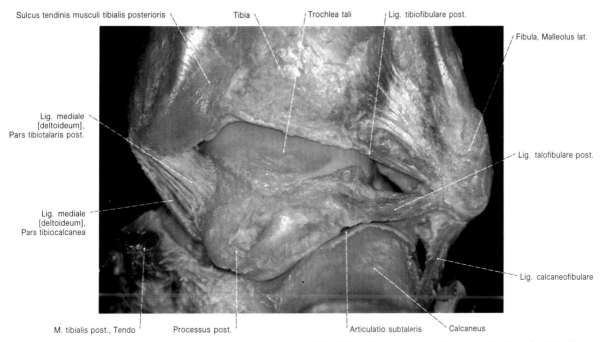

Sulcus tendinis musculi tibialis posterioris

Tibia

Trochlea tali

Lig. tibiofibulare post.

Fibula, Malleolus lat.

Lig. mediale [deltoideum], Pars tibiotalaris post.

Lig. talofibulare post.

Lig. mediale [deltoideum], Pars tibiocalcanea

Lig. calcaneofibulare

M. tibialis post., Tendo

Processus post.

Articulatio subtalaris

Calcaneus

Abb. 453. Bänder der Syndesmosis [Articulatio] tibiofibularis und des oberen und unteren Sprunggelenks, Articulatio talocruralis et Articulatio talocalcaneonavicularis, in der Ansicht von dorsal.

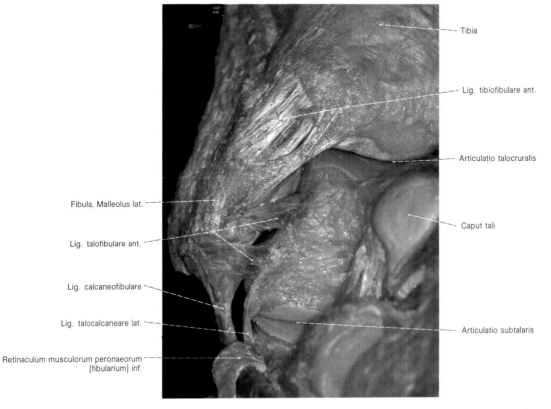

Tibia

Lig. tibiofibulare ant.

Articulatio talocruralis

Fibula, Malleolus lat.

Caput tali

Lig. talofibulare ant.

Lig. calcaneofibulare

Lig. talocalcaneare lat.

Articulatio subtalaris

Retinaculum musculorum peronaeorum [fibularium] inf.

Abb. 454. Syndesmosis [Articulatio] tibiofibularis und laterale Bänder des oberen und unteren Sprunggelenks, Articulatio talocruralis et Articulatio talocalcaneonavicularis, in der Ansicht von vorn.

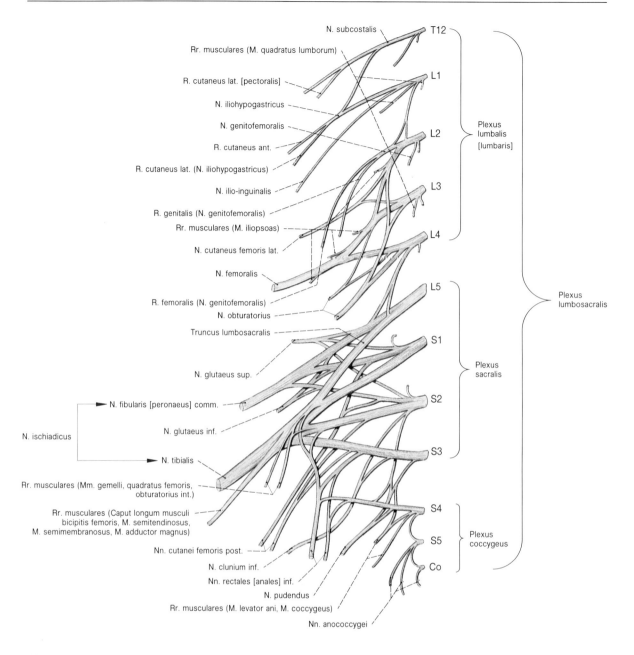

N. subcostalis

Rr. musculares (M. quadratus lumborum)

R. cutaneus lat. [pectoralis]

N. iliohypogastricus

N. genitofemoralis

R. cutaneus ant.

R. cutaneus lat. (N. iliohypogastricus)

N. ilio-inguinalis

R. genitalis (N. genitofemoralis)

Rr. musculares (M. iliopsoas)

N. cutaneus femoris lat.

N. femoralis

R. femoralis (N. genitofemoralis)

N. obturatorius

Truncus lumbosacralis

N. glutaeus sup.

N. fibularis [peronaeus] comm.

N. ischiadicus

N. glutaeus inf.

N. tibialis

Rr. musculares (Mm. gemelli, quadratus femoris, obturatorius int.)

Rr. musculares (Caput longum musculi bicipitis femoris, M. semitendinosus, M. semimembranosus, M. adductor magnus)

Nn. cutanei femoris post.

N. clunium inf.

Nn. rectales [anales] inf.

N. pudendus

Rr. musculares (M. levator ani, M. coccygeus)

Nn. anococcygei

T12

L1

L2

L3

L4

L5

S1

S2

S3

S4

S5

Co

Plexus lumbalis [lumbaris]

Plexus sacralis

Plexus coccygeus

Plexus lumbosacralis

Abb. 455.   Schema der Plexus lumbalis [lumbaris], sacralis und coccygeus.

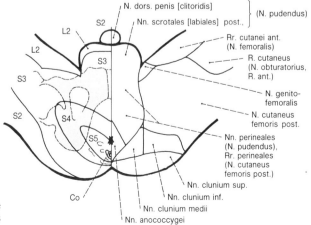

N. dors. penis [clitoridis]

Nn. scrotales [labiales] post.,

(N. pudendus)

Rr. cutanei ant. (N. femoralis)

R. cutaneus (N. obturatorius, R. ant.)

N. genito-femoralis

N. cutaneus femoris post.

Nn. perineales (N. pudendus), Rr. perineales (N. cutaneus femoris post.)

Nn. clunium sup.

Nn. clunium inf.

Nn. clunium medii

Nn. anococcygei

L2

L2

S3

S2

S3

S4

S2

S5

Co

Abb. 456.   ♂ Damm. Rechte Körperseite: radikuläre, linke Körperseite: periphere Innervation. Beckenknochen rechts durchscheinend.

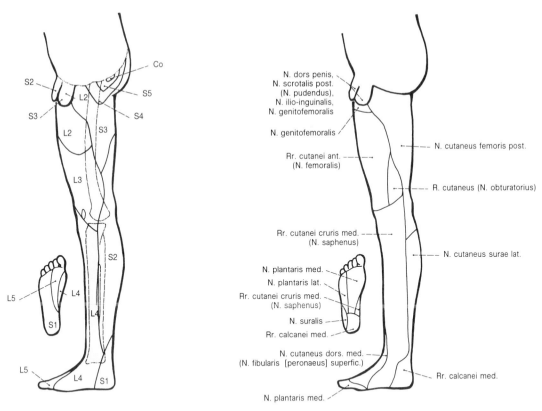

Abb. 457. Rechtes Bein, Innenseite, und Fußsohle: radikuläre Innervation.

Abb. 458. Rechtes Bein, Innenseite, und Fußsohle: periphere Innervation.

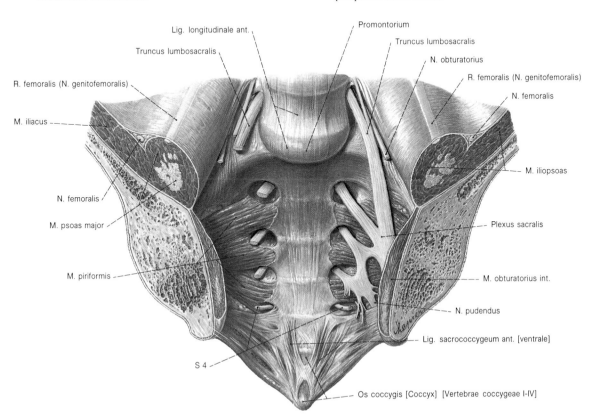

Abb. 459. Frontalschnitt durch das Becken. Ansicht von ventral auf die Facies pelvica, das Os sacrum [Sacrale] [Vertebrae sacrales I–V] mit dem Plexus sacralis.

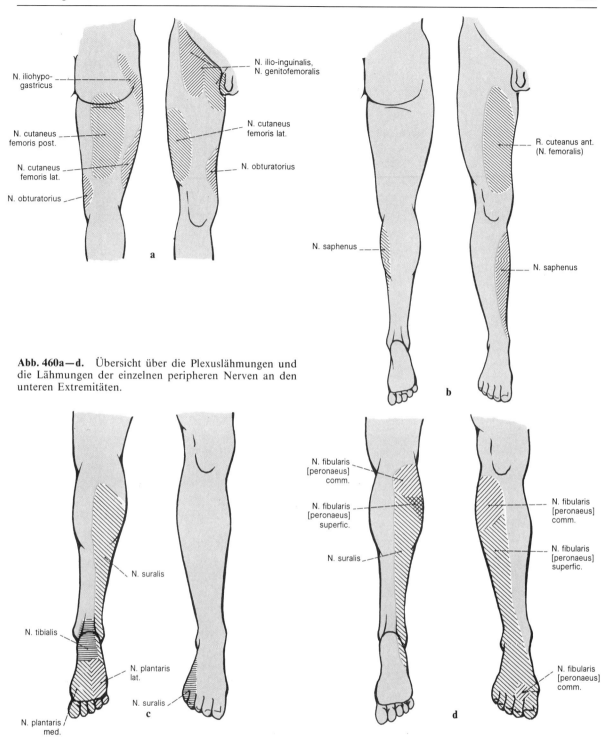

Abb. 460a—d. Übersicht über die Plexuslähmungen und die Lähmungen der einzelnen peripheren Nerven an den unteren Extremitäten.

Versorgungsgebiete der Nerven des Plexus lumbosacralis

	motorisch	sensibel
Plexus lumbosacralis (T XII) L I — S IV (S V) Truncus lumbosacralis		
Plexus lumbalis [lumbaris] (T XII) L I — L IV		
N. iliohypogastricus T XII + L I	Mm. rectus, obliquus externus abdominis, obliquus internus abdominis, transversus abdominis	Haut über der Hüfte
R. cutaneus lateralis		
R. cutaneus anterior		Haut oberhalb des äußeren Leistenrings und des Mons pubis

Fortsetzung s. S. 283

Fortsetzung von S. 282

	motorisch	sensibel
N. ilio-inguinalis (T XII) L I (L II)	Mm. rectus obliquus externus abdominis, obliquus internus abdominis, transversus abdominis	
Nn. scrotales anteriores		Haut der Leistenregion, der Peniswurzel und des Scrotum
Nn. labiales anteriores		Haut der Leistenregion und der Labia majora
N. genitofemoralis L I + L II		
R. genitalis	M. cremaster	Hodenhüllen (einschließlich Tunica dartos)
R. femoralis		Haut über dem Hiatus saphenus
N. cutaneus femororis lateralis L II + L III		Haut auf der lateralen und vorderen Seite des Oberschenkels bis zum Knie
N. obturatorius L II — L IV	M. obturatorius externus	
R. anterior	Mm. pectineus, adductor brevis, adductor longus, gracilis	Kapsel des Hüftgelenks
R. cutaneus		Haut der Innenseite des Oberschenkels oberhalb des Knies
R. posterior		Kapsel des Hüftgelenks, Periost der Rückseite des Femur
Rr. musculares	M. adductor magnus (M. adductor brevis)	
N. obturatorius accessorius L III + L IV	M. pectineus	Kapsel des Hüftgelenks
N. femoralis L I — L IV		Kapsel des Hüftgelenks
Rr. musculares	Mm. iliopsoas, pectineus, sartorius, quadriceps femoris	
Rr. cutanei anteriores N. saphenus		Haut auf der Vorder- und Innenseite des Oberschenkels bis zum Knie, Periost der Vorderseite des Femur
R. infrapatellaris Rr. cutanei cruris mediales		Haut auf der medialen und vorderen Seite des Knies sowie auf der medialen Seite des Unterschenkels und des Fußes
Plexus sacralis (L IV) L V — S 3		
N. obturatorius L V — S II	M. obturatorius internus	
N. piriformis S I + S II	M. piriformis	
N. musculi quadrati femoris L IV — S I	M. quadratus femoris	
N. glutaeus superior L IV — S I	Mm. glutaeus medius und minimus, tensor fasciae latae	
N. glutaeus inferior L V — S II	M. glutaeus maximus	
N. cutaneus femoris posterior S I — S III		Haut auf der Rückseite des Ober- und proximalen Unterschenkels
Nn. clunium inferiores		Haut über dem Gesäß
Rr. perineales		Damm, Skrotalhaut, bzw. Haut der Labia majora
N. ischiadicus [sciaticus] L IV — S III	Beuger des Oberschenkels, alle Muskeln des Unterschenkels und des Fußes	
N. fibularis [peronaeus] L IV — S II		
N. fibularis [peronaeus] communis	M. biceps femoris, Caput breve	Kapsel des Kniegelenks
N. cutaneus surae lateralis		Haut der Wade bis zum lateralen Knöchel
R. communicans fibularis [peronaeus]		Verbindungsast zum N. suralis
N. fibularis [peronaeus] superficialis		
Rr. musculares	Mm. peronaei longus und brevis	
N. cutaneus dorsalis medialis		Haut des Unterschenkels und des Fußrückens bis zur 1.–3. Zehe
N. cutaneus dorsalis intermedius		Haut des lateralen Fußrückens
Nn. digitales dorsales pedis		Haut der Zehenrücken mit Ausnahme der Haut des 1. Interdigitalraums und der Außenseite der 5. Zehe
N. fibularis [peronaeus] profundus		Periost der Unterschenkelknochen und Kapsel des oberen Sprunggelenks
Rr. musculares	Mm. tibialis anterior, extensor digitorum longus, extensor hallucis longus, extensor digitorum brevis und extensor hallucis brevis	
Nn. digitales dorsales pedis (hallucis lateralis et digiti secundi medialis)		Haut des 1. Interdigitalraums
N. tibialis L IV — S III		Kapsel des Kniegelenks
Rr. musculares	Mm. triceps surae, plantaris, popliteus, tibialis posterior, flexor digitorum longus, flexor hallucis longus	
N. interosseus cruris		Periost der Unterschenkelknochen und Kapsel des oberen Sprunggelenks
N. cutaneus surae medialis		vereinigt sich mit dem N. cutaneus surae lateralis zum N. suralis
N. suralis		sura [suralis]
N. cutaneus dorsalis lateralis		Haut des seitlichen Fußrückens bis zum Seitenrand der kleinen Zehe
Rr. calcanei laterales		Haut der Ferse lateral
Rr. calcanei mediales		Haut der Ferse medial
N. plantaris medialis	Mm. abductor hallucis und flexor digitorum brevis, flexor hallucis brevis (medialer Kopf), lumbricales I, II	Haut der medialen Fußsohle
Nn. digitales plantares communes Nn. digitales plantares proprii		Haut auf der Plantarseite der medialen 3 1/2 Zehen und ihres Nagelbereichs

Fortsetzung s. S. 285

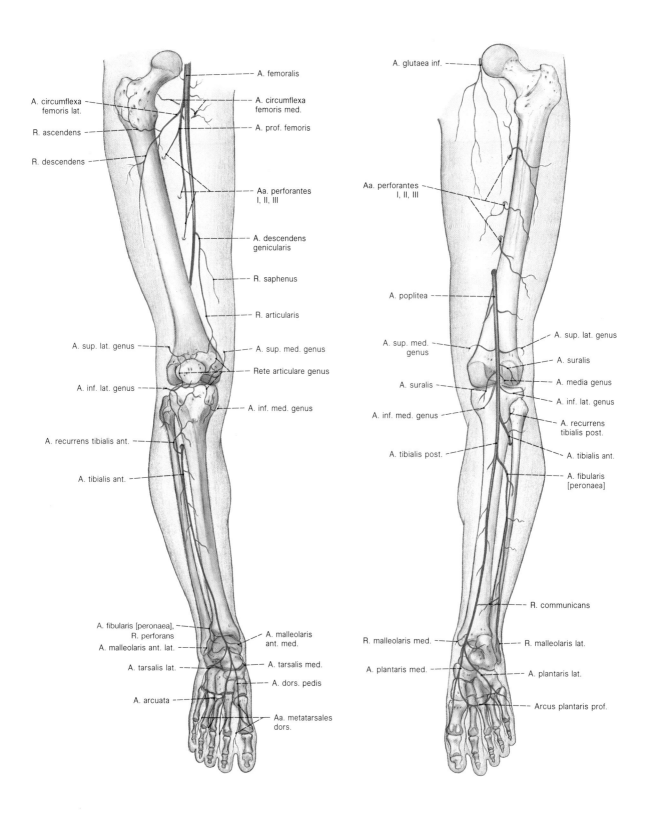

Abb. 461. Arterien des Beines. Übersicht. Ansicht von ventral.

Abb. 462. Arterien des Beines. Übersicht. Ansicht von dorsal.

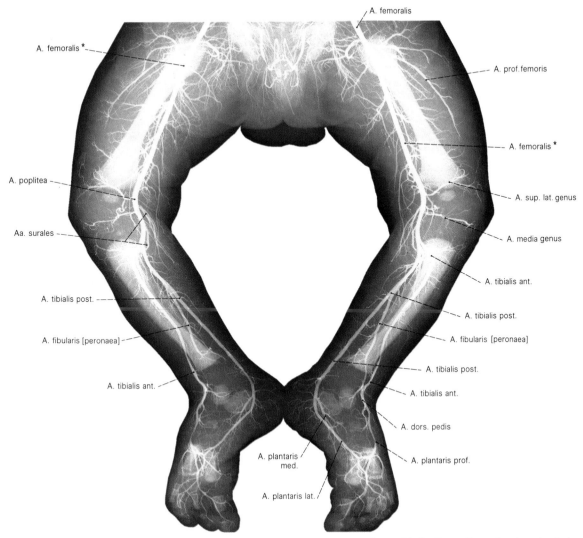

A. femoralis

A. femoralis *

A. prof. femoris

A. femoralis *

A. poplitea

A. sup. lat. genus

Aa. surales

A. media genus

A. tibialis ant.

A. tibialis post.

A. tibialis post.

A. fibularis [peronaea]

A. fibularis [peronaea]

A. tibialis post.

A. tibialis ant.

A. tibialis ant.

A. dors. pedis

A. plantaris med.

A. plantaris prof.

A. plantaris lat.

* Klinisch: Arteria femoralis superficialis

Abb. 463. Angiographische Darstellung der Arterien beider Beine (Totgeburt) (Original: Prof. Dr. G.W. KAUFFMANN, Radiologische Universitätsklinik, Abt. Röntgendiagnostik, Freiburg i. Br.).

Fortsetzung von S. 283

	motorisch	sensibel
N. plantaris lateralis	Mm. abductor digiti minimi, quadratus plantae [flexor accessorius]	
R. superficialis		
Nn. digitales plantares communes Nn. digitales plantares proprii	Mm. flexor digiti minimi brevis, opponens digiti minimi, interossei des 4. Intermetatarsalraums	Haut auf der Plantarseite der lateralen 1 1/2 Zehen und ihres Nagelbereichs
R. profundus	Mm. lumbricales II–IV, adductor hallucis (Caput transversum), interossei des 1.–4. Intermetatarsalraums	
N. pudendus (S I) S II – S IV		
Nn. rectales [anales] inferiores S III + S IV		Haut der Analregion und des Damms
Nn. perineales		
Nn. scrotales [labiales] posteriores		dorsale Skrotalhaut bzw. hintere Bereiche der Labia majora und minora, Schleimhaut der Urethra, Vestibulum vaginae
Rr. musculares	Mm. transversus perinei superficialis und profundus, bulbo- und ischiocavernosus, sphincter ani externus	
N. dorsalis penis [clitoridis]	M. transversus perinei profundus	Haut des Penis, Glans/Clitoris, Präputium
Plexus coccygeus S IV + S V (Co I)	M. coccygeus, M. levator ani	
N. coccygeus S IV + S V (Co I) Nn. anococcygeus		Haut über dem Steißbein sowie zwischen Steißbein und Anus

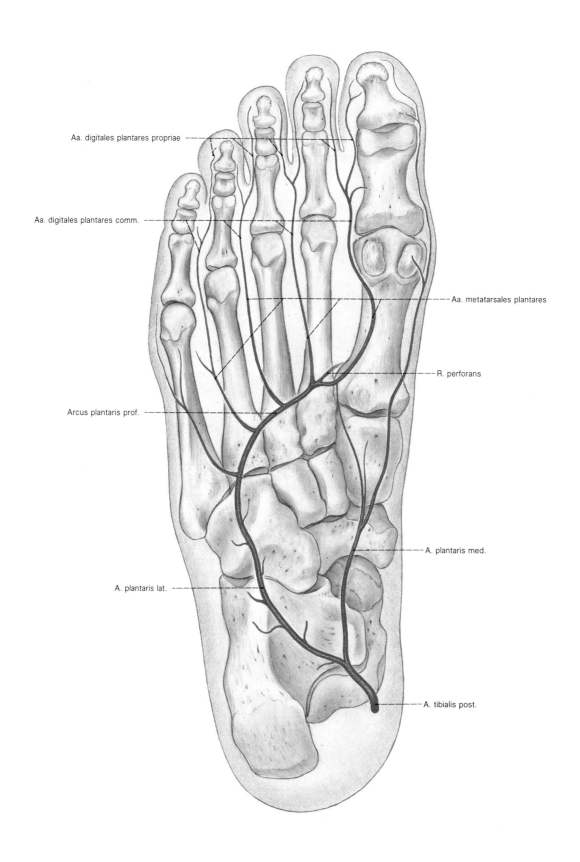

Aa. digitales plantares propriae

Aa. digitales plantares comm.

Aa. metatarsales plantares

R. perforans

Arcus plantaris prof.

A. plantaris med.

A. plantaris lat.

A. tibialis post.

Abb. 464. Arterien des rechten Fußes von plantar. Übersicht.

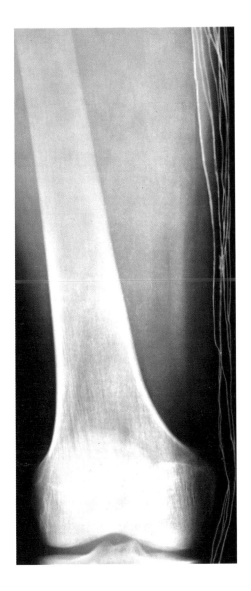 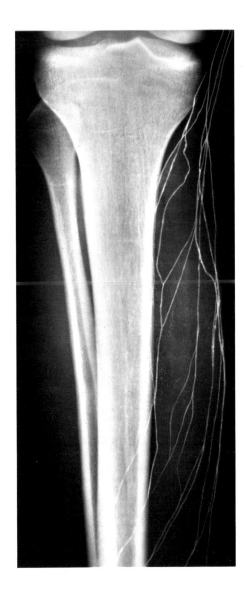

Abb. 465. Lymphographie des epifaszialen Lymphkollek-
torenbündels an der Innenseite des rechten Oberschenkels.

Abb. 466. Lymphographie des epifaszialen Lymphkollek-
torenbündels an der Innenseite des rechten Üterschenkels.

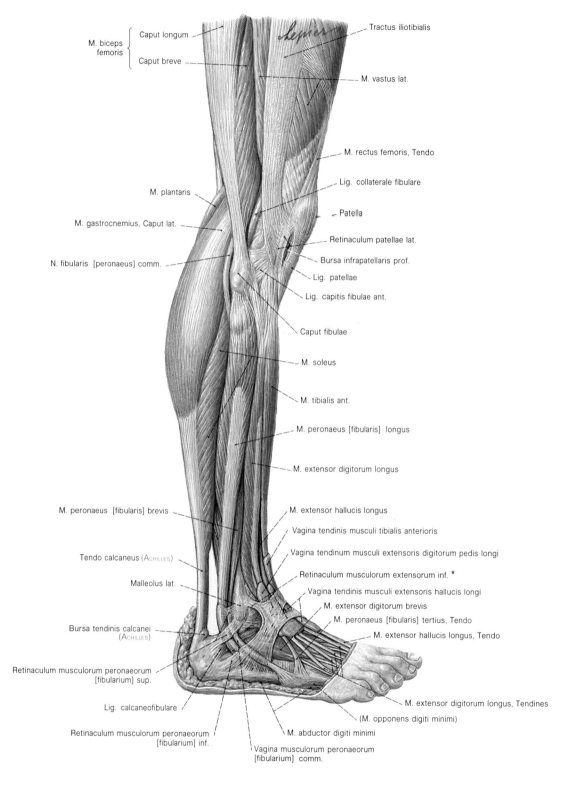

M. biceps femoris
— Caput longum
— Caput breve

Tractus iliotibialis

M. vastus lat.

M. rectus femoris, Tendo

Lig. collaterale fibulare

Patella

M. plantaris

M. gastrocnemius, Caput lat.

Retinaculum patellae lat.

Bursa infrapatellaris prof.

Lig. patellae

N. fibularis [peronaeus] comm.

Lig. capitis fibulae ant.

Caput fibulae

M. soleus

M. tibialis ant.

M. peronaeus [fibularis] longus

M. extensor digitorum longus

M. peronaeus [fibularis] brevis

M. extensor hallucis longus

Vagina tendinis musculi tibialis anterioris

Vagina tendinum musculi extensoris digitorum pedis longi

Tendo calcaneus (ACHILLES)

Retinaculum musculorum extensorum inf. *

Malleolus lat.

Vagina tendinis musculi extensoris hallucis longi

M. extensor digitorum brevis

M. peronaeus [fibularis] tertius, Tendo

M. extensor hallucis longus, Tendo

Bursa tendinis calcanei (ACHILLES)

Retinaculum musculorum peronaeorum [fibularium] sup.

M. extensor digitorum longus, Tendines

(M. opponens digiti minimi)

Lig. calcaneofibulare

M. abductor digiti minimi

Retinaculum musculorum peronaeorum [fibularium] inf.

Vagina musculorum peronaeorum [fibularium] comm.

Abb. 467. Oberflächliche Schicht der Muskeln des rechten Beins (distales Drittel des Oberschenkels, Unterschenkel und Fuß). Sehnenscheiden, Vaginae synoviales, blau gefärbt. Ansicht von lateral.

* Traditionell: Lig. cruciforme

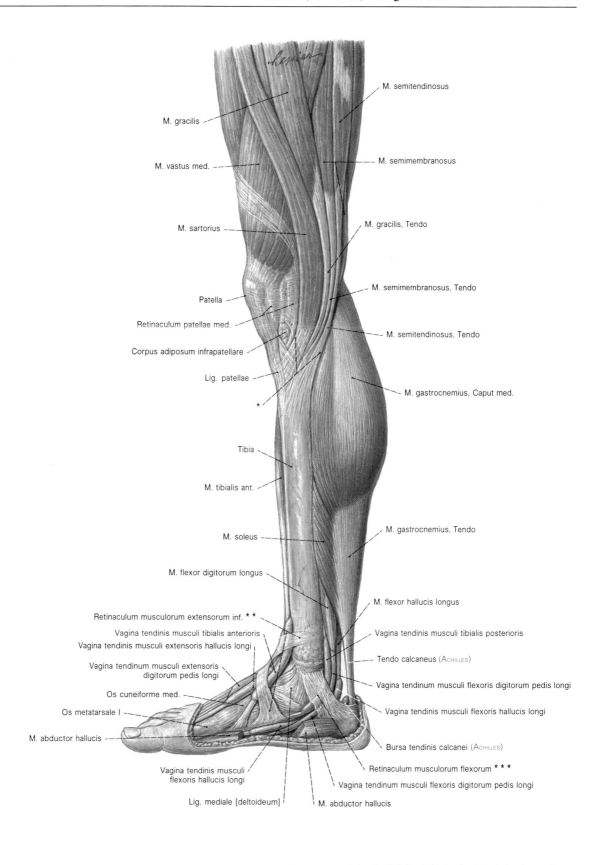

M. semitendinosus

M. gracilis

M. semimembranosus

M. vastus med.

M. gracilis, Tendo

M. sartorius

M. semimembranosus, Tendo

Patella

M. semitendinosus, Tendo

Retinaculum patellae med.

Corpus adiposum infrapatellare

Lig. patellae

M. gastrocnemius, Caput med.

*

Tibia

M. tibialis ant.

M. gastrocnemius, Tendo

M. soleus

M. flexor digitorum longus

M. flexor hallucis longus

Retinaculum musculorum extensorum inf. **

Vagina tendinis musculi tibialis anterioris

Vagina tendinis musculi tibialis posterioris

Vagina tendinis musculi extensoris hallucis longi

Tendo calcaneus (ACHILLES)

Vagina tendinum musculi extensoris
digitorum pedis longi

Vagina tendinum musculi flexoris digitorum pedis longi

Os cuneiforme med.

Vagina tendinis musculi flexoris hallucis longi

Os metatarsale I

M. abductor hallucis

Bursa tendinis calcanei (ACHILLES)

Retinaculum musculorum flexorum ***

Vagina tendinis musculi
flexoris hallucis longi

Vagina tendinum musculi flexoris digitorum pedis longi

Lig. mediale [deltoideum]

M. abductor hallucis

* Traditionell: (INA) Pes anserinus
** traditionell: Lig. cruciforme
*** traditionell: Lig. laciniatum

Abb. 468. Oberflächliche Schicht der Muskeln des rechten
Beins (distales Drittel des Oberschenkels, Unterschenkel
und Fuß). Sehnenscheiden, Vaginae synoviales, blau
gefärbt. Ansicht von medial.

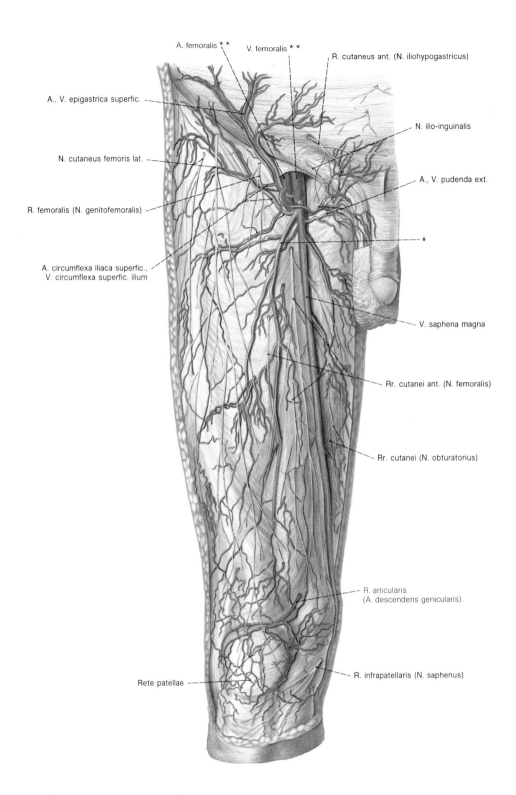

A. femoralis * *

V. femoralis * *

R. cutaneus ant. (N. iliohypogastricus)

A., V. epigastrica superfic.

N. ilio-inguinalis

N. cutaneus femoris lat.

A., V. pudenda ext.

R. femoralis (N. genitofemoralis)

*

A. circumflexa iliaca superfic.,
V. circumflexa superfic. ilium

V. saphena magna

Rr. cutanei ant. (N. femoralis)

Rr. cutanei (N. obturatorius)

R. articularis
(A. descendens genicularis)

R. infrapatellaris (N. saphenus)

Rete patellae

Abb. 469.   Hautnerven, oberflächliche Venen und Arterien
auf der Vorderseite des rechten Oberschenkels.

Die Begleitvene der Arteria circumflexa iliaca superficialis trägt
nach den NOMINA ANATOMICA (5°) die Bezeichnung Vena
circumflexa superficialis ilium
  * V. saphena accessoria lateralis, klinisch übliche, aber inoffizielle
Bezeichnung
** klinisch: Arteria und Vena femoralis superficialis

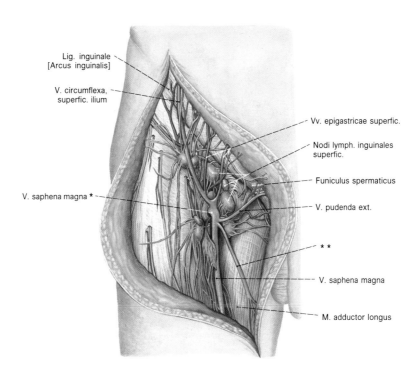

Lig. inguinale
[Arcus inguinalis]

V. circumflexa,
superfic. ilium

V. saphena magna *

Vv. epigastricae superfic.

Nodi lymph. inguinales
superfic.

Funiculus spermaticus

V. pudenda ext.

**

V. saphena magna

M. adductor longus

* Mündungskrümmung (klinisch: „Krosse") der Vena saphena magna
** klinisch: V. saphena magna accessoria medialis

Abb. 470. Epifasziale Leitungsbahnen (Venen, Arterien, Lymphgefäße, Hautnerven) und Lymphknoten der Regio inguinalis und der Regio [Facies] femoralis anterior. (T. v. LANZ, W. WACHSMUTH: Praktische Anatomie. I/4. Bein u. Statik. Springer, Heidelberg 1972 unter Verwendung eigener Präparate modifiziert).

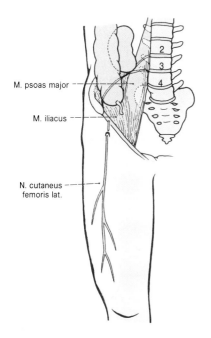

M. psoas major

M. iliacus

N. cutaneus
femoris lat.

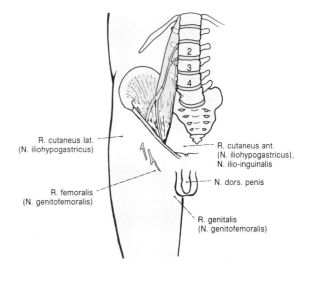

R. cutaneus lat.
(N. iliohypogastricus)

R. cutaneus ant.
(N. iliohypogastricus),
N. ilio-inguinalis

R. femoralis
(N. genitofemoralis)

N. dors. penis

R. genitalis
(N. genitofemoralis)

Abb. 471. Verlauf und Versorgungsgebiet des Nervus cutaneus femoris laterialis. Der Nerv biegt bei seinem Durchtritt durch das Leistenband, Ligamentum inguinale [Arcus inguinalis], aus einer (im Stehen) mehr oder weniger horizontalen Verlaufsrichtung in eine fast vertikale Richtung um (nach M. MUMENTHALER und H. SCHLIACK: Läsionen peripherer Nerven. 3°. Thieme, Stuttgart 1977).

Abb. 472. Der Nervus genitofemoralis und sensible Hautzonen der Leistengegend (nach M. MUMENTHALER und H. SCHLIACK: Läsionen peripherer Nerven. 3°. Thieme, Stuttgart 1977).

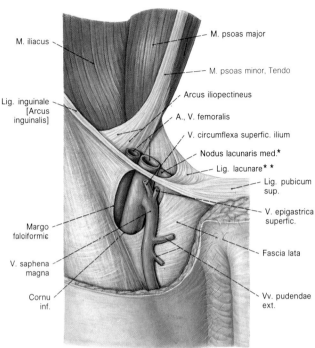

Abb. 474. Hiatus saphenus und Inhalt der Lacuna vasorum. Bauchdecken, Bauchinhalt und Fascia iliaca bis zum Leistenband, Ligamentum inguinale [Arcus inguinalis], sowie das Bindegewebe am Eingang des Schenkelkanals (= Septum femorale, klinisch auch: Septum Cloqueti) entfernt. Unterhalb des Leistenbandes Haut und Lymphknoten vor dem Hiatus saphenus abpräpariert.

* Klinisch auch: Rosenmüllerscher Lymphknoten
** Gimbernatisches Band

Die Lakunen der Inguinalregion (vgl. mit Abb. 474)
Da sich das Ligamentum inguinale [Arcus inguinalis] von der Spina iliaca anterior superior zur Symphysis pubica ausspannt und der Bindegewebszug des Arcus iliopectineus vom Leistenband zur Eminentia iliopubica zieht, entstehen zwischen Leistenband und Beckenknochen zwei Lücken oder Lakunen:
lateral die **Lacuna musculorum** für den Durchtritt des Musculus iliopsoas und des Nervus femoralis auf den Oberschenkel und medial die **Lacuna vasorum** für den Durchtritt der Arteria und Vena femoralis, des Ramus femoralis nervi genitofemoralis und von Lymphgefäßen in das Trigonum femorale am Oberschenkel bzw. von diesem in das Becken.
Begrenzung des **Annulus [Anulus] femoralis**: oben Ligamentum inguinale [Arcus inguinalis], unten Ligamentum pectineale, medial Ligamentum lacunare, lateral Arcus iliopectineus.
Topographische Anordnung: ganz medial Lymphgefäße und Lymphknoten (Nodus lacunaris medialis, Nodus lacunaris intermedius, Nodus lacunaris lateralis), daneben Vena femoralis und ganz lateral Arteria femoralis.
Hernia femoralis: Die innere Bruchpforte ist die schwache Stelle zwischen Vena femoralis und Ligamentum lacunare, die von Lymphgefäßen und Bindegewebe (Septum femorale, klinisch: Septum Cloqueti) ausgefüllt ist.
Als äußere Bruchpforte wirkt der Hiatus saphenus der Fascia lata. Hier treten die Vena saphena magna und die oberflächlichen Lymphgefäße in die Tiefe, Hautnerven und die Arteria epigastrica superficialis erreichen die Oberfläche.

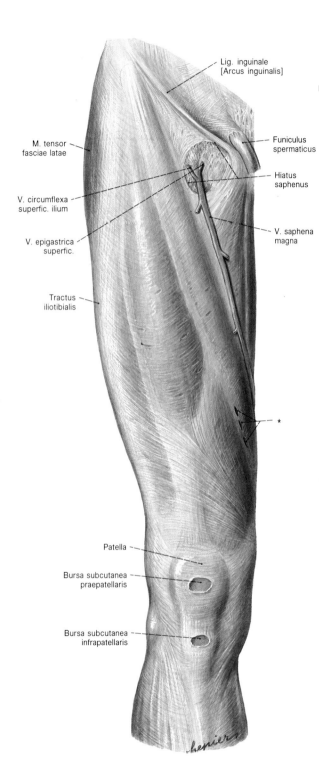

Abb. 473. Faszie des rechten Oberschenkels, Fascia lata. Ansicht von ventral.

* Faszienlücken für Venae perforantes der sog. Doddschen Gruppe

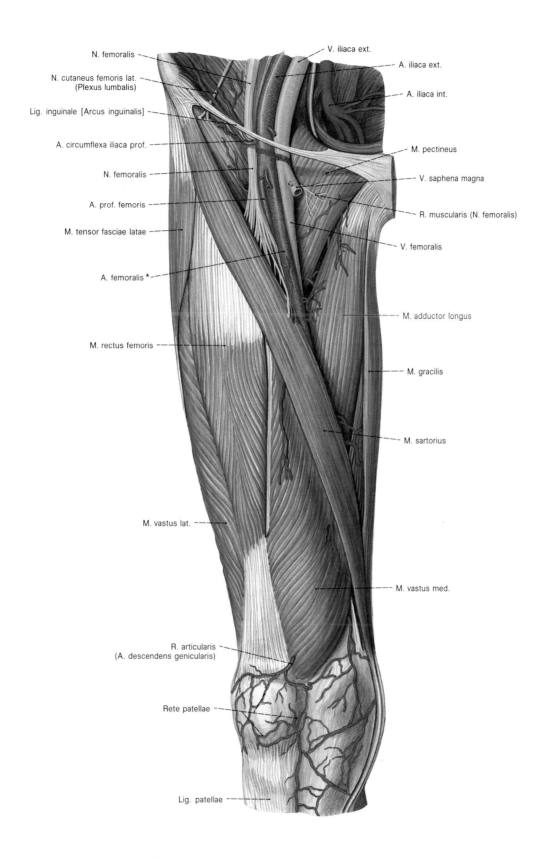

N. femoralis

V. iliaca ext.

N. cutaneus femoris lat.
(Plexus lumbalis)

A. iliaca ext.

A. iliaca int.

Lig. inguinale [Arcus inguinalis]

A. circumflexa iliaca prof.

M. pectineus

N. femoralis

V. saphena magna

A. prof. femoris

R. muscularis (N. femoralis)

M. tensor fasciae latae

V. femoralis

A. femoralis *

M. adductor longus

M. rectus femoris

M. gracilis

M. sartorius

M. vastus lat.

M. vastus med.

R. articularis
(A. descendens genicularis)

Rete patellae

Lig. patellae

* Die Arteria femoralis wird im klinischen Sprachgebrauch meist als Arteria femoralis superficialis bezeichnet

Abb. 475.   Nerven und Gefäße der ventralen Fläche des rechten Oberschenkels, oberflächliche Schicht. Fascia lata entfernt.

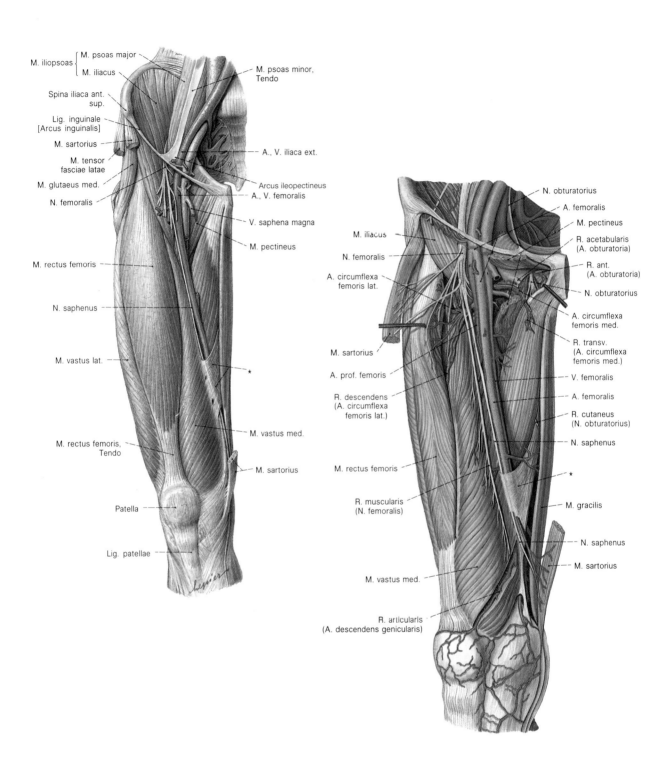

M. iliopsoas

M. psoas major

M. iliacus

M. psoas minor, Tendo

Spina iliaca ant. sup.

Lig. inguinale [Arcus inguinalis]

M. sartorius

M. tensor fasciae latae

M. gluteaus med.

N. femoralis

A., V. iliaca ext.

Arcus ileopectineus

A., V. femoralis

V. saphena magna

M. pectineus

M. rectus femoris

N. saphenus

M. vastus lat.

*

M. rectus femoris, Tendo

M. vastus med.

M. sartorius

Patella

Lig. patellae

N. obturatorius

A. femoralis

M. pectineus

R. acetabularis (A. obturatoria)

R. ant. (A. obturatoria)

N. obturatorius

A. circumflexa femoris med.

R. transv. (A. circumflexa femoris med.)

V. femoralis

A. femoralis

R. cutaneus (N. obturatorius)

N. saphenus

*

M. gracilis

N. saphenus

M. sartorius

M. iliacus

N. femoralis

A. circumflexa femoris lat.

M. sartorius

A. prof. femoris

R. descendens (A. circumflexa femoris lat.)

M. rectus femoris

R. muscularis (N. femoralis)

M. vastus med.

R. articularis (A. descendens genicularis)

Abb. 476. Ventrale Fläche des rechten Oberschenkels nach Entfernung der Fascia lata und des Musculus sartorius.

* Der Adduktorenkanal, Canalis adductorius, ist von einer Sehnenplatte bedeckt, die traditionell als Membrana vastoadductoria (INA) bezeichnet wird

Abb. 477. Nerven und Gefäße der ventralen Fläche des rechten Oberschenkels, mittlere Schicht. Musculus sartorius und Musculus pectineus durchgeschnitten und teilweise entfernt.

* Siehe Fußnote zu Abb. 476

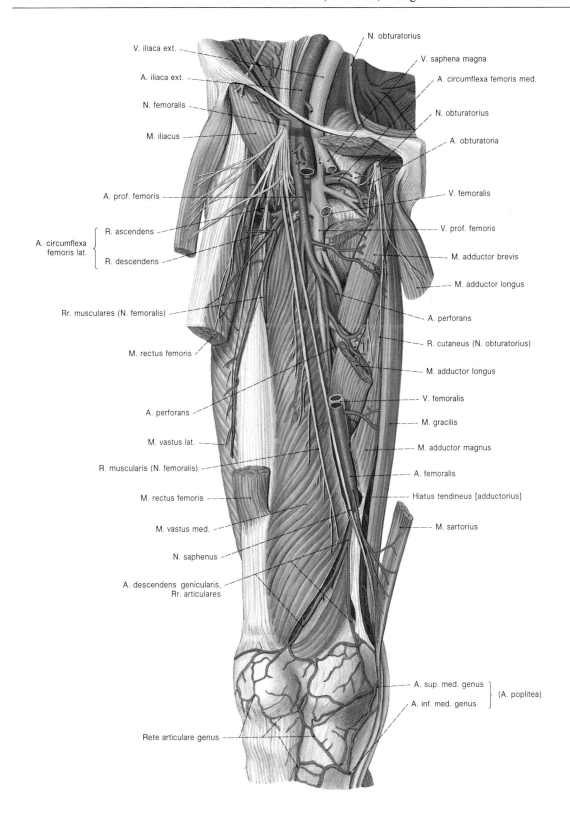

Abb. 478. Nerven und Gefäße der ventralen Fläche des rechten Oberschenkels, tiefe Schicht. Präparat wie in Abb. 477, jedoch zusätzlich Musculus rectus femoris und Musculus adductor longus durchgeschnitten und teilweise entfernt. Membrana vastoadductoria zur Freilegung der Vasa femoralia abgetragen, Musculus vastus medialis zur Darstellung der Arteria descendens genicularis gespalten.

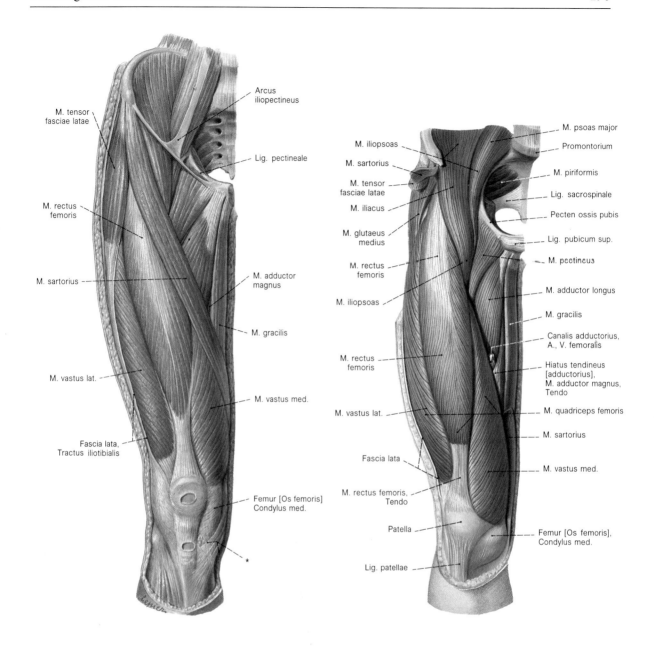

Abb. 479. Oberflächliche Schicht der Muskeln auf der Vorderseite des rechten Oberschenkels.

* Traditionell (INA): Pes anserinus (sog. Gänsefuß, der an der medialen Seite des Kniegelenks aus den Sehnen der Musculi gracilis, sartorius und semitendinosus besteht)

Abb. 480. Muskeln der Vorderseite des rechten Oberschenkels nach Durchtrennung des Musculus sartorius und Entfernung des Leistenbandes, Ligamentum inguinale [Arcus inguinalis].

Muskeln auf der Ventralfläche des Oberschenkels (Abb. 479—482)

Name	Ursprung	Ansatz	Innervation	Funktion
M. sartorius	Spina iliaca anterior superior	medialer Rand der Tuberositas tibiae	N. femoralis	hilft bei Beugung, Abduktion und Außenrollung des Oberschenkels, beugt (schwach) Unterschenkel, rollt gebeugten Unterschenkel im Kniegelenk einwärts
M. quadriceps femoris				
a) M. rectus femoris (zweigelenkig) *Caput rectum* *Caput reflexum*	Spina iliaca anterior inferior (= Caput rectum) und kranialer Rand des Acetabulum (= Caput reflexum)	Die gemeinsame Sehne des mächtigsten Muskels des Menschen inseriert sehnig am proximalen und an den seitlichen Rändern der Patella und mit dem Lig. patellae und den Retinacula patellae an der Tuberositas tibiae	N. femoralis	streckt den Unterschenkel, M. rectus femoris unterstützt Beugung im Hüftgelenk
b) M. vastus medialis (eingelenkig)	Labium mediale lineae asperae, distal stärker als proximal			
c) M. vastus lateralis (eingelenkig)	Labium laterale (Linea aspera) bis zum Trochanter major herauf			
d) M. vastus intermedius (eingelenkig)	ventraler Umfang des Femur (verwächst seitlich mit den beiden anderen Mm. vasti)			
e) M. articularis genus	distale Fasern von d	Kniegelenkkapsel		

Musculus iliopsoas (Abb. 109, 110, 480, 481)

Name	Ursprung	Ansatz	Innervation	Funktion
M. iliacus	Fossa iliaca, Spina iliaca anterior inferior, vordere Kapsel des Hüftgelenks	Trochanter minor und angrenzender Bereich des Labium mediale der Linea aspera	Rr. musculares aus dem Plexus lumbalis [lumbaris]	Beugung sowie Innen- und Außenrotation im Hüftgelenk, Seitenbeugung der Lendenwirbelsäule
M. psoas major	Seitenflächen des 12. Brust- und 1. bis 4. Lendenwirbelkörpers, Processus costales des 1. bis 5. (4.) Lendenwirbels	Trochanter minor		
M. psoas minor (inkonstant)	Seitenfläche des 12. Brust- und 1. Lendenwirbels	Trochanter minor, Ansatz oft mit langer, platter Sehne		

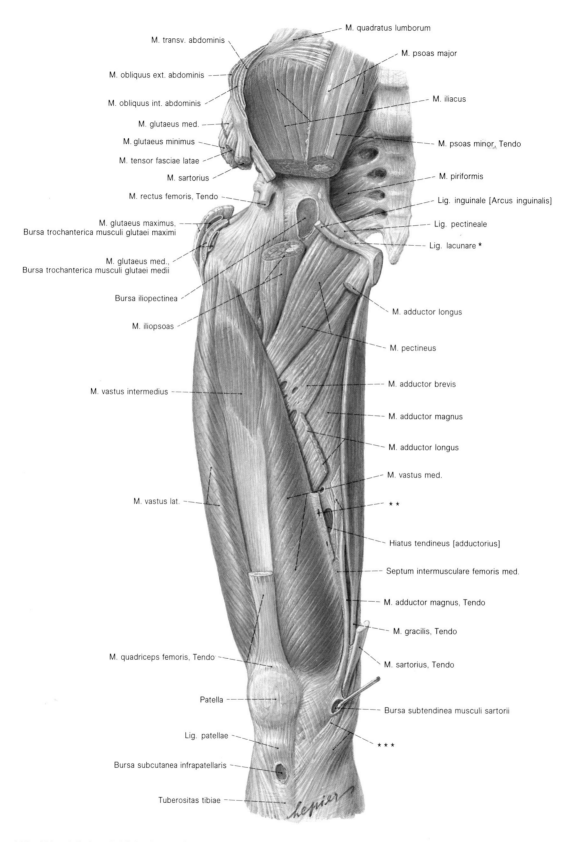

M. quadratus lumborum

M. transv. abdominis

M. psoas major

M. obliquus ext. abdominis

M. obliquus int. abdominis

M. iliacus

M. glutaeus med.

M. glutaeus minimus

M. psoas minor, Tendo

M. tensor fasciae latae

M. sartorius

M. piriformis

M. rectus femoris, Tendo

Lig. inguinale [Arcus inguinalis]

M. glutaeus maximus,
Bursa trochanterica musculi glutaei maximi

Lig. pectineale

Lig. lacunare *

M. glutaeus med.,
Bursa trochanterica musculi glutaei medii

Bursa iliopectinea

M. adductor longus

M. iliopsoas

M. pectineus

M. vastus intermedius

M. adductor brevis

M. adductor magnus

M. adductor longus

M. vastus med.

M. vastus lat.

**

Hiatus tendineus [adductorius]

Septum intermusculare femoris med.

M. adductor magnus, Tendo

M. gracilis, Tendo

M. quadriceps femoris, Tendo

M. sartorius, Tendo

Patella

Bursa subtendinea musculi sartorii

Lig. patellae

***

Bursa subcutanea infrapatellaris

Tuberositas tibiae

Abb. 481. Mittlere Schicht der Muskeln auf der Vorderseite des rechten Oberschenkels. Durchgeschnitten sind u.a. die Musculi sartorius, iliopsoas, rectus femoris und adductor longus.

   * Klinisch: Ligamentum GIMBERNATI
  ** traditionell: Membrana vastoadductoria
 *** traditionell (INA): Pes anserinus

Adduktoren des Oberschenkels (Abb. 481, 482)

Name	Ursprung	Ansatz	Innervation	Funktion
1. M. pectineus	Pecten ossis pubis	Linea pectinea (Femur)	N. femoralis und N. obturatorius	Adduktion des Oberschenkels, hilft bei der Beugung und Außenrollung im Hüftgelenk
2. M. adductor longus	sehnig von der Grenze des Ramus superior ossis pubis und des Ramus inferior ossis pubis	mittleres Drittel der Linea aspera, Labium mediale (kurzsehnig)	N. obturatorius	Adduktion des Oberschenkels, Beugung im Hüftgelenk
3. M. adductor brevis	Ramus inferior ossis pubis (näher dem Foramen obturatum als M. adductor longus)	proximales Drittel der Linea aspera, Labium mediale	N. obturatorius	Adduktion des Oberschenkels, hilft ihn strecken und beteiligt sich an der Außenrollung im Hüftgelenk
4. M. adductor magnus* (liegt wie M. adductor brevis in tieferer Schicht als 1, 2 und 5)	Ramus ossis ischii und kaudaler Rand des Tuber ischiadicum [ischiale] (grenzt mit seiner Dorsalfläche an die Flexoren)	fleischig: proximale 2/3 der Linea aspera, Labium mediale (bis herauf zur Tuberositas glutaea); sehnig: Epicondylus medialis femoris (dazwischen **Hiatus tendineus [adductorius]**)	N. obturatorius und N. ischiadicus [sciaticus] (tibialer Anteil)	Adduktion des Oberschenkels (nur bei Bewegungen gegen Widerstand), hilft ihn strecken, beteiligt sich bei der Einwärtsrollung
5. M. gracilis (bildet die mittlere Sehne des Pes anserinus) = traditioneller (INA), aber z.Z. inoffizieller Ausdruck	plattsehnig am Ramus inferior ossis pubis längs der Symphysis pubica	langsehnig am medialen Rand der Tuberositas tibiae	N. obturatorius	Adduktion des Oberschenkels, beugt im Kniegelenk und rollt Unterschenkel einwärts
6. M. obturatorius externus	äußerer Umfang des Foramen obturatum (medialer Teil), Membrana obturatoria	sehnig in der Fossa trochanterica	N. obturatorius	Außenroller des Femur; Beugung im Hüftgelenk

* Der proximale, fast quer gerichtete Abschnitt des Muskels wurde in den BNA noch als M. adductor minimus bezeichnet; er wirkt abweichend vom Hauptmuskel als Außenroller und Beuger im Hüftgelenk.

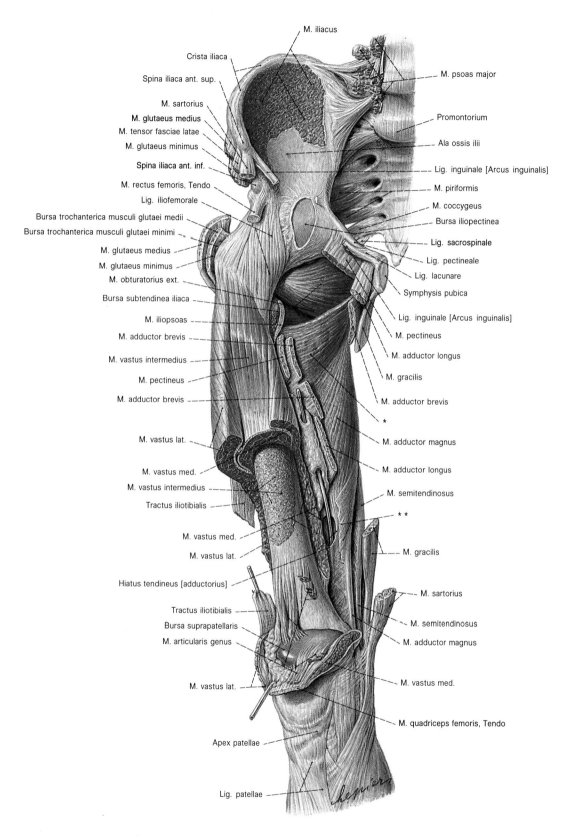

M. iliacus

Crista iliaca

Spina iliaca ant. sup.

M. sartorius

M. glutaeus medius

M. tensor fasciae latae

M. glutaeus minimus

Spina iliaca ant. inf.

M. rectus femoris, Tendo

Lig. iliofemorale

Bursa trochanterica musculi glutaei medii

Bursa trochanterica musculi glutaei minimi

M. glutaeus medius

M. glutaeus minimus

M. obturatorius ext.

Bursa subtendinea iliaca

M. iliopsoas

M. adductor brevis

M. vastus intermedius

M. pectineus

M. adductor brevis

M. vastus lat.

M. vastus med.

M. vastus intermedius

Tractus iliotibialis

M. vastus med.

M. vastus lat.

Hiatus tendineus [adductorius]

Tractus iliotibialis

Bursa suprapatellaris

M. articularis genus

M. vastus lat.

Apex patellae

Lig. patellae

M. psoas major

Promontorium

Ala ossis ilii

Lig. inguinale [Arcus inguinalis]

M. piriformis

M. coccygeus

Bursa iliopectinea

Lig. sacrospinale

Lig. pectineale

Lig. lacunare

Symphysis pubica

Lig. inguinale [Arcus inguinalis]

M. pectineus

M. adductor longus

M. gracilis

M. adductor brevis

*

M. adductor magnus

M. adductor longus

M. semitendinosus

**

M. gracilis

M. sartorius

M. semitendinosus

M. adductor magnus

M. vastus med.

M. quadriceps femoris, Tendo

Abb. 482. Tiefe Schicht der Muskeln auf der Vorderseite des rechten Oberschenkels. Sonde im Canalis adductorius, Quadricepssehne zur Darstellung des Musculus articularis genus nach unten umgelegt.

* Siehe Fußnote auf S. 299
** traditionell: Membrana vasto-adductoria

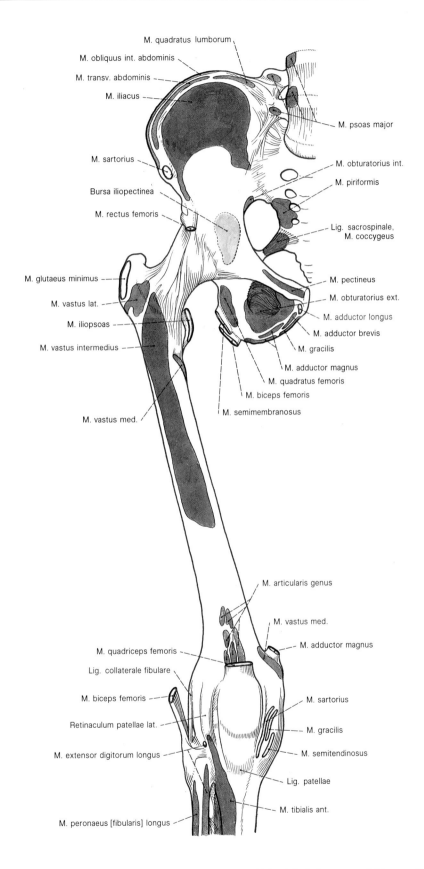

Abb. 483. Muskelursprungsfelder am Becken und an den Knochen der unteren Extremität bis kurz unterhalb des Kniegelenks. Rechtes Bein, Ventralseite.

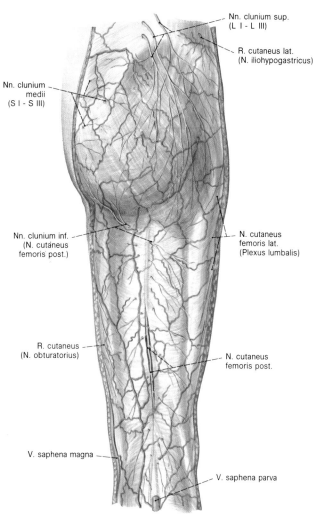

Nn. clunium sup.
(L I - L III)

R. cutaneus lat.
(N. iliohypogastricus)

Nn. clunium
medii
(S I - S III)

Nn. clunium inf.
(N. cutáneus
femoris post.)

N. cutaneus
femoris lat.
(Plexus lumbalis)

R. cutaneus
(N. obturatorius)

N. cutaneus
femoris post.

V. saphena magna

V. saphena parva

Abb. 484. Hautnerven und -venen des Gesäßes und der Rückseite des rechten Oberschenkels. Fascia lata über dem Nervus cutaneus femoris posterior gespalten.

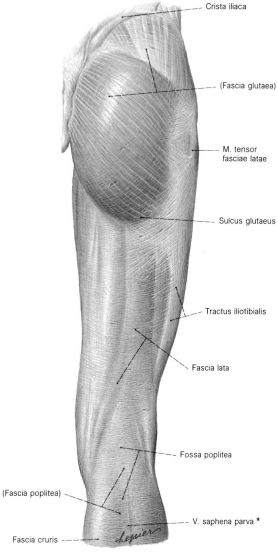

Crista iliaca

(Fascia glutaea)

M. tensor
fasciae latae

Sulcus glutaeus

Tractus iliotibialis

Fascia lata

Fossa poplitea

(Fascia poplitea)

V. saphena parva *

Fascia cruris

Abb. 485. Faszie des Oberschenkels, Fascia lata, und Faszie des Unterschenkels, Fascia cruris (oberes Drittel), in der Ansicht von dorsal.

* Sub- bzw. intrafaszialer Verlauf der Vene

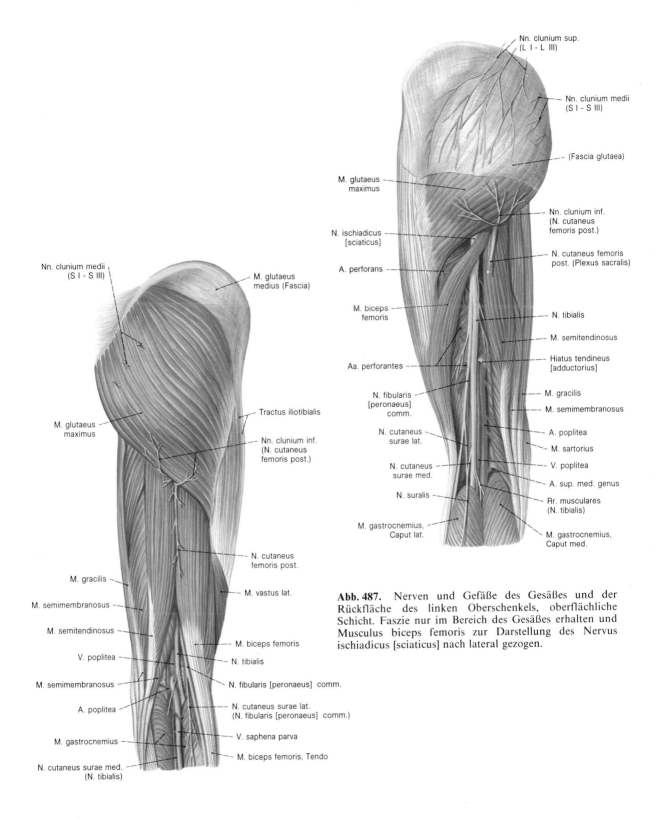

Nn. clunium sup.
(L I - L III)

Nn. clunium medii
(S I - S III)

(Fascia glutaea)

M. glutaeus
maximus

Nn. clunium inf.
(N. cutaneus
femoris post.)

N. ischiadicus
[sciaticus]

N. cutaneus femoris
post. (Plexus sacralis)

A. perforans

N. tibialis

M. biceps
femoris

M. semitendinosus

Hiatus tendineus
[adductorius]

Aa. perforantes

M. gracilis

N. fibularis
[peronaeus]
comm.

M. semimembranosus

N. cutaneus
surae lat.

A. poplitea

M. sartorius

N. cutaneus
surae med.

V. poplitea

A. sup. med. genus

N. suralis

Rr. musculares
(N. tibialis)

M. gastrocnemius,
Caput lat.

M. gastrocnemius,
Caput med.

Nn. clunium medii
(S I - S III)

M. glutaeus
medius (Fascia)

M. glutaeus
maximus

Tractus iliotibialis

Nn. clunium inf.
(N. cutaneus
femoris post.)

N. cutaneus
femoris post.

M. gracilis

M. vastus lat.

M. semimembranosus

M. semitendinosus

M. biceps femoris

V. poplitea

N. tibialis

M. semimembranosus

N. fibularis [peronaeus] comm.

A. poplitea

N. cutaneus surae lat.
(N. fibularis [peronaeus] comm.)

M. gastrocnemius

V. saphena parva

N. cutaneus surae med.
(N. tibialis)

M. biceps femoris, Tendo

Abb. 487. Nerven und Gefäße des Gesäßes und der Rückfläche des linken Oberschenkels, oberflächliche Schicht. Faszie nur im Bereich des Gesäßes erhalten und Musculus biceps femoris zur Darstellung des Nervus ischiadicus [sciaticus] nach lateral gezogen.

Abb. 486. Gesäßgegend, Regio glutaealis, Rückseite des rechten Oberschenkels, Regio [Facies] femoralis posterior, und Kniekehle, Fossa poplitea, nach Entfernung der Fascia lata.

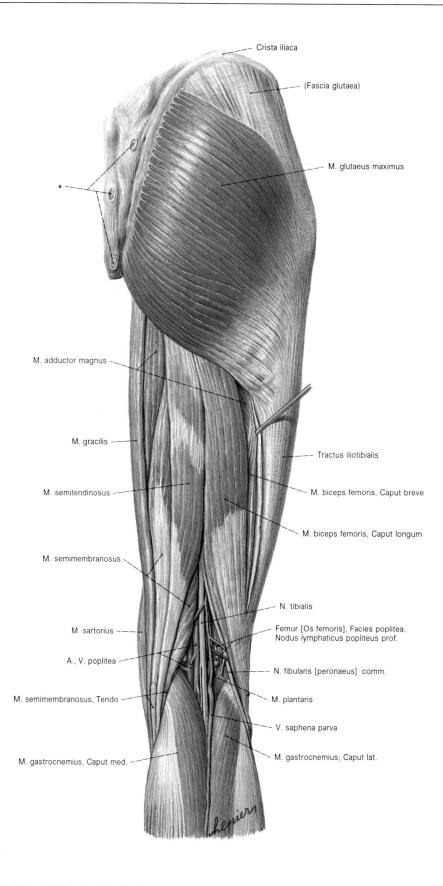

Crista iliaca

(Fascia glutaea)

M. glutaeus maximus

*

M. adductor magnus

M. gracilis

Tractus iliotibialis

M. semitendinosus

M. biceps femoris, Caput breve

M. biceps femoris, Caput longum

M. semimembranosus

N. tibialis

M. sartorius

Femur [Os femoris], Facies poplitea,
Nodus lymphaticus popliteus prof.

A., V. poplitea

N. fibularis [peronaeus] comm.

M. semimembranosus, Tendo

M. plantaris

V. saphena parva

M. gastrocnemius, Caput med.

M. gastrocnemius, Caput lat.

Abb. 488. Oberflächliche Schicht der Gesäß-, der dorsalen Oberschenkel- und der Kniekehlenmuskeln. Rechtes Bein.

* Schleimbeutel ohne offizielle Bezeichnung

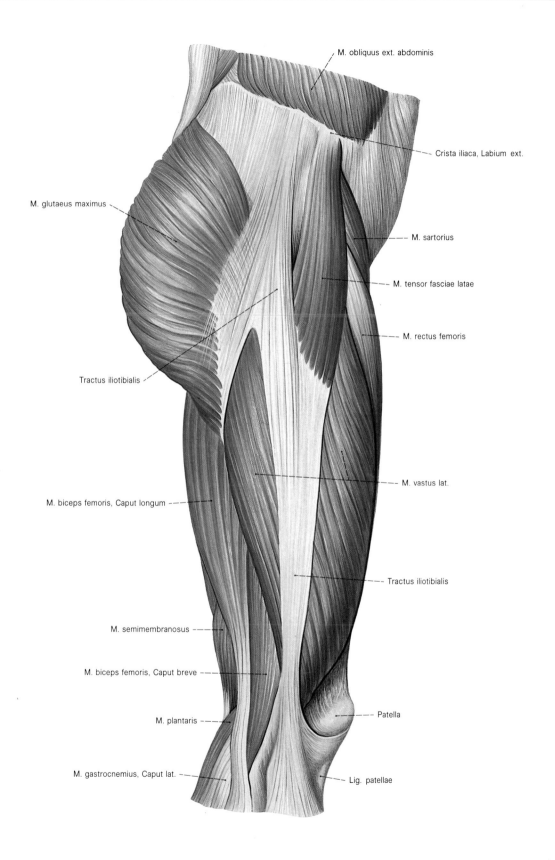

M. obliquus ext. abdominis

Crista iliaca, Labium ext.

M. glutaeus maximus

M. sartorius

M. tensor fasciae latae

M. rectus femoris

Tractus iliotibialis

M. vastus lat.

M. biceps femoris, Caput longum

Tractus iliotibialis

M. semimembranosus

M. biceps femoris, Caput breve

M. plantaris

Patella

M. gastrocnemius, Caput lat.

Lig. patellae

Abb. 489. Oberflächliche Schicht der Gesäßmuskeln und der Muskeln des Oberschenkels in der Ansicht von lateral. Rechtes Bein.

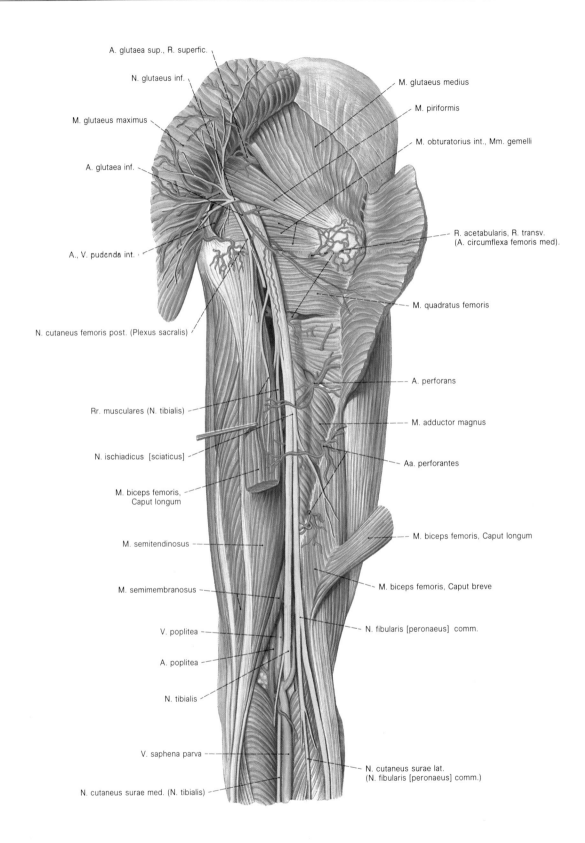

A. glutaea sup., R. superfic.

N. glutaeus inf.

M. glutaeus maximus

A. glutaea inf.

A., V. pudenda int.

N. cutaneus femoris post. (Plexus sacralis)

Rr. musculares (N. tibialis)

N. ischiadicus [sciaticus]

M. biceps femoris, Caput longum

M. semitendinosus

M. semimembranosus

V. poplitea

A. poplitea

N. tibialis

V. saphena parva

N. cutaneus surae med. (N. tibialis)

M. glutaeus medius

M. piriformis

M. obturatorius int., Mm. gemelli

R. acetabularis, R. transv. (A. circumflexa femoris med).

M. quadratus femoris

A. perforans

M. adductor magnus

Aa. perforantes

M. biceps femoris, Caput longum

M. biceps femoris, Caput breve

N. fibularis [peronaeus] comm.

N. cutaneus surae lat. (N. fibularis [peronaeus] comm.)

Abb. 490. Nerven und Gefäße des Gesäßes und der dorsalen Fläche des rechten Oberschenkels, mittlere Schicht. Musculus glutaeus maximus und Caput longum des Musculus biceps femoris durchgetrennt und zur Seite geklappt.

Dorsale Hüftmuskeln (Abb. 490, 491, 492)

Name	Ursprung	Ansatz	Innervation	Funktion
1. M. glutaeus maximus (mächtiger, grobgebündelter Muskel)	dorsaler Abschnitt der Darmbeinschaufel (hinter Linea glutaea posterior), Fascia thoracolumbalis, Os sacrum [Sacrale], Facies dorsalis, Lig. sacrotuberale	Tuberositas glutaea, Tractus iliotibialis	N. glutaeus inferior	Streckung des Oberschenkels im Hüftgelenk; unterstützt Abduktion (kranialer Teil) und Adduktion (kaudaler Teil), ferner Außenrotation; Fasern zum Tractus iliotibialis. Hält den Rumpf beim aufrechten Stehen, wirkt beim Gehen, Treppensteigen, versteift Hüft- und Kniegelenk
2. M. glutaeus medius	Ala ossis ilii, Facies glutaea (zwischen Crista iliaca, Linea glutaea posterior und anterior)	lateraler Umfang des Trochanter major (sehnig)	N. glutaeus superior	Abduktion des Oberschenkels, daneben teils Innen- (ventraler bzw. lateraler Teil), teils Außenrollung (dorsaler bzw. medialer Teil)
3. M. glutaeus minimus	Ala ossis ilii, Facies glutaea (zwischen Linea glutaea anterior und inferior)	Spitze des Trochanter major (sehnig)	N. glutaeus superior	ähnlich wie 2.: Abduktion, Innenrollung; beide Muskeln neigen das Becken gegen das Standbein
4. M. tensor fasciae latae	Spina iliaca anterior superior	Tractus iliotibialis	N. glutaeus superior	spannt Fascia lata, hilft Oberschenkel im Hüftgelenk zu beugen und zu abduzieren sowie Unterschenkel im Kniegelenk zu strecken
5. M. piriformis	Os sacrum [Sacrale], Facies pelvina (Gegend der 2. bis 4. Foramina sacralia anteriora [pelvina])	langsehnig an der Spitze des Trochanter major	N. ischiadicus [sciaticus] und/oder N. piriformis (Plexus sacralis)	Abduktion des Oberschenkels, daneben Außenrollung im Hüftgelenk
6. M. obturatorius internus	innerer Umfang des Foramen obturatum, Membrana obturatoria	langsehnig in der Fossa trochanterica	N. obturatorius und Rr. musculares (Plexus sacralis)	Außenroller im Hüftgelenk
7. M. gemellus superior	Spina ischiadica [ischialis]	Sehne des M. obturatorius, Fossa trochanterica	N. obturatorius und Rr. musculares (Plexus sacralis)	Außenroller im Hüftgelenk
8. M. gemellus inferior	Tuber ischiadicum [ischiale]	Sehne des M. obturatorius, Fossa trochanterica	N. obturatorius und Rr. musculares (Plexus sacralis)	Außenroller im Hüftgelenk
9. M. quadratus femoris	lateraler Rand des Tuber ischiadicum [ischiale]	Crista intertrochanterica	N. musculi quadrati femoris (Plexus sacralis)	Außenroller im Hüftgelenk; hilft auch bei der Adduktion

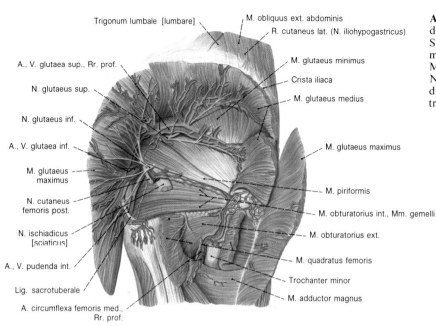

Trigonum lumbale [lumbare]

M. obliquus ext. abdominis

R. cutaneus lat. (N. iliohypogastricus)

A., V. glutaea sup., Rr. prof.

M. glutaeus minimus

N. glutaeus sup.

Crista iliaca

M. glutaeus medius

N. glutaeus inf.

A., V. glutaea inf.

M. glutaeus maximus

M. glutaeus maximus

N. cutaneus femoris post.

M. piriformis

M. obturatorius int., Mm. gemelli

N. ischiadicus [sciaticus]

M. obturatorius ext.

A., V. pudenda int.

M. quadratus femoris

Lig. sacrotuberale

Trochanter minor

A. circumflexa femoris med., Rr. prof.

M. adductor magnus

Abb. 491. Nerven und Gefäße der rechten Gesäßgegend, tiefe Schicht. Musculus glutaeus maximus, Musculus glutaeus medius, Musculus quadratus femoris und Nervus ischiadicus [sciaticus] durchgetrennt und teilweise abgetragen.

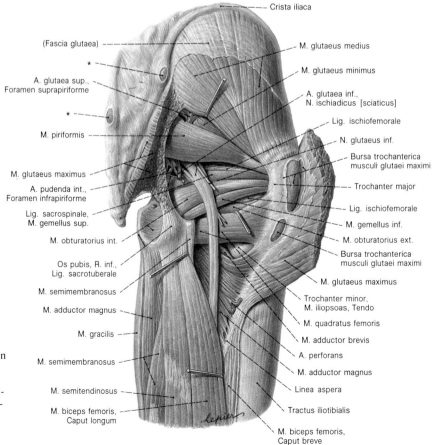

Crista iliaca

(Fascia glutaea)

M. glutaeus medius

*

M. glutaeus minimus

A. glutaea sup., Foramen suprapiriforme

A. glutaea inf., N. ischiadicus [sciaticus]

Lig. ischiofemorale

*

N. glutaeus inf.

M. piriformis

Bursa trochanterica musculi glutaei maximi

M. glutaeus maximus

Trochanter major

A. pudenda int., Foramen infrapiriforme

Lig. ischiofemorale

Lig. sacrospinale, M. gemellus sup.

M. gemellus inf.

M. obturatorius int.

M. obturatorius ext.

Os pubis, R. inf., Lig. sacrotuberale

Bursa trochanterica musculi glutaei maximi

M. semimembranosus

M. glutaeus maximus

M. adductor magnus

Trochanter minor, M. iliopsoas, Tendo

M. gracilis

M. quadratus femoris

M. semimembranosus

M. adductor brevis

A. perforans

M. adductor magnus

M. semitendinosus

Linea aspera

M. biceps femoris, Caput longum

Tractus iliotibialis

M. biceps femoris, Caput breve

Abb. 492. Mittlere und tiefe Schicht der rechten Glutäalregion sowie oberflächliche Schicht der Flexoren des Kniegelenks am Oberschenkel. Der Musculus glutaeus maximus ist durchgeschnitten und zurückgeschlagen.

* Schleimbeutel ohne offizielle Bezeichnung

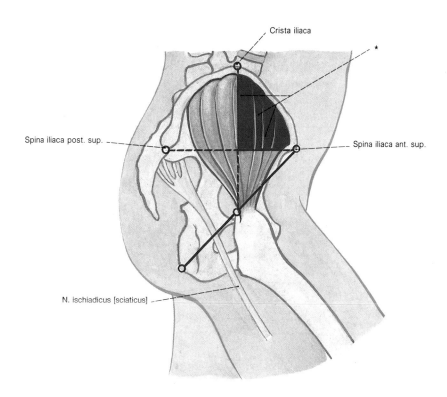

Crista iliaca

*

Spina iliaca post. sup.

Spina iliaca ant. sup.

N. ischiadicus [sciaticus]

Abb. 493. Intramuskuläre Injektion in den oberen äußeren Quadranten des Musculus glutaeus medius (nach v. HOCHSTETTER).

* Der für die intramuskuläre Injektion empfohlene Bereich

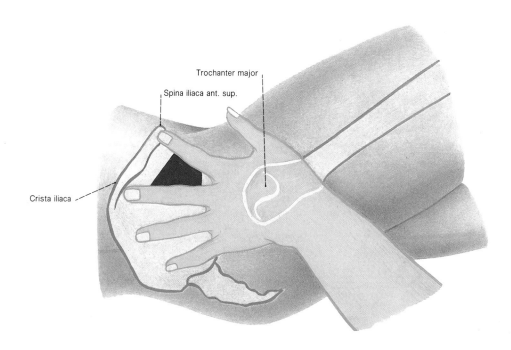

Trochanter major

Spina iliaca ant. sup.

Crista iliaca

Abb. 494. Handgriff zur „ventroglutäalen" Injektion nach v. HOCHSTETTER. Die Hand wird so aufgelegt, daß die Handinnenfläche über dem Trochanter major liegt: Zeigefinger berührt die Spina iliaca anterior superior, Mittelfinger entlang des Beckenkamms maximal abgespreizt. Injektion in das Dreieck zwischen den Grundgliedern der beiden Finger, wobei die Nadelrichtung diese Finger nicht unterkreuzen soll.

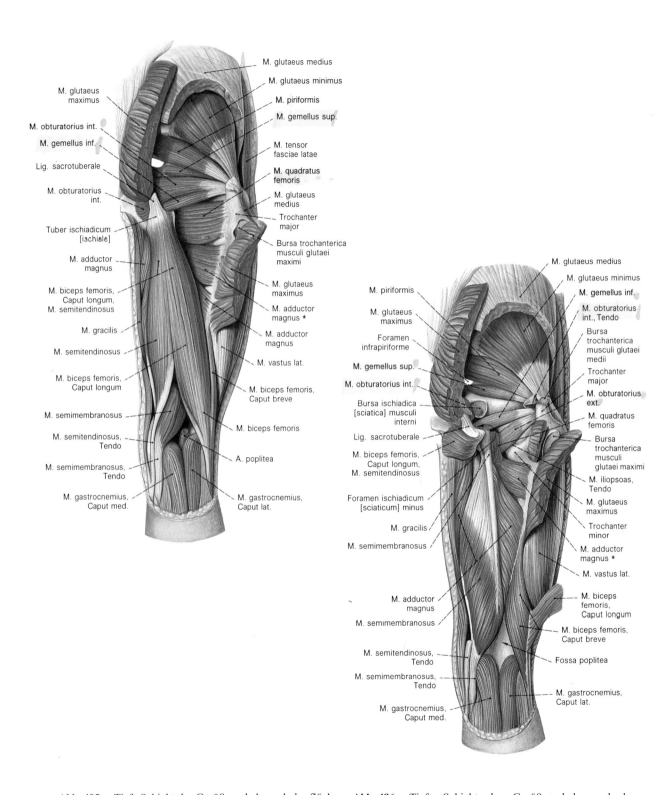

Abb. 495. Tiefe Schicht der Gesäßmuskeln und oberflächliche Schicht der Flexoren für das Kniegelenk am rechten Oberschenkel (= ischiokrurale Muskelgruppe). Muskeln des Kniegelenks. Musculus glutaeus maximus und Musculus glutaeus medius durchgeschnitten und zurückgeschlagen. Ansicht von dorsal.

* Traditionell (BNA): M. adductor minimus

Abb. 496. Tiefe Schicht der Gesäßmuskeln und der Muskeln auf der Rückseite des rechten Oberschenkels. Durchgeschnitten sind: Musculus glutaeus maximus, Musculus glutaeus medius, Musculus quadratus femoris, Musculus obturatorius internus, Caput longum musculi bicipitis femoris und Musculus semitendinosus (letzterer ist bis zu seiner Endsehne entfernt).

* Siehe Fußnote unter Abb. 495

Ischiokrurale Muskeln des Oberschenkels. Dorsale Gruppe (Flexoren) (Abb. 495, 496, 502)

Name	Ursprung	Ansatz	Innervation	Funktion
1. M. biceps femoris *Caput longum* (zweigelenkig)	Tuber ischiadicum [ischiale] (kurzsehnig verwachsen mit 2.)	Caput fibulae (starksehnig)	N. tibialis	Beugung des Unterschenkels im Kniegelenk, verbunden mit
Caput breve (eingelenkig)	distale Hälfte der Linea aspera, Labium laterale		N. fibularis [peronaeus] communis	Außenrollung, Streckung im Hüftgelenk
2. M. semitendinosus (bildet die dritte Sehne des „Pes anserinus") (zweigelenkig)	kurzsehnig vom Tuber ischiadicum [ischiale], verwachsen mit dem Caput longum musculi bicipitis femoris	langsehnig; die Endausbreitung der Sehne erfolgt am medialen Rand der Tuberositas tibiae als sog. Pes anserinus	N. tibialis	Beugung des Unterschenkels im Kniegelenk, verbunden mit Innenrollung; Streckung im Hüftgelenk
3. M. semimembranosus (zweigelenkig)	Tuber ischiadicum [ischiale] (breitsehnig; im Zwischenraum von 1. und 2. und M. adductor magnus)	dick- und kurzsehnig am Condylus medialis tibiae und am Lig. popliteum obliquum	N. tibialis	Beugung des Unterschenkels und Innenrollung im Kniegelenk; Streckung im Hüftgelenk

---

I. Foramen ischiadicum [sciaticum] majus

Begrenzung: Incisura ischiadica [ischialis] major, Ligamentum sacrospinale und Ligamentum sacrotuberale.
Infolge des Durchtritts des Musculus piriformis verbleiben zwei kleinere Lücken:

1. Foramen infrapiriforme für den Durchtritt des Nervus ischiadicus [sciaticus], der Vasa glutaea inferiora, des Nervus cutaneus femoris posterior, der Vasa pudenda interna und des Nervus pudendus.

2. Foramen suprapiriforme für den Durchtritt der Vasa glutaea superiora und des Nervus glutaeus superior.

II. Foramen ischiadicum [sciaticum] minus

Begrenzung: Incisura ischiadica [ischialis] minor, Ligamenta sacrospinale et sacrotuberale. Hier treten die Vasa pudenda interna und der Nervus pudendus in den Canalis pudendalis (= ALCOCKscher Kanal) ein, der in der Tiefe der Fossa ischio-analis liegt und von einer Duplikatur der Faszie des Musculus obturatorius internus gebildet wird.

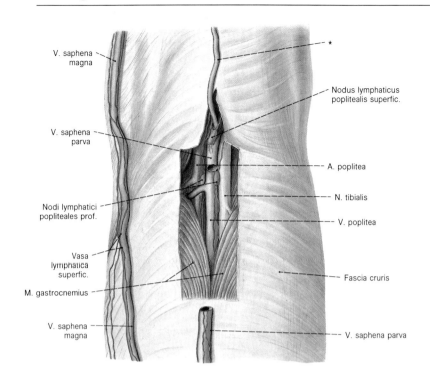

V. saphena magna

Nodus lymphaticus poplitealis superfic.

V. saphena parva

A. poplitea

N. tibialis

Nodi lymphatici popliteales prof.

V. poplitea

Vasa lymphatica superfic.

Fascia cruris

M. gastrocnemius

V. saphena magna

V. saphena parva

Abb. 497. Lymphknoten und Lymphgefäße der rechten Kniekehle, Fossa poplitea. Aus der Vena saphena parva ein Stück herausgeschnitten, Fascia cruris gefenstert zur Darstellung des großen Gefäß-Nerven-Stranges und der tiefen Lymphknoten in der Kniekehle.

* Vena femoropoplitea, inoffizielle, aber klinisch übliche Bezeichnung für eine Vene, die von der Vena saphena parva epifaszial proximalwärts zieht und subinguinal in die Vena saphena magna einmünden kann (in diesem Fall wird sie auch als Giacominische Vene bezeichnet)

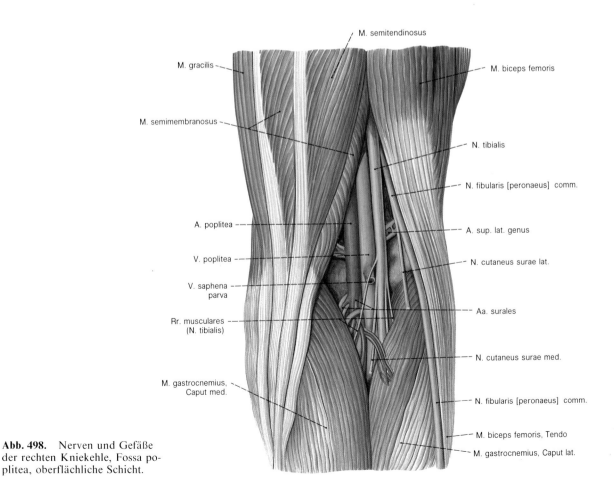

M. semitendinosus

M. gracilis

M. biceps femoris

M. semimembranosus

N. tibialis

N. fibularis [peronaeus] comm.

A. poplitea

A. sup. lat. genus

V. poplitea

N. cutaneus surae lat.

V. saphena parva

Aa. surales

Rr. musculares (N. tibialis)

N. cutaneus surae med.

N. fibularis [peronaeus] comm.

M. gastrocnemius, Caput med.

M. biceps femoris, Tendo

M. gastrocnemius, Caput lat.

Abb. 498. Nerven und Gefäße der rechten Kniekehle, Fossa poplitea, oberflächliche Schicht.

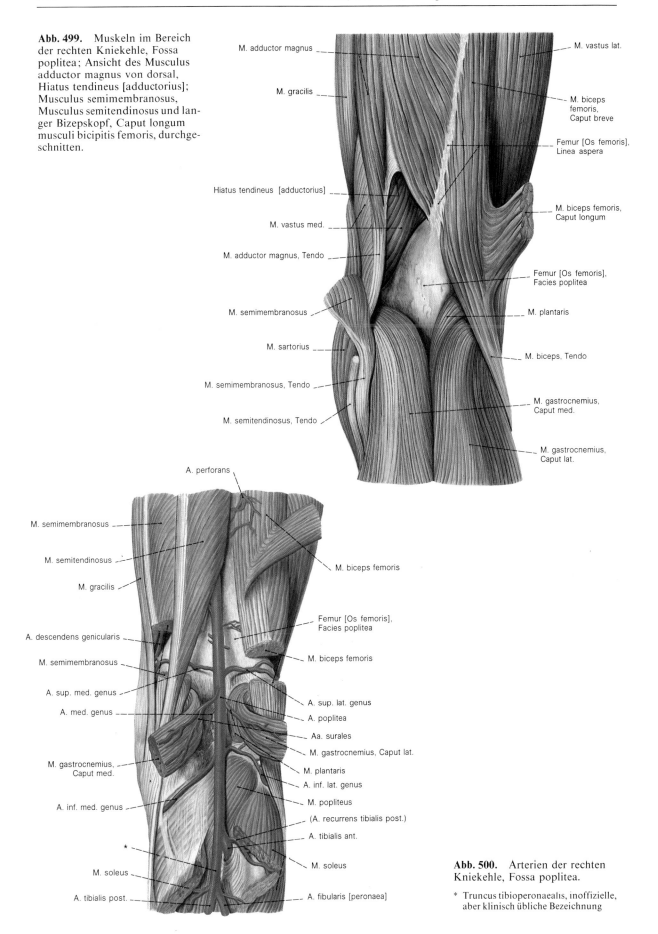

Abb. 499. Muskeln im Bereich der rechten Kniekehle, Fossa poplitea; Ansicht des Musculus adductor magnus von dorsal, Hiatus tendineus [adductorius]; Musculus semimembranosus, Musculus semitendinosus und langer Bizepskopf, Caput longum musculi bicipitis femoris, durchgeschnitten.

M. adductor magnus

M. gracilis

Hiatus tendineus [adductorius]

M. vastus med.

M. adductor magnus, Tendo

M. semimembranosus

M. sartorius

M. semimembranosus, Tendo

M. semitendinosus, Tendo

M. vastus lat.

M. biceps femoris, Caput breve

Femur [Os femoris], Linea aspera

M. biceps femoris, Caput longum

Femur [Os femoris], Facies poplitea

M. plantaris

M. biceps, Tendo

M. gastrocnemius, Caput med.

M. gastrocnemius, Caput lat.

A. perforans

M. semimembranosus

M. semitendinosus

M. gracilis

A. descendens genicularis

M. semimembranosus

A. sup. med. genus

A. med. genus

M. gastrocnemius, Caput med.

A. inf. med. genus

*

M. soleus

A. tibialis post.

M. biceps femoris

Femur [Os femoris], Facies poplitea

M. biceps femoris

A. sup. lat. genus

A. poplitea

Aa. surales

M. gastrocnemius, Caput lat.

M. plantaris

A. inf. lat. genus

M. popliteus

(A. recurrens tibialis post.)

A. tibialis ant.

M. soleus

A. fibularis [peronaea]

Abb. 500. Arterien der rechten Kniekehle, Fossa poplitea.

* Truncus tibioperonaeaIıs, inoffizielle, aber klinisch übliche Bezeichnung

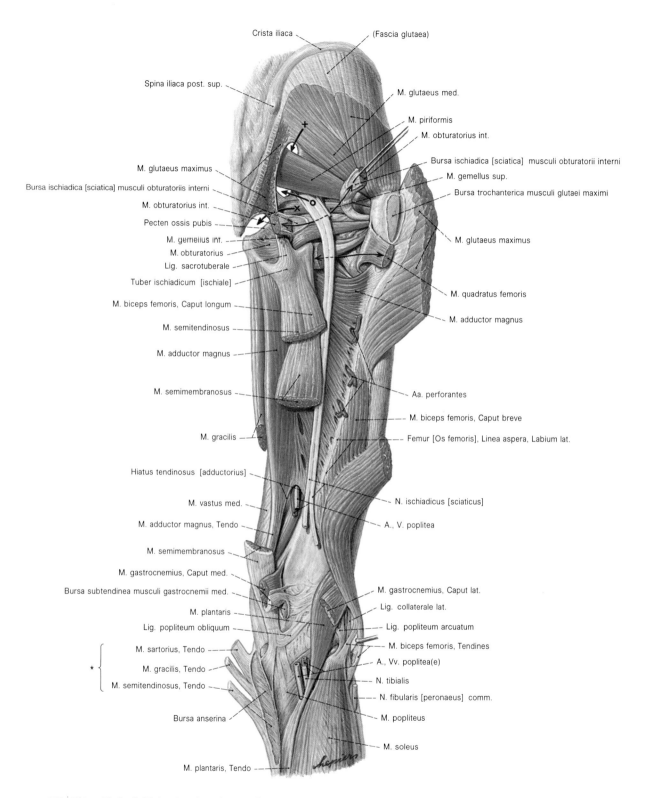

Crista iliaca

(Fascia glutaea)

Spina iliaca post. sup.

M. glutaeus med.

M. piriformis

M. obturatorius int.

M. glutaeus maximus

Bursa ischiadica [sciatica] musculi obturatorii interni

M. gemellus sup.

Bursa ischiadica [sciatica] musculi obturatoriis interni

Bursa trochanterica musculi glutaei maximi

M. obturatorius int.

Pecten ossis pubis

M. glutaeus maximus

M. gemellus int.

M. obturatorius

Lig. sacrotuberale

M. quadratus femoris

Tuber ischiadicum [ischiale]

M. adductor magnus

M. biceps femoris, Caput longum

M. semitendinosus

M. adductor magnus

M. semimembranosus

Aa. perforantes

M. biceps femoris, Caput breve

M. gracilis

Femur [Os femoris], Linea aspera, Labium lat.

Hiatus tendinosus [adductorius]

M. vastus med.

N. ischiadicus [sciaticus]

M. adductor magnus, Tendo

A., V. poplitea

M. semimembranosus

M. gastrocnemius, Caput med.

Bursa subtendinea musculi gastrocnemii med.

M. gastrocnemius, Caput lat.

Lig. collaterale lat.

M. plantaris

Lig. popliteum obliquum

Lig. popliteum arcuatum

M. sartorius, Tendo

M. biceps femoris, Tendines

A., Vv. poplitea(e)

M. gracilis, Tendo

*

N. tibialis

M. semitendinosus, Tendo

N. fibularis [peronaeus] comm.

Bursa anserina

M. popliteus

M. soleus

M. plantaris, Tendo

Abb. 501. Tiefe Schicht der dorsalen Hüftmuskeln und der Flexoren am Oberschenkel, Verlauf des N. ischiadicus [sciaticus]. Durchgeschnitten sind die Musculi glutaei maximus und medius, quadratus femoris, obturator internus, biceps femoris (Caput longum), semitendinosus, gracilis und gastrocnemius.

\+ Foramen suprapiriforme
O Foramen infrapiriforme
× Canalis pudendalis

* Traditionell (INA): Pes anserinus

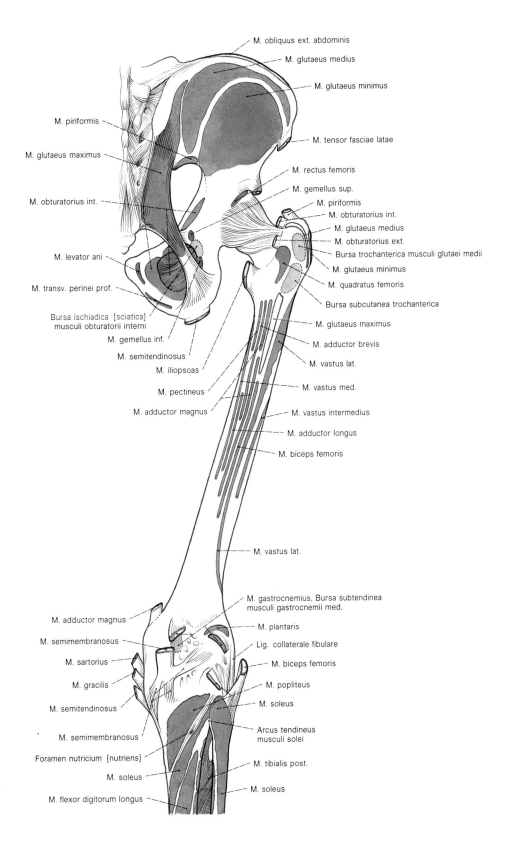

M. obliquus ext. abdominis

M. glutaeus medius

M. glutaeus minimus

M. piriformis

M. tensor fasciae latae

M. glutaeus maximus

M. rectus femoris

M. gemellus sup.

M. obturatorius int.

M. piriformis
M. obturatorius int.
M. glutaeus medius
M. obturatorius ext.
Bursa trochanterica musculi glutaei medii

M. levator ani

M. glutaeus minimus
M. quadratus femoris

M. transv. perinei prof.

Bursa subcutanea trochanterica

Bursa ischiadica [sciatica]
musculi obturatorii interni

M. glutaeus maximus

M. gemellus inf.

M. adductor brevis

M. semitendinosus

M. vastus lat.

M. iliopsoas

M. vastus med.

M. pectineus

M. vastus intermedius

M. adductor magnus

M. adductor longus

M. biceps femoris

M. vastus lat.

M. gastrocnemius, Bursa subtendinea
musculi gastrocnemii med.

M. adductor magnus

M. plantaris

M. semimembranosus

Lig. collaterale fibulare

M. sartorius

M. biceps femoris

M. gracilis

M. popliteus

M. semitendinosus

M. soleus

M. semimembranosus

Arcus tendineus
musculi solei

Foramen nutricium [nutriens]

M. tibialis post.

M. soleus

M. soleus

M. flexor digitorum longus

Abb. 502. Muskelursprungsfelder am Becken und an den Knochen der unteren Extremität bis kurz unterhalb des Kniegelenks. Rechtes Bein, Dorsalseite. Schleimbeutel grün markiert.

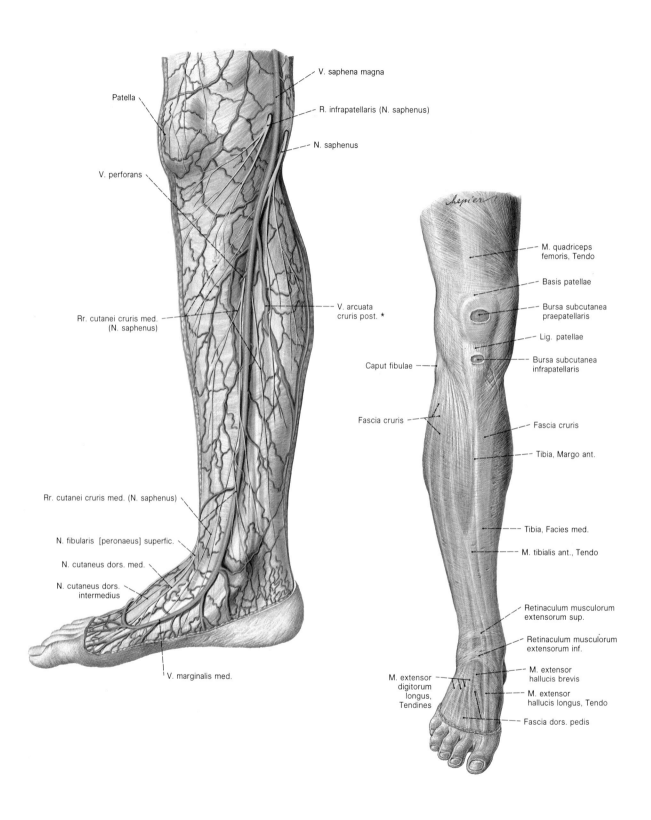

Abb. 503. Hautnerven und epifasziale Venen des rechten Unterschenkels und Fußes. Ansicht von medial.

Abb. 504. Faszie des Unterschenkels, Fascia cruris, und des Fußrückens, Fascia dorsalis pedis.

* Inoffizieller Ausdruck, klinisch auch „hintere Bogenvene" oder „posterior arch vein"

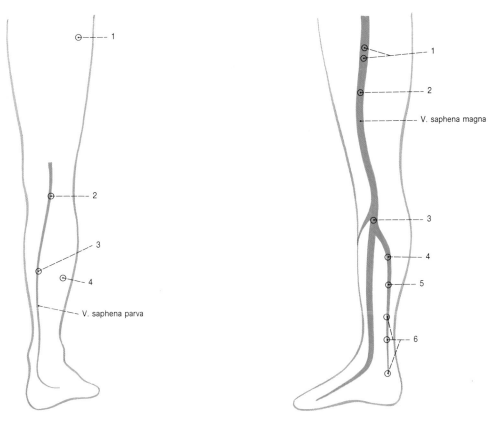

Abb. 505.   Lokalisation klinisch wichtiger Venae perforantes an der Rückseite der unteren Extremität (nach W. Hach 1986).

1 = Profunda-Perforans nach Hach
2 = Kniekehlen-Perforans
3 = Maysche Vene
4 = seitliche Perforans

Abb. 506.   Lokalisation klinisch wichtiger Venae perforantes an der Innenseite der unteren Extremität (nach W. Hach 1986).

1 = Doddsche Venen	4 = V. arcuata cruris post.
2 = Huntersche Vene	5 = Shermansche Vene
3 = Boydsche Vene	6 = Cockettsche Venen

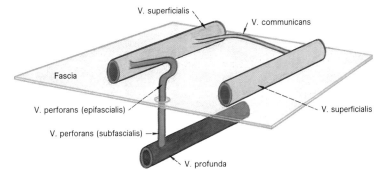

Abb. 507.   Schematische Darstellung der drei Venensysteme im Bereich der unteren Gliedmaße.

oberflächliche Venen	= hellblau
tiefe Leitvene	= dunkelblau
Perforansvene	= mittelblau
Faszie	= grau

Venen, die oberflächliche (= epifasziale oder suprafasziale) mit tiefen (= subfaszialen) Venen transfaszial miteinander verbinden, werden als **Venae perforantes** bezeichnet. Bei der Entstehung und Behandlung bestimmter Formen der Varikose kommt ihnen eine große Bedeutung zu. Praktisch besonders wichtige Venae perforantes werden im klinischen Sprachgebrauch mit den Eigennamen ihrer ersten Beschreiber benannt, z. B. die Doddschen Perforantes etwa in Höhe des Adduktorenkanals, die Boydsche Perforans etwa in Höhe der Tuberositas tibiae und die drei Cockettschen Perforantes auf der Innenseite des Unterschenkels (s. Abb. 506) (aus May/Partsch/Staubesand [Hgg.]: Venae perforantes. Urban & Schwarzenberg, München–Wien–Baltimore 1981).

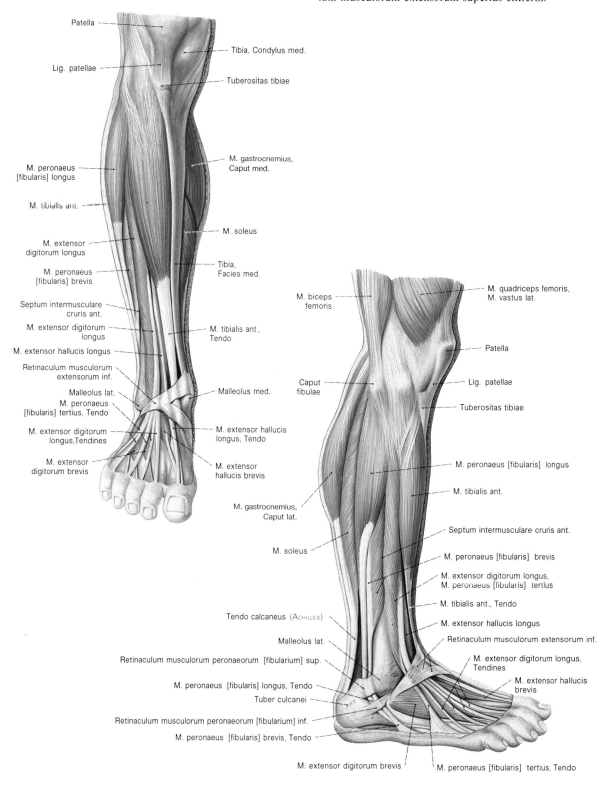

◀ **Abb. 508.** Muskeln der Streckseite des rechten Unterschenkels und des Fußrückens. Faszie mit dem Retinaculum musculorum extensorum superius entfernt.

Patella

Lig. patellae

Tibia, Condylus med.

Tuberositas tibiae

M. gastrocnemius, Caput med.

M. peronaeus [fibularis] longus

M. tibialis ant.

M. extensor digitorum longus

M. peronaeus [fibularis] brevis

Septum intermusculare cruris ant.

M. extensor digitorum longus

M. extensor hallucis longus

Retinaculum musculorum extensorum inf.

Malleolus lat.

M. peronaeus [fibularis] tertius, Tendo

M. extensor digitorum longus,Tendines

M. extensor digitorum brevis

M. soleus

Tibia, Facies med.

M. tibialis ant., Tendo

Malleolus med.

M. extensor hallucis longus, Tendo

M. extensor hallucis brevis

M. biceps femoris

M. quadriceps femoris, M. vastus lat.

Patella

Caput fibulae

Lig. patellae

Tuberositas tibiae

M. peronaeus [fibularis] longus

M. tibialis ant.

Septum intermusculare cruris ant.

M. peronaeus [fibularis] brevis

M. extensor digitorum longus, M. peronaeus [fibularis] tertius

M. tibialis ant., Tendo

M. extensor hallucis longus

Retinaculum musculorum extensorum inf.

M. extensor digitorum longus, Tendines

M. extensor hallucis brevis

M. gastrocnemius, Caput lat.

M. soleus

Tendo calcaneus (ACHILLES)

Malleolus lat.

Retinaculum musculorum peronaeorum [fibularium] sup.

M. peronaeus [fibularis] longus, Tendo

Tuber culcanei

Retinaculum musculorum peronaeorum [fibularium] inf.

M. peronaeus [fibularis] brevis, Tendo

M. extensor digitorum brevis

M. peronaeus [fibularis] tertius, Tendo

Abb. 509. Muskeln des rechten Unterschenkels und des Fußrückens. Faszie mit dem Retinaculum musculorum extensorum superius entfernt. Ansicht von lateral.

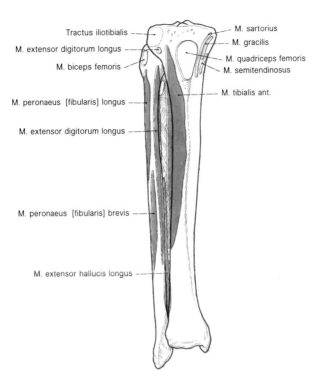

Tractus iliotibialis

M. extensor digitorum longus

M. biceps femoris

M. peronaeus [fibularis] longus

M. extensor digitorum longus

M. peronaeus [fibularis] brevis

M. extensor hallucis longus

M. sartorius

M. gracilis

M. quadriceps femoris

M. semitendinosus

M. tibialis ant.

Abb. 510. Muskelursprünge und Ansätze an den Unterschenkelknochen des rechten Beins. Ansicht von ventral.

Strecker des Unterschenkels (Abb. 508, 509)

Name	Ursprung	Ansatz	Innervation	Funktion
1. M. tibialis anterior verläuft mit langer Sehne unter den Retinacula musculorum extensorum superius et inferius	Epicondylus lateralis und Tibia, Facies lateralis, Membrana interossea, Fascia cruris	Basis ossis metatarsalis I (medialer Rand) und Os cuneiforme mediale (plantare Fläche)	N. fibularis [peronaeus] profundus	Dorsalflexion und Supination des Fußes
2. M. extensor hallucis longus	Fibula, Facies medialis, Membrana interossea, Fascia cruris	Dorsalfläche der großen Zehe (sehnig)	N. fibularis [peronaeus] profundus	Streckung der Zehen; Dorsalextension im oberen Sprunggelenk; daneben Pronation und Abduktion (M. extensor digitorum longus), auch Supination im unteren Sprunggelenk (M. extensor hallucis longus)
3. M. extensor digitorum longus Sehne wird von den Retinacula musculorum extensorum superius et inferius fixiert	Tibia, Condylus lateralis, Fibula, Margo anterior, Membrana interossea, Fascia cruris, Septum intermusculare anterius cruris	geht mit vier Sehnen in die Dorsalaponeurosen der vier lateralen Zehen über		
4. M. peronaeus [fibularis] tertius	geht aus dem distalen-lateralen Abschnitt des vorherigen hervor	dorsale Fläche des 5. Mittelfußknochens (plattsehnig)		

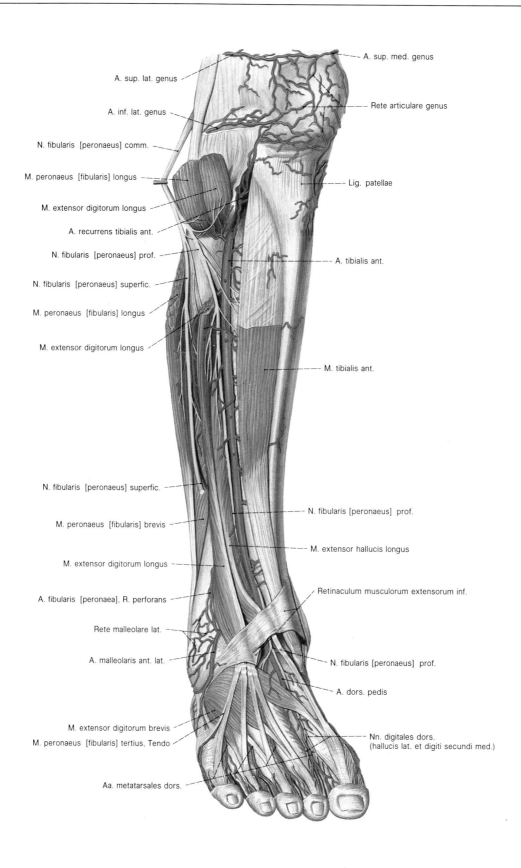

A. sup. med. genus

A. sup. lat. genus

A. inf. lat. genus

Rete articulare genus

N. fibularis [peronaeus] comm.

M. peronaeus [fibularis] longus

Lig. patellae

M. extensor digitorum longus

A. recurrens tibialis ant.

N. fibularis [peronaeus] prof.

A. tibialis ant.

N. fibularis [peronaeus] superfic.

M. peronaeus [fibularis] longus

M. extensor digitorum longus

M. tibialis ant.

N. fibularis [peronaeus] superfic.

N. fibularis [peronaeus] prof.

M. peronaeus [fibularis] brevis

M. extensor hallucis longus

M. extensor digitorum longus

Retinaculum musculorum extensorum inf.

A. fibularis [peronaea], R. perforans

Rete malleolare lat.

A. malleolaris ant. lat.

N. fibularis [peronaeus] prof.

A. dors. pedis

M. extensor digitorum brevis

M. peronaeus [fibularis] tertius, Tendo

Nn. digitales dors.
(hallucis lat. et digiti secundi med.)

Aa. metatarsales dors.

Abb. 511. Muskeln, Nerven und Arterien auf der Streckseite des rechten Unterschenkels und des Fußrückens.

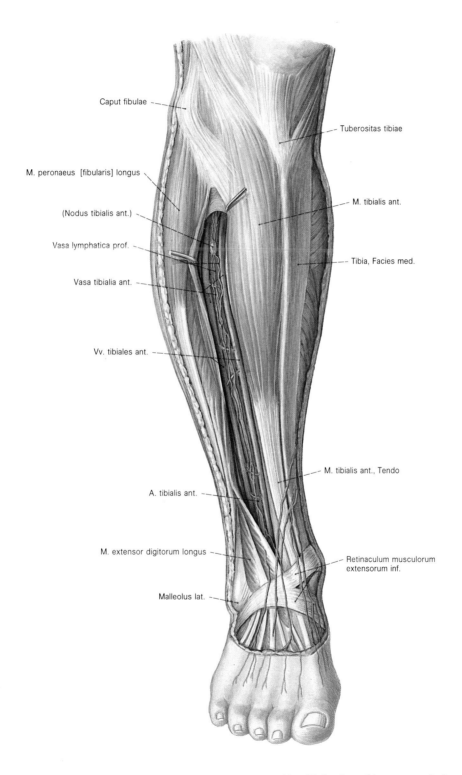

Caput fibulae

Tuberositas tibiae

M. peronaeus [fibularis] longus

M. tibialis ant.

(Nodus tibialis ant.)

Vasa lymphatica prof.

Vasa tibialia ant.

Tibia, Facies med.

Vv. tibiales ant.

M. tibialis ant., Tendo

A. tibialis ant.

M. extensor digitorum longus

Retinaculum musculorum
extensorum inf.

Malleolus lat.

Abb. 512. Tiefe Lymphknoten und Lymphgefäße des
rechten Unterschenkels. Nach Entfernung der Fascia cruris
und Spreizung der Extensoren des Unterschenkels sind die
in Begleitung der Vasa tibialia anteriora verlaufenden
Lymphgefäße und ein Lymphknoten dargestellt.

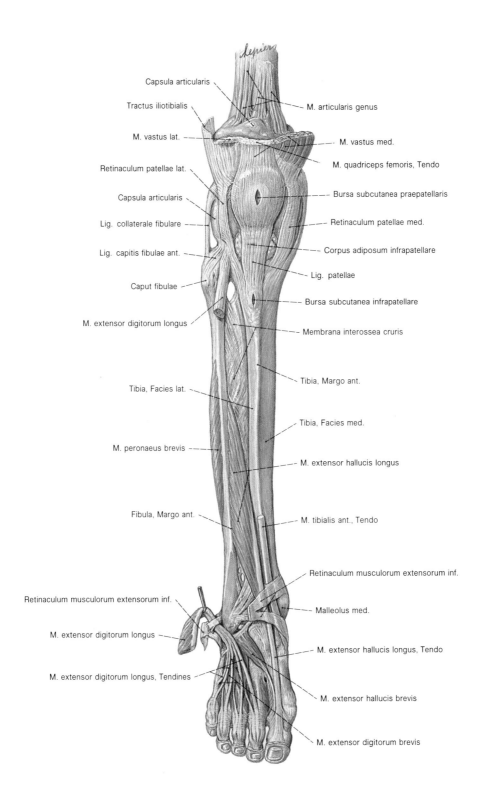

Capsula articularis

Tractus iliotibialis

M. vastus lat.

Retinaculum patellae lat.

Capsula articularis

Lig. collaterale fibulare

Lig. capitis fibulae ant.

Caput fibulae

M. extensor digitorum longus

Tibia, Facies lat.

M. peronaeus brevis

Fibula, Margo ant.

Retinaculum musculorum extensorum inf.

M. extensor digitorum longus

M. extensor digitorum longus, Tendines

M. articularis genus

M. vastus med.

M. quadriceps femoris, Tendo

Bursa subcutanea praepatellaris

Retinaculum patellae med.

Corpus adiposum infrapatellare

Lig. patellae

Bursa subcutanea infrapatellare

Membrana interossea cruris

Tibia, Margo ant.

Tibia, Facies med.

M. extensor hallucis longus

M. tibialis ant., Tendo

Retinaculum musculorum extensorum inf.

Malleolus med.

M. extensor hallucis longus, Tendo

M. extensor hallucis brevis

M. extensor digitorum brevis

Abb. 513. Unterster Bereich des Oberschenkels, Kniegelenk, Unterschenkel und Fußrücken nach Abtragung der
meisten Muskeln.

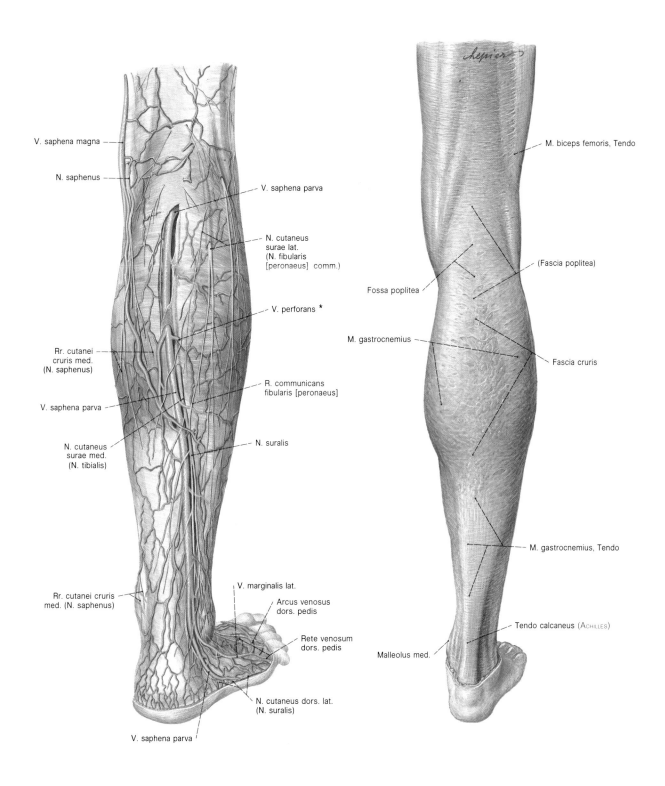

Abb. 514. Hautnerven und epifasziale Venen des rechten Unterschenkels und Fußrückens. Ansicht von dorsal.
* Klinisch auch als MAYSsche Vene bezeichnet

Abb. 515. Unteres Drittel der Faszie des Oberschenkels, Fascia lata, und Faszie des Unterschenkels, Fascia cruris, des rechten Beins in der Ansicht von dorsal.

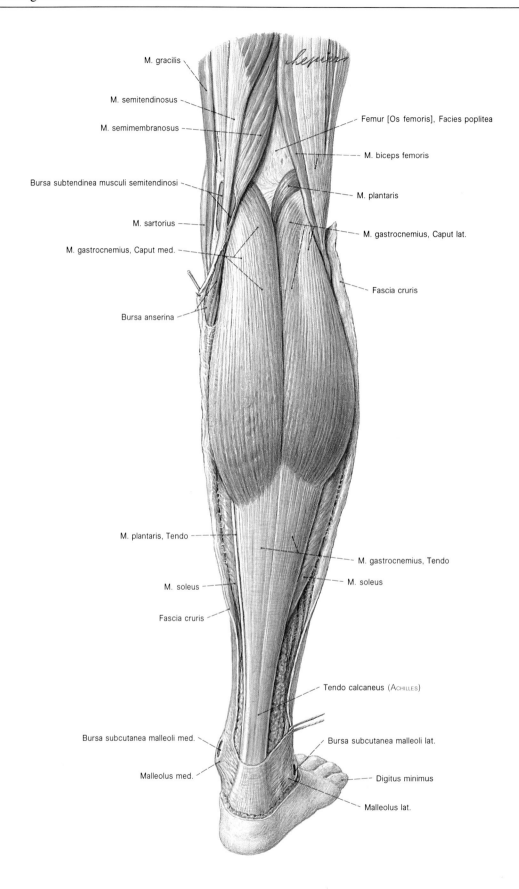

Abb. 516. Oberflächliche Schicht der Kniekehlen- und Wadenmuskulatur des rechten Beins.

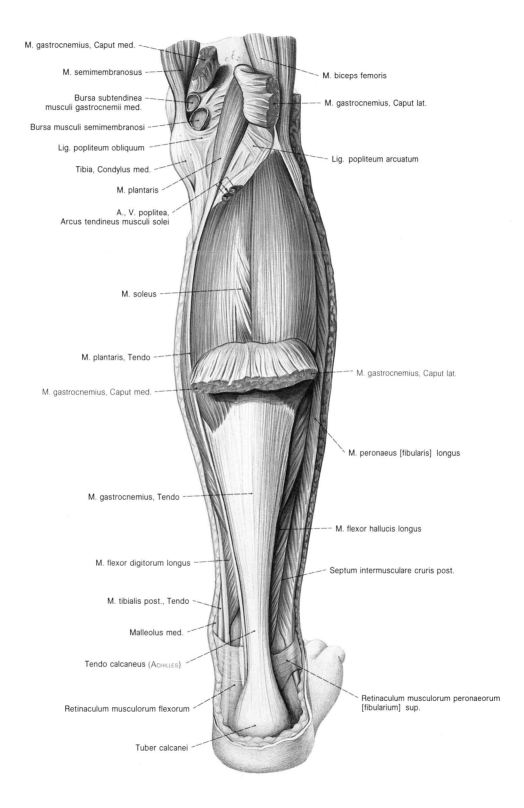

M. gastrocnemius, Caput med.

M. semimembranosus

Bursa subtendinea musculi gastrocnemii med.

Bursa musculi semimembranosi

Lig. popliteum obliquum

Tibia, Condylus med.

M. plantaris

A., V. poplitea, Arcus tendineus musculi solei

M. soleus

M. plantaris, Tendo

M. gastrocnemius, Caput med.

M. gastrocnemius, Tendo

M. flexor digitorum longus

M. tibialis post., Tendo

Malleolus med.

Tendo calcaneus (ACHILLES)

Retinaculum musculorum flexorum

Tuber calcanei

M. biceps femoris

M. gastrocnemius, Caput lat.

Lig. popliteum arcuatum

M. gastrocnemius, Caput lat.

M. peronaeus [fibularis] longus

M. flexor hallucis longus

Septum intermusculare cruris post.

Retinaculum musculorum peronaeorum [fibularium] sup.

Abb. 517. Wadenmuskulatur des rechten Beins nach teilweiser Abtragung des Musculus gastrocnemius.

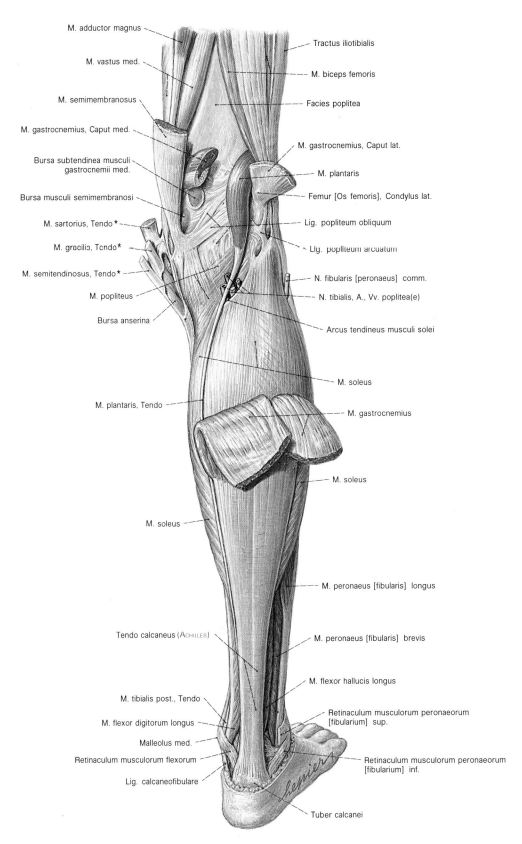

M. adductor magnus

Tractus iliotibialis

M. vastus med.

M. biceps femoris

M. semimembranosus

Facies poplitea

M. gastrocnemius, Caput med.

M. gastrocnemius, Caput lat.

Bursa subtendinea musculi gastrocnemii med.

M. plantaris

Femur [Os femoris], Condylus lat.

Bursa musculi semimembranosi

Lig. popliteum obliquum

M. sartorius, Tendo *

Lig. popliteum arcuatum

M. gracilis, Tendo *

M. semitendinosus, Tendo *

N. fibularis [peronaeus] comm.

M. popliteus

N. tibialis, A., Vv. poplitea(e)

Bursa anserina

Arcus tendineus musculi solei

M. soleus

M. plantaris, Tendo

M. gastrocnemius

M. soleus

M. soleus

M. peronaeus [fibularis] longus

Tendo calcaneus (ACHILLES)

M. peronaeus [fibularis] brevis

M. flexor hallucis longus

M. tibialis post., Tendo

Retinaculum musculorum peronaeorum [fibularium] sup.

M. flexor digitorum longus

Malleolus med.

Retinaculum musculorum peronaeorum [fibularium] inf.

Retinaculum musculorum flexorum

Lig. calcaneofibulare

Tuber calcanei

Abb. 518. Muskulatur der Kniekehle und der Wade nach Durchtrennung des Musculus gastrocnemius, dessen Köpfe zur Darstellung des Musculus soleus zurückgeschlagen wurden.

* Traditionell (INA): Pes anserinus

Musculus triceps surae und Musculus popliteus (Abb. 516–518)

Name	Ursprung	Ansatz	Innervation	Funktion
M. triceps surae			N. tibialis	Plantarflexion des Fußes im oberen Sprunggelenk. Supination des Fußes im unteren Sprunggelenk. M. gastrocnemius beugt im Kniegelenk; die beiden Mm. tricipites surae sind — beiderseits innerviert — Hilfsmuskeln beim Stehen; sie versteifen das Bein in Knie- und Sprunggelenken
a) M. gastrocnemius				
Caput mediale	Epicondylus medialis des Femur	Tuber calcanei mit Tendo calcaneus		
Caput laterale	Epicondylus lateralis des Femur	(ACHILLES)		
b) M. soleus	Caput, Facies posterior und Margo posterior der Fibula, Facies posterior der Tibia (an und distal der Linea musculi solei), Arcus tendineus musculi solei zwischen Tibia und Fibula			
M. plantaris	Epicondylus lateralis des Femur	tiefes Blatt der Fascia cruris und Tendo calcaneus [ACHILLES] mit langer, dünner Sehne		
M. popliteus	sehnig am Epicondylus lateralis des Femur, Meniscus lateralis und Caput fibulae	Facies posterior der Tibia oberhalb der Linea musculi solei (Abb. 525)	N. tibialis	Beugung des Unterschenkels und Einwärtsrotation im Kniegelenk

Beachte:
Der Ursprung des Musculus soleus bildet mit seinem Arcus tendineus musculi solei einen Spalt, durch den die Vasa poplitea und der Nervus tibialis die Kniekehle distalwärts verlassen und in die tiefe Wadenregion gelangen (Abb. 519, 520).

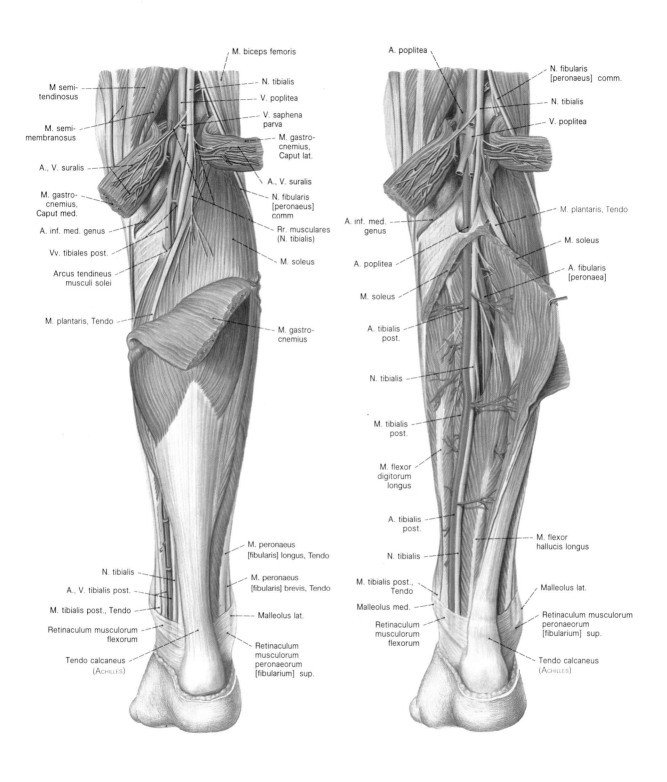

M. biceps femoris

M semi-
tendinosus

M. semi-
membranosus

A., V. suralis

M. gastro-
cnemius,
Caput med.

A. inf. med. genus

Vv. tibiales post.

Arcus tendineus
musculi solei

M. plantaris, Tendo

N. tibialis

A., V. tibialis post.

M. tibialis post., Tendo

Retinaculum musculorum
flexorum

Tendo calcaneus
(ACHILLES)

N. tibialis

V. poplitea

V. saphena
parva

M. gastro-
cnemius,
Caput lat.

A., V. suralis

N. fibularis
[peronaeus]
comm

Rr. musculares
(N. tibialis)

M. soleus

M. gastro-
cnemius

M. peronaeus
[fibularis] longus, Tendo

M. peronaeus
[fibularis] brevis, Tendo

Malleolus lat.

Retinaculum
musculorum
peronaeorum
[fibularium] sup.

A. poplitea

N. fibularis
[peronaeus] comm.

N. tibialis

V. poplitea

M. plantaris, Tendo

M. soleus

A. fibularis
[peronaea]

A. inf. med.
genus

A. poplitea

M. soleus

A. tibialis
post.

N. tibialis

M. tibialis
post.

M. flexor
digitorum
longus

A. tibialis
post.

N. tibialis

M. tibialis post.,
Tendo

Malleolus med.

Retinaculum
musculorum
flexorum

M. flexor
hallucis longus

Malleolus lat.

Retinaculum musculorum
peronaeorum
[fibularium] sup.

Tendo calcaneus
(ACHILLES)

Abb. 519. Muskeln, Nerven und Gefäße auf der Beugesei-te des rechten Unterschenkels nach Durchtrennung des Musculus gastrocnemius und Freilegung des Musculus soleus.

Abb. 520. Muskeln, Nerven und Gefäße auf der Beugesei-te des rechten Unterschenkels nach Freilegung der Arteria tibialis posterior und des Nervus tibialis.

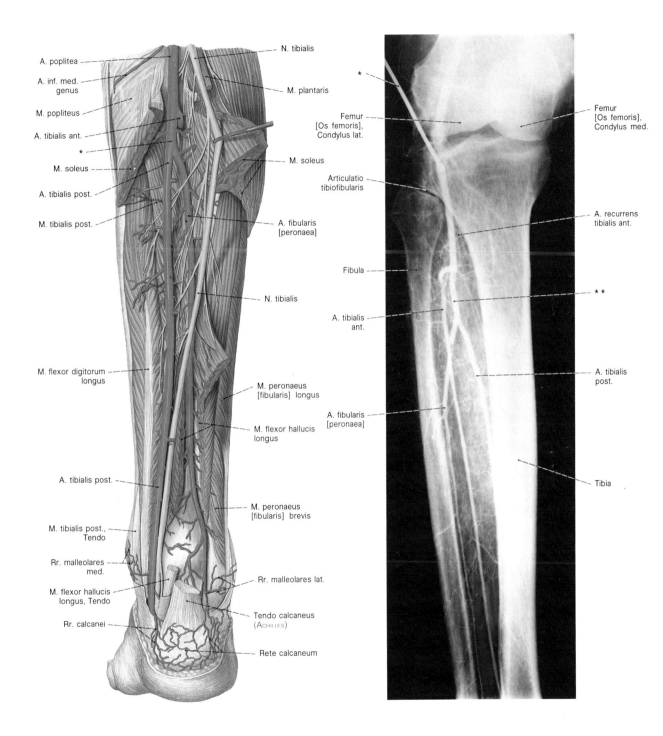

A. poplitea

A. inf. med. genus

M. popliteus

A. tibialis ant.

*

M. soleus

A. tibialis post.

M. tibialis post.

M. flexor digitorum longus

A. tibialis post.

M. tibialis post., Tendo

Rr. malleolares med.

M. flexor hallucis longus, Tendo

Rr. calcanei

N. tibialis

M. plantaris

M. soleus

A. fibularis [peronaea]

N. tibialis

M. peronaeus [fibularis] longus

M. flexor hallucis longus

M. peronaeus [fibularis] brevis

Rr. malleolares lat.

Tendo calcaneus (Achilles)

Rete calcaneum

*

Femur [Os femoris], Condylus lat.

Articulatio tibiofibularis

Fibula

A. tibialis ant.

A. fibularis [peronaea]

Femur [Os femoris], Condylus med.

A. recurrens tibialis ant.

**

A. tibialis post.

Tibia

Abb. 521. Muskeln, Nerven und Gefäße der Beugeseite des rechten Unterschenkels, tiefe Schicht.

* Truncus tibioperonaealis, inoffizielle, aber klinisch übliche Bezeichnung

Abb. 522. Arteriogramm des rechten Unterschenkels. Aufnahme bei Innenrotation und leicht gebeugtem Kniegelenk im sagittalen Strahlengang (Original: Dr. F. Platz, Anatomisches Institut der Universität Freiburg i. Br.).

* Kanüle in der A. poplitea
** Truncus tibioperonaealis, inoffizielle, aber klinisch übliche Bezeichnung

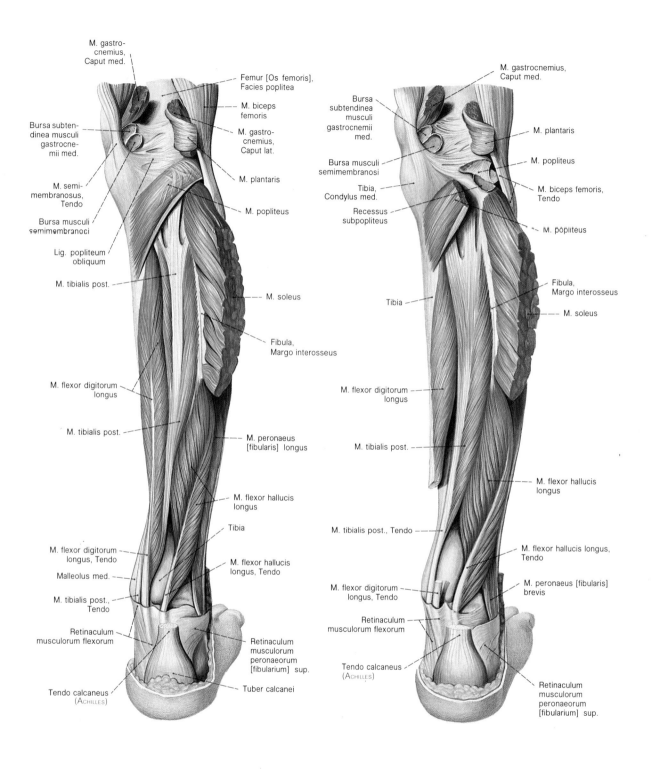

Abb. 523. Tiefere Schicht der Wadenmuskulatur des rechten Beins.

Abb. 524. Tiefste Schicht der Wadenmuskulatur des rechten Beins.

Muskeln der hinteren Fläche des Unterschenkels; tiefe Schicht (Abb. 523, 524)

Name	Ursprung	Ansatz	Innervation	Funktion
1. M. tibialis posterior	Tibia, Facies posterior (proximaler Teil), Membrana interossea cruris. Fibula, Facies medialis	Tuberositas ossis navicularis; Plantarflächen des Os cuneiforme mediale z.T. auch der Ossa cuneiformia intermedium und laterale, Basis metatarsalis II—IV	N. tibialis	Plantarflexion und Supination des Fußes
2. M. flexor digitorum longus	Tibia, Facies posterior und Margo interossea, mit einem Arcus tendineus vom distalen Drittel der Fibula	Endphalangen der 2.—5. Zehen	N. tibialis	beugt Endglieder der vier lateralen Zehen; wirkt auf den Fuß stark plantarwärts flektierend und supinierend
3. M. flexor hallucis longus	Fibula, Facies posterior und Margo posterior (distale zwei Drittel), Membrana interossea cruris, Septum intermusculare cruris posterius	Endphalanx der großen Zehe	N. tibialis	beugt große Zehe; wirkt auch auf den ganzen Fuß plantarflektierend und supinierend

Laterale Gruppe: Musculi peronaei [fibulares] (Abb. 509)

Name	Ursprung	Ansatz	Innervation	Funktion
1. M. peronaeus longus Die Sehne besitzt in der Planta pedis (an der Tuberositas ossis cuboidei) eine knorpelige Verdickung	Caput fibulae, Fascia cruris, proximale zwei Drittel der Facies lateralis und des Margo posterior der Fibula, Septa intermuscularia cruris anterius und posterius	langsehnig durch die Tiefe der Planta [Regio plantaris] pedis und den Sulcus tendinis musculi peronaei longi zur Tuberositas ossis metatarsalis I (II), Os cuneiforme mediale (Abb. 540, 541)	N. fibularis [peronaeus] superficialis	beide Mm. peronaei [fibulares] heben lateralen Fußrand (pronieren) und unterstützen die Plantarflexion des Fußes
2. M. peronaeus brevis	distale Hälfte der Facies lateralis und des Margo anterior der Fibula, Septa intermuscularia cruris anterius und posterius	Tuberositas ossis metatarsalis V, Sehnenstreifen zur kleinen Zehe (Streckfläche) (Abb. 541, 542)		

Beachte: Der mediale Retromalleolarraum enthält von vorne nach hinten: die Sehnen des Musculus tibialis posterior und des Musculus flexor digitorum longus, die Vasa tibialia posteriora, den Nervus tibialis und ganz hinten in der Tiefe die Sehne des Musculus flexor hallucis longus. Er ist ein durch das Retinaculum musculorum flexorum gebildeter kurzer Tunnel, durch den die Gebilde der tiefen Wadenregion zur Planta [Regio plantaris] pedis verlaufen (Abb. 534). Der laterale Retromalleolarraum enthält die Sehnen der Musculi peronaei longus et brevis, die durch Retinacula musculorum peronaeorum [fibularium] superius und inferius fixiert sind (Abb. 536, 540).

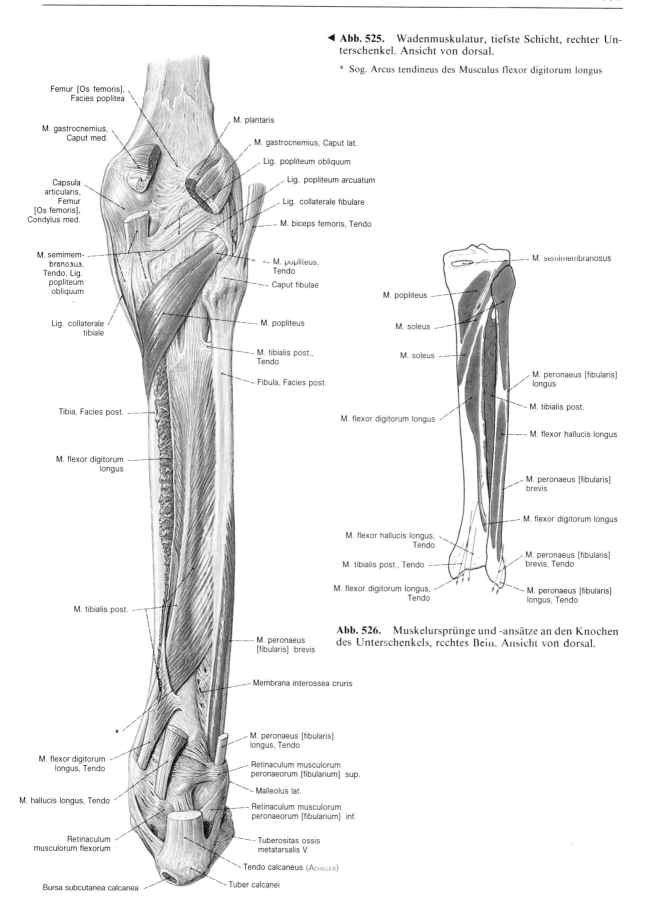

◄ **Abb. 525.** Wadenmuskulatur, tiefste Schicht, rechter Unterschenkel. Ansicht von dorsal.

* Sog. Arcus tendineus des Musculus flexor digitorum longus

Femur [Os femoris], Facies poplitea

M. gastrocnemius, Caput med.

Capsula articularis, Femur [Os femoris], Condylus med.

M. semimembranosus, Tendo, Lig. popliteum obliquum

Lig. collaterale tibiale

Tibia, Facies post.

M. flexor digitorum longus

M. tibialis post.

M. flexor digitorum longus, Tendo

M. hallucis longus, Tendo

Retinaculum musculorum flexorum

Bursa subcutanea calcanea

M. plantaris

M. gastrocnemius, Caput lat.

Lig. popliteum obliquum

Lig. popliteum arcuatum

Lig. collaterale fibulare

M. biceps femoris, Tendo

M. popliteus, Tendo

Caput fibulae

M. popliteus

M. tibialis post., Tendo

Fibula, Facies post.

M. peronaeus [fibularis] brevis

Membrana interossea cruris

M. peronaeus [fibularis] longus, Tendo

Retinaculum musculorum peronaeorum [fibularium] sup.

Malleolus lat.

Retinaculum musculorum peronaeorum [fibularium] inf.

Tuberositas ossis metatarsalis V

Tendo calcaneus (ACHILLES)

Tuber calcanei

M. semimembranosus

M. popliteus

M. soleus

M. soleus

M. peronaeus [fibularis] longus

M. tibialis post.

M. flexor digitorum longus

M. flexor hallucis longus

M. peronaeus [fibularis] brevis

M. flexor digitorum longus

M. flexor hallucis longus, Tendo

M. tibialis post., Tendo

M. flexor digitorum longus, Tendo

M. peronaeus [fibularis] brevis, Tendo

M. peronaeus [fibularis] longus, Tendo

Abb. 526. Muskelursprünge und -ansätze an den Knochen des Unterschenkels, rechtes Bein. Ansicht von dorsal.

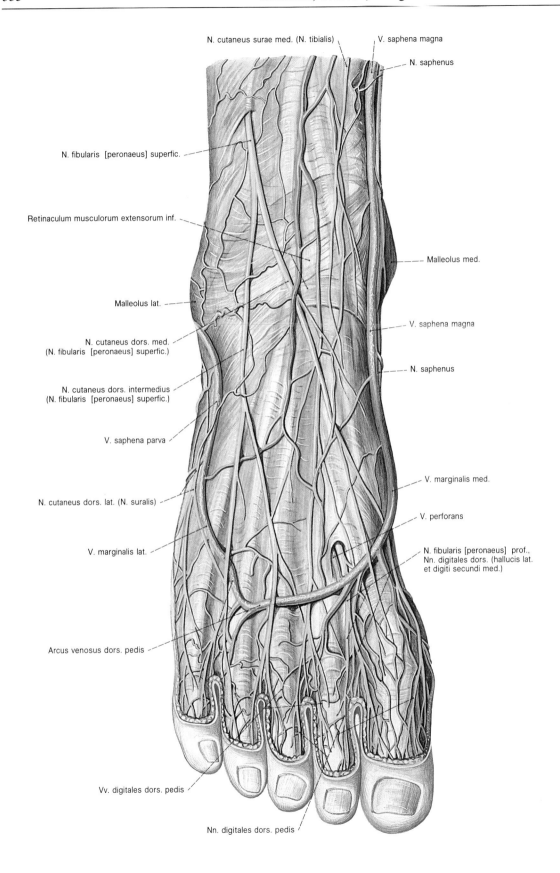

N. cutaneus surae med. (N. tibialis)

V. saphena magna

N. saphenus

N. fibularis [peronaeus] superfic.

Retinaculum musculorum extensorum inf.

Malleolus med.

Malleolus lat.

V. saphena magna

N. cutaneus dors. med.
(N. fibularis [peronaeus] superfic.)

N. saphenus

N. cutaneus dors. intermedius
(N. fibularis [peronaeus] superfic.)

V. saphena parva

V. marginalis med.

N. cutaneus dors. lat. (N. suralis)

V. perforans

V. marginalis lat.

N. fibularis [peronaeus] prof.,
Nn. digitales dors. (hallucis lat.
et digiti secundi med.)

Arcus venosus dors. pedis

Vv. digitales dors. pedis

Nn. digitales dors. pedis

Abb. 527.   Hautnerven und epifasziale Venen des rechten Fußrückens.

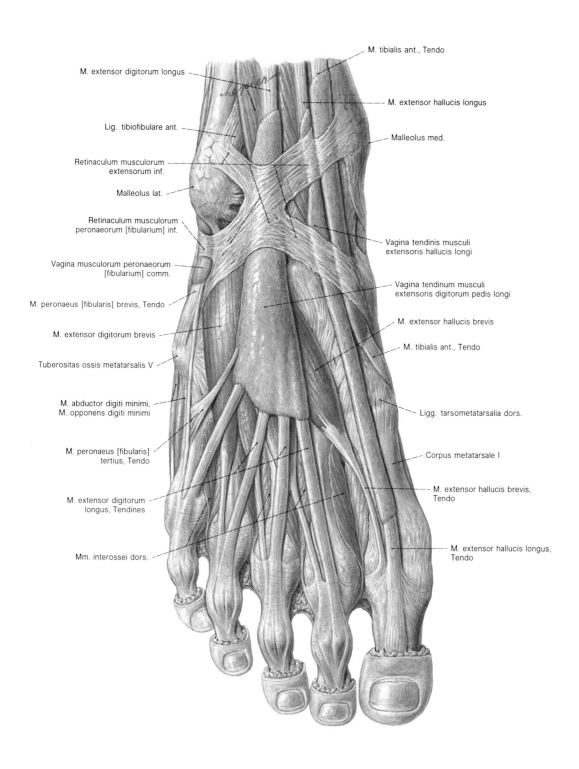

M. extensor digitorum longus

M. tibialis ant., Tendo

M. extensor hallucis longus

Lig. tibiofibulare ant.

Malleolus med.

Retinaculum musculorum
extensorum inf.

Malleolus lat.

Retinaculum musculorum
peronaeorum [fibularium] inf.

Vagina tendinis musculi
extensoris hallucis longi

Vagina musculorum peronaeorum
[fibularium] comm.

Vagina tendinum musculi
extensoris digitorum pedis longi

M. peronaeus [fibularis] brevis, Tendo

M. extensor hallucis brevis

M. extensor digitorum brevis

M. tibialis ant., Tendo

Tuberositas ossis metatarsalis V

M. abductor digiti minimi,
M. opponens digiti minimi

Ligg. tarsometatarsalia dors.

M. peronaeus [fibularis]
tertius, Tendo

Corpus metatarsale I

M. extensor hallucis brevis,
Tendo

M. extensor digitorum
longus, Tendines

M. extensor hallucis longus,
Tendo

Mm. interossei dors.

Abb. 528. Oberflächliche Muskeln und Sehnenscheiden
des Fußrückens.

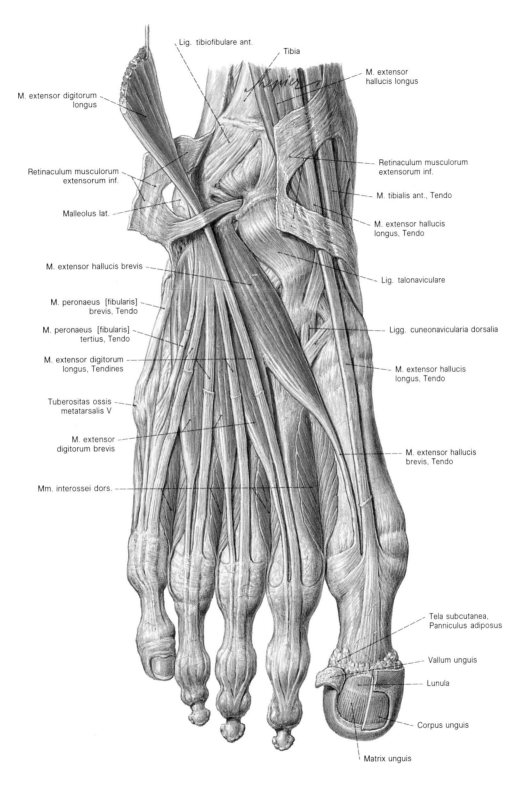

Lig. tibiofibulare ant.

Tibia

M. extensor
hallucis longus

M. extensor digitorum
longus

Retinaculum musculorum
extensorum inf.

Retinaculum musculorum
extensorum inf.

M. tibialis ant., Tendo

Malleolus lat.

M. extensor hallucis
longus, Tendo

M. extensor hallucis brevis

Lig. talonaviculare

M. peronaeus [fibularis]
brevis, Tendo

Ligg. cuneonavicularia dorsalia

M. peronaeus [fibularis]
tertius, Tendo

M. extensor digitorum
longus, Tendines

M. extensor hallucis
longus, Tendo

Tuberositas ossis
metatarsalis V

M. extensor
digitorum brevis

M. extensor hallucis
brevis, Tendo

Mm. interossei dors.

Tela subcutanea,
Panniculus adiposus

Vallum unguis

Lunula

Corpus unguis

Matrix unguis

Abb. 529. Sehnen und Muskeln des Fußrückens. Retinaculum musculorum extensorum inferius durchgetrennt und sein fibularer Teil zur Seite geklappt; Musculus extensor digitorum longus kurz vor seinem Übergang in die Sehnen durchgeschnitten und zur Darstellung der darunterliegenden Bänder abgehoben; am großen Zeh Präparation des Nagelbettes.

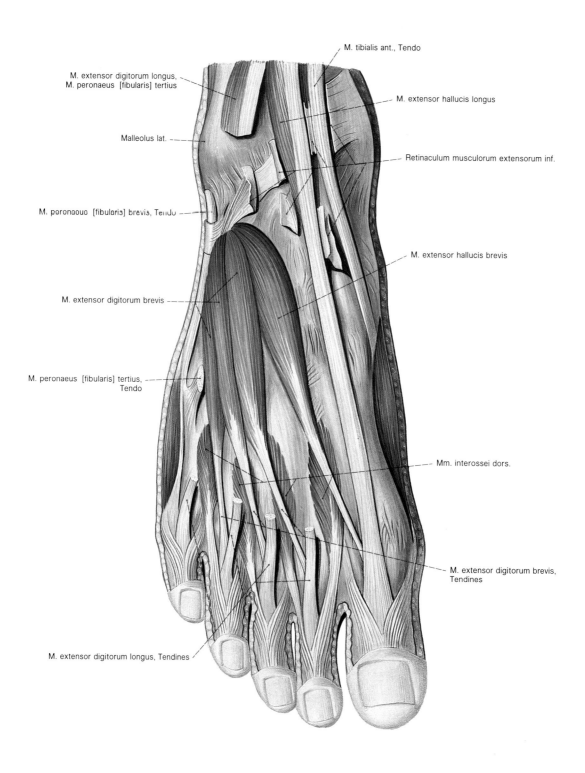

M. tibialis ant., Tendo

M. extensor digitorum longus, M. peronaeus [fibularis] tertius

M. extensor hallucis longus

Malleolus lat.

Retinaculum musculorum extensorum inf.

M. peronaeus [fibularis] brevis, Tendo

M. extensor hallucis brevis

M. extensor digitorum brevis

M. peronaeus [fibularis] tertius, Tendo

Mm. interossei dors.

M. extensor digitorum brevis, Tendines

M. extensor digitorum longus, Tendines

Abb. 530. Muskeln und Sehnen des Fußrückens, Dorsum [Regio dorsalis] pedis. Retinaculum musculorum extensorum inferius gespalten.

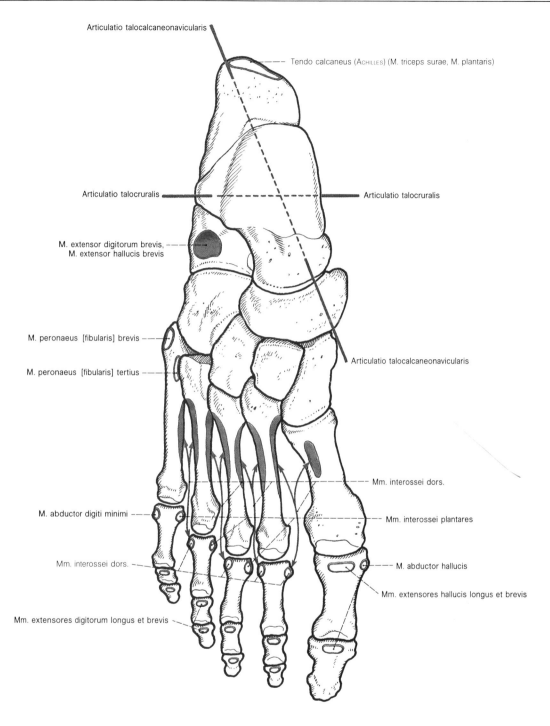

Articulatio talocalcaneonavicularis

Tendo calcaneus (ACHILLES) (M. triceps surae, M. plantaris)

Articulatio talocruralis

Articulatio talocruralis

M. extensor digitorum brevis, M. extensor hallucis brevis

M. peronaeus [fibularis] brevis

M. peronaeus [fibularis] tertius

Articulatio talocalcaneonavicularis

Mm. interossei dors.

M. abductor digiti minimi

Mm. interossei plantares

Mm. interossei dors.

M. abductor hallucis

Mm. extensores hallucis longus et brevis

Mm. extensores digitorum longus et brevis

Abb. 531. Muskelursprünge und -ansätze am Fußrücken mit den Achsen des oberen und unteren Sprunggelenks, Articulatio talocruralis und Articulatio talocalcaneonavicularis. Rechter Fuß in der Ansicht von dorsal. (Vgl. mit Abb. 542—544).

Muskeln des Fußrückens (Abb. 530)

Name	Ursprung	Ansatz	Innervation	Funktion
M. extensor digitorum brevis	dorsale und seitliche Fläche des Calcaneus	Dorsalaponeurose der mittleren Zehen (drei dünne Sehnen)	N. fibularis [peronaeus] profundus	strecken (dorsalextendieren) der Zehen
M. extensor hallucis brevis	Dorsalfläche des Calcaneus	große Zehe, proximale Phalanx		

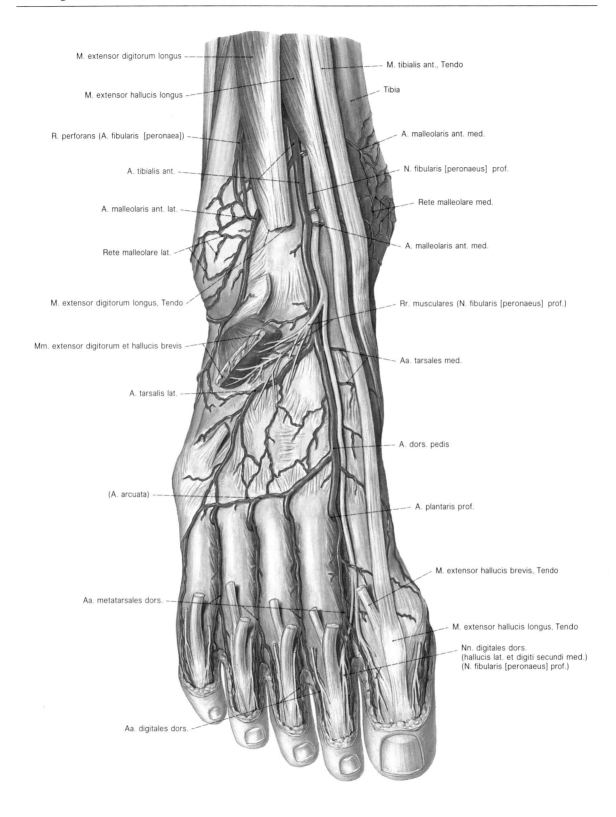

M. extensor digitorum longus

M. extensor hallucis longus

R. perforans (A. fibularis [peronaea])

A. tibialis ant.

A. malleolaris ant. lat.

Rete malleolare lat.

M. extensor digitorum longus, Tendo

Mm. extensor digitorum et hallucis brevis

A. tarsalis lat.

(A. arcuata)

Aa. metatarsales dors.

Aa. digitales dors.

M. tibialis ant., Tendo

Tibia

A. malleolaris ant. med.

N. fibularis [peronaeus] prof.

Rete malleolare med.

A. malleolaris ant. med.

Rr. musculares (N. fibularis [peronaeus] prof.)

Aa. tarsales med.

A. dors. pedis

A. plantaris prof.

M. extensor hallucis brevis, Tendo

M. extensor hallucis longus, Tendo

Nn. digitales dors.
(hallucis lat. et digiti secundi med.)
(N. fibularis [peronaeus] prof.)

Abb. 532. Nerven und Arterien des rechten Fußrückens. Retinaculum musculorum extensorum inferius, große Teile des Musculus extensor digitorum longus, des Musculus extensor digitorum brevis und des Musculus extensor hallucis brevis abgetragen; oberflächliche Nerven bis auf die Nervi digitales dorsales und alle Venen entfernt.

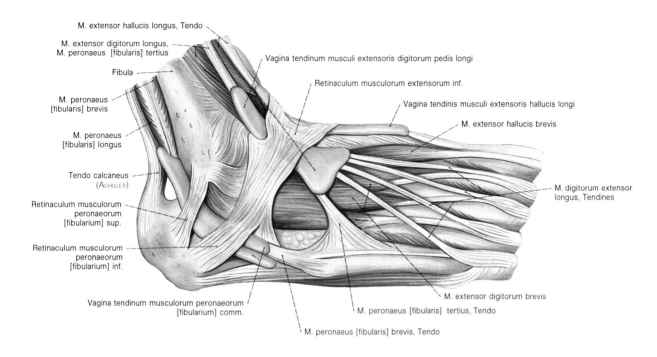

M. extensor hallucis longus, Tendo

M. extensor digitorum longus,
M. peronaeus [fibularis] tertius

Fibula

M. peronaeus
[fibularis] brevis

M. peronaeus
[fibularis] longus

Tendo calcaneus
(ACHILLES)

Retinaculum musculorum
peronaeorum
[fibularium] sup.

Retinaculum musculorum
peronaeorum
[fibularium] inf.

Vagina tendinum musculorum peronaeorum
[fibularium] comm.

Vagina tendinum musculi extensoris digitorum pedis longi

Retinaculum musculorum extensorum inf.

Vagina tendinis musculi extensoris hallucis longi

M. extensor hallucis brevis

M. digitorum extensor
longus, Tendines

M. extensor digitorum brevis

M. peronaeus [fibularis] tertius, Tendo

M. peronaeus [fibularis] brevis, Tendo

Abb. 533. Sehnenscheiden der lateralen Knöchelregion
und des Fußrückens. Die hier blau gefärbten Sehnenscheiden sind beim Lebenden mit klarer, farbloser Synovia
gefüllt.

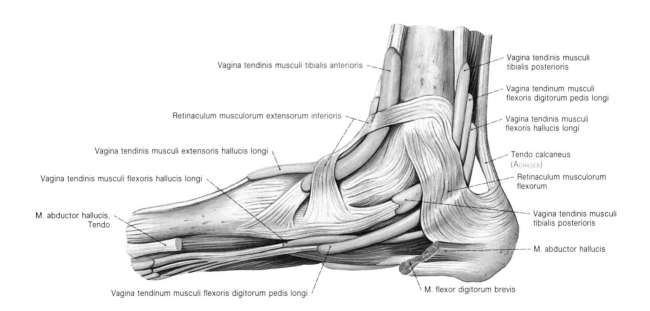

Vagina tendinis musculi tibialis anterioris

Retinaculum musculorum extensorum inferioris

Vagina tendinis musculi extensoris hallucis longi

Vagina tendinis musculi flexoris hallucis longi

M. abductor hallucis,
Tendo

Vagina tendinum musculi flexoris digitorum pedis longi

Vagina tendinis musculi
tibialis posterioris

Vagina tendinum musculi
flexoris digitorum pedis longi

Vagina tendinis musculi
flexoris hallucis longi

Tendo calcaneus
(ACHILLES)

Retinaculum musculorum
flexorum

Vagina tendinis musculi
tibialis posterioris

M. abductor hallucis

M. flexor digitorum brevis

Abb. 534. Sehnenscheiden der medialen Knöchelregion
sowie (teilweise) der Fußsohle und des Fußrückens.
Musculus abductor hallucis und Musculus flexor digitorum
brevis weitgehend entfernt.

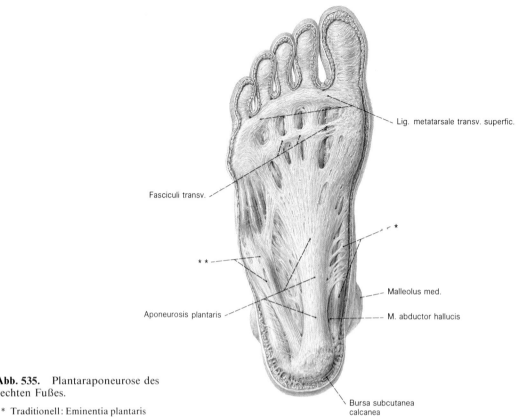

Abb. 535. Plantaraponeurose des rechten Fußes.

  * Traditionell: Eminentia plantaris medialis
** traditionell: Eminentia plantaris lateralis

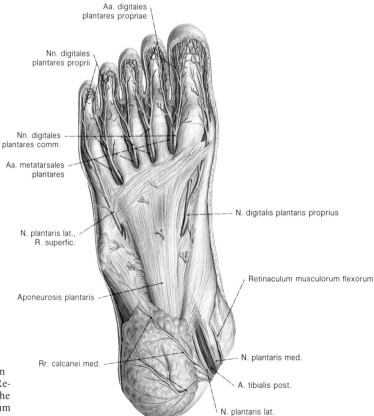

Abb. 536. Nerven und Arterien der rechten Fußsohle, Planta [Regio plantaris] pedis, oberflächliche Schicht. Retinaculum musculorum flexorum gespalten.

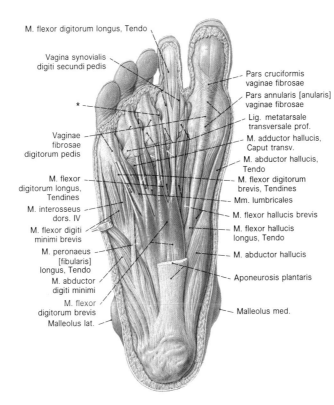

M. flexor digitorum longus, Tendo

Vagina synovialis
digiti secundi pedis

*

Vaginae
fibrosae
digitorum pedis

M. flexor
digitorum longus,
Tendines

M. interosseus
dors. IV

M. flexor digiti
minimi brevis

M. peronaeus
[fibularis]
longus, Tendo

M. abductor
digiti minimi

M. flexor
digitorum brevis

Malleolus lat.

Pars cruciformis
vaginae fibrosae

Pars annularis [anularis]
vaginae fibrosae

Lig. metatarsale
transversale prof.

M. adductor hallucis,
Caput transv.

M. abductor hallucis,
Tendo

M. flexor digitorum
brevis, Tendines

Mm. lumbricales

M. flexor hallucis brevis

M. flexor hallucis
longus, Tendo

M. abductor hallucis

Aponeurosis plantaris

Malleolus med.

Abb. 537. Oberflächliche Schicht der Sohlenmuskeln des rechten Fußes; Plantaraponeurose, Aponeurosis plantaris, in der distalen Hälfte abgetragen.

* Bursae intermetatarsophalangeae (inoffizielle Bezeichnung)

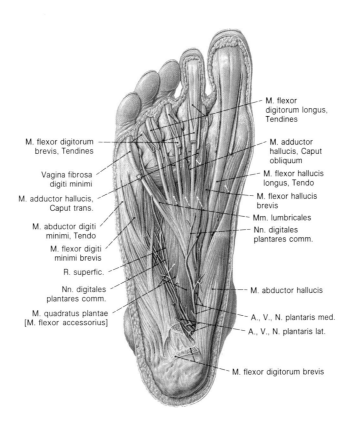

M. flexor digitorum
brevis, Tendines

Vagina fibrosa
digiti minimi

M. adductor hallucis,
Caput trans.

M. abductor digiti
minimi, Tendo

M. flexor digiti
minimi brevis

R. superfic.

Nn. digitales
plantares comm.

M. quadratus plantae
[M. flexor accessorius]

M. flexor
digitorum longus,
Tendines

M. adductor
hallucis, Caput
obliquum

M. flexor hallucis
longus, Tendo

M. flexor hallucis
brevis

Mm. lumbricales

Nn. digitales
plantares comm.

M. abductor hallucis

A., V., N. plantaris med.

A., V., N. plantaris lat.

M. flexor digitorum brevis

Abb. 538. Nerven und Blutgefäße, Muskeln, Sehnen und Sehnenscheiden der Sohle des rechten Fußes, mittlere Schicht.

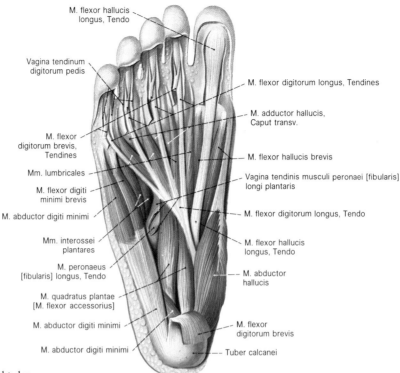

M. flexor hallucis longus, Tendo

Vagina tendinum digitorum pedis

M. flexor digitorum longus, Tendines

M. adductor hallucis, Caput transv.

M. flexor digitorum brevis, Tendines

M. flexor hallucis brevis

Mm. lumbricales

Vagina tendinis musculi peronaei [fibularis] longi plantaris

M. flexor digiti minimi brevis

M. abductor digiti minimi

M. flexor digitorum longus, Tendo

Mm. interossei plantares

M. flexor hallucis longus, Tendo

M. peronaeus [fibularis] longus, Tendo

M. abductor hallucis

M. quadratus plantae [M. flexor accessorius]

M. abductor digiti minimi

M. flexor digitorum brevis

M. abductor digiti minimi

Tuber calcanei

Abb. 539. Mittlere Schicht der Fußsohlenmuskeln. Musculus flexor digitorum brevis zum großen Teil abgetragen. Rechter Fuß in der Ansicht von unten.

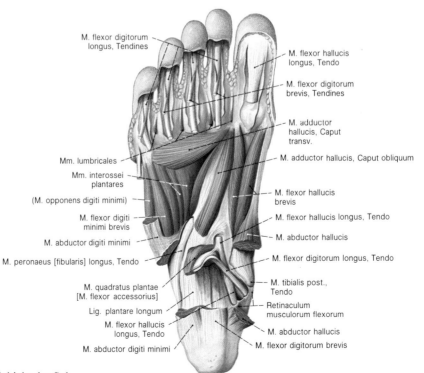

M. flexor digitorum longus, Tendines

M. flexor hallucis longus, Tendo

M. flexor digitorum brevis, Tendines

M. adductor hallucis, Caput transv.

Mm. lumbricales

M. adductor hallucis, Caput obliquum

Mm. interossei plantares

(M. opponens digiti minimi)

M. flexor hallucis brevis

M. flexor digiti minimi brevis

M. flexor hallucis longus, Tendo

M. abductor digiti minimi

M. abductor hallucis

M. peronaeus [fibularis] longus, Tendo

M. flexor digitorum longus, Tendo

M. quadratus plantae [M. flexor accessorius]

M. tibialis post., Tendo

Lig. plantare longum

Retinaculum musculorum flexorum

M. flexor hallucis longus, Tendo

M. abductor hallucis

M. abductor digiti minimi

M. flexor digitorum brevis

Abb. 540. Tiefe Schicht der Sohlenmuskeln des rechten Fußes.

Muskeln des Großzehenballens (Abb. 539, 540)

Name	Ursprung	Ansatz	Innervation	Funktion
M. abductor hallucis	Processus medialis tuberis calcanei und Aponeurosis plantaris	proximale Phalanx der großen Zehe	für den M. abductor hallucis und M. flexor hallucis brevis: N. plantaris medialis	Abduktion, Flexion, Adduktion der großen Zehe; vor allem aber aktive Verspannung der Fußgewölbe
M. flexor hallucis brevis	plantare Fläche der Ossa cuneiformia mediale, intermedium und laterale, Ligamentum plantare longum	zweiköpfig an beiden Sesambeinen und der proximalen Phalanx der großen Zehe		
M. adductor hallucis *Caput obliquum*	plantare Fläche des Os cuneiforme laterale und Ligamentum plantare longum	laterales Sesambein und proximale Phalanx der großen Zehe	für den M. adductor hallucis (und zum Teil den M. flexor hallucis brevis): N. plantaris lateralis	
Caput transversum	Gelenkkapsel der Zehengrundgelenke der 3. bis 5. Zehen			

Muskeln des Kleinzehenballens (Abb. 539—541)

Name	Ursprung	Ansatz	Innervation	Funktion
M. abductor digiti minimi Muskel der Planta [Regio plantaris] pedis	Processus lateralis tuberis calcanei und Aponeurosis plantaris, außerdem (tiefer Kopf) Processus medialis tuberis calcanei	lateraler Rand der proximalen Phalanx der kleinen Zehe (und Tuberositas ossis metatarsalis V)	N. plantaris lateralis (N. tibialis)	Abduktion, Flexion, Opposition der kleinen Zehe; vor allem aber aktive Verspannung der Fußgewölbe
M. flexor digiti minimi brevis **M. opponens digiti minimi** (inkonstant)	vorderer Teil des Lig. plantare longum, Basis ossis metatarsalis V	proximale Phalanx der kleinen Zehe lateraler Rand des Os metatarsale V		

Muskeln der Fußsohle (Planta [Regio plantaris] pedis) (Abb. 539)

Name	Ursprung	Ansatz	Innervation	Funktion
M. flexor digitorum brevis (Muskel der Planta, bildet die Eminentia plantaris intermedia)	Processus medialis tuberis calcanei und Aponeurosis plantaris (medialer Hauptabschnitt)	mit vier, von den Sehnen des M. flexor digitorum longus durchbohrten dünnen Sehnen zu den Mittelphalangen der 2. bis 4. Zehen	N. plantaris medialis (N. tibialis)	beugt (Mittel- und Grundglieder der 2. bis 4.) Zehen
M. quadratus plantae [M. flexor accessorius]	zweiköpfig von der plantaren Fläche des Calcaneus und vom Lig. plantare longum	lateraler Rand der Sehne des M. flexor digitorum longus (vor ihrer Teilungsstelle)	N. plantaris lateralis [N. tibialis]	unterstützt M. flexor digitorum longus, korrigiert dessen schräge Zugrichtung

---

Beachte: Das Muskelrelief der Planta [Regio plantaris] pedis wird von drei längsverlaufenden Vorwölbungen (Eminentiae plantares medialis, intermedia et lateralis) gebildet. Dazwischen ergeben sich zwei Längsfurchen: Sulci plantares medialis et lateralis. Die Eminentia plantaris medialis enthält den Muskelbauch des Musculus abductor hallucis und vorne die Sehne des Musculus flexor hallucis longus und den Musculus flexor hallucis brevis. Die Eminentia plantaris intermedia wird durch den Muskelbauch des Musculus flexor digitorum brevis gebildet, der von der Aponeurosis plantaris bedeckt ist. In der Eminentia plantaris lateralis liegen die Musculi abductor digiti minimi und flexor digiti minimi brevis. Die dazwischenliegenden Längsfurchen (Sulci plantares) enthalten die Vasa plantaria lateralia bzw. medialia und die gleichnamigen Nerven (Abb. 335–338).

Die **Musculi lumbricales** des Fußes entspringen von den Sehnen des Musculus flexor digitorum longus, der erste einköpfig vom medialen Rand der ersten Sehne (der zweiten Zehe), die anderen drei zweiköpfig. Sie gehen in Höhe der Zehengrundgelenke von der medialen Seite her in die Dorsalaponeurosen der Zehen über. An ihren Ansatzstellen liegen meist kleine Schleimbeutel. Sie werden in wechselnder Weise teils vom Nervus plantaris lateralis, teils vom Nervus plantaris medialis versorgt und wirken ähnlich wie an der Hand: Beugung der Grund-, Streckung der Mittel- und Endphalanx.

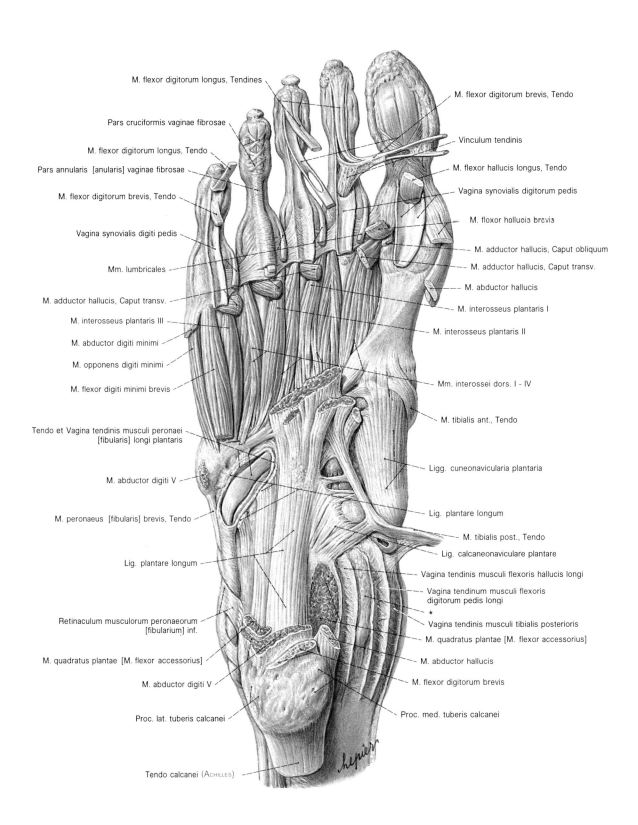

M. flexor digitorum longus, Tendines

Pars cruciformis vaginae fibrosae

M. flexor digitorum longus, Tendo

Pars annularis [anularis] vaginae fibrosae

M. flexor digitorum brevis, Tendo

Vagina synovialis digiti pedis

Mm. lumbricales

M. adductor hallucis, Caput transv.

M. interosseus plantaris III

M. abductor digiti minimi

M. opponens digiti minimi

M. flexor digiti minimi brevis

Tendo et Vagina tendinis musculi peronaei [fibularis] longi plantaris

M. abductor digiti V

M. peronaeus [fibularis] brevis, Tendo

Lig. plantare longum

Retinaculum musculorum peronaeorum [fibularium] inf.

M. quadratus plantae [M. flexor accessorius]

M. abductor digiti V

Proc. lat. tuberis calcanei

Tendo calcanei (ACHILLES)

M. flexor digitorum brevis, Tendo

Vinculum tendinis

M. flexor hallucis longus, Tendo

Vagina synovialis digitorum pedis

M. flexor hallucis brevis

M. adductor hallucis, Caput obliquum

M. adductor hallucis, Caput transv.

M. abductor hallucis

M. interosseus plantaris I

M. interosseus plantaris II

Mm. interossei dors. I - IV

M. tibialis ant., Tendo

Ligg. cuneonavicularia plantaria

Lig. plantare longum

M. tibialis post., Tendo

Lig. calcaneonaviculare plantare

Vagina tendinis musculi flexoris hallucis longi

Vagina tendinum musculi flexoris digitorum pedis longi

*

Vagina tendinis musculi tibialis posterioris

M. quadratus plantae [M. flexor accessorius]

M. abductor hallucis

M. flexor digitorum brevis

Proc. med. tuberis calcanei

Abb. 541. Muskeln, Sehnen, Sehnenscheiden und Bänder der Sohle des rechten Fußes, tiefste Schicht.

* Fach für Nervus und Vasa plantaria

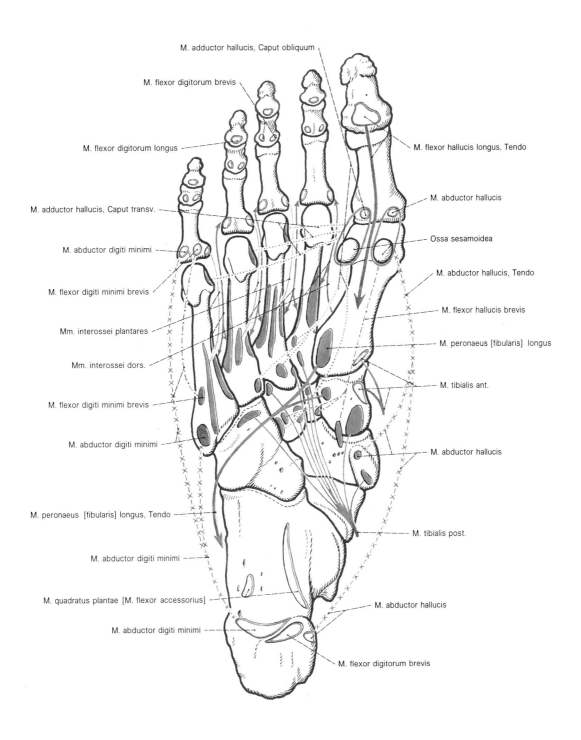

M. adductor hallucis, Caput obliquum

M. flexor digitorum brevis

M. flexor digitorum longus

M. adductor hallucis, Caput transv.

M. abductor digiti minimi

M. flexor digiti minimi brevis

Mm. interossei plantares

Mm. interossei dors.

M. flexor digiti minimi brevis

M. abductor digiti minimi

M. peronaeus [fibularis] longus, Tendo

M. abductor digiti minimi

M. quadratus plantae [M. flexor accessorius]

M. abductor digiti minimi

M. flexor hallucis longus, Tendo

M. abductor hallucis

Ossa sesamoidea

M. abductor hallucis, Tendo

M. flexor hallucis brevis

M. peronaeus [fibularis] longus

M. tibialis ant.

M. abductor hallucis

M. tibialis post.

M. abductor hallucis

M. flexor digitorum brevis

Abb. 542.   Muskelursprünge und -ansätze an der Fußsohle, Planta pedis. Rechter Fuß.

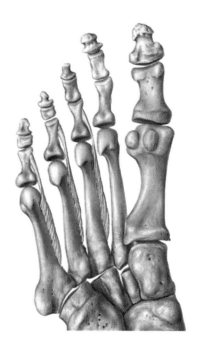

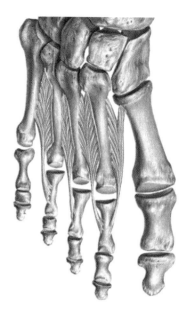

Abb. 543.   Musculi interossei plantares.

Abb. 544.   Musculi interossei dorsales.

Musculi interossei

Die Musculi interossei des Fußes verhalten sich ähnlich wie die der Hand; es gibt vier **dorsale** und drei **plantare**. Die letzteren sind (im Gegensatz zur Hand) relativ stark; sie sind alle drei gleichgerichtet, entspringen an den medialen Rändern der Ossa metatarsi [Metatarsalia] III – V und gehen von der gleichen Seite her in die Dorsalaponeurosen der Zehen über. Die relativ schwachen dorsalen Interossei entspringen wie an der Hand zweiköpfig; die Sehnen sind (wie bei jener) ungleich gerichtet, weil die der I. und II. Ossa metatarsi zur zweiten Zehe ziehen.

Innervation: N. plantaris lateralis (N. tibialis)

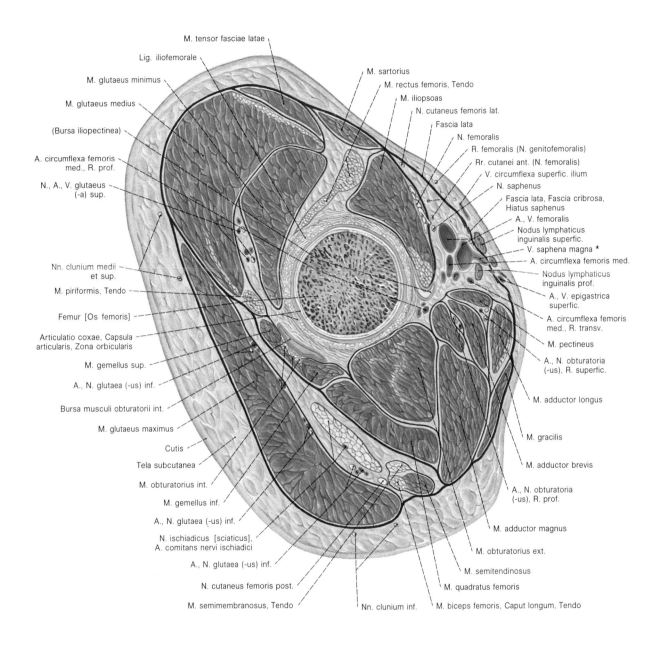

M. tensor fasciae latae

Lig. iliofemorale

M. glutaeus minimus

M. glutaeus medius

(Bursa iliopectinea)

A. circumflexa femoris
med., R. prof.

N., A., V. glutaeus
(-a) sup.

Nn. clunium medii
et sup.

M. piriformis, Tendo

Femur [Os femoris]

Articulatio coxae, Capsula
articularis, Zona orbicularis

M. gemellus sup.

A., N. glutaea (-us) inf.

Bursa musculi obturatorii int.

M. glutaeus maximus

Cutis

Tela subcutanea

M. obturatorius int.

M. gemellus inf.

A., N. glutaea (-us) inf.

N. ischiadicus [sciaticus],
A. comitans nervi ischiadici

A., N. glutaea (-us) inf.

N. cutaneus femoris post.

M. semimembranosus, Tendo

M. sartorius

M. rectus femoris, Tendo

M. iliopsoas

N. cutaneus femoris lat.

Fascia lata

N. femoralis

R. femoralis (N. genitofemoralis)

Rr. cutanei ant. (N. femoralis)

V. circumflexa superfic. ilium

N. saphenus

Fascia lata, Fascia cribrosa,
Hiatus saphenus

A., V. femoralis

Nodus lymphaticus
inguinalis superfic.

V. saphena magna *

A. circumflexa femoris med.

Nodus lymphaticus
inguinalis prof.

A., V. epigastrica
superfic.

A. circumflexa femoris
med., R. transv.

M. pectineus

A., N. obturatoria
(-us), R. superfic.

M. adductor longus

M. gracilis

M. adductor brevis

A., N. obturatoria
(-us), R. prof.

M. adductor magnus

M. obturatorius ext.

M. semitendinosus

M. quadratus femoris

Nn. clunium inf.

M. biceps femoris, Caput longum, Tendo

Abb. 545. Schnitt durch die distale Region des rechten Hüftgelenks senkrecht zur Achse des Schenkelhalses. Schnittfläche in der Ansicht von distal.

* Die Mündungskrümmung der V. saphena magna im Bereich des Hiatus saphenus bzw. der kolbenartig erweiterte Übergang dieser größten epifaszialen Vene der unteren Extremität in die V. femoralis wird klinisch auch als „Krosse" (von „la crosse de la saphène") bezeichnet. Die Durchtrennung der Vene an dieser Stelle (= Krossektomie) wird z. B. bei starker Varikose vorgenommen.

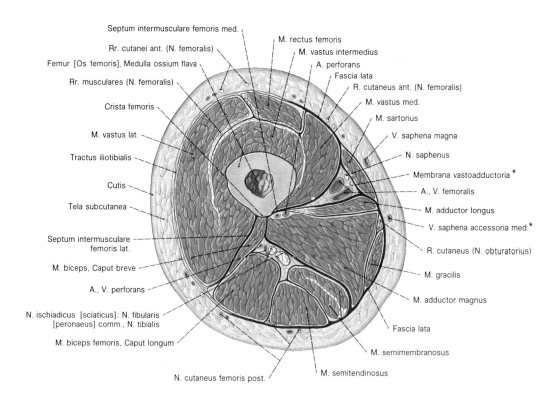

Abb. 546. Querschnitt durch das mittlere Drittel des rechten Oberschenkels, Femur. Schnittfläche in der Ansicht von distal.

* Inoffizielle Bezeichnungen

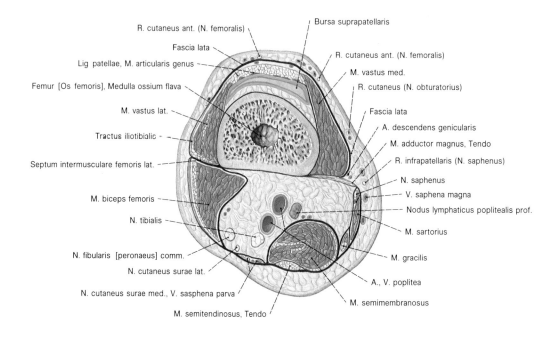

Abb. 547. Querschnitt durch das distale Drittel des rechten Oberschenkels, Femur. Schnittfläche in der Ansicht von distal.

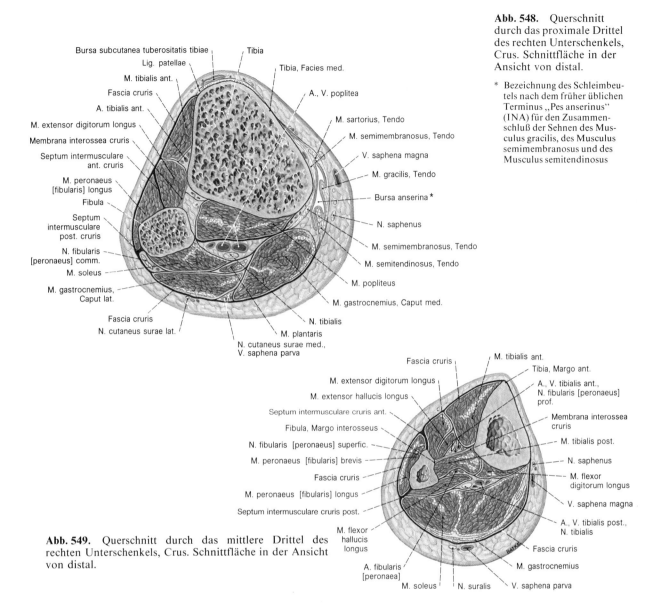

Bursa subcutanea tuberositatis tibiae

Lig. patellae

M. tibialis ant.

Fascia cruris

A. tibialis ant.

M. extensor digitorum longus

Membrana interossea cruris

Septum intermusculare ant. cruris

M. peronaeus [fibularis] longus

Fibula

Septum intermusculare post. cruris

N. fibularis [peronaeus] comm.

M. soleus

M. gastrocnemius, Caput lat.

Fascia cruris

N. cutaneus surae lat.

N. cutaneus surae med., V. saphena parva

M. plantaris

N. tibialis

M. gastrocnemius, Caput med.

M. popliteus

M. semitendinosus, Tendo

M. semimembranosus, Tendo

N. saphenus

Bursa anserina *

M. gracilis, Tendo

V. saphena magna

M. semimembranosus, Tendo

M. sartorius, Tendo

A., V. poplitea

Tibia, Facies med.

Tibia

Abb. 548. Querschnitt durch das proximale Drittel des rechten Unterschenkels, Crus. Schnittfläche in der Ansicht von distal.

* Bezeichnung des Schleimbeutels nach dem früher üblichen Terminus „Pes anserinus" (INA) für den Zusammenschluß der Sehnen des Musculus gracilis, des Musculus semimembranosus und des Musculus semitendinosus

Abb. 549. Querschnitt durch das mittlere Drittel des rechten Unterschenkels, Crus. Schnittfläche in der Ansicht von distal.

Fascia cruris

M. extensor digitorum longus

M. extensor hallucis longus

Septum intermusculare cruris ant.

Fibula, Margo interosseus

N. fibularis [peronaeus] superfic.

M. peronaeus [fibularis] brevis

Fascia cruris

M. peronaeus [fibularis] longus

Septum intermusculare cruris post.

M. flexor hallucis longus

A. fibularis [peronaea]

M. soleus

N. suralis

M. tibialis ant.

Tibia, Margo ant.

A., V. tibialis ant., N. fibularis [peronaeus] prof.

Membrana interossea cruris

M. tibialis post.

N. saphenus

M. flexor digitorum longus

V. saphena magna

A., V. tibialis post., N. tibialis

Fascia cruris

M. gastrocnemius

V. saphena parva

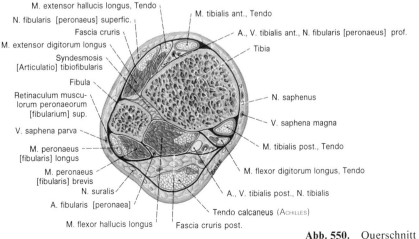

M. extensor hallucis longus, Tendo

N. fibularis [peronaeus] superfic.

Fascia cruris

M. extensor digitorum longus

Syndesmosis [Articulatio] tibiofibularis

Fibula

Retinaculum musculorum peronaeorum [fibularium] sup.

V. saphena parva

M. peronaeus [fibularis] longus

M. peronaeus [fibularis] brevis

N. suralis

A. fibularis [peronaea]

M. flexor hallucis longus

M. tibialis ant., Tendo

A., V. tibialis ant., N. fibularis [peronaeus] prof.

Tibia

N. saphenus

V. saphena magna

M. tibialis post., Tendo

M. flexor digitorum longus, Tendo

A., V. tibialis post., N. tibialis

Tendo calcaneus (ACHILLES)

Fascia cruris post.

Abb. 550. Querschnitt durch den rechten Unterschenkel, Crus, proximal der Knöchel, Malleolus medialis und Malleolus lateralis. Schnittfläche in der Ansicht von distal.

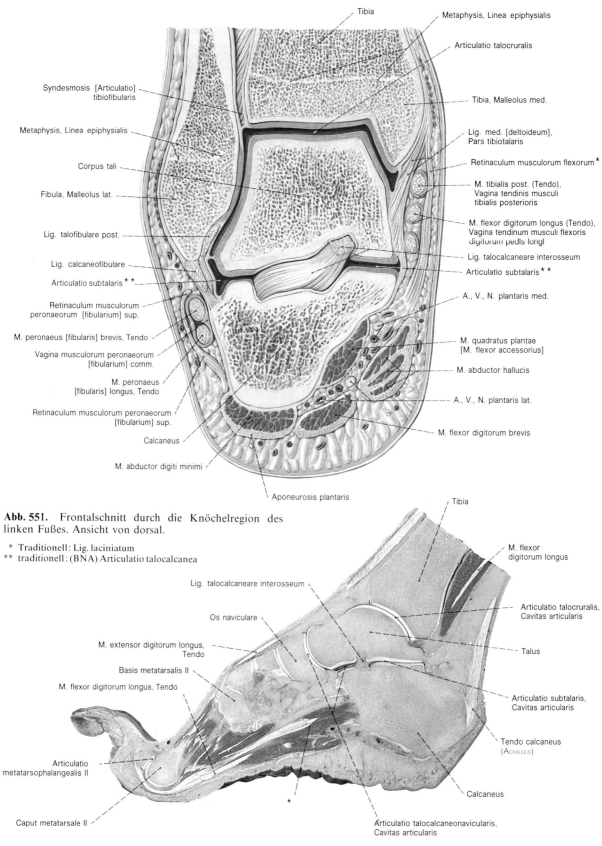

Tibia

Metaphysis, Linea epiphysialis

Articulatio talocruralis

Syndesmosis [Articulatio] tibiofibularis

Tibia, Malleolus med.

Metaphysis, Linea epiphysialis

Lig. med. [deltoideum], Pars tibiotalaris

Corpus tali

Retinaculum musculorum flexorum*

Fibula, Malleolus lat.

M. tibialis post. (Tendo), Vagina tendinis musculi tibialis posterioris

Lig. talofibulare post.

M. flexor digitorum longus (Tendo), Vagina tendinum musculi flexoris digitorum pedis longi

Lig. calcaneofibulare

Lig. talocalcaneare interosseum

Articulatio subtalaris**

Articulatio subtalaris**

Retinaculum musculorum peronaeorum [fibularium] sup.

A., V., N. plantaris med.

M. peronaeus [fibularis] brevis, Tendo

M. quadratus plantae [M. flexor accessorius]

Vagina musculorum peronaeorum [fibularium] comm.

M. abductor hallucis

M. peronaeus [fibularis] longus, Tendo

A., V., N. plantaris lat.

Retinaculum musculorum peronaeorum [fibularium] sup.

M. flexor digitorum brevis

Calcaneus

M. abductor digiti minimi

Aponeurosis plantaris

Abb. 551. Frontalschnitt durch die Knöchelregion des linken Fußes. Ansicht von dorsal.

* Traditionell: Lig. laciniatum
** traditionell: (BNA) Articulatio talocalcanea

Tibia

M. flexor digitorum longus

Lig. talocalcaneare interosseum

Os naviculare

Articulatio talocruralis, Cavitas articularis

M. extensor digitorum longus, Tendo

Basis metatarsalis II

Talus

M. flexor digitorum longus, Tendo

Articulatio subtalaris, Cavitas articularis

Tendo calcaneus (Achilles)

Articulatio metatarsophalangealis II

Caput metatarsale II

Calcaneus

Articulatio talocalcaneonavicularis, Cavitas articularis

Abb. 552. Sagittalschnitt durch den Fuß eines Erwachsenen in Höhe des zweiten Zehenstrahls.

* Kurze plantare Fußmuskeln

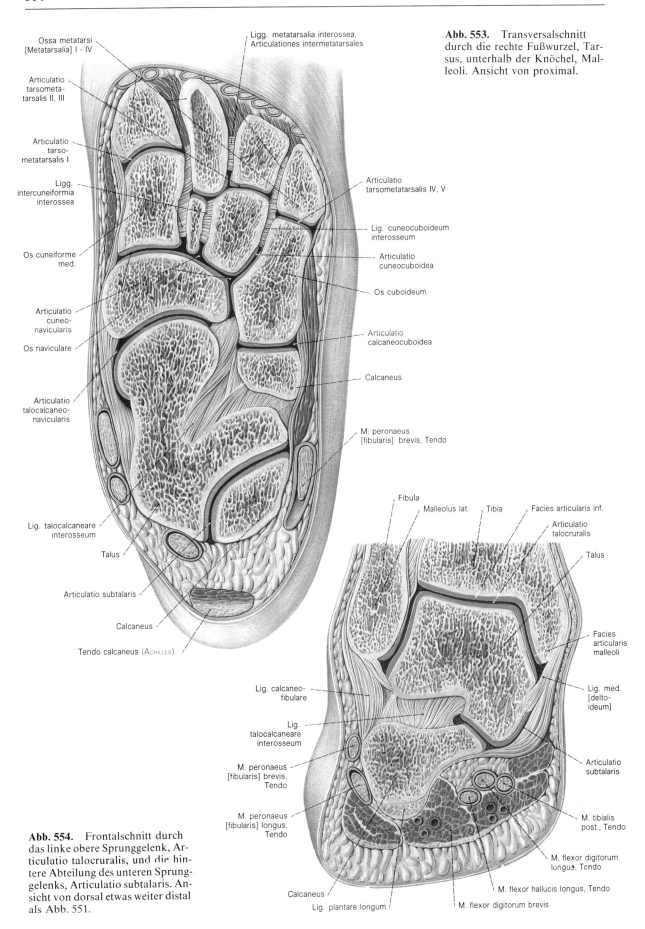

Ossa metatarsi
[Metatarsalia] I - IV

Articulatio
tarsometa-
tarsalis II, III

Articulatio
tarso-
metatarsalis I

Ligg.
intercuneiformia
interossea

Os cuneiforme
med.

Articulatio
cuneo-
navicularis

Os naviculare

Articulatio
talocalcaneo-
navicularis

Lig. talocalcaneare
interosseum

Talus

Articulatio subtalaris

Calcaneus

Tendo calcaneus (ACHILLES)

Ligg. metatarsalia interossea,
Articulationes intermetatarsales

Articulatio
tarsometatarsalis IV, V

Lig. cuneocuboideum
interosseum

Articulatio
cuneocuboidea

Os cuboideum

Articulatio
calcaneocuboidea

Calcaneus

M. peronaeus
[fibularis] brevis, Tendo

Abb. 553. Transversalschnitt
durch die rechte Fußwurzel, Tarsus, unterhalb der Knöchel, Malleoli. Ansicht von proximal.

Fibula
Malleolus lat.
Tibia
Facies articularis inf.
Articulatio
talocruralis
Talus
Facies
articularis
malleoli
Lig. med.
[delto-
ideum]
Articulatio
subtalaris
M. tibialis
post., Tendo
M. flexor digitorum
longus, Tendo
M. flexor hallucis longus, Tendo
M. flexor digitorum brevis

Lig. calcaneo-
fibulare

Lig.
talocalcaneare
interosseum

M. peronaeus
[fibularis] brevis,
Tendo

M. peronaeus
[fibularis] longus,
Tendo

Calcaneus
Lig. plantare longum

Abb. 554. Frontalschnitt durch
das linke obere Sprunggelenk, Articulatio talocruralis, und die hintere Abteilung des unteren Sprunggelenks, Articulatio subtalaris. Ansicht von dorsal etwas weiter distal
als Abb. 551.

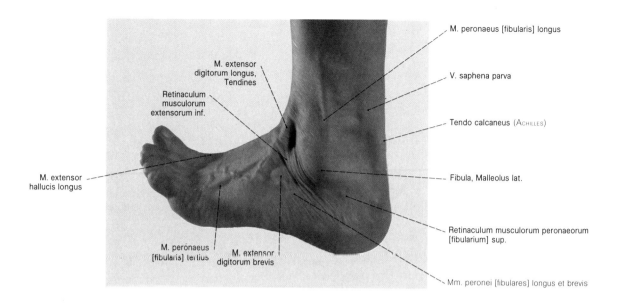

M. extensor
digitorum longus,
Tendines

Retinaculum
musculorum
extensorum inf.

M. extensor
hallucis longus

M. peronaeus
[fibularis] tertius

M. extensor
digitorum brevis

M. peronaeus [fibularis] longus

V. saphena parva

Tendo calcaneus (ACHILLES)

Fibula, Malleolus lat.

Retinaculum musculorum peronaeorum
[fibularium] sup.

Mm. peronei [fibulares] longus et brevis

▲
Abb. 555a. Oberflächenrelief des linken Fußes in der Ansicht von dorsolateral. Musculus
extensor hallucis longus und Musculus extensor digitorum longus etwas kontrahiert.

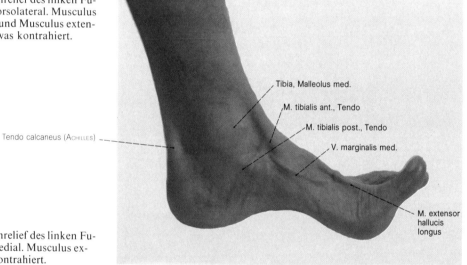

Tibia, Malleolus med.

M. tibialis ant., Tendo

M. tibialis post., Tendo

V. marginalis med.

Tendo calcaneus (ACHILLES)

M. extensor
hallucis
longus

Abb. 555b. Oberflächenrelief des linken Fußes in der Ansicht von medial. Musculus extensor hallucis longus kontrahiert.

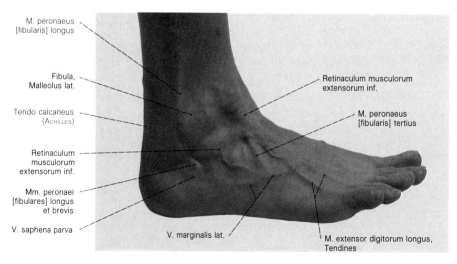

M. peronaeus
[fibularis] longus

Fibula,
Malleolus lat.

Tendo calcaneus
(ACHILLES)

Retinaculum
musculorum
extensorum inf.

Mm. peronaei
[fibulares] longus
et brevis

V. saphena parva

Retinaculum musculorum
extensorum inf.

M. peronaeus
[fibularis] tertius

V. marginalis lat.

M. extensor digitorum longus,
Tendines

Abb. 555c. Oberflächenrelief des rechten Fußes in der
Ansicht von lateral.

Arterielle Versorgungsgebiete

Zusammengestellt und bearbeitet nach der offiziellen anatomischen Nomenklatur
(Nomina anatomica 5° 1983)
von Dr. Fr. PLATZ, Akad. Direktor am Anatomischen Institut der Universität Freiburg

In runden Klammern ( ) stehen inkonstante Gebilde, inoffizielle, aber wichtige Alternativausdrücke und Zusätze,
die bei bestimmten Nomina anatomica im allgemeinen Gebrauch häufig weggelassen werden.

Eckige Klammern [ ] kennzeichnen offiziell anerkannte Synonyme oder Alternativen.

ARTERIEN	VERSORGUNGSGEBIETE
TRUNCUS PULMONALIS	– Arterienstamm für die Lungen vor der Aufteilung in die Aa. pulmonales dextra et sinistra
Sinus trunci pulmonalis	– drei Ausbuchtungen in der Wand des Truncus pulmonalis über den Wurzeln der Taschenklappen
Bifurcatio trunci pulmonalis	– Aufteilung des Truncus pulmonalis in die rechte und linke Lungenarterie
ARTERIA PULMONALIS DEXTRA	– Vas publicum* für die rechte Lunge
Rami lobi superioris	– Hauptäste für die Lungensegmente des rechten Oberlappens
– Ramus apicalis	– Segmentum apicale (S I)
– Ramus anterior ascendens	– oberer Teil des Segmentum anterius (S III)
– Ramus anterior descendens	– unterer Teil des Segmentum anterius (S III)
– Ramus posterior ascendens	– oberer Teil des Segmentum posterius (S II)
– Ramus posterior descendens	– unterer Teil des Segmentum posterius (S II)
Rami lobi medii	– Hauptäste für die Lungensegmente des rechten Mittellappens
– Ramus medialis	– Segmentum mediale (S V)
– Ramus lateralis	– Segmentum laterale (S IV)
Rami lobi inferioris	– Hauptäste für die Lungensegmente des rechten Unterlappens
– Ramus superior lobi inferioris	– Ast zum hinten oben gelegenen Segmentum apicale [superius] (S VI)
– Pars basalis	– Basalsegmente des rechten Unterlappens
– – Ramus basalis anterior	– Segmentum basale anterius (S VIII)
– – Ramus basalis lateralis	– Segmentum basale laterale (S IX)
– – Ramus basalis medialis	– Segmentum basale mediale [cardiacum] (S VII)
– – Ramus basalis posterior	– Segmentum basale posterius (S X)
ARTERIA PULMONALIS SINISTRA	– Vas publicum* für die linke Lunge
Ligamentum arteriosum	– bindegeweliger Rest des Ductus arteriosus
(Ductus arteriosus)	– bis zur Geburt offener Kurzschluß zwischen der Teilung des Truncus pulmonalis und dem Aortenbogen

ARTERIEN	VERSORGUNGSGEBIETE
Rami lobi superioris	– Hauptäste für die Lungensegmente des linken Oberlappens
– Ramus apicalis	– oberer Teil des Segmentum apicoposterius (S I + II)
– Ramus anterior ascendens	– oberer Teil des Segmentum anterius (S III)
– Ramus anterior descendens	– unterer Teil des Segmentum anterius (S III)
– Ramus posterior	– unterer Teil des Segmentum apicoposterius (S I + II)
– Ramus lingularis	– Hauptast für beide Segmenta lingularia
– – Ramus lingularis inferior	– Segmentum lingulare inferius (S V)
– – Ramus lingularis superior	– Segmentum lingulare superius (S IV)
Rami lobi inferioris	– Hauptäste für die Lungensegmente des linken Unterlappens
– Ramus superior lobi inferioris	– Ast zum hinten oben liegenden Segmentum apicale [superius] (S VI)
– Pars basalis	– basaler Teil des linken Unterlappens
– – Ramus basalis anterior	– Segmentum basale anterius (S VIII)
– – Ramus basalis lateralis	– Segmentum basale laterale (S IX)
– – Ramus basalis medialis**	– Segmentum basale mediale [cardiacum] (S VII)**
– – Ramus basalis posterior	– Segmentum basale posterius (S X)
AORTA	– aus dem linken Ventrikel entspringende Hauptschlagader
PARS ASCENDENS AORTAE [AORTA ASCENDENS]	– aufsteigender Teil der Aorta bis zum Verlassen des Herzbeutels
Bulbus aortae	– zwiebelähnliche, durch die Sinus aortae bedingte Erweiterung der Aortenwurzel
Sinus aortae	– Erweiterungen der Aortenwurzel über jeder der Aortenklappen, Abgangsstellen für die rechte und linke Herzkranzarterie
*Arteria coronaria dextra***	– aus dem rechten Sinus aortae entspringende Koronararterie; versorgt rechten Vorhof, rechte Kammer, Anfangsbereiche des Truncus pulmonalis und der Pars ascendens aortae. Teile des linken Vorhofs und der linken Kammer sowie des Erregungsleitungssystems

---

** Meist fehlend.

*** Die Versorgungsgebiete der Koronararterien schwanken je nach dem Beblutungstyp. Den folgenden Angaben liegt der „ausgeglichene Versorgungstyp" (s. S. 98) zugrunde. Die in der Klinik verwendete koronarographische Nomenklatur ist gegenüber der offiziellen anatomischen erweitert und weicht zum Teil von dieser ab.

---

* Traditioneller Ausdruck, aber in den Nomina anatomica (5° 1983) nicht enthalten.

ARTERIEN	VERSORGUNGSGEBIETE	ARTERIEN	VERSORGUNGSGEBIETE
– Ramus coni arteriosi	– nach vorne ziehender Ast zum Conus arteriosus und zur Basis des Truncus pulmonalis	ARCUS AORTAE	– zwischen Pars ascendens und descendens aortae liegender bogenförmiger Abschnitt
– Ramus nodi sinuatrialis	– Sinusknoten (KEITH-FLACK), rechter Vorhof, Teile des linken Vorhofs	Isthmus aortae	– Verengerung des Arcus aortae zwischen A. subclavia sinistra und Ligamentum arteriosum
– Rami atriales	– verschiedene, aus der A. coronaria dextra entspringende Äste zum rechten Vorhof	Corpora para-aortica [Glomera aorticae]	– neben der Aorta gelegene, unregelmäßig verstreute Ansammlungen chromaffiner Gewebe
– Ramus marginalis dexter	– rechter Herzrand, Vorderwand des rechten Ventrikels		
– Ramus atrialis intermedius	– Atrium dextrum, Auricula dextra	TRUNCUS BRACHIOCEPHALICUS	– aus dem Aortenbogen kommender gemeinsamer Stamm für A. carotis communis dextra und A. subclavia dextra
– Ramus interventricularis posterior	– im Sulcus interventricularis posterior ziehender Ast zur Hinterwand des rechten und linken Ventrikels sowie zum dorsalen Teil des Septum interventriculare		
– – Rami interventriculares septales	– Septum interventriculare	(Arteria thyroidea* ima)	– inkonstant (8–10%) vorkommende unpaare Arterie zur Glandula thyroidea
– Ramus nodi atrioventricularis	– aus dem Hauptstamm abzweigender und in der Hinterwand verlaufender Ast zum Gebiet des Atrioventrikularknotens (ASCHOFF-TAWARA)	ARTERIA CAROTIS COMMUNIS	– gemeinsamer Stamm für die Aa. carotis externa und interna
		Glomus caroticum	– Chemorezeptor in der Carotisgabel
		Sinus caroticus	– leichte Erweiterung an der Teilung der A. carotis communis, enthält Pressorezeptoren
– (Ramus posterolateralis dexter)	– rechtsseitige Hinterwand des linken Ventrikels	Bifurcatio carotidis	– Teilungsstelle der A. carotis communis in die Aa. carotis externa und interna
Arteria coronaria sinistra	– im linken Sinus aortae entspringender, kurzer Stamm; seine Aufzweigungen versorgen Teile des linken und rechten Ventrikels sowie Bereiche des Septum interventriculare und des linken Vorhofs	ARTERIA CAROTIS EXTERNA	– in der seitlichen Halsregion aufsteigende Arterie zur Versorgung von Hals und Kopf
– Ramus interventricularis anterior	– im Sulcus interventricularis anterior verlaufender vorderer Hauptast zur Vorderwand des rechten und linken Ventrikels sowie zum ventralen Teil des Septum interventriculare	Arteria thyroidea* superior	– erster vorderer Ast aus der A. carotis externa zu Schilddrüse und Kehlkopf
		– Ramus infrahyoideus	– Zungenbein, Ansätze der infrahyalen Muskulatur
– – Ramus coni arteriosi	– Conus arteriosus und Basis des Truncus pulmonalis	– Ramus sternocleidomastoideus	– M. sternocleidomastoideus
– – Ramus lateralis	– lateraler Bereich der linken Ventrikelvorderwand	– A. laryngea superior	– oberer innerer Kehlkopf
		– Ramus cricothyroideus	– M. cricothyroideus, innerer Kehlkopf
– – Rami interventriculares septales	– im Sulcus interventricularis anterior perforierende Äste zum ventralen Teil des Septum interventriculare	– Ramus glandularis anterior	– vorderer Schilddrüsenteil
– Ramus circumflexus	– Fortsetzung der A. coronaria sinistra im Sulcus coronarius zur Hinterwand des linken Ventrikels	– Ramus glandularis posterior	– oberer und hinterer Schilddrüsenbereich
		– Ramus glandularis lateralis	– am Oberrand der Schilddrüse zu den Seitenlappen abzweigender, starker Ast
– – Ramus atrialis anastomoticus	– Anastomose mit den aus der rechten Koronararterie zum linken Atrium ziehenden Ästen	Arteria pharyngea ascendens	– erste dorsal aus der A. carotis externa abgehende Arterie zum Schlund mit zusätzlichen Ästchen zur Dura mater encephali eines kleinen dorsomedialen Gebiets der mittleren Schädelgrube
– – Rami atrioventriculares	– proximal aus dem R. circumflexus zum linken Vorhof und Ventrikel abzweigende Äste		
– – Ramus marginalis sinister	– linker Herzrand und Hinterwand des linken Ventrikels		
– – Ramus atrialis intermedius	– linker Vorhof	– A. meningea posterior	– durch Foramen jugulare zur Dura mater encephali der hinteren Schädelgrube
– – Ramus posterior ventriculi sinistri	– variabel ausgeprägter Ast für die Rückwand des linken Ventrikels	– Rami pharyngeales	– Schlundwand, M. longus capitis
– – (Ramus nodi sinuatrialis)	– nicht regelmäßig vorhandener Ast zum Einmündungsbereich der V. cava superior, Sinusknoten	– A. tympanica inferior	– Paukenhöhle
		Arteria lingualis	– zweiter vorderer Ast aus der A. carotis externa zur Zunge
– – (Ramus nodi atrioventricularis)	– zuweilen bis zur Herzbasis und zum unteren Teil des Septum interatriale vordringender Ast, Atrioventrikularknoten	– Ramus suprahyoideus	– Zungenbein, Gefäßnetz auf dem Schildknorpel
– – Rami atriales	– verschiedene, proximal aus dem R. circumflexus zum linken Vorhof ziehende Äste	– Rami dorsales linguae	– Zungengrund und -rücken, Epiglottis

---

* In den Nomina anatomica (5° 1983) abweichend mit „thyreoidea" bezeichnet.

ARTERIEN	VERSORGUNGSGEBIETE	ARTERIEN	VERSORGUNGSGEBIETE
– A. sublingualis	– Glandula sublingualis und benachbarte Muskeln, Schleimhaut der Zungenunterseite und des Mundbodens, Zahnfleisch des Unterkiefers	– A. transversa facialis	– Gesichtshaut der Wange und über dem Jochbogen, Ohrspeicheldrüse
– A. profunda linguae	– Zungenmuskulatur und -schleimhaut, vorwiegend der Zungenspitze	– Rami auriculares anteriores	– Ohrmuschel, äußerer Gehörgang, Kiefergelenk
		– A. zygomatico-orbitalis	– seitlicher Orbitarand und lateraler Bereich der Augenlider
Arteria facialis	– dritter vorderer Ast aus der A. carotis externa, Gesichtsarterie	– A. temporalis media	– M. temporalis, Periost der Schläfenschuppe
– A. palatina ascendens	– Gaumenbögen, Tonsillen, vordere obere Schlundwand bis Ohrtrompete	– Ramus frontalis	– Stirn, Anastomosen mit den Aa. supraorbitalis und supratrochlearis der A. ophthalmica
– Ramus tonsillaris	– Gaumenmandel	– Ramus parietalis	– Scheitelgegend
– A. submentalis	– M. mylohyoideus, Glandula submandibularis	*Arteria maxillaris*	– stärkerer Endast der A. carotis externa
– Rami glandulares	– Glandula submandibularis	– A. auricularis profunda	– Kiefergelenk und äußerer Gehörgang, Trommelfell
– A. labialis inferior	– Muskulatur, Haut und Schleimhaut der Unterlippe	– A. tympanica anterior	– durch Fissura petrotympanica zur Paukenhöhle
– A. labialis superior	– Muskulatur, Haut und Schleimhaut der Oberlippe, unteres vorderes Nasenseptum	– A. alveolaris inferior	– Knochen und Zahnfleisch des Unterkiefers
– – Ramus septi nasi	– Ast der A. labialis superior zur häutigen Nasenscheidewand und zur Nasenspitze	– – Rami dentales	– Pulpa der Unterkieferzähne
		– – Rami peridentales	– Alveolen, Periodontium und Zahnfleisch der Unterkieferzähne
– Ramus lateralis nasi	– Ast der A. angularis zum Nasenflügel und Nasenrücken	– – Ramus mentalis	– Kinnregion
– A. angularis	– Endast der A. facialis; medialer Augenwinkel, Teile der Nasenwurzel und kranialer Abschnitt der Nasenflügel, Anastomose mit A. ophthalmica	– – Ramus mylohyoideus	– Ursprung des M. mylohyoideus
		– A. meningea media	– durch Foramen spinosum zur Dura mater encephali und zu Teilen der Falx cerebri
		– – Ramus frontalis	– Dura mater encephali der mittleren und vorderen Schädelgrube
(Truncus linguofacialis)	– gelegentlich gemeinsamer Stamm für A. lingualis und A. facialis aus der A. carotis externa	– – Ramus parietalis	– Dura mater encephali der hinteren Schädelhälfte
		– – Ramus orbitalis	– durch die Fissura orbitalis superior oder eine eigene Öffnung in die Augenhöhle ziehender Ast aus dem R. frontalis der A. meningea media
Arteria occipitalis	– zweiter dorsal aus der A. carotis externa abgehender Ast zum Hinterhaupt und Scheitel		
– Ramus mastoideus	– Diploë und Cellulae mastoideae, durch Foramen mastoideum zur Dura mater encephali	– – Ramus petrosus	– N. petrosus major, N. facialis im Felsenbein, Paukenhöhle, meist durch Hiatus canalis n. petrosi majoris Anastomose mit der A. stylomastoidea aus der A. auricularis posterior
– Ramus auricularis	– Hinterfläche der Ohrmuschel		
– Rami sternocleidomastoidei	– M. sternocleidomastoideus	– – A. tympanica superior	– mit N. petrosus minor zur Paukenhöhle und zum Antrum mastoideum
– Rami occipitales	– hinterer Teil der Kopfschwarte		
– (Ramus meningeus)	– gelegentlich vorhandener, durch das Foramen parietale zur Dura mater encephali des Schädeldaches ziehender Ast	– – Ramus anastomoticus (cum A. lacrimali)	– in der Augenhöhle liegende Anastomose zwischen dem R. orbitalis der A. meningea media und der A. lacrimalis
– Ramus descendens	– obere Nackenmuskulatur	– A. pterygomeningea	– aus der A. meningea media oder direkt aus der A. maxillaris abzweigendes, die äußere Fläche der Schädelbasis, die Mm. pterygoidei medialis und lateralis, Gaumenmuskeln, Tuba auditiva [auditoria] sowie Ganglion trigeminale und Dura mater encephali versorgendes Gefäß
Arteria auricularis posterior	– dritte dorsal aus der A. carotis externa abgehende Arterie; Versorgung des Ohrbereichs		
– A. stylomastoidea	– durch gleichnamiges Foramen in den Canalis facialis; beblutet Mittel- und z. T. auch Innenohr		
– A. tympanica posterior	– durch Canaliculus chordae tympani zur Schleimhaut der Paukenhöhle und zum Trommelfell	– A. masseterica	– M. masseter
		– A. temporalis profunda anterior	– von ventral den M. temporalis und die laterale Wand der Augenhöhle versorgendes Gefäß
– – Rami mastoidei	– Cellulae mastoideae		
– – (Ramus stapedialis)	– M. stapedius	– A. temporalis profunda posterior	– von dorsal in den M. temporalis
– Ramus auricularis	– Rück- und teilweise Vorderseite der Ohrmuschel, kleine Ohrmuskeln	– Rami pterygoidei	– Mm. pterygoidei medialis et lateralis
– Ramus occipitalis	– Hinterhaupt	– A. buccalis	– Wange, Zahnfleisch, Schleimhaut der lateralen Mundhöhle
Ramus parotideus	– nach vorne in die Glandula parotidea einstrahlender Ast	– A. alveolaris superior posterior	– Knochen und Zahnfleisch des Oberkiefers, Schleimhaut der Kieferhöhle
Arteria temporalis superficialis	– oberflächliche Schläfenarterie, ein Endast der A. carotis externa		
– Ramus parotideus	– Ohrspeicheldrüse	– – Rami dentales	– Pulpa dentis der Oberkiefermolaren

ARTERIEN	VERSORGUNGSGEBIETE
– – Rami peridentales	– Alveolen, Periodontium und Zahnfleisch der Oberkiefermolaren
– A. infraorbitalis	– Gesichtsmuskeln und Haut unterhalb des Auges, Boden der Orbita
– – Aa. alveolares superiores anteriores	– vordere Oberkieferzähne und benachbarter Knochen
– – Rami dentales	– Pulpa dentis der vorderen Oberkieferzähne
– – Rami peridentales	– Alveolen, Periodontium und Zahnfleisch der vorderen Oberkieferzähne
– A. canalis pterygoidei	– durch den Canalis pterygoideus nach hinten zur Tuba auditiva [auditoria] und Umgebung
– – Ramus pharyngeus	– obere seitliche Pharynxwand
– A. palatina descendens	– durch Canalis palatinus major zum Gaumen
– – A. palatina major	– Schleimhaut und Zahnfleisch im Bereich des harten Gaumens, Tonsilla palatina
– – Aa. palatinae minores	– weicher Gaumen und Tonsilla palatina
– – Ramus pharyngeus	– oberer Teil des Pharynx, Gaumensegel und Tonsillen
– A. sphenopalatina	– durch Foramen sphenopalatinum zur Nasenhöhle
– – Aa. nasales posteriores laterales	– Seitenwand der Nasenhöhle, Nebenhöhlen, Anastomosen durch Canalis incisivus mit A. palatina major
– – Rami septales posteriores	– Lamina perpendicularis des Siebbeins und Nasenseptum
ARTERIA CAROTIS INTERNA	– innere Kopfarterie zum Gehirn und zu Teilen der Dura mater encephali; versorgt ferner Augenhöhle mit Inhalt, Stirn und Bereiche von Nebenhöhlen
Pars cervicalis	– Halsabschnitt der A. carotis interna von der Teilung der A. carotis communis bis zum Eintritt in den Canalis caroticus
– Sinus caroticus	– Ort von Pressorezeptoren
Pars petrosa	– durch den Canalis caroticus des Felsenbeins ziehende Gefäßstrecke
– Aa. caroticotympanicae	– Mitversorgung der Paukenhöhle
– A. canalis pterygoidei	– durch den Canalis pterygoideus ziehender Ast, Tuba auditiva [auditoria] und Umgebung
Pars cavernosa	– Verlaufsstrecke der A. carotis interna im Sinus cavernosus
– Ramus basalis tentorii	– Tentorium cerebelli
– Ramus marginalis tentorii	– Bereich der Incisura tentorii
– Ramus meningeus	– sich aufzweigender Ast zur Dura mater encephali, Tentorium cerebelli
– Ramus sinus cavernosi	– perivaskuläres Gewebe der A. carotis interna im Sinus cavernosus
– A. hypophysialis inferior	– basaler Abschnitt des Hypophysenhinterlappens, Periost und Knochen der Fossa hypophysialis, Dorsum sellae
– Ramus ganglionis trigemini	– von einem seitlichen Stämmchen abzweigender Ast zum Ganglion trigeminale
– Rami nervorum	– zur Trigeminuswurzel ziehende Äste
Pars cerebralis	– Abschnitt der A. carotis interna im subarachnoidalen Raum vom Verlassen des Sinus cavernosus bis zur Aufteilung in die Aa. cerebri anterior und media
– A. hypophysialis superior	– Hypophyse, Diaphragma sellae; bildet Arterienkranz um den Hypophysenstiel, versorgt dem Infundibulum benachbarte Teile des Hypothalamus sowie N. opticus und Chiasma opticum
– Ramus clivi	– Dura mater encephali des kranialen Clivus (auch aus der A. hypophysialis inferior abzweigend)
Arteria ophthalmica	– entspringt aus der Pars cerebralis der A. carotis interna und zieht mit dem N. opticus durch den Canalis opticus in die Orbita
– A. centralis retinae	– Sehnerv und Netzhaut
– A. lacrimalis	– Tränendrüse und benachbarte Muskulatur der Orbita, Tunicae conjunctivae bulbi et palpebrarum, lateraler Augenwinkel
– – Ramus anastomoticus (cum A. meningea media)	– Verbindungsast zum R. orbitalis der A. meningea media
– – Aa. palpebrales laterales	– seitliche Bereiche der Augenlider
– Ramus meningeus recurrens	– durch die Fissura orbitalis superior zur Dura mater encephali führender Ast
– Aa. ciliares posteriores breves	– Choroidea
– Aa. ciliares posteriores longae	– Corpus ciliare und Iris
– Aa. musculares	– Mm. recti superior et lateralis, M. levator palpebrae superioris
– – Aa. ciliares anteriores	– Sclera, Choroidea, Corpus ciliare, Tunica conjunctiva bulbi
– – Aa. conjunctivales anteriores	– Tunica conjunctiva bulbi
– – Aa. episclerales	– Sclera
– A. supraorbitalis	– obere Orbita und Stirn
– A. ethmoidalis anterior	– Seitenwand und Septum der Nasenhöhle, Stirnhöhle, Siebbeinzellen
– – Ramus meningeus anterior	– Spitze der Falx cerebri und Dura mater encephali in der Nachbarschaft von Lamina et foramina cribrosa (Os ethmoidale)
– – Rami septales anteriores	– obere vordere Bereiche des Nasenseptums
– – Rami nasales anteriores laterales	– obere seitliche Wände der Nasenhöhle
– A. ethmoidalis posterior	– hintere Siebbeinzellen, hinterer Teil der Nasenhöhle
– Aa. palpebrales mediales	– mediales Ober- und Unterlid
– – Aa. conjunctivales posteriores	– aus Aa. lacrimalis und supraorbitalis zu Tunica conjunctiva bulbi und lateralem Lidwinkel
– – Arcus palpebralis inferior	– Verbindung zwischen Aa. palpebrales mediales und laterales im unteren Augenlid
– – Arcus palpebralis superior	– Verbindung zwischen Aa. palpebrales mediales und laterales im oberen Augenlid
– A. supratrochlearis	– Stirn
– A. dorsalis nasi [A. nasi externa]	– Nasenrücken, Anastomose über die A. angularis zur A. facialis
Arteria communicans posterior	– paariger Arterienabschnitt, der jeweils die A. cerebri posterior mit der A. carotis interna oder

ARTERIEN	VERSORGUNGSGEBIETE
	mit der A. cerebri media verbindet
Arteria choroidea anterior	– entspringt meist aus der A. carotis interna proximal des Abgangs der A. cerebri anterior (seltener aus der A. cerebri media); versorgt Plexus choroideus des Seitenventrikels und teilweise des dritten Ventrikels, Capsula interna und benachbarte Gebiete, Bereiche von Hippocampus, Tractus opticus und Radiatio optica
– Rami choroidei ventriculi lateralis	– Plexus choroideus des Seitenventrikels
– Rami choroidei ventriculi tertii	– Äste zur Mitversorgung des Plexus choroideus ventriculi tertii
– Rami substantiae perforatae anterioris	– durch die Substantia perforata rostralis [anterior] ins Gehirn eindringende dünne Äste, Capsula interna
– Rami tractus optici	– Tractus opticus
– Rami corporis geniculati lateralis	– Corpus geniculatum laterale
– Rami capsulae internae	– vorwiegend zum hinteren Schenkel der Capsula interna
– Rami globi pallidi	– dorsaler Bereich der Globi pallidi medialis et lateralis
– Rami caudae nuclei caudati	– Cauda (nuclei caudati)
– Rami tuberis cinerei	– Tuber cinereum
– Rami nucleorum hypothalamicorum	– Äste zum Hypothalamus, die zum Teil auch den Thalamus versorgen
– Rami substantiae nigrae	– Substantia nigra
– Rami nuclei rubri	– Nucleus ruber
– Rami corporis amygdaloidei	– Corpus amygdaloideum, Pes hippocampi
Arteria cerebri anterior	– zunächst nach rostral gehender und dann über dem Balken nach dorsal laufender Endast der A. carotis interna; versorgt mediale Fläche der Lobi frontales und parietales sowie, über die Mantelkante ziehend, benachbarte Gebiete der konvexen Hemisphäre. Größter Teil des Corpus callosum. Mitversorgung von Nucleus caudatus, Thalamus, Hypothalamus, Chiasma opticum und Tractus opticus
– Pars praecommunicalis	– Abschnitt vom Ursprung der Arterie aus der A. carotis interna bis zum Abgang der A. communicans anterior
– – Aa. centrales anteromediales [Aa. thalamostriatae anteromediales]	– im mittleren Bereich der Pars praecommunicalis abgehende, durch die Substantia perforata rostralis [anterior] ins Gehirn eintretende Äste
– – A. centralis brevis	– medialer Teil der Substantia perforata rostralis [anterior]. Chiasma opticum
– – A. centralis longa [A. recurrens]	– entspringt aus der A. cerebri anterior im Abgangsgebiet der A. communicans anterior; versorgt mediale, teilweise auch laterale Bereiche der Substantia perforata rostralis [anterior] sowie vordere und mediale Teile des Nucleus lentiformis [lenticularis], ferner Crus anterius capsulae internae. Hypothalamus, Caput (nuclei caudati)

ARTERIEN	VERSORGUNGSGEBIETE
– – A. communicans anterior	– unpaare Verbindung zwischen rechter und linker A. cerebri anterior
– Pars postcommunicalis [A. pericallosa]	– Abschnitt der A. cerebri anterior nach dem Abgang der A. communicans anterior
– – A. frontobasalis medialis [Ramus orbitofrontalis medialis]	– entspringt in Höhe der Area subcallosa aus der A. cerebri anterior; versorgt mediale Bereiche der Gyri orbitales und Tractus olfactorius
– – A. callosomarginalis	– Mantelkante, Facies superolateralis (hemisphaerii), oft auch Lobulus paracentralis
– – – Ramus frontalis anteromedialis	– in der Area subcallosa abgehender Ast zur Facies medialis und mantelkantennahen Facies superolateralis (hemisphaerii) im Bereich des Lobus frontalis
– – – Ramus frontalis mediomedialis	– in Höhe des Genu corporis callosi entspringender Ast zur medialen Stirnhirnfläche und – unterschiedlich weit – zur Facies superolateralis (hemisphaerii)
– – – Ramus frontalis posteromedialis	– im hinteren Abschnitt des Genu corporis callosi entspringender Zweig zur medialen hinteren Stirnhirnfläche
– – – Ramus cingularis	– über den Gyrus cinguli [cingulatus] zum Sulcus cinguli [cingulatus] ziehender Ast zur Versorgung der benachbarten Areale
– – A. paracentralis	– aus der Pars postcommunicalis [A. pericallosa] der Arteria cerebri anterior, oft auch aus dem R. cingularis entspringende Arterie zu benachbarten Teilen des Gyrus cinguli [cingulatus], zum Lobulus paracentralis und zu den obersten Abschnitten der Gyri praecentralis und postcentralis
– – A. praecunealis	– entspringt meist in Zweizahl im mittleren bis hinteren Drittel aus der Pars postcommunicalis [A. pericallosa]; versorgt Teile des Gyrus cinguli [cingulatus] und den Praecuneus
– – A. parieto-occipitalis	– Sulcus parieto-occipitalis
Arteria cerebri media	– lateraler stärkerer Endast der A. carotis interna, der über den Lobus insularis [Insula] zum Sulcus lateralis zieht. Versorgt die Facies superolateralis (hemisphaerii) mit Ausnahme der Mantelkante und des Okzipitallappens sowie eines schmalen Streifens am unteren Rand des Schläfenlappens. Beblutet ferner die vorderen Bereiche der Stammganglien und der Capsula interna
– Pars sphenoidalis	– annähernd horizontal verlaufender Abschnitt vom Abgang der A. cerebri anterior bis zum Limen insulae
– – Aa. centrales anterolaterales [Aa. thalamostriatae anterolaterales]	– durch die Substantia perforata rostralis [anterior] ins Gehirn eindringende Äste für die Basalganglien und die Capsula interna
– – – Rami laterales	– laterale Gruppe der Aa. centrales anterolaterales
– – – Rami mediales	– mediale Gruppe der Aa. centrales anterolaterales

ARTERIEN	VERSORGUNGSGEBIETE	ARTERIEN	VERSORGUNGSGEBIETE
– Pars insularis	– auf der Inseloberfläche verlaufender Abschnitt des A. cerebri media		Epiduralraum und Periost der Wirbelkörper
– – Aa. insulares	– auf der Inseloberfläche nach dorsal und aufwärts ziehende Äste	– – Rami musculares	– tiefe regionale Halsmuskeln
– – A. frontobasalis lateralis [Ramus orbitofrontalis lateralis]	– durch den Sulcus lateralis zum Gyrus frontalis inferior und zu den Gyri orbitales	– Pars atlantica [atlantis]	– Arterienabschnitt vom Verlassen des Foramen processus transversi atlantis bis zum Eintritt in die Membrana atlanto-occipitalis posterior
– – A. temporalis anterior	– Gyri temporales superior, medius et inferior	– Pars intracranialis	– im Subarachnoidalraum verlaufender Arterienabschnitt
– – A. temporalis media	– mittlere und vordere Teile der Gyri temporales superior et medius, mittlere Abschnitte des Gyrus temporalis inferior	– – Rami meningei	– in Höhe des Foramen magnum abzweigende Äste zur Dura mater encephali der Fossa cranii posterior und zur Falx cerebelli
– – A. temporalis posterior	– zieht über die Gyri temporales superior et medius abwärts und rückwärts zu mittleren und okzipitalen Abschnitten der Gyri temporales superior et medius	– – A. spinalis anterior	– meist in Höhe von C₂ durch Vereinigung beiderseitiger Äste der A. vertebralis entstehende Arterie; zieht in der Fissura mediana ventralis [anterior] zu vorderen und seitlichen Rückenmarkbereichen
– Pars terminalis [Pars corticalis]	– zur Hirnoberfläche ziehender, sich aufteilender Endabschnitt der A. cerebri media		
– – A. sulci centralis	– im Sulcus centralis verlaufende Arterie zu den Gyri prae- und postcentralis sowie angrenzenden Gebieten der Frontal- und Parietallappen	– – A. spinalis posterior	– aus der A. inferior posterior cerebelli oder aus der A. vertebralis abzweigende Arterie zum oberen dorsalen Rückenmark sowie zu den Nuclei et fasciculi gracilis et cuneatus und zum Pedunculus cerebellaris caudalis [inferior]
– – A. sulci praecentralis	– im vorderen Teil des Sulcus lateralis abgehendes Gefäß für hintere Bezirke des Gyrus frontalis medius und basale Hälfte des Gyrus praecentralis		
– – A. sulci postcentralis	– Gyrus postcentralis und angrenzende Bereiche des Parietallappens	– – A. inferior posterior cerebelli	– Unterfläche der Kleinhirnhemisphären; Medulla oblongata [Bulbus, Myelencephalon]
– – Aa. parietales anterior et posterior	– vordere und hintere Teile des Lobus parietalis, obere Hälfte des Gyrus postcentralis, Lobulus parietalis inferior	– – Ramus choroideus ventriculi quarti	– Plexus choroideus des 4. Ventrikels
		– – Ramus tonsillae cerebelli	– Tonsilla cerebelli
– – A. gyri angularis	– zieht im Sulcus lateralis schräg nach hinten aufwärts zum Gyrus angularis und mit einem unteren Ast zur oberen Hälfte des Gyrus occipitotemporalis lateralis	– – Rami medullares mediales et laterales [Rami ad medullam oblongatam]	– Mediale und laterale Medulla oblongata [Bulbus, Myelencephalon], Pedunculus cerebellaris caudalis [inferior]
ARTERIA SUBCLAVIA	– rechts aus dem Truncus brachiocephalicus, links direkt aus dem Arcus aortae abgehende und zum Seitenrand der ersten Rippe ziehende Arterie; Mitversorgung von Thorax, Hals, Dura mater encephali und Gehirn, Beblutung von Schultergürtel und oberer Extremität	*Arteria basilaris*	– aus dem Zusammenfluß der rechten und linken A. vertebralis entstehende Hirnarterie zur Versorgung von Rautenhirn, Mittelhirn und Innenohr
		– A. inferior anterior cerebelli	– untere, seitliche und vordere Anteile des Kleinhirns, Flocculus, Pons [Metencephalon], obere Medulla oblongata [Bulbus, Myelencephalon], Kleinhirnbrückenwinkel, Plexus choroideus ventriculi quarti, ferner Äste zum Innenohr und zu den Nn. facialis et vestibulocochlearis
Arteria vertebralis	– aus der A. subclavia entspringende und durch die Foramina processuum transversorum des 6.–1. Halswirbels ziehende Arterie; sie durchbricht die Membrana atlanto-occipitalis posterior und gelangt durch das Foramen magnum in den Hirnschädel		
		– – A. labyrinthi [Ramus meatus acustici interni]	– Innenohr mit Ästchen zur Dura mater encephali und zum Felsenbein
– Pars praevertebralis	– Abschnitt zwischen Ursprung aus der A. subclavia und Eintritt in das Foramen processus transversi des 6. Halswirbels	– Aa. pontis	– Äste für Pons [Metencephalon] und Mittelhirn
		– Aa. mesencephalicae	– Pedunculi cerebelli und Mittelhirn
– Pars transversaria [cervicalis]	– Verlaufsstrecke der Vertebralarterie durch die Foramina processuum transversorum	– A. superior cerebelli	– Kleinhirnoberfläche, Anteile des Vermis cerebelli, Kleinhirnkerne, Pedunculi cerebelli, Velum medullare rostrale [superius] [anterius], Pons [Metencephalon], Äste zum Corpus pineale [Glandula pinealis] und zur Tela choroidea ventriculi tertii
– – Rami spinales [radiculares]	– durch die Foramina intervertebralia in den Canalis vertebralis ziehende Äste zur Medulla spinalis und ihren Hüllen sowie zum		
		Arteria cerebri posterior	– aus der A. basilaris durch Bifurkation entstehende Arterie zur Versorgung von Hinterhauptlappen, zwei Dritteln des Schläfenlappens, Mittelhirn, Substantia

ARTERIEN	VERSORGUNGSGEBIETE
	perforata interpeduncularis [posterior], Teilen der Hirnschenkel und des Thalamus
– Pars praecommunicalis	– Abschnitt zwischen Ursprung der Arterie und Vereinigung mit der A. communicans posterior
– – Aa. centrales posteromediales	– in der Fossa interpeduncularis abgehende Äste mit Zweigen zu den Nn. oculomotorius und trochlearis sowie zu den Corpora mamillaria; durch die Substantia perforata interpeduncularis [posterior] zum Zwischenhirn mit Teilen des Thalamus und zum Mittelhirn (Nucleus ruber, Substantia nigra, Lamina tecti)
– Pars postcommunicalis	– Abschnitt nach der Verbindung mit der A. communicans posterior
– – Aa. centrales posterolaterales	– Pedunculi cerebri [cerebrales], Corpora geniculata mediale und teilweise laterale. Mitversorgung von Thalamus, Gyri dentatus und parahippocampalis [G. hippocampi] sowie Hippocampus, Epiphyse
– – Rami thalamici	– Nuclei centrales lateralis et medialis (Thalamus) sowie Teile der Nuclei mediales et ventrolaterales (thalami)
– – Rami choroidei posteriores mediales	– Plexus choroideus ventriculi tertii et lateralis, Epiphyse, Colliculi rostrales [superiores]
– – Rami choroidei posteriores laterales	– Plexus choroideus des Seitenventrikels, Zweige zum Thalamus und Fornix
– – Rami pedunculares	– Pedunculi cerebri [cerebrales]
– Pars terminalis [corticalis]	– Gefäßabschnitt der A. cerebri posterior ab der Aufteilung in die Aa. occipitales lateralis et medialis
– – A. occipitalis lateralis	– lateraler Hauptast zur Unterfläche der Lobi temporalis und occipitalis
– – – Rami temporales anteriores	– vordere und laterale Unterfläche des Lobus temporalis, Uncus
– – – Rami temporales [intermedii mediales]	– mittlere und hintere Unterfläche des Lobus temporalis, Lobus occipitalis
– – – Rami temporales posteriores	– Unterfläche des Lobus occipitalis
– – A. occipitalis medialis	– medialer Hauptast zu Teilen des Corpus callosum, zum Sulcus calcarinus und Okzipitalpol
– – – Ramus corporis callosi dorsalis	– Isthmus gyri cinguli, Splenium sowie mittlerer und hinterer Teil des Truncus corporis callosi, Rindengebiete von Praecuneus und Gyrus lingualis
– – – Ramus parietalis	– hintere Bereiche des Praecuneus
– – – Ramus parieto-occipitalis	– angrenzende oberflächliche und tiefe Hirnteile im Bereich des Sulcus parieto-occipitalis, laterale Seite des Lobus occipitalis, Cuneus, Polus occipitalis
– – – Ramus calcarinus	– Sulcus calcarinus, Polus occipitalis sowie laterale Fläche des Okzipitallappens
– – – Ramus occipitotemporalis	– Gyrus occipitotemporalis medialis
Circulus arteriosus cerebri	– Arterienkranz an der Hirnbasis, bestehend aus der Verbindung beider Aa. carotides internae mit

ARTERIEN	VERSORGUNGSGEBIETE
	den Zuflüssen aus den Vertebralarterien über die A. basilaris und Aa. cerebri posteriores
– A. carotis interna	– beteiligt sich mit einem Abschnitt ihrer intrakraniellen Verlaufsstrecke an der Bildung des Circulus arteriosus cerebri
– – A. cerebri anterior	– vorderer Endast der A. carotis interna
– – – A. communicans anterior	– unpaare Verbindung zwischen rechter und linker A. cerebri anterior
– – – – Aa. centrales anteromediales	– nahe am Ursprung der A. communicans anterior abgehende, in die Lamina terminalis eintretende Zweige
– – A. cerebri media	– die Verlaufsrichtung des Stammgefäßes fortsetzender seitlicher Endast der A. carotis interna
– – – A. communicans posterior	– paariger Arterienabschnitt, der jeweils die A. cerebri posterior mit der A. carotis interna oder mit der A. cerebri media verbindet
– – – – Ramus chiasmaticus	– Chiasma opticum und Tractus opticus mitversorgender Ast
– – – – Ramus nervi oculomotorii	– N. oculomotorius
– – – – Ramus thalamicus	– ins Zwischenhirn eintretender, den Thalamus mitversorgender Ast
– – – – Ramus hypothalamicus	– Hypothalamus mit Corpora mamillaria und Tuber cinereum
– – – – Ramus caudae nuclei caudati	– Cauda nuclei caudati
– – A. cerebri posterior	– paariger Endast der A. basilaris; steht in Verbindung mit der A. communicans posterior
Arteria thoracica interna	– aus der A. subclavia zur inneren vorderen Brustwand absteigende Arterie
– Rami mediastinales	– Mediastinum, Pleura mediastinalis
– Rami thymici	– Thymus
– (Rami bronchiales)	– Lungenwurzel, Hiluslymphknoten, Bronchien
– (Rami tracheales)	– unterer Bereich der Trachea
– A. pericardiacophrenica	– Perikard, vorderer Teil des Zwerchfells, Pleura mediastinalis, N. phrenicus
– Rami sternales	– Arteriengeflecht auf der Innenfläche des Brustbeins, M. transversus thoracis
– Rami perforantes	– Haut im medialen Brustbereich, M. pectoralis major
– – Rami mammarii mediales	– Brustdrüse
– (Ramus costalis lateralis)	– seitliche, obere innere Brustwand
– Rami intercostales anteriores	– vordere Interkostalräume
– A. musculophrenica	– 7.–10. Interkostalraum, Zwerchfell, kraniale Bereiche der Bauchmuskeln
– A. epigastrica superior	– M. rectus abdominis, Rektusscheide
Truncus thyrocervicalis	– gemeinsamer Stamm für A. thyroidea inferior, A. transversa cervicis und A. suprascapularis
– A. thyroidea inferior	– Schilddrüse, Kehlkopf, Trachea, Oesophagus, Teile des Pharynx
– – A. laryngea inferior	– pharyngeale Fläche, hintere Muskulatur und Schleimhaut des

ARTERIEN	VERSORGUNGSGEBIETE
	Kehlkopfes; Pars laryngea pharyngis
– – Rami glandulares	– Unter- und Rückfläche der Schilddrüse, Epithelkörperchen
– – Rami pharyngeales	– Teile der Pharynxwand
– – Rami oesophageales	– oberer Oesophagus
– – Rami tracheales	– oberer Bereich der Trachea
– – A. cervicalis ascendens	– Mm. scaleni, M. longus colli und benachbarte Muskeln
– – – Rami spinales	– Wirbelkanal und Rückenmark im Bereich der unteren Halswirbelsäule
– A. suprascapularis	– Mm. supraspinatus et infraspinatus, Acromion
– – Ramus acromialis	– Acromion
– A. transversa cervicis	– aus der A. subclavia oder dem Truncus thyrocervicalis entspringendes Gefäß für die Hals- und Schulterregion
– – Ramus superficialis [A. cervicalis superficialis]	– M. trapezius und benachbarte Muskeln
– – – Ramus ascendens	– obere Areale der Mm. splenii capitis und cervicis sowie der nächsttieferen Nackenmuskelschicht, M. levator scapulae
– – – Ramus descendens	– untere Areale der oberflächlichen Nackenmuskeln
– – Ramus profundus [A. dorsalis scapulae]	– von der A. transversa cervicis abzweigender Ast zu den Mm. rhomboidei und benachbarten Muskeln
– A. dorsalis scapulae [A. scapularis dorsalis]	– selbständiges Gefäß aus der A. subclavia, zu den Mm. rhomboidei und benachbarten Muskeln ziehend
Truncus costocervicalis	– nach dorsal abgehender Stamm für A. cervicalis profunda und A. intercostalis suprema
– A. cervicalis profunda	– M. semispinalis capitis und tiefe Nackenmuskulatur
– A. intercostalis suprema	– gemeinsamer Stamm für die Aa. intercostales posteriores prima et secunda
– – A. intercostalis posterior prima	– 1. Interkostalraum
– – A. intercostalis posterior secunda	– 2. Interkostalraum
– – – Rami dorsales	– Rückenhaut, tiefe Hals- und Rückenmuskeln
ARTERIA AXILLARIS	– Fortsetzung der A. subclavia vom Seitenrand der 1. Rippe bis Unterrand des M. pectoralis major
Rami subscapulares	– M. subscapularis
A. thoracica superior	– variabler Ast für M. subclavius, Muskeln des 1. und 2. Interkostalraums, M. serratus anterior, M. pectoralis major
A. thoracoacromialis	– Brust- und Schulterbereich
– Ramus acromialis	– durch den M. deltoideus ziehender Ast zum Acromion, M. deltoideus, Schultergelenk und zu Teilen der Mm. pectoralis major und minor
– Ramus clavicularis	– Clavicula und M. subclavius
– Ramus deltoideus	– Mm. deltoideus, pectoralis major
– Rami pectorales	– M. serratus anterior, Mm. pectorales
A. thoracica lateralis	– Mm. pectorales, M. serratus anterior
– Rami mammarii laterales	– Brustdrüse

ARTERIEN	VERSORGUNGSGEBIETE
A. subscapularis	– Mm. latissimus dorsi, teres minor, serratus anterior
– A. thoracodorsalis	– Mm. subscapularis, latissimus dorsi, teres major, serratus anterior
– A. circumflexa scapulae	– Mm. infraspinatus, supraspinatus, teres minor, Schultergelenk und -kapsel
A. circumflexa anterior humeri	– Mm. coracobrachialis, biceps brachii, deltoideus, Schultergelenk
A. circumflexa posterior humeri	– Schultergelenk, M. deltoideus, Caput longum und laterale des proximalen M. triceps brachii
ARTERIA BRACHIALIS	– Fortsetzung der A. axillaris ab dem Unterrand des M. pectoralis major
(A. brachialis superficialis)	– Variante, bei der die A. brachialis auf statt unter dem N. medianus verläuft
A. profunda brachii	– M. deltoideus, M. triceps brachii, Humerus
– – Aa. nutriciae [nutrientes] humeri	– Humerus mit Knochenmark
– Ramus deltoideus	– unterer Teil des M. deltoideus
– A. collateralis media	– distaler Abschnitt des M. triceps brachii, humerale Anteile der Unterarmstreckmuskulatur, Rete articulare cubiti
– A. collateralis radialis	– distale Oberarm- und proximale Unterarmstreckmuskulatur, Rete articulare cubiti
A. collateralis ulnaris superior	– M. brachialis, Caput mediale m. tricipitis, Rete articulare cubiti
A. collateralis ulnaris inferior	– M. brachialis und benachbarte Muskeln, Rete articulare cubiti
Arteria radialis	– Speichenarterie; vornehmlich Beugemuskulatur am Unterarm, Versorgung der Hand
– A. recurrens radialis	– M. brachioradialis, M. brachialis, proximale Unterarmextensoren, Rete articulare cubiti
– Ramus carpalis palmaris	– M. pronator quadratus, Handwurzel
– Ramus palmaris superficialis	– Daumenballen, oberer Hohlhandbogen
– Ramus carpalis dorsalis	– Rete carpi dorsale
– – Rete carpale dorsale	– Arteriennetz auf der dorsalen Handwurzel
– – Aa. metacarpales dorsales	– 2.–4. Knochenzwischenraum, Mm. interossei dorsales
– – – Aa. digitales dorsales	– Fingerrücken bis zum Mittelglied
– A. princeps pollicis	– aus der A. radialis abzweigender Stamm für die palmaren Seiten des Daumens und den Radialrand des Zeigefingers
– – A. radialis indicis	– radiale Seite des Zeigefingers
– Arcus palmaris profundus	– tiefer Hohlhandbogen
– – Aa. metacarpales palmares	– Mm. interossei und lumbricales
– – – Rami perforantes	– Äste zu den Aa. metacarpales dorsales
Arteria ulnaris	– Ellenarterie; Muskulatur der Beuge- und Streckseite des Unterarms
– A. recurrens ulnaris	– M. flexor carpi ulnaris, Rete articulare cubiti
– – Ramus anterior	– M. brachialis, Rete articulare cubiti

ARTERIEN	VERSORGUNGSGEBIETE	ARTERIEN	VERSORGUNGSGEBIETE
– – Ramus posterior	– Rete articulare cubiti	– Ramus spinalis	– durch Foramen intervertebrale Th 12 zum Rückenmark und seinen Häuten
– Rete articulare cubiti	– vorwiegend dorsales Arteriengeflecht um das Ellbogengelenk		
– A. interossea communis	– kurzer Stamm für die Aa. interosseae posterior und anterior	PARS ABDOMINALIS AORTAE [AORTA ABDOMINALIS]	– Aortenabschnitt vom Zwerchfelldurchtritt bis zur Teilung in die Aa. iliacae communes
– – A. interossea anterior	– M. pronator quadratus, Rete carpale dorsale	Arteria phrenica inferior	– Unterfläche des Zwerchfells im lumbalen Teil (Hauptarterien des Zwerchfells), abdominaler Oesophagus
– – – A. comitans nervi mediani	– dünner Zweig zum N. medianus		
– – A. interossea posterior	– Streckmuskeln des Unterarms, Rete carpale dorsale	– Aa. suprarenales superiores	– Nebenniere; rechts zusätzlich zum Pancreas, links zur Pars abdominalis des Oesophagus
– – – A. interossea recurrens	– M. anconaeus, proximale Unterarmstreckmuskulatur, Rete articulare cubiti	Arteriae lumbales	– vier, den Interkostalarterien entsprechende Gefäße zu den Mm. iliopsoas und quadratus lumborum sowie zu den platten Bauchmuskeln
– Ramus carpalis dorsalis	– Rete carpale dorsale		
– Ramus carpalis palmaris	– palmare Handwurzel		
– Ramus palmaris profundus	– Ast zum tiefen Hohlhandbogen	– Ramus dorsalis	– Muskulatur und mediale Haut des Rückens
– Arcus palmaris superficialis	– oberflächlicher Hohlhandbogen	– Ramus spinalis	– Wirbelkanal, Rückenmark und seine Hüllen
– – Aa. digitales palmares communes	– aus dem Arcus palmaris superficialis abgehende Gefäßstämmchen für die palmaren Fingerarterien	Arteria sacralis mediana	– dünne mediane Fortsetzung der Pars abdominalis aortae nach kaudal bis zum Glomus coccygeum
– – – Aa. digitales palmares propriae	– Palmarseite der Finger, Dorsalseite der Mittel- und Endphalangen	– Aa. lumbales imae	– 5. Lumbalarterien entsprechende Gefäße mit Anastomosen zu den Aa. sacrales laterales
PARS DESCENDENS AORTAE [AORTA DESCENDENS]	– an den Arcus aortae sich anschließender, absteigender Aortenabschnitt bis zur Aortengabel vor dem 4. Lendenwirbelkörper	– Rami sacrales laterales	– seitliche Ästchen zum Periost von Os sacrum und Os coccygis sowie zu Nebenknötchen des Glomus coccygeum, zum Teil Anastomosen mit den Aa. sacrales laterales
PARS THORACICA AORTAE [AORTA THORACICA]	– Brustaorta, erstreckt sich vom Aortenbogen bis zum Zwerchfelldurchtritt	– Glomus coccygeum	– anastomosierende Gefäße und epitheloide Zellen enthaltendes Knötchen an der Spitze des Os coccygis
Rami bronchiales	– Vasa privata* der Lungen; Lungenhilus, Bronchialbaum, Lungenbindegewebe, Pleura visceralis [pulmonalis]		
Rami oesophageales	– Oesophagus	Truncus coeliacus	– gemeinsamer Stamm aus der Pars abdominalis aortae für die Aa. hepatica communis, splenica [lienalis] und gastrica sinistra
Rami pericardiaci	– Hinterwand des Herzbeutels		
Rami mediastinales	– Lymphknoten und Bindegewebe des hinteren Mediastinum, Perikard	– A. gastrica sinistra	– Pars cardiaca und Curvatura gastrica [ventriculi] minor, kleines Netz
Aa. phrenicae superiores	– dorsaler Abschnitt des Zwerchfells	– – Rami oesophageales	– Oesophagusabschnitt über der Pars cardiaca
Aa. intercostales posteriores (tertia usque ad undecimam)	– hintere Zuflüsse zum 3.–11. Interkostalraum	– A. hepatica communis	– Ast des Truncus coeliacus zur Versorgung von Leber sowie Teilen des Duodenums, Magens und des Pancreas
– Ramus dorsalis	– Rückenmuskulatur und Rückenhaut		
– – Ramus cutaneus medialis	– Haut neben den Dornfortsätzen	– – A. hepatica propria	– Leber, Gallenblase, Magen
– – Ramus cutaneus lateralis	– Hautbereich etwas weiter seitlich der Dornfortsätze	– – – A. gastrica dextra	– Pylorus, kleine Kurvatur des Magens; Anastomose mit A. gastrica sinistra
– – Rami spinales	– Rückenmark und Rückenmarkhäute	– – – Ramus dexter	– rechter Leberlappen und Gallenblase
– Ramus collateralis	– in der Nähe des Rippenwinkels abgehender Ast zur Oberkante der nächsttieferen Rippe	– – – – A. cystica	– Gallenblase
		– – – – A. lobi caudati	– Lobus caudatus der Leber
– Ramus cutaneus lateralis	– seitlich zur Brusthaut ziehende Äste	– – – – A. segmenti anterioris	– vorderes Lebersegment
– – Rami mammarii laterales	– Zweige der Rami cutanei laterales zur Brustdrüse	– – – – A. segmenti posterioris	– hinteres Lebersegment
A. subcostalis	– unter der 12. Rippe liegender Ast	– – – Ramus sinister	– linker Leberlappen
		– – – – A. lobi caudati	– Lobus caudatus der Leber
– Ramus dorsalis	Rückenmuskulatur und -haut	– – – – A. segmenti medialis	– mediales Lebersegment

---

* Traditioneller Ausdruck, aber in den Nomina anatomica (5° 1983) nicht enthalten.

ARTERIEN	VERSORGUNGSGEBIETE	ARTERIEN	VERSORGUNGSGEBIETE
– – – – A. segmenti latera-lis	– laterales Lebersegment	– – A. caecalis posterior	– Caecumrückfläche
– – – Ramus intermedius	– Hauptversorgungsgefäß für den Lobus quadratus der Leber aus dem rechten oder linken Ast der A. hepatica propria	– – A. appendicularis	– Appendix vermiformis
		– – Ramus ilealis	– distales Ileum, Valva ileocaeca-lis [Valva ilealis], Caecum
		– – Ramus colicus	– proximales und mittleres Colon ascendens
– – A. gastroduodenalis	– Teile von Magen, Duodenum und Pancreas	– A. colica dextra	– Colon ascendens
– – (A. supraduodenalis)	– Pars superior (Duodenum), oft auch Pars pylorica (Gaster)	– A. colica media	– Colon transversum
– – – A. pancreaticoduode-nalis superior poste-rior	– Pankreaskopf, Duodenum, be-sonders die Rückfläche, Ductus choledochus	*Arteria mesenterica inferior*	– untere Gekröseschlagader; Be-blutung des Darms von der linken Colonflexur bis zum Rectum
– – – – Rami pancreatici	– Pankreaskopf, Duodenum, vor-wiegend Pars descendens (Duo-denum)	– A. colica sinistra	– linkes Drittel des Colon trans-versum, Colon descendens
– – – – Rami duodenales	– Rückfläche von Pars superior et descendens (Duodenum)	– Aa. sigmoideae	– Colon und Mesocolon sigmo-ideum
Aa. retroduodenales	– Rückfläche von Pankreaskopf und Duodenum, Ductus chole-dochus	– A. rectalis superior	– Rectum bis zum M. sphincter ani internus
		Arteria suprarenalis media	– Nebenniere
– – – A. gastro-omentalis [epiploica] dextra	– große Kurvatur des Magens, großes Netz	*Arteria renalis*	– Arterie zur Niere, Capsula adi-posa und Nebenniere
– – – – Rami gastrici	– große Kurvatur des Magens, Pars pylorica	– A. suprarenalis inferior	– Nebenniere
– – – – Rami omentales [epiploici]	– lange Äste zum großen Netz	– Ramus anterior	– oberes, vorderes und unteres Nierensegment
– – – A. pancreaticoduode-nalis superior anterior	– Pars superior, descendens und Anfangsteil der Pars horizontalis (Duodenum), Vorderseite des Pankreaskopfes und rechter Be-reich des Corpus pancreatis	– – A. segmenti superioris	– oberes, bis an die Rückfläche reichendes Nierensegment
		– – A. segmenti anterioris superioris	– vorderes, oberes Nierensegment
– – – – Rami pancreatici	– von ventral in das Pancreas ein-dringende Äste	– – A. segmenti anterioris inferioris	– vorderes, unteres Nierenseg-ment
– – – – Rami duodenales	– Duodenum bis zum mittleren Abschnitt der Pars horizontalis, vorwiegend medial und ventral	– – A. segmenti inferioris	– unteres, bis an die Rückfläche reichendes Nierensegment
		– Ramus posterior	– hinteres Nierensegment
– A. splenica [lienalis]	– Milz, Magen, Pankreas	– – A. segmenti posterioris	– hinteres Nierensegment
– – Rami pancreatici	– zahlreiche Äste zum Pankreas-körper	– Rami ureterici	– Anfangsteil des Ureter
– – A. pancreatica dorsalis	– Pankreaskörper	*Arteria testicularis*	– Hoden und Nebenhoden
– – – A. pancreatica infe-rior	– untere Hinterfläche des Pankre-askörpers	– Rami ureterici	– Ureter
– – A. pancreatica magna	– Pankreaskörper	– Rami epididymales	– in Hodennähe abzweigende Äste zum Nebenhoden
– – A. caudae pancreatis	– Pankreasschwanz		
– – A. gastro-omentalis [epi-ploica] sinistra	– große Kurvatur des Magens und großes Netz	*Arteria ovarica*	– Ovarium, Ampulla tubae uteri-nae
– – – Rami gastrici	– große Kurvatur des Magens im Bereich des Corpus gastricum [ventriculare]	– Rami ureterici	– Ureter
		– Rami tubarii [tubales]	– Ampulla tubae uterinae
– – – Rami omentales	– lange Äste zum großen Netz	BIFURCATIO AORTAE	– Aufzweigung der Bauchaorta in die Aa. iliacae communes dextra und sinistra
– – Aa. gastricae breves	– Pars cardiaca und Fundus ga-stricus [ventricularis]		
– – Rami splenici	– Äste zur Milz	ARTERIA ILIACA COMMUNIS	– gemeinsame Arterie für Becken und untere Extremität
– – A. gastrica posterior	– stärkerer Ast zur Rückseite des Magenfundus		
		ARTERIA ILIACA INTERNA	– innere Hüftarterie für Becken-eingeweide, Muskeln des Bek-kengürtels, Genitalien, proximale Oberschenkelmuskulatur
Arteria mesenterica superior	– obere Gekröseschlagader; Darmversorgung bis in den Be-reich der linken Colonflexur ein-schließlich Mesenterium und Mesocolon		
		Arteria iliolumbalis	– Muskulatur der hinteren Bauch-wand, M. iliopsoas, Ast zum Wir-belkanal
– A. pancreaticoduodenalis inferior	– Pankreaskopf, Duodenum	– Ramus lumbalis	– Mm. psoates major et minor, M. quadratus lumborum
– – Ramus anterior	– ventraler Bereich des Pankreas-kopfes sowie Pars descendens und horizontalis [inferior] (Duo-denum)	– – Ramus spinalis	– zwischen Os sacrum und 5. Len-denwirbel zum Wirbelkanal
– – Ramus posterior	– Pankreaskopf und dorsale Are-ale des Duodenum	– Ramus iliacus	– M. iliacus, Peritonaeum, Kno-chen des Beckengürtels
– Aa. jejunales	– Jejunum	*Arteriae sacrales laterales*	– Beckenmuskulatur auf der Kreuzbeinvorderfläche, Bek-kenknochen und -nerven
– Aa. ileales	– Ileum		
– A. ileocolica	– Endteil des Ileum, Caecum, An-fang des Colon ascendens		
– – A. caecalis anterior	– Caecumvorderfläche		

ARTERIEN	VERSORGUNGSGEBIETE
– Rami spinales	– durch die Foramina sacralia anteriora [pelvica] in den Canalis sacralis und von dort nach Verzweigung durch die Foramina sacralia posteriora zur Rückenmuskulatur
Arteria obturatoria	– Mm. psoates major et minor sowie M. obturatorius internus; nach Durchtritt durch den Canalis obturatorius Äste zum Hüftgelenk, proximalen Bereich der Adduktoren und benachbarter Muskeln
– Ramus pubicus	– Anastomose zur A. epigastrica inferior (Corona mortis*)
– Ramus acetabularis	– Lig. capitis femoris, Hüftgelenk
– Ramus anterior	– vorderer Ast zu Symphyse und M. adductor brevis, proximale Bereiche der übrigen Adduktoren
– Ramus posterior	– unter dem M. adductor brevis zu den tiefen Hüftmuskeln
Arteria glutaea superior	– zur Glutäalregion ziehende obere Gesäßarterie
– Ramus superficialis	– Mm. glutaei maximus et medius
– Ramus profundus	– Mm. glutaei medius et minimus, M. piriformis, Hüftgelenk
– – Ramus superior	– M. glutaeus minimus, M. tensor fasciae latae
– – Ramus inferior	– M. glutaeus medius, M. piriformis, Hüftgelenk, Bereich des Trochanter major
Arteria glutaea inferior	– untere Gesäßarterie; kaudaler Teil des M. glutaeus maximus, Mm. gemelli superior et inferior, M. quadratus femoris, M. obturatorius internus, Gesäßhaut
– A. comitans n. ischiadici	– N. ischiadicus
Arteria umbilicalis	– Nabelarterie zur Placenta; postnatal obliteriert nach dem Abgang der Aa. vesicales superiores
– Pars patens	– wegsam gebliebener proximaler Abschnitt der A. umbilicalis bis zum Abgang der Aa. vesicales superiores
– – A. ductus deferentis	– Ductus deferens, Samenblasen
– – – Rami ureterici	– Ureter
– – Aa. vesicales superiores	– oberer und mittlerer Harnblasenbereich
– Pars occlusa	– obliterierte Strecke der A. umbilicalis, als Lig. umbilicale mediale erhalten
– Ligamentum umbilicale mediale	– aus der obliterierten Nabelarterie entstandener Bindegewebsstrang
Arteria vesicalis inferior	– Blasengrund; beim Mann Prostata und Vesicula [Glandula] seminalis, bei der Frau Ast zur Vagina
– Rami prostatici	– Prostata, benachbarte Bereiche der Vesiculae [Glandulae] seminales
Arteria uterina	– aus der A. iliaca interna zu Uterus, Cervix uteri, Tuba uterina [Salpinx], Ovarium und Vagina
– Rami helicini	– geschlängelte Äste der A. uterina, vorwiegend zum Corpus uteri

ARTERIEN	VERSORGUNGSGEBIETE
	und seiner ventralen und dorsalen Oberfläche
– Rami vaginales [Aa. azygoi vaginae]	– oberer Teil der Vagina
– Ramus ovaricus	– Ovarium; Anastomose mit A. ovarica
Ramus tubarius [tubalis]	– Tuba uterina [Salpinx], Mesosalpinx
A. vaginalis	– oberer Teil der Vagina, oft unmittelbar aus der A. iliaca interna hervorgehend
A. rectalis media	– mittlerer und unterer Bereich des Rectum, Ampulla recti, Äste zum M. levator ani, zur Hinterseite der Harnblase, beim Mann zu Prostata und Samenblasen, bei der Frau zum unteren Teil der Vagina
– – (Rami vaginales)	– Äste zum unteren Bereich der Vagina sowie zur Harnblase und Urethra feminina
Arteria pudenda interna	– durch das Foramen infrapiriforme das Becken verlassende und im Canalis pudendalis (ALCOCK) an der Seitenwand der Fossa ischioanalis verlaufende Arterie
– A. rectalis inferior	– Mm. sphincter ani externus et internus, Analhaut, Canalis analis
– A. perinealis	– Haut und Muskulatur des Dammes, Diaphragma urogenitale*, Mm. bulbospongiosus et ischiocavernosus
– Rami scrotales posteriores	– Hinterfläche und Septum des Scrotum
– Rami labiales posteriores	– Labia majora pudendi, Teil des Vestibulum vaginae
– A. urethralis	– Corpus spongiosum penis bis zur Glans penis
– A. bulbi penis	– Bulbus penis, M. transversus perinei profundus, Glandulae bulbourethrales
– A. bulbi vestibuli [vaginae]	– Bulbus vestibuli
– A. dorsalis penis	– unter der Fascia penis profunda auf dem Dorsum penis bis zur Glans penis verlaufende Arterie; Hüllen des Penis und Corpora cavernosa penis
– A. dorsalis clitoridis	– Rücken der Clitoris und Corpora cavernosa clitoridis
– A. profunda penis	– Corpora cavernosa penis
– A. profunda clitoridis	– Corpora cavernosa clitoridis
ARTERIA ILIACA EXTERNA	– äußere Hüftarterie für vordere und seitliche Bauchwand, äußere Genitalien, untere Extremität
Arteria epigastrica inferior	– M. rectus abdominis, Rektusscheide, innere Bauchwand
– Ramus pubicus	– Ast zur Symphyse und zum Os pubis
– – Ramus obturatorius	– mit dem R. pubicus der A. obturatoria anastomosierender Ast, bildet Corona mortis*
– (A. obturatoria accessoria)	– bisweilen aus der A. epigastrica inferior entspringende A. obturatoria

---

* Traditioneller Ausdruck, aber in den Nomina anatomica (5° 1983) nicht enthalten.

* Traditioneller Ausdruck, aber in den Nomina anatomica (5° 1983) nicht enthalten.

ARTERIEN	VERSORGUNGSGEBIETE
– A. cremasterica	– M. cremaster und Hodenhüllen
– A. ligamenti teretis uteri	– Bindegewebe und glatte Muskulatur des Ligamentum teres uteri
Arteria circumflexa iliaca profunda	– entlang dem Leistenband und Darmbeinkamm mit Ästen zu den benachbarten Muskeln und zur Fascia transversalis
– Ramus ascendens	– vordere Bauchwand, Mm. obliquus internus et transversus abdominis
ARTERIA FEMORALIS	– Fortsetzung der A. iliaca externa nach Verlassen der Lacuna vasorum
Arteria epigastrica superficialis	– Haut der vorderen Bauchwand
Arteria circumflexa iliaca superficialis	– Haut längs des Ligamentum inguinale bis zur Spina iliaca anterior superior, inguinale Lymphknoten
Arteriae pudendae externae	– Bauchwand über der Symphyse, äußeres Genitale
– Rami scrotales anteriores	– Skrotalhaut
– Rami labiales anteriores	– Labia majora pudendi
– Rami inguinales	– Leistengegend mit inguinalen Lymphknoten
Arteria descendens genicularis	– im Adduktorenkanal aus der A. femoralis abzweigende Arterie zum Rete articulare genus
– Ramus saphenus	– Begleitarterie des N. saphenus, distale Oberschenkelstreckmuskulatur
– Rami articulares	– Rete articulare genus und benachbarte Muskeln, vornehmlich M. vastus medialis
ARTERIA PROFUNDA FEMORIS	– tiefe Oberschenkelarterie
Arteria circumflexa femoris medialis	– proximale Bereiche des Femur und der Adduktoren, Kapsel des Hüftgelenks
– Ramus profundus	– Mm. quadriceps femoris und adductor magnus, ischiokrurale Muskulatur
– Ramus ascendens	– Mm. adductores brevis et magnus, M. obturatorius externus
– Ramus transversus	– ischiokrurale Muskulatur
– Ramus acetabularis	– Lig. capitis femoris
Arteria circumflexa femoris lateralis	– proximaler Bereich des Femur und benachbarter Muskeln
– Ramus ascendens	– Mm. sartorius, rectus femoris, tensor fasciae latae, glutaeus medius, Kapsel des Hüftgelenks
– Ramus descendens	– M. quadriceps femoris, Haut des Oberschenkels bis zum Knie
– Ramus transversus	– M. vastus lateralis
Aa. perforantes	– Mm. adductores et flexores femoris, dorsale Haut, Knochenäste zum Femur
– Aa. nutriciae [nutrientes] femoris	– Knochengewebe der Femurdiaphyse
ARTERIA POPLITEA	– Fortsetzung der A. femoralis vom Ende des Adduktorenkanals bis zum Unterrand des M. popliteus

ARTERIEN	VERSORGUNGSGEBIETE
A. superior lateralis genus	– Kniegelenk, Rete articulare genus, distale Teile der Mm. biceps femoris und vastus lateralis
A. superior medialis genus	– am Condylus medialis der Tibia ansetzende Muskeln, Kniegelenk, Rete articulare genus
A. media genus	– Kapsel des Kniegelenks, Kreuzbänder, Fettkörper in der Kniekehlenraute und benachbartes Gewebe, Menisci lateralis et medialis, distales Femur und proximale Tibia
Aa. surales	– Haut und Muskeln der Wade, vornehmlich Mm. gastrocnemii, Sehne des M. biceps femoris
A. inferior lateralis genus	– Kniegelenk, Meniscus lateralis, Rete articulare genus, distales Ende des M. biceps femoris, lateraler Gastrocnemiuskopf, M. plantaris
A. inferior medialis genus	– Kniegelenk, Rete articulare genus, an der medialen Tibia inserierenden Muskeln
Rete articulare genus	– Arteriengeflecht, vornehmlich an der Vorderseite des Kniegelenks; Kniegelenkkapsel, Menisci und Kollateralbänder
Rete patellae	– Arteriengeflecht auf der Kniescheibe; Periost und Knochen der Kniescheibe
Arteria tibialis anterior	– durch die Membrana interossea cruris zur Streckmuskulatur und Haut des Unterschenkels ziehende vordere Schienbeinarterie
– A. recurrens tibialis anterior	– vorderer Bereich des Rete articulare genus, Teile der proximalen Unterschenkelstreckmuskulatur
– (A. recurrens tibialis posterior)	– Hinterfläche des Kniegelenks, Caput fibulae
– A. malleolaris anterior lateralis	– Arteriennetz auf dem lateralen Knöchel, oberes Sprunggelenk
– A. malleolaris anterior medialis	– Arteriennetz auf dem medialen Knöchel, oberes Sprunggelenk
– Rete malleolare laterale	– Arteriennetz auf dem lateralen Knöchel
Arteria dorsalis pedis	– unter den Retinacula musculorum extensorum superius et inferius zum Fußrücken ziehende Fortsetzung der A. tibialis anterior
– A. tarsalis lateralis	– seitlicher Fußrücken, Mm. extensores digitorum et hallucis breves
– Aa. tarsales mediales	– medialer Fußrand, Knochen und Bänder der Fußwurzel, Äste zum M. abductor hallucis
– A. arcuata	– Fußrücken, M. extensor digitorum brevis, Metatarsophalangealgelenke
– – Aa. metatarsales dorsales	– metatarsaler Fußrückenbereich, Mm. interossei dorsales
– – – Aa. digitales dorsales	– dorsale Ränder der Zehen
– – – A. plantaris profunda	– starker, perforierender Ast zum Arcus plantaris profundus
Arteria tibialis posterior	– unter dem Arcus tendineus m. solei nach distal zum medialen Knöchel ziehende hintere Schienbeinarterie mit Ästen zur tiefen, teilweise auch oberflächlichen Beugermuskulatur, Tibia

ARTERIEN	VERSORGUNGSGEBIETE	ARTERIEN	VERSORGUNGSGEBIETE
	und Haut am medialen Unterschenkel	– – – Rami perforantes	– zwischen den Mittelfußknochen durchtretende, meist paarige Verbindungsgefäße zu den Arterien des Fußrückens
– Ramus circumflexus fibularis	– Rete articulare genus		
– Rami malleolares mediales	– hinterer Bereich des medialen Knöchels	– – – Aa. digitales plantares communes	– Verbindungen zwischen Aa. metatarsales plantares und Aa. digitales plantares propriae
– Rami calcanei	– mediale Calcaneusfläche und Rete calcaneum	– – – – Aa. digitales plantares propriae	– an der plantaren Innen- und Außenseite der Zehen verlaufende Hauptversorgungsarterien der Zehen
– A. nutricia [nutriens] tibiae	– aus dem proximalen Abschnitt der A. tibialis posterior zu Knochengewebe und Periost der Tibiadiaphyse		
		– (Arcus plantaris superficialis)	– gelegentlich vorkommende, in der Regel schwache Verbindung zwischen oberflächlichen Ästen der Aa. plantares medialis und lateralis zur Sohlenhaut und Plantaraponeurose, mit Anastomosen zu den Aa. digitales plantares communes
Arteria plantaris medialis	– mediale Fußsohlenarterie; versorgt Knochen und Bänder des medialen Fußrandes sowie mediale Muskulatur der Planta pedis		
– Ramus profundus	– tiefe Muskelschicht der Planta pedis, Großzehenbeuger; verbindet sich mit dem Arcus plantaris profundus und entsendet Ast um das Os metatarsi [metatarsale] (I) zum Fußrücken		
		Arteria fibularis [peronaea]	– Wadenbeinarterie; Äste für tiefe Beugemuskulatur am Unterschenkel, Mm. peronaei longus et brevis, M. soleus; Fibula, laterale Seite des Calcaneus
– Ramus superficialis	– Haut am medialen plantaren Fußrand, M. abductor hallucis, medialer Großzehenbereich		
		– Ramus perforans	– durch die Membrana interossea zum Rete malleolare laterale, lateralen Fußrand und -rücken; oft Anastomose zur A. tibialis anterior
Arteria plantaris lateralis	– seitliche Fußsohlenarterie für Muskulatur der mittleren und seitlichen Fußsohle		
– Arcus plantaris profundus	– aus A. plantaris lateralis und Ramus profundus der A. plantaris medialis gebildeter Arterienbogen; versorgt Caput obliquum musculi adductoris hallucis, Mm. interossei plantares und benachbarte Muskeln; Ursprung von Arterien zu Mittelfuß und Zehen	– Ramus communicans	– Verbindungsast zur A. tibialis posterior
		– Rami malleolares laterales	– äußerer Knöchel, Achillessehne, Fettkörper unter der Achillessehne
		– Rami calcanei	– hauptsächlich laterale Seite des Calcaneus
		– – Rete calcaneum	– Arteriennetz auf der Hinterseite des Calcaneus
– – Aa. metatarsales plantares	– Mm. interossei plantares, M. adductor hallucis und distale Teile des M. flexor hallucis brevis	– A. nutricia [nutriens] fibulae	– proximal aus der A. fibularis [peronaea] zu Knochengewebe und Periost der Fibuladiaphyse

Register

Buchanzeigen

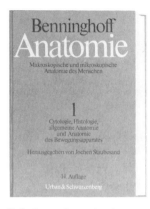 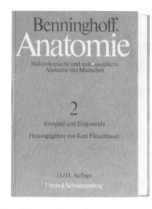 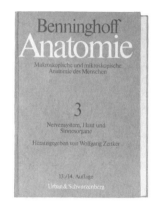

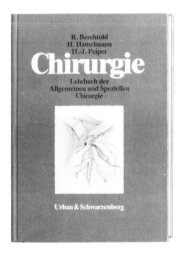 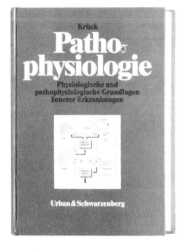